# 临床感染性疾病
# 诊断与防治

主编 徐秋仙 王 媛 刘丽艳 等

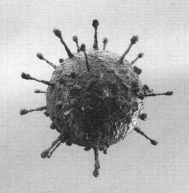
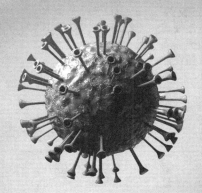
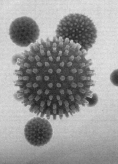

吉林科学技术出版社

**图书在版编目（CIP）数据**

临床感染性疾病诊断与防治 / 徐秋仙等主编.
长春 : 吉林科学技术出版社, 2024. 6. -- ISBN 978-7
-5744-1542-3

Ⅰ. R4

中国国家版本馆CIP数据核字第20247M02K0号

**临床感染性疾病诊断与防治**

| | | |
|---|---|---|
| 主　　编 | 徐秋仙　王　媛　刘丽艳　孙建业　李妍霞　许子度 | |
| 副 主 编 | 申　婷　陈丽明　樊启辉　张　峰　吕红梅 | |
| | 王美秀　郑婷婷　邓寒冰　肖　卉　解维星 | |
| 出 版 人 | 宛　霞 | |
| 责任编辑 | 蒋红涛 | |
| 助理编辑 | 张　卓 | |
| 装帧设计 | 品雅传媒 | |
| 开　　本 | 787mm×1092mm　1/16 | |
| 字　　数 | 674千字 | |
| 印　　张 | 27 | |
| 版　　次 | 2024年12月第1版 | |
| 印　　次 | 2024年12月第1次印刷 | |

| | |
|---|---|
| 出　　版 | 吉林科学技术出版社 |
| 地　　址 | 长春市福祉大路5788号 |
| 邮　　编 | 130000 |
| 编辑部电话 | 0431-81629508 |
| 网　　址 | www.jlstp.cn |
| 印　　刷 | 三河市嵩川印刷有限公司 |

| | |
|---|---|
| 书　　号 | ISBN 978-7-5744-1542-3 |
| 定　　价 | 98.00元 |

# 编 委 会

# 前　言

　　感染病学科是一门古老而新兴的学科，既有至今仍严重威胁人类的重大传染性疾病，也有几乎每个临床专科均会遭遇的细菌感染，更有层出不穷的新发感染性疾病。感染病学科的发展到了新的时代。经典传染病、新发传染病及最为常见的细菌和真菌感染等丰富复杂，令初学者常常目不暇接，在临床上常难以应付各种复杂的感染性疾病与感染类型。然而，这些感染性疾病常常又不在感染科病房或者门诊出现，而是分布于临床各专科。如何对新一代和今后将成为感染病科或其他专科的临床医生进行系统而规范的培训，这不仅是临床医生构建自身医学知识体系的重要需求，也是临床的重大需求。

　　本书首先介绍了感染性疾病概论、感染病的诊断技术和方法、感染病的预防等相关知识，然后对常见感染、传染病进行了重点介绍，包括衣原体感染、支原体感染、感染与发热、感染与出血、胃肠道感染、肝脏感染、性传播疾病等等，对部分医院感染管理和门诊与急诊的医院感染管理也有涉及。本书可为各基层医院的住院医师、主治医师及医院院校本科生、研究生提供参考。

　　在编写过程中，我们虽力求做到写作方式和文笔风格的一致，但由于参编人数较多，加上编者经验和时间有限，因此难免有一些疏漏、缺点或错误，特别是现代医学发展迅速，科学技术日新月异，本书阐述的某些观点、理论可能需要修改。望广大读者提出宝贵意见和建议，以便再版时修订，谢谢。

编　者
2024 年 3 月

# 目　录

# 第一章

## 感染性疾病概论

### 第一节　感染性疾病概论

#### 一、感染的概念

感染是病原体（细菌、病毒、真菌、寄生虫等）和人体之间相互作用、相互斗争的过程。引起感染的病原体可来自宿主体外，也可来自宿主体内。来自宿主体外的病原体，通过一定方式从一个宿主传播到另一个宿主引起的感染称为传染病。构成传染和感染过程必须具备三个因素，即病原体、人体和它们所处的环境。起决定性作用的是人体，病原体只有通过人体才能起作用；所处的环境可以改变病原体的生存条件，而且能引起它们遗传性质的变异，使其丧失或者获得新的对人体的致病能力，三者之间此消彼长。病原体与宿主在漫长的生物进化过程中已形成了相互依存、相互斗争的关系。有些微生物或寄生虫与人体宿主之间达到了互相适应、互不损害对方的共生状态，如肠道中定植的大肠埃希菌和某些真菌。但这种平衡是相对的，当某些因素导致宿主的免疫功能受损（如应用大剂量皮质激素或抗肿瘤药物、放射治疗及艾滋病等），或机械损伤，或大量应用抗菌药物引起菌群失调症，使寄生物离开其固有的寄生部位而侵入其他不习惯寄生的部位（如大肠埃希菌进入尿路或呼吸道）时，平衡不复存在，引起宿主损伤，这种情况称为机会性感染。这些共生菌在某种特定条件下可致病，称为条件致病菌，又称为机会致病菌。在病原体与宿主的相互斗争过程中，宿主逐步形成了特异的免疫防御机制。

临床上可碰到各种形式的感染情况。人体初次被某种病原体感染称为首发感染。不同的感染病，病后免疫状态各不相同，有些感染病患病一次后可终身免疫，有些还可再次感染。有些感染病很少出现再次感染，如水痘、麻疹、流行性腮腺炎等。重复感染指人体在被某种病原体感染的基础上再次被同一种病原体感染的情况，较常见于疟疾、血吸虫病和钩虫病等。混合感染指人体同时被两种或两种以上的病原体感染，这种情况临床上较为少见。重叠感染指人体在某种病原体感染的基础上再被另外的病原体感染，这种情况临床上较为多见，如慢性乙型肝炎病毒感染重叠戊型肝炎病毒感染。在重叠感染中，发生于原发感染后的其他病原体感染称为继发性感染，如病毒性肝炎继发细菌、真菌感染。此外，医院获得性感染指住院患者在医院内获得的感染，简称为医院感染，这类感染的来源不同，有医院内通过患者或医务人员直接或间接传播引起的交叉感染、患者自身皮肤或腔道等处定植的条件致病菌，或从外界获得的定植菌由于数量或定植部位的改变而引发的自身感染或内源性感染以及诊疗过程中或因医疗器械消毒不严而导致的医源性感染等。医院感染包括患者在住院期间发生的感染和在医院内获得但在出院后发生的感染，但不包括入院前已开始或入院时已存在的感染，后者称为社区获得性感染，指在医院外罹患的感染，包括具有明确潜伏期而在入院后平均潜伏期内发病的感染。

## 二、感染过程中的相关概念

病原体一旦侵入人体，就意味着感染过程的开始。病原体侵入人体后能否引起疾病，取决于病原体的致病能力和机体的免疫功能这两方面因素。病原体的致病能力包括：①病原体侵入机体并在机体内生长、繁殖及扩散的能力即侵袭力。②病原体感染机体后引起严重病变的能力，包括毒素和其他毒力因子即毒力。③病原体在长期进化过程中，可因环境、药物或遗传等因素的影响而发生变异即变异性。在一定的环境条件影响下，根据人体防御功能的强弱、病原体数量的多少和毒力的强弱，在病原体和人体相互作用、相互斗争的过程中，形成五种不同的感染谱。这些表现可以移行或转化，呈现动态变化。

### （一）清除病原体

病原体进入人体后，首先可被处于机体防御第一线的非特异性免疫屏障所清除，这种防御能力有皮肤和黏膜的屏障作用、胃酸的杀菌作用、正常体液的溶菌作用、组织内细胞的吞噬作用等。人体的非特异性免疫是人类在漫长的进化过程中，不断与病原微生物斗争而逐渐形成的，并可遗传给后代。同时，侵入人体的病原体亦可由事先存在于体内的特异性体液免疫与细胞免疫物质（特异性免疫球蛋白与细胞因子）所清除。

### （二）隐性感染

又称亚临床感染，是指病原体侵入人体后，仅引起机体产生特异性的免疫应答，而不引起或只引起轻微的组织损伤，不产生任何临床症状、体征，甚至生化改变，只能通过免疫学检查才能发现。人体感染病原体后大多数是隐性感染，其数量常远远超过显性感染（10 倍以上）。隐性感染过程结束以后，大多数人获得不同程度的特异性免疫力并清除掉病原体。少数人可转变为病原携带状态，病原体持续留存于体内，成为无症状携带者，如志贺菌、伤寒沙门菌和乙型肝炎病毒感染等。传染病流行期间，隐性感染对防止流行的扩散有积极意义，由于隐性感染者的增多，人群对某一种传染病的易感性就降低，该种传染病的发病率就下降。但另一方面，隐性感染者也可能处于病原携带状态，有一定传染性。

### （三）显性感染

又称临床感染，是指病原体侵入人体后，不但诱导机体发生免疫应答，而且通过病原体本身的作用或机体超敏反应，导致组织损伤，引起病理、生化改变和临床表现。显性感染在感染性疾病中只占全部受感染者的小部分。但在少数传染病（麻疹、水痘等）大多数感染者表现为显性感染。在同一种传染病，由于病原体致病力与人体抗病能力的差异，显性过程又可呈现轻、重型与急、慢性等各种类型。有些传染病在显性感染过程结束后，病原体可被清除，感染者可获得较为稳固的免疫力，如麻疹、甲型肝炎和伤寒等，不易再受感染。但另有一些传染病病后的免疫力并不牢固，可出现再次感染，如阿米巴痢疾、细菌性痢疾等。小部分显性感染者亦可成为慢性病原携带者。

## （四）病原携带状态

是指病原体侵入人体后不能被清除，而是长期留在体内，可停留在入侵部位，或侵入较远的脏器，继续生长、繁殖，人体不出现任何的疾病状态，但能携带并不断排出病原体，成为传染病流行的传染源。这是在感染过程中人体防御能力与病原体处于相持状态的表现。根据病原体种类的不同，病原携带者可分为带病毒者、带菌者或带虫者等。按其发生和持续时间的长短可分为潜伏期携带者、恢复期携带者或慢性携带者。一般而言，若其携带病原体的持续时间短于 3 个月，称为急性携带者；若长于 3 个月，则称为慢性携带者。对乙型肝炎病毒感染，持续时间超过 6 个月为慢性携带者。所有病原携带者都有一个共同的特点，即无明显临床症状而携带病原体，因而，在许多传染病中，如伤寒、霍乱、细菌性痢疾、白喉、乙型肝炎和流行性脑脊髓膜炎等，由于其照常活动于人群之间，在一定程度上成为比患者更为重要的传染源。

## （五）潜伏性感染

又称潜在性感染。病原体感染人体后，寄生于某些部位，由于机体免疫功能足以将病原体局限化而不引起显性感染，但又不足以将病原体清除时，病原体便可长期潜伏起来，待机体免疫功能下降时，则可引起显性感染。常见的潜伏性感染有水痘病毒、单纯疱疹病毒、疟原虫和结核分枝杆菌等感染。潜伏性感染期间，病原体一般不排出体外，这是与病原携带状态不同之处。并不是每种感染病都存在潜伏性感染。

# 三、感染病的流行过程相关概念

感染病在人群中发生、发展和转归的过程，称为感染病的流行过程。流行病按流行程度可分为散发、暴发、流行和大流行。散发是指某传染病在某地的常年发病情况或常年一般发病率水平，可能是由于人群对某病的免疫水平较高，或某病的隐性感染率较高，或某病不容易传播等。暴发是指在某一局部地区或集体单位中，短期内突然出现许多同类疾病的患者，大多是由同一传染源或同一传播途径引起的，如食物中毒、流行性感冒等。当某病发病率显著超过该病常年发病率水平或为散发发病率的数倍时称为流行。当某种传染病在一定时间内迅速传播，波及全国各地，甚至超出国界或越过洲境时称为大流行或称世界性流行，如2003 年的严重急性呼吸综合征大流行、2009 年的甲型 H1N1 流感大流行。

流行过程的发生必须具备三个基本条件：传染源、传播途径和人群易感性。这三个环节必须同时存在，若切断其中的任何一个环节，流行即告终止。流行过程本身又受外界环境中社会因素和自然因素的影响。

## （一）传染源

传染源是指病原体已在体内生长繁殖并能将其排出体外的人和动物。传染源包括患者、隐性感染者、病原携带者和感染动物。在大多数传染中，患者是重要的传染源。不同传染病患者在不同病期的传染强度有所不同，一般情况下，以发病早期的传染性最大。慢性感染患者可持续排出病原体，成为长期传染源。隐性感染者因其无任何临床症状或体征而不易被发现。某些传染病（如流行性脑脊髓膜炎、脊髓灰质炎等）的隐性感染者在病原体被清除前是重要的传染源。病原携带者常于感染病原体后无明显临床症状，但能排出病原体，为重要的传染源。慢性病原携带者可长期排出病原体，在某些传染病（如伤寒、细菌性痢疾等）

中具有重要的流行病学意义。啮齿动物是最为常见的感染动物，其次是家畜、家禽，可传播疾病，为动物传染源。动物作为传染源传播的疾病，称为动物源性传染病。有些动物本身发病，如狂犬病、布鲁氏菌病等；有些动物不发病，表现为病原携带状态，如恙虫病、流行性乙型脑炎、地方性斑疹伤寒等。以野生动物为传染源传播的疾病，称为自然疫源性传染病，如鼠疫、肾综合征出血热、钩端螺旋体病、森林脑炎等。动物源性传染病常存在于一些特定的地区，从而受到地理、气候及气象等自然因素的影响，并具有严格的季节性。

确定病原体、发现传染源是传染病防控的关键，对于新发突发传染病来说这是一切工作中的重中之重。我们曾经历教训与危机，2003年的严重急性呼吸综合征（SARS）疫情，由于初期病原体与传染源不明确，疫情如同捉摸不定的"幽灵"，造成巨大社会心理压力，大大削弱防控措施的精准性，使当年损失千亿元的国内生产总值（GDP），疫情拉低中国GDP增长0.5%~1%。吃一堑长一智，国家加大传染病防控投入，并设立传染病防治国家科技重大专项，成效显著。2013年春，恰逢SARS过去十年，长三角地区突发不明原因呼吸道传染病，来势凶猛，病死率极高，造成社会恐慌，我国政府和国际社会高度关注。我国科学家以深度测序和高通量数据分析技术为核心实现新发突发传染病病原早期快速识别，疫情发生5天内迅速发现并确认了突发疫情病原是一种全新的H7N9禽流感病毒，第一时间向全世界公布了该病毒全基因组序列，阐明其分子特征、起源和进化机制；通过溯源，发现从患者体内分离的病毒和从鸡体内分离的病毒基因序列同源性高达99.4%，从分子水平首次获得了H7N9病毒从禽向人传播的科学依据；利用新发突发传染病大数据分析模型研究，定量分析了关闭活禽市场对减少病毒从禽传播到人的影响，发现关闭活禽市场可以减少97%~99%的人感染H7N9病毒的风险，通过迅速关闭活禽市场，防止疫情向全国蔓延，大大降低了经济损失并维护了社会稳定。

## （二）传播途径

病原体离开传染源后，传播到达另一个易感者的途径称为传播途径，同一种传染病可以有多种传播途径。如呼吸道传播、消化道传播、接触传播等。呼吸道传播亦称空气飞沫传播。呼吸道感染病患者、带菌者或病毒携带者的上呼吸道黏膜表面的病原体，当打喷嚏、咳嗽或者大声说话时，随同飞沫排入周围空气中，与空气形成气溶胶，易感者吸入含病原体的飞沫或气溶胶而感染，如结核病、禽流感、麻疹、白喉和严重急性呼吸综合征等。当病原体污染水源、食物、食具、手、玩具及卫生用品等，经口摄入而传播给易感者，如霍乱、伤寒和细菌性痢疾等时，为消化道传播。易感者与被病原体污染的水或土壤接触时可获得感染称为接触传播，如钩端螺旋体病、钩虫病和血吸虫病等。此外，伤口被污染，有可能患破伤风。日常生活的密切接触也有可能获得感染，如白喉、麻疹、流行性感冒等。不洁性接触（包括同性恋、多个性伴侣的异性恋及商业性行为）可传播人类免疫缺陷病毒（HIV）、乙型肝炎病毒（HBV）、丙型肝炎病毒（HCV）、梅毒螺旋体、淋病奈瑟菌等。被病原体感染的吸血节肢动物，如按蚊、人虱、鼠蚤、白蛉、硬蜱和恙螨等，于叮咬时把病原体传给易感者，可分别引起流行性斑疹伤寒、地方性斑疹伤寒、疟疾、黑热病、莱姆病和恙虫病等，此类为虫媒传播。经节肢动物传播的传染病往往有严格的季节性和地区性分布特点。当病原体存在于患者或病原携带者的血液或体液中时，通过应用血制品、分娩或性交等途径感染人体，称为血液、体液传播，如乙型病毒性肝炎、丙型病毒性肝炎、艾滋病和疟疾等。

上述途径传播统称为水平传播，母婴传播属于垂直传播。婴儿出生前已从母亲或父亲获得的感染称为先天性感染，如梅毒、弓形虫病。

### （三）人群易感性

对某种传染病缺乏特异性免疫力而容易被感染的人称为易感者，他们都对该病原体具有易感性。人群易感性的高低取决于该人群中易感个体所占的比例。当易感者在某一特定人群中的比例达到一定水平，且又有传染源和合适的传播途径时，则很容易发生该传染病流行。某些病后免疫力很巩固的传染病（如水痘、麻疹、乙型脑炎），经过一次流行之后，需待几年当易感者比例再次上升至一定水平时，才会发生另一次流行，这种现象称为传染病流行的周期性。在普遍推行人工主动免疫的情况下，可把某种传染病的易感者水平始终保持很低来阻断其流行。有些传染病还有可能通过全民长期坚持接种疫苗而被消灭，如天花、脊髓灰质炎、乙型脑炎和麻疹等。疫苗是用各类病原微生物或组分制作的用于预防接种的生物制品，属于主动免疫的防御措施，易感人群接种疫苗获得免疫力，在人群中普遍接种疫苗可以形成人群的免疫屏障阻止疾病流行，是传染病控制中重要手段。

（徐秋仙）

# 第二节　感染病学的研究历史

Folke Henschen 说过"人类的历史即其疾病的历史"。在漫长的历史长河中，众多感染病的暴发流行被称为瘟疫，曾给人类带来巨大的灾难。可以说人类的发展史也是人类与传染病学作斗争的历史。

早在东汉末年，我国的医学家张仲景（约公元 150—219）就已在《黄帝内经》的基础上总结汉代以前的医学典籍并结合自己多年积累的传染病治疗经验，著成《伤寒杂病论》，后人将其整理为《伤寒论》和《金匮要略》。再追溯到传染病严重流行的 16 世纪，国外许多学者开始了对传染病的研究，意大利内科医生 G. Fracastor 提出传染病是由一种能繁殖的"种子"引起的，有一定传播途径，并最早提出"隔离"的概念，促进了传染病学的发展。此后传染病学总是伴随着病原体的发现、认识及抗感染药物的发现而不断向前发展。

随着人类社会的发展和科学技术的进步，传染病的发生与发展也不断变迁。传染病的常态实践病种持续减少，而新发和再发传染病的流行此起彼伏，为顺应传染病疾病谱的演变，传染病工作者的实践和研究范围已逐步转向感染病学。我国著名传染病学家王季午教授早在20 世纪 50 年代便提出了"感染病学"的概念，指出传统的传染病学必须进行改革和拓展。1999 年，中华医学会第六次全国传染病与寄生虫病学术会议决定将"传染病与寄生虫病学分会"更名为"感染病学分会"，从传染病学到感染病学的改革是新形势发展的需要，也是学科发展的必然。

## 一、人类历史上重大感染病的流行

在我国中医学文库中对多种传染病如鼠疫、天花、麻疹、霍乱等均早有详细的描述，并有较完整的理论和辨证施治法则。晋代葛洪的《肘后方》、隋代巢元方的《诸病源候论》等著作中都阐明了中医学对传染病的认识。

早在 2 400 多年前就已有"雅典瘟疫"的记载。大约公元前 430 年，古希腊时的雅典与斯巴达发生战争时军民皆染疫，结果战败。最后是希波克拉底用大火挽救了雅典，直到现在，雅典瘟疫的病因仍未明确。

公元 540 年，首次鼠疫大流行从尼罗河口发生，不久便席卷北非、欧洲。当时流行疫情持续了五六十年，死亡总数达 1 亿人，也导致了东罗马帝国的衰弱。第二次大流行发生于 14 世纪，1348 年是欧洲鼠疫流行最严重的一年，据载当时"十室九空"，这便是历史上著名的"黑死病"流行。鼠疫的第三次大流行始于 19 世纪末，此次流行传播速度之快和波及地区之广，远远超过前两次大流行。一直到 1894 年发现鼠疫杆菌及抗生素相继用于临床，鼠疫才得以控制。

从公元前 6 世纪至 16 世纪曾发生过数次天花的世界性大流行，直到 1798 年，英国学者詹纳（Jenner）发明"牛痘接种法"预防天花，天花的流行才得以控制。1967 年，世界卫生组织（WHO）发起了消灭天花运动，经过不懈的努力，人类终于在 1980 年取得了全球消灭天花的辉煌成就，天花成为第一种被消灭的传染病。

1817 年，霍乱最先在印度恒河三角洲传播，当时英军远征侵入印度后，由于饮用河水引起霍乱大流行，使英军完全丧失作战能力，最后不战而退。以后至 1923 年的一百多年间，曾经先后发生了 6 次霍乱世界性大流行，成为"最令人害怕、最引人瞩目的 19 世纪世界病"。霍乱最早传入我国是 1820 年，从那时到 1949 年间，曾先后发生流行大小近百次。1961 年的副霍乱大流行，即霍乱第 7 次世界大流行，迅速波及 100 多个国家和地区。我国是第 7 次霍乱世界大流行最早受侵犯的国家之一，多年来国内霍乱疫情此起彼伏，成为一个常发性地区。目前，国内外霍乱流行因素仍然存在，特别是 1992 年首次发现的 0139 菌株，成人对此缺乏免疫力，该菌株可能取代 01 群霍乱弧菌蔓延到世界各国，WHO 称霍乱是对全球的持久威胁。

疟疾的流行已有数千年的历史，中外均有记载。疟疾对人类历史有着严重的影响，据考证，它曾摧毁了锡兰的古代文明，古希腊和罗马帝国的衰亡也与疟疾大流行有关。1627 年，含奎宁的金鸡纳树皮被引进到欧洲治疗疟疾。1880 年，Charles Laveran 在疟疾患者红细胞中发现了疟原虫，并显示出疟原虫在宿主体内的复制。如今疟疾的大流行已得到控制，但本病仍然是严重威胁人类健康的疾病之一，流行区居民占全世界人口的 40%，尤其是在贫困的国家和地区。我国科学家屠呦呦从中医典籍中获得灵感，先驱性地发现了青蒿素，开创了治疗疟疾的新方法，显著降低了疟疾患者的死亡率，并因此获得了 2015 年诺贝尔生理学或医学奖。

结核病，人类证实其存在至少已有 5 000 年。1882 年德国学者科赫（Koch）发现了结核分枝杆菌，1895 年 Roentegen 发现了 X 线，它的出现显著提高了肺结核的诊断水平；1922 年 Calmettee 及 Guerin 发表了卡介苗接种方法的文章，以及 1944 年以后，链霉素、异烟肼、利福平等强有力的抗结核菌药物的相继问世，才使得结核病在诊断、治疗和预防控制方面进入了新的时代。截至 2015 年，全球有 1 040 万人患有结核病，180 万人因该病死亡（包括 40 万艾滋病病毒感染者）。2014 年，第 67 届世界卫生大会将"无结核病的世界"作为防控愿景，并提出了，到 2025 年结核病的病死率和患病率比 2015 年各下降 50% 的目标。发现和治愈患者是结核病防治的基石，但是目前发病估计数与登记、报告数存在巨大差距，WHO 估计每年有三分之一的结核患者即 300 万患者被"遗漏"，革新结核病的诊断策略与技术、提高治疗水平与能力，找出并治愈这些被"遗漏"的患者是未来一段时间结核病防治的重要任务。

1980 年，美国科学家首先描述了男性同性恋中细胞免疫缺陷（CD4$^+$T 淋巴细胞减少）和机会性感染为特征的获得性免疫缺陷综合征即艾滋病。艾滋病属于全球主要公共卫生问题，迄今已造成 3 500 多万例死亡，目前全球仍约有 3 670 万艾滋病病毒感染者。截至目前，艾滋病仍缺乏有效疫苗，但现有的高效抗逆转录病毒治疗（HAART）可实现病毒复制长期处于检测限以下，提高患者期望寿命，并控制传播，2014 年联合国艾滋病规划署（UNAIDS）提出 90-90-90 策略：90% 的艾滋病病毒携带者知晓自己的状况，90% 的携带者能接受抗逆转录病毒治疗，以及 90% 的接受治疗者中检测不到病毒量，在人群中建立高防疫屏障，可阻断艾滋病的扩散，最终实现控制和消灭艾滋病的目标。

WHO 报告，目前全球约 1/2 人口生活在 HBV 高流行区，约 20 亿人曾感染过 HBV，约有 3.25 亿人染有慢性乙肝病毒或丙肝病毒，每年约有 100 万人死于 HBV 感染所致的肝衰竭、肝硬化和原发性肝细胞癌（HCC）。2006 年，全国乙肝血清学流调发现人群乙型肝炎表面抗原（HBsAg）携带率达 7.6%，预计有 9 000 万慢性乙肝患者，乙肝是危害人民健康的主要传染病，经过不断努力，我国于 2020 年 10 月 28 日摘掉了"乙肝大国"的帽子，被世界卫生组织誉为发展中国家典范。

近年来传染病面临新的挑战，全球贸易活动、远程旅行的日益频繁以及气候改变等，部分已控制的传染病又死灰复燃，新的传染病也不断出现，呈现新传染病和传统传染病交替并存的格局。2013 年，H7N9 禽流感在我国 12 省市的 42 个地级市/地区蔓延，在疫情发生伊始，我国科学家就集体协同攻关，在最短时间内确定了一种从未发现的新型重配 H7N9 亚型禽流感病毒。随后又很快发现活禽市场是 H7N9 禽流感的源头，H7N9 病毒关键基因突变导致从禽向人传播，同时还发现"细胞因子风暴"是导致 H7N9 感染重症化的关键原因，创建了"四抗二平衡"治疗策略（抗病毒、抗休克、抗低氧血症和多器官功能障碍综合征、抗继发感染，维持水、电解质、酸碱平衡和维持体内微生态平衡），显著降低病死率。浙江大学联合香港大学科研人员协同攻关，以分离到的 H7N9 病毒株为模板克隆了 H7N9 特异的抗原片段 cDNA，以 pHW2000 为表达载体，利用反向遗传学技术成功构建重组 H7N9 流感病毒疫苗株种子（A/ZJU01/PR8/2013），成功研制出我国首个 H7N9 病毒疫苗种子株，结束了一直以来我国流感疫苗种子株依赖国外进口的历史。2013 年 12 月开始，西非几内亚出现埃博拉病毒病疫情暴发，在利比里亚、塞拉利昂、马里、美国、尼日利亚、塞内加尔与西班牙等国家相继出现埃博拉确诊病例，病死率高达 38.7%。中国政府积极响应联合国和世界卫生组织的呼吁，向西非埃博拉疫区伸出援手，派出的传染病临床专家与防控专家，传授中国抗击严重急性呼吸综合征（SARS）和防治 H7N9 禽流感等公共卫生事件的做法，加快扑灭疫情，并协助当地政府组建防控架构与队伍，为全球提供了中国经验，展现了中国力量。

此外，抗生素耐药问题在近年愈加恶化，耐甲氧西林金黄色葡萄球菌、耐万古肠球菌、泛耐药肺炎克雷伯菌、新德里金属-β-内酰胺酶（NDM）-1 超级耐药菌等耐药病原体不断地被发现与报道。2014 年，浙江大学传染病诊治国家重点实验室发表在《美国医学会杂志-内科学卷》上的一项研究显示，中国基层医疗单位存在严重的抗菌药物滥用问题，52.9% 的门诊处方中含有抗菌药物，其中规范使用的为 39.4%；而住院病历显示，77.5% 的患者接受了抗菌治疗，其中只有 24.6% 属于规范使用，抗生素规范使用有待进一步加强。WHO 认为当前抗生素耐药已到了危急时刻，一系列令人担忧的病原菌正在逐渐耐药，甚至有可能出现无药可治的"后抗生素"时代，所以规范使用抗生素控制耐药刻不容缓。

## 二、感染病领域发展的里程碑

### (一) 微生物学的发展

17 至 18 世纪，随着物理学、化学和生物学等基础学科的发展，感染病学也沿着现代医学的轨道迅猛地发展起来。1683 年，荷兰 Anton van Leeuwenhoek 使用能放大 266 倍的自制显微镜从牙垢中观察到细小生命，之后又检查了汗水及粪便等多种标本，后证实为细菌，为人们发现引起感染病的微生物病原体开辟了道路。经历过文艺复兴和 18 世纪的产业革命，19 世纪中叶以后，资本主义国家迅速发展。伴随着经济的进步和科技的腾飞，医学领域也取得了众多成果，其中以法国的微生物学家巴斯德和德国的微生物学家科赫最为著名。

巴斯德于 1857 年回到巴黎师范大学从事微生物学研究，领导并成立了著名的巴斯德研究所。关于酒发酵变质的现象，巴斯德用了十余年的时间证实酒发酵不是纯化学问题，而是微生物作用的结果。他采取加热的办法防止酒发酵，经过不断的探索，发现把酒加热到 50~60℃，时间延长 20~30 分钟，这样既杀死了致发酵的微生物，又不使酒挥发，这种方法被后人称作"巴氏消毒法"。巴斯德用实验证实生物不是凭空而来的，推翻了当时盛行的自然发生说。1879 年巴斯德首先发现并命名了葡萄球菌和链球菌，之后又发现了疥癣、旋毛虫病的病原。他还首先发现了厌氧菌的特性，提示动物发热与致病菌有关，其著作《发酵生理学》阐明了发酵过程、厌氧现象和厌氧微生物性质等问题，为近代消毒防腐提供了科学依据，同时也为工业微生物学和医学微生物学奠定了基础。

科赫在 1876 年开始研究炭疽杆菌以及炭疽杆菌与牛羊和人类的关系，揭示了动物体外经过多代培养的炭疽杆菌仍然可引起动物的炭疽病。1877—1878 年科赫主要研究细菌学技术，改进了细菌在玻璃片上的干燥方法，发明了细菌鞭毛和组织切片的染色方法，建立了悬滴标本检查法，创立了显微摄影技术等。1881 年完成了用动物胶平皿培养细菌的方法，这个方法使细菌纯培养成为可能。1882 年他利用抗酸染色法发现了隐藏在显微镜下的结核分枝杆菌，使人类从白色瘟疫的长期困扰中挣脱出来，为日后治疗结核病提供了明确的目标，这也是科赫受世界瞩目的一年。1883 年科赫到埃及和印度调查霍乱流行情况，并发现了人的霍乱弧菌，同时发现了人的结膜炎杆菌。1884 年科赫公布了判定某种微生物是否为致病微生物的标准，即"科赫法则"。

巴斯德和科赫的工作具有里程碑意义，他们奠定了细菌学理论，使细菌学和感染病学成为现代学科。19 世纪末，在他们的带动下，大多数感染病的病原体在这个时期相继被发现并分离成功，也标志着微生物学黄金时代的开始。

### (二) 免疫学的兴起

免疫学的兴起主要与疫苗相关。据记载，早在我国明朝隆庆年间 (1567—1572) 就已采用"人痘接种术"来预防天花，并先后传授到朝鲜、日本、俄国及其他欧洲国家，比琴纳的"牛痘接种"早了 200 多年。而发现牛痘苗给人接种后只引起局部反应而对人体无害，可用于预防天花，则是免疫学上的一个重要发展。受人痘苗和牛痘苗的启发，科学家在创立细菌分离培养技术的基础上，通过系统研究，找到用理化和生物学方法，使微生物的毒力减低从而制备减毒菌苗。如利用毒力减弱的细菌预防鸡霍乱的传染；把毒力减弱的羊炭疽杆菌用于预防羊炭疽病；用狂犬病病毒在兔体内利用连续传代的方法制备狂犬病疫苗等。1890

年，贝林（Behring）和北里柴三郎完成白喉抗毒素的研究，并用含白喉抗毒素的动物免疫血清成功治愈了一名白喉患儿，成为首次被动免疫的病例。此后便掀起了医学界免疫血清的研制热潮，病原体的各种疫苗研制方面也取得了重大的进展，使得计划免疫预防接种得以广泛开展。

在2013年长三角地区突发不明原因呼吸道传染病防控中，我国科学家在发现新病原、确认感染源、明确发病机制、开展临床救治、研发新型疫苗和诊断技术等方面取得了六项重大突破和原创性成果。根据H7N9禽流感病原基因序列特征，使用PR8质粒流感病毒拯救系统和反向遗传技术，及时开展符合生产要求的疫苗种子株研究，成功研发出我国首个H7N9禽流感疫苗种子株［A/ZJU01/PR8/2013］，这是我国科学家首次成功研发符合国际通用要求的疫苗株，打破了我国流感疫苗株必须依赖国际提供的历史，提升了我国流感疫苗研发能力和水平，为应对重大新发突发传染病提供了快速研发疫苗新技术平台。

### （三）抗生素的发现和应用

关于抗生素的早期历史，从我国的古籍里可以找到很多关于利用微生物或其产物治疗疾病的记载。如《本草拾遗》中记载蠋下虫尘土和胡燕窠土可以治疗疮痈等恶疾。微生物学的发展让人们开始知道是病原微生物导致了疾病，于是人们开始积极寻找杀灭这些微生物的办法，化学药物和抗生素就在这样的背景下应运而生。

早在巴斯德时代就已经知道空气中的某些细菌能抑制炭疽杆菌的生长，当时并未引起人们的注意。1922年，英国细菌学家弗莱明发现溶菌现象。1928年，他发现自己培养的葡萄球菌被青霉菌污染，青霉菌周围的葡萄球菌菌丝变得透明，甚至溶解，他发现青霉菌在生长过程中的代谢物质具有杀菌作用，并将青霉菌培养物的滤液中所含的抗菌物质命名为青霉素。进一步推动抗生素发展的是牛津大学病理学教授弗洛里，他在化学家钱恩的帮助下，对青霉素进行了提取和纯化，使之商品化，并在第二次世界大战期间拯救了成千上万的生命。青霉素也成为第一个作为治疗药物应用于临床的抗生素。1935年，发现人工合成的磺胺类药物百浪多息可杀死小鼠中的链球菌，该药的临床应用开创了抗微生物化疗的新纪元。20世纪40年代是抗生素的快速发展期，链霉素（1944）、金霉素（1947）、氯霉素（1948）、土霉素（1950）、制霉菌素（1950）、红霉素（1952）以及卡那霉素（1958）等抗生素陆续被发现并应用于临床，使当时的细菌性疾病与立克次体病得到成功的治疗，延长了人类的寿命。

20世纪60年代后，迎来了半合成抗生素时代。1958年，谢汉合成6-氨基青霉烷酸，从而开辟了生产半合成青霉素的道路。1961年，发现头孢菌素C并成功合成许多高活力的半合成头孢菌素。1980年，喹诺酮类抗生素出现。细菌不断产生对抗生素有抗药性的突变菌株，科学家们也不断地寻找着细菌尚未形成抗药性的新的抗生素。

### （四）新型抗病毒药物和策略

以往针对病毒感染缺乏有效的直接的抗病毒药物，但近20年来该领域发展迅速，这里只举两个例子。1987年第一个抗逆转录病毒药物（ARV）齐多夫定（ZDV或AZT）首先问世，开始使用单一的核苷类逆转录酶抑制剂（NRTI）治疗HIV/AIDS患者，对HIV的复制起到一定的抑制作用，但是几乎100%的服药者在治疗12周后出现病毒载量的反弹。20世纪90年代中期人们使用2个NRTI治疗患者，两药联合加强了抗病毒作用，并且作用维持的时间更长，但是仍不能长期维持疗效。90 年代中后期开始了一个新时期，应用 1 个蛋白酶抑制剂（PI）联合 2 个 NRTI 三药联合疗法。它具有非常强大的抗病毒作用，可以使 HIV-RNA 在血浆中达到检测不出的水平，并且可以长期维持这一疗效。经过几年的实践证明，一些不包括蛋白酶抑制剂的组合，如 1 个非核苷类逆转录酶抑制剂（NNRTI）联合 2 个 NRTI 或 3 个 NRTI（其中必须包括阿巴卡韦）的联合用药也可以达到相同或相似的效果。合理且有效的联合用药被称为高效逆转录病毒疗法（HAART），新药的出现和策略的优化，现在已经可以让 HIV 感染者病毒处于持续抑制状况从而得到长期生存，感染者可以达到一般人群的预期寿命，艾滋病已从不治之症转为可防可治的慢性病。此外，近期对丙肝治疗获得突破性进展，使人们看到丙肝治疗达到临床痊愈成为可能，直接抗病毒治疗药物（DAA）如达拉他韦、索非布韦、雷迪帕韦等，根据现有的临床研究数据，针对全基因型的无干扰素方案几乎已经可以达到 95% 以上的治愈率，消灭丙肝的目标预计在不远的将来即可实现。

（徐秋仙）

# 第三节　感染病学相关理论

科学的进步总是伴随着相关理论的突破，感染性疾病研究中经历许多重要的节点；早期的瘴气学说探究了微生物与传染病间的关系；德国的科赫创立 "科赫原则" 成为病原体确认基本原则，奠定了现代医学发展的基石；19 世纪中叶在霍乱研究中建立了现代流行病学研究路径，为传染病的溯源研究提供了科学方法；感染微生态学理论的提出拓展了感染性疾病的防治思路，抗感染的战略从单一的杀菌（病原体）转化为杀菌与促菌（益生菌）并重，注重治疗中机体的整体情况与微生态的平衡，提高了治疗效果。

## 一、瘴气学说

传染源的确认是传染病控制中重要的一个环节。而在人类历史上，把微生物和疾病的发生发展联系起来是一个不那么容易的过程。19 世纪以前，传染病最为人们广泛接受的理论是瘴气学说。这个理论的观点是，在某种特定的情况下，泥土里的腐烂物质散发到空气中，污染了空气，人们呼吸了这种被污染的空气，因而感染上疾病。当时的人们认为霍乱、黑死病就是属于这种情况。它解释了为什么卫生条件差的地方传染病更容易流行，古代欧洲和中国都存在这种学说。瘴气学说后来被细菌学说所取代。在巴斯德发现酵母可以使葡萄酒变酸，并发明了巴斯德消毒法之后，人们发现微生物可以使有机物发生一些物理和化学的改变，这使科学家开始考虑微生物也许也能对植物和动物产生相似的影响，更具体地说，是微生物引起了疾病。随后一些病原体的发现，使科学界逐渐转向细菌学说。

## 二、科赫法则

1876 年，德国细菌学家罗科赫成功证明了炭疽病是由炭疽杆菌引起的，从而证明了细菌学说的正确性。科赫用患炭疽病牛或羊血清来感染健康的小鼠，发现小鼠也出现了炭疽病的症状，并且小鼠的血液中也可以分离出一种杆状的细菌。这种细菌可以在体外培养基中生存繁殖，把这些培养的细菌注射到健康的小鼠身上，小鼠再次出现患病的症状。这些结果使科赫总结出了一套确认病原体的方法，并最终发展为著名的 "科赫法则"。科赫法则包括以下4点：相同的微生物在疾病的每一病例中都出现，但在健康人身上不应该发现；该微生物可以从患病的宿主身上分离得到，并可以在培养基中培养得到纯种；把培养得到的微生物接种在健康易感的动物上可以引起同样的疾病；被接种的动物上可以再次分离得到与前面完全一样的微生物。如果满足了以上4个条件，这种微生物就可以被确认为该疾病的病原体。在科赫法则之前，科学界一直缺乏一套科学的准则来判断一个微生物是否就是这个疾病的病原。科赫法则无疑大大推动了微生物学的发展，使得19世纪70年代到20世纪的20年代成了发现病原菌的黄金时代，在这期间白喉棒状杆菌、伤寒杆菌、鼠疫杆菌、痢疾杆菌等重要传染病的致病原纷纷被发现。

但是，即使是科赫本人后来也认识到了科赫法则的局限性，科赫发现，霍乱病原体在患者和健康人体内都能分离到，这与第1个条件不相符。随着时间的进展，出现了越来越多科赫法则不适用的病原体，比如麻风分枝杆菌不能被分离培养得到纯种，与第2点不相符；一些病原体侵入人体后并不引起人体发病，而是以潜伏感染的形式存在，比如乙肝病毒，这与第3点不相符合；还有一些病原体引起疾病是通过其分泌的毒素，比如金黄色葡萄球菌，遗憾的是，科赫法则在这种情况下也不适用。到了20世纪70年代，科赫法则的局限性变得越来越明显，不仅仅是因为这个时期发现了慢病毒的存在，还因为科学家逐渐开始意识到微生物与慢性病的关系，例如EB病毒的感染可以引起肿瘤。为了使科赫法则可以有更广的适用面，1976年美国的流行病学学家阿尔弗雷德·埃文斯在科赫法则的基础上进行了修订，修订后的法则也被称为埃文斯法则：如果某种微生物被怀疑是致病原，暴露于这种微生物的群体患病率要高于没有暴露的群体；在患病的群体中，曾经暴露于该微生物的概率要高于未患病群体；在前瞻性研究中，暴露于该微生物的群体发病率要显著高于未暴露群体；暴露于该微生物后，疾病的发展过程中可以包含有一个潜伏期，从而发病过程呈现一条钟形曲线；宿主在暴露后的反应呈现梯度曲线，从弱到强，可以存在不同的感染状态；去除该微生物或者它的载体，改变该微生物的特性可以减少疾病的发生；采用预防手段可以降低疾病的发生，比如免疫或者药物；所有联系应该具有生物学和流行病学的意义。修订后的法则加入了流行病学的一些基本原则，并且强调了宿主对病原可以有不同的反应状态。埃文斯法则解决了科赫法则中存在的问题，它在今天依然是适用的。

到了20世纪80年代，分子微生物学的发展使病原体的确认不再依赖于固体培养基，而且科学家们意识到"毒力"和"致病力"和病原体上的某些致病基因相关。"分子科赫法则"是用来证明某个在病原微生物上发现的基因所编码的产物导致了疾病的发生。如果科赫法则是用来判定某个微生物有罪，那么分子科赫法则就是用来判定某个基因有罪的法则。为了确认某个基因和疾病的发生相关，1988年美国微生物学家斯坦利·法尔科基于科赫原则，结合分子生物学提出了"分子科赫法则"：待确认的致病基因可以在所有具有致病力的菌株或毒株上被找到，而不能致病的菌株或毒株上不存在；特异性地使该基因失活可以使菌株或毒株的毒力、致病性下降；逆转被失活的基因可以使菌株或毒株的致病性恢复。

到了21世纪，通过聚合酶链反应技术和高通量序列分析发现了大量的病原体。基于核酸的检测方法非常灵敏，它甚至可以检测出未发病个体体内的少量病毒。这些新方法的使用推动美国微生物学家雷尔曼和弗雷德里克斯提出了21世纪的科赫法则，这个法则也被称为"基因组科赫法则"：属于假定病原体的核酸序列应该出现在特定传染病的大多数病例中，在病变器官或解剖学部位，应能发现该微生物的核酸，而没有发生病理改变的器官中不会发现；在未患病的宿主或组织中，与病原体相关的核酸序列的拷贝数应当较少或完全检测不到；随着疾病的缓解，与病原体相关的核酸序列的拷贝数应减少或检测不到，如果临床上有复发，情况则相反；如果序列检测能预示疾病，或拷贝数与疾病的严重程度有相关性，则序列与疾病更加可能构成因果关系；从现有序列推断出的微生物特性应符合该生物类群的已知生物学特性；应在细胞水平探求患病组织与微生物的关系：用原位杂交来显示发生了病理变化的特定区域，以证明微生物的存在，或显示微生物应该存在的区域；这些以序列分析为基础获得的上述证据应当是可重复获得的。

今天，通过分子探针、基因测序的方法科学家可以发现那些过去难以被分离培养的微生物，科赫法则在很多情况下不再适用，但是它在病原体鉴定领域仍然发挥着重要的作用，它的意义在于当我们提出某种微生物可能是致病原时，科赫法则能够为我们提供一个基本原则，它是充分条件，而不是必要条件。

## 三、现代流行病学方法

1854 年秋季，伦敦宽街暴发霍乱，惊人的死亡率促使当地居民纷纷逃往他处。在霍乱暴发后的 6 天内发病严重的街道有 3/4 以上的居民离去。鉴于病例死亡具有聚集性的特点，英国医师 John Snow 深入现场实地调研。John Snow 首先调查发生疫情的地点和死亡病例，并首创了标点地图分析方法，把本次霍乱暴发调查中的死亡病例标点在地图上，同时标记宽街供水站及附近的其他供水站。发现发病与宽街水井关系密切，调查 73 例中，有 61 例经常喝宽街井水；饮用宽街供水站井水的制雷管工厂，200 名工人中有 18 例患霍乱死亡，而附近一家使用自来水并且自备水井供的工厂，535 名工人中仅有 5 例患霍乱死亡。调查显示的霍乱暴发与宽街供水站密切相关，John Snow 向伦敦当局提出关闭水站的建议并被采纳，此后病例逐步迅速减少直至疫情被控制，成为流行病学现场调查、分析与控制的经典实例。

针对伦敦霍乱流行，John Snow 从描述疾病的分布入手，通过描述疾病的空间分布规律，为疾病流行因素的找寻提供线索。通过使用描述病例分布的标点地图法，对伦敦宽街的霍乱流行及不同供水区居民霍乱的死亡率进行调查分析；同时对病例的时间分布进行描述。研究表明病例主要集中分布在宽街供水站周围，而其他供水站周围的病例较少。提示本次霍乱与宽街水井可能有关。进一步开展对水井的调查，最终提出"霍乱病例的排泄物污染水井，进而造成大伦敦区霍乱流行"的假设。在此假说基础上，积极采取现场干预措施，经封闭污染的供水站后，霍乱病例显著减少。干预措施的有效性又进一步提示霍乱流行与水源污染的关联。

由此可见，流行病学现场调查方法的正确应用对于查明疾病的病因和流行因素具有重要的价值。流行病学研究内容的三个层次：流行病学是从以传染病为主的研究内容发展起来的，目前已扩大到全面的疾病和健康状态，包括疾病、伤害和健康三个层次。疾病包括传染病、寄生虫病、地方病和非传染性疾病等一切疾病。流行病学任务的三个阶段：第一阶段的任务是"揭示现象"，即揭示流行（主要是传染病）或分布（其他疾病、伤害与健康）的现象；第二阶段为"找出原因"，即从分析现象入手找出流行与分布的规律和原因；第三阶段为"提供措施"，即合理利用前两阶段的结果，找出预防或控制的策略与措施。依序完成上述三个阶段的任务，才算完整的流行病学工作。

流行病学工作深度的三个范畴：不同的任务需要通过不同性质的工作来实现。当我们的任务是"揭示现象"时，开展的基本上是描述性工作，即通过描述性流行病学方法来实现。这个工作深度通常不能直接找出原因，更不能检验措施的效果，仅能提供深入探讨原因的基础，对现象作出初步分析。深入一步的任务是要求"找出原因"，这时我们就需要借助分析性流行病学方法来检验或验证所提出的病因假说。最后的任务是以找到的原因为基础来"提供措施"，并进一步确证措施的有效性，这要用人群流行病学实验，即实验流行病学的工作来完成。

## 四、感染微生态学理论

感染微生态学理论是我国率先提出的，是用微生态学理论和方法研究感染的发生、发展、结局和引导感染向宿主健康方向转移的微生态学分支。感染是微生物对宿主或宏生物的异常侵染所致的微生物对宿主或宏生物之间相互作用的一种生态学现象。感染微生态学和微生态学一样，定位于微生物与宏生物（宿主）的相互关系和因这种关系所产生的表现和后果。我们需要利用这种关系的内在规律为人类（包括一切生物体）防治感染和提高健康素质而努力。

感染微生态学的出现是微生态学发展的必然趋势。微生态学是研究正常微生物群与其宿主相互关系的一门生态学分支。它是研究微生物与宏生物的共生关系在长期历史进化过程中形成的生态学规律。这个生态学规律的核心是正常微生物群。正常微生物群包括细菌、真菌、病毒及生物活性物质。宏生物也分为不同层次，包括人类、动物、植物及微生物的个体、细胞及分子水平。因此，感染微生态学也是研究正常微生物群与其宿主相互作用过程中感染规律的科学。

感染微生态学的观念创新，首先是出发点的创新。对疾病与健康的研究，会因为医学模式的不同，产生不同的出发点。传统的医学模式是从防治疾病出发到恢复健康为目的。研究为什么患病、有什么表现，怎样治疗，因症求因，对症下药，达到治愈和恢复健康。微生态学的出发点是从健康出发，研究疾病的发生。在知道健康的原因，找出健康的表现之后，得出失去了健康的原因。健康转化为疾病是因为健康出了问题，应从健康入手防治疾病。这是保健医学的新概念。概括地说，是从生理入手研究疾病呢，还是从病理入手研究健康呢？或者说在健康过程中为什么转化为疾病，或在疾病过程中为什么能转化为健康？观念的转变将产生医学行为的更新。

抗生素的应用、耐药性的产生、菌群失调的出现，正常菌群的研究，微生态学的崛起，抗感染的战略从"杀菌时代"转向"促菌时代"，杀菌是杀灭有害菌，同时也杀灭有益菌，促菌是扶植有益菌间接抑制或杀死有害菌。"杀菌"与"促菌"是两个不同的观念。抗感染观念的更新也是医学观念的重大更新。杀菌不能乱杀，同时应"促菌"，以防新的感染。微生态失调后的感染则是更严重的感染，常常可导致死亡的发生。

观念的更新促进了抗感染手段的更新。抗感染一直是靠抗生素，现在看来抗生素应用后，微生态失调、耐药性的产生已是全球性公共卫生问题。合理地应用抗生素十分必要，而微生态调节剂应用在预防和治疗感染中则显得更加必要。微生态调节剂包括益生菌、益生元及合生元。微生态调节剂的出现势将形成一个新抗感染的战略和措施。

（徐秋仙）

# 第四节 感染病学发展趋势

人类基因组测序工作的完成是自 1854 年 JohnSnow 对伦敦霍乱流行进行开创性的流行病学工作以来，现代流行病学发展的最佳时机。流行病学与基因组学的结合也预示着未来"分子流行病学"的发展趋势。新型测序技术的不断涌现，使人类基因组测序进入新阶段，在可预见的将来，测序能力仍将不断提高，测序成本仍将不断下降，基因组技术进入流行病学研究的进程正在加速。从 20 世纪末提出的人类基因组计划以来，全基因组关联分析（GWAS）理论与实践的不断进步，大量疾病相关基因的发现，促进了传统生物医学模式向可预测性、可预防性、个体化和参与性的基因组医学模式转变，为未来发展预防、诊断、治疗长期困扰人类的诸如艾滋病、乙肝、结核病等重大传染病开辟新途径。开展我国自然人群大规模的艾滋病、乙肝、结核病流行病学现场研究，建立大规模前瞻性的研究队列，可将之前知之不多的 HIV、HBV、结核分枝杆菌（MTB）感染的自然史进行系统研究，从而揭示感染者不同临床转归的机制；建立完整的临床资料数据库、血清库、基因库、细胞库和组织库等，引入基因组学技术，进行易感性研究，全面系统地阐释感染的流行规律，从群体和个体维度探索感染性疾病的精准防治。

在艾滋病防控方面，普遍检测为降低艾滋病新发感染率提供基本策略。2012 年美国预防服务工作组（UNPSTF）基于大量研究证据适时更新指南提出：在成人推广 HIV 抗体普遍检测。同时美国联邦政府也积极以哥伦比亚和布朗克斯区为重点区域，开展"检测和治疗"策略对抗艾滋病传播的研究，这项研究的目的并不是衡量"检测和治疗"能否真正减缓疫情，而是检测在进行艾滋病测试和获得医疗服务方面都存在很多障碍的情况下，这种策略是否可行。艾滋病的治疗方面，早期治疗有望带来艾滋病病毒学控制的新希望。尽管人类目前还不能完全征服艾滋病，但通过有效的抗病毒治疗手段可以基本控制病情，再加上预防措施的改进，人类最终将有可能战胜艾滋病。两类令人信服的研究结果证明了上述观点：一类是以 Cohen MS 为代表的"治疗即预防"研究进展，以 HPTN052 结果的发布为标志，通过在 1 700 多对单阳配偶中进行随机双盲对照试验，展示了个体 HAART 治疗效果外，评估了 HAART 对群体的获益，从降低群体载量水平，减少传播方面给出证据；另一类是以"柏林患者""功能性治愈"为代表，尽管他们仅是个案报道，似乎不可及，但还是促进了 HAART 对最终战胜艾滋病理论推测和提高了现实可能性。

在结核病防控中，主动筛查是国家结核病发现的关键策略。美、英、法、德、日等发达国家的结核病患病率均已低于 25/10 万，且所有患者中有一半是来自结核病高负担国家的移民。在结核病患者筛查方面，这些国家普遍采取高危人群主动筛查的策略，在海关、移民局设立结核病筛查流程［胸部 X 线检查+纯化蛋白衍生物（PPD）试验/γ-干扰素体外释放试验（TB-ICRA）］，对糖尿病、HIV 感染者、结核病密切接触者进行定期结核病筛查，多数研究对该策略给出了积极卫生经济学评价。我国是结核病高流行地区，在全人群中开展大规模的胸部 X 线主动结核病筛查，或对人群进行分层提出普通人群、高危人群的具体筛查方法，并给出卫生经济学评价，推行适宜国情的结核病发现策略将有助于加快控制疫情。MTB 潜伏感染者进行化学预防治疗可降低发病率也是控制结核病疫情的重要措施，但中国人群的 MTB 感染率在 20% 左右，如何确定感染者中的发病高危者，界定预防性治疗对象，探索适宜的预防性治疗方案，是我国近期需要解决的课题。

　　传染病大数据深度挖掘和时空透视为传染病预测提供重要捷径。在传染病大数据应用中，谷歌（Google）公司通过比较现有的来自搜索数据的估计和某一特定地区官方历史上的流行性感冒（简称流感）信息获得"谷歌流感趋势"，来判定流感活动的等级。2009年，甲型H1N1流感暴发的几周前，"谷歌流感趋势"成功预测了流感在美国境内的传播，其分析结果甚至具体到特定的地区和州，而传统上美国疾病控制中心要在流感暴发一两周之后才可以做到这些，这是一个成功的大数据深度挖掘运用案例。随着计算机技术发展，人工智能（AI）快速兴起，AI是研究、开发用于模拟、延伸和扩展人的智能的理论、方法、技术及应用系统的一门新的技术科学，医疗健康是AI应用的重要领域，为感染性疾病诊疗与管理问题提供解决方案。AI在近年来的飞速发展使得医学专家系统、人工神经网络等在医学领域的开发与应用成为现实并且取得很大的突破，由浙江大学研发的黄疸诊断专家辅助系统，对黄疸病因的判断已达到96%的准确率。随着人工智能的发展及其在医疗健康领域的进一步普及，两者的互相融合在未来必定成为医学发展的重要方向。

（徐秋仙）

# 第二章

## 感染病的诊断技术和方法

### 第一节　感染病的诊断方法

感染性疾病的诊断主要目的是指导治疗，了解疾病的病理和病理生理现状，对于新发传染病指导隔离。对于不明原因的感染性疾病，诊断方法在疾病流行之初依赖于其流行病学和特异性临床表现，但是，实验室的方法要能够发现和鉴别病原体（或基因）、特异性免疫标志物和特异性临床病理特征。常用的技术包括一般实验室检查、免疫学诊断方法、基因诊断技术，还包括细菌培养、病毒培养、病毒分离，以及支气管镜检查、胃镜检查、结肠镜检查等内镜检查，超声检查、计算机断层扫描、磁共振成像、正电子发射断层显像/计算机体层扫描和数字减影血管造影等影像学检查，活体组织检查等。各种系统生物学技术在近年来有了很大和很快的发展，并广泛应用于已知或未知的感染性疾病的研究工作，有些甚至完全或接近于临床的应用，这些技术包括基因组学、蛋白质组学和代谢组学。这些技术的发展促进了感染性疾病病原体检测逐步向高通量、高自动化的方向发展。生物信息学应用于诊断技术结果的辅助分析大大提高了对新发感染性疾病病原体的认识和鉴定。总之，传统的培养和免疫学检测及分子生物学方法相互补充，所有的诊断技术与流行病学、临床、生物信息学相融合并促进发展。

本节简单介绍感染病的主要诊断方法及近年来的发展，其中基因诊断技术和免疫学诊断方法将在第二节和第三节专门介绍，本节不做深入介绍。

还需要强调的是，诊断技术的结果并不直接等于诊断，这些技术提供的结果只能为临床医生提供被检测者患某一疾病的证据和可能性。临床医生对就诊者作出诊断的过程是一个对各种证据进行筛选、综合分析的过程。依靠病史和体格检查，根据自己的经验可以获得该患者是否患病以及患何种疾病的初步印象，在此基础上，在进行相关诊断检测后，根据检查结果，再作出该患者是否患病和患何种感染性疾病的诊断。

### 一、一般实验室检查

一般实验室检查主要包括血常规、尿常规和粪便常规检查，以及生物化学检查。

血常规中以白细胞计数和分类的用途最广。白细胞总数显著增多常见于化脓性细菌感染，如流行性脑脊髓膜炎、败血症等，但是，有些革兰氏阴性杆菌感染时白细胞总数往往升高不明显甚至减少，例如布鲁氏菌病、伤寒及副伤寒等。病毒性感染时白细胞总数通常减少或正常，如流行性感冒、登革热等，但肾综合征出血热、流行性乙型脑炎患者的白细胞数往往增加。原虫感染时患者的白细胞总数也常减少，如疟疾、黑热病等。中性粒细胞百分率和绝对值常随白细胞总数的增减而增减，但在某些传染病中却有所不同，如肾综合征出血热患者在白细胞总数增加的同时，可见中性粒细胞百分率的减少而淋巴细胞百分率增加，还可出现异型淋巴细胞，传染性单核细胞增多症患者的淋巴细胞增多并有异型淋巴细胞出现，蠕虫感染患者的嗜酸性粒细胞通常增多，如钩虫、血吸虫和并殖吸虫感染等。嗜酸性粒细胞减少则常见于伤寒、流行性脑脊髓膜炎等患者。

尿常规检查有助于钩端螺旋体病和肾综合征出血热的诊断，患者尿内常有蛋白、白细胞、红细胞，肾综合征出血热患者的尿内有时还可见到膜状物。

粪便常规主要用于细菌及原虫感染的诊断。

血生化检查了解病理生理和生物化学的紊乱，有助于一些疾病的诊断，比如病毒性肝炎、肾综合征出血热等的诊断。

## 二、病原学检查

### （一）直接检查病原体

有一些感染性疾病可以通过显微镜或肉眼，从血或其他体液、粪便、组织中检出病原体，如从血液或骨髓涂片中检出病原虫、利什曼原虫、微丝蚴及回归热螺旋体等，从粪便涂片中检出各种寄生虫卵及阿米巴原虫等；从脑脊液离心沉淀的墨汁涂片中检出新型隐球菌等。可用肉眼观察粪便中的绦虫节片和从粪便孵出的血吸虫毛蚴等。从粪便、痰、十二指肠液检出粪类圆线虫（类圆线虫病）的幼虫等。病毒性传染病难以直接检出病原体，但在皮肤病灶中检到多核巨细胞及核内包涵体时，可作为带状疱疹病毒感染的辅助诊断。

### （二）分离培养病原体

细菌、螺旋体和真菌通常可用人工培养基分离培养，如伤寒沙门菌、志贺菌、霍乱弧菌、钩端螺旋体和新型隐球菌等。立克次体则需经动物接种或细胞培养才能分离出来，如斑疹伤寒、恙虫病等。

细菌培养和药敏试验：细菌的分离有赖于支持细菌体外生长的人工培养基。一旦细菌分离成功，鉴定特殊菌群通常应用表型特征鉴定方法（例如表型鉴定、气-液相色谱分析及核酸探针）。培养特殊病原体通常需要与实验室操作规则相匹配的、适合特殊标本的收集、运送方法。药敏试验可帮助临床医生选择最适当的抗生素，并解决潜在的感染控制问题，例如医院内感染耐甲氧西林金黄色葡萄球菌的耐药程度。最近才标准化了真菌感染的药敏试验等，目前已经批准了若干个真菌感染药敏检测系统。

病毒分离一般需用细胞培养，如登革热、脊髓灰质炎等，用以分离病原体的检材可采用血液、尿、粪、脑脊液、痰或支气管镜吸取物、骨髓和皮疹吸出液等。标本的采集应注意无菌操作，尽量于病程的早期阶段及抗病原体药物应用之前进行，尽可能采集病变部位明显的材料。病毒的分离与鉴定是传统的病毒学诊断方法，为诊断病毒感染的"金标准"，有助于证实待检材料中是否存在活的、能够在体外复制的有传染性的病毒。主要优点在于特异性强，不易出现假阳性，但是其缺点则是必须具备适合其生长、复制的细胞培养体系，耗时费力，尤其是病毒培养对实验室及技术要求严格，检测时间较长，大部分情况下只能作回顾性诊断，不适合临床常规检查。此外还有一些病毒至今无法分离培养。有时标本中病毒含量低时不易检测出来。但是，特别要注意，在病因不明时，以及在新病毒的鉴定中，病毒培养和基因诊断技术是最有用的诊断技术。病毒的分离与鉴定方法主要包括动物接种、鸡胚接种和组织培养技术。鸡胚接种至今其仍在某些病毒的基础和临床研究中占有一席之地，2013 年暴发的 H7N9 病毒的分离鉴定就是采用了鸡胚接种方法。组织培养技术已逐渐取代动物接种和鸡胚培养而成为病毒分离的主要手段。近年来发展起来的微量细胞培养法具有更多的优点，可将几种细胞系集中于一块微量板上同时培养，以期提高病毒分离的阳性率，并可同时分离几种病毒。

## 三、免疫学诊断方法

免疫学诊断方法主要用于检测特异性抗原和/或抗体。主要的方法包括经典的凝集试验、酶联免疫吸附试验、酶免疫测定、荧光抗体技术、放射免疫，临床上更多引用了近年发展起来的化学发光酶免疫分析技术、免疫印迹法和流式细胞技术。而皮肤试验因为可引起不良反应已经较少应用。

近来还有一些新的技术正逐步走向临床，比如，微量免疫荧光检测技术、微波微量免疫荧光检测技术等。

## 四、基因诊断技术主要用于检测特异性核酸

多为分子生物学检测方法，包括放射性核素或生物素标记的 DNA 印迹法或 RNA 印迹法，聚合酶链反应或逆转录聚合酶链反应。近年来发展的 PCR 衍生技术、序列特异性核酸体外扩增技术、环介导等温扩增技术、重组酶聚合酶扩增技术、DNA 芯片检测技术、16S 核糖体 DNA、DNA 指纹印迹分析在感染性疾病诊断多方面拓展，已经不仅仅为诊断提供帮助，更为分型、预测提供了基础。

## 五、血清降钙素原

降钙素原由 116 个氨基酸组成，是无激素活性的降钙素前肽物质。在正常情况下，由降钙素原基因在甲状腺滤泡旁细胞生成，经糖基化和特异酶切作用生成降钙素原，被细胞内蛋白水解酶水解，最后生成具有生物活性的降钙素。当机体受到细菌感染时，细菌内毒素及各种细胞因子诱导甲状腺以外的肝、脾、肾、肺及其他组织的神经内分泌细胞产生降钙素原，当超过蛋白酶的水解能力时，血液中降钙素原在感染 2~3 小时即可检出，是鉴别细菌性感染与非细菌性感染的重要指标之一。

## 六、磁共振成像和计算机断层扫描

磁共振成像和计算机断层扫描的发展，特别是磁共振成像技术的发展不仅仅在不同组织器官感染的诊断，甚至在某些特定感染性疾病诊断方面有帮助。比如，弓形虫脑病、中枢神经系统的结核、肺的真菌感染等。

## 七、正电子发射断层显像／计算机体层扫描

主要优势是大大提高了发热待查病因诊断准确性和效率，可以在组织出现形态学改变之

前，早期发现病理改变病灶，并可能帮助鉴别感染与非感染疾病。

## 八、质谱技术

常见的质谱技术包括电喷雾质谱、基质辅助激光解吸/电离飞行时间质谱、热裂解质谱以及串联质谱等。在病原体检测中，各类型质谱可以通过分析样本的电离、质量分离和检测这三个步骤来分析其分子量、分子结构等，从而获知检测样本的特点，帮助诊断和鉴别。优点是可自动化、快速准确等优点，缺点是对样本的纯度要求比较高。目前最常用的是基质辅助激光解吸/电离飞行时间质谱，可帮助实现基因分型、核苷酸多态性、细菌耐药性分析等。

## 九、生物信息学

在基因诊断技术发展的同时，生物信息学的需求大幅增高。通过对基因分析获得的核酸序列比对、蛋白质组学或质谱技术获得蛋白质序列进行比对，可以获得对已知感染性疾病病原体的分型、重要突变位点、药物治疗靶点的分析。还可能帮助发现和鉴定新发感染性疾病的病原体、分子特征，从而帮助研发诊断试剂盒和研发新的药物。

目前主要用于基因序列分析、基因表达谱分析、基因芯片设计和蛋白质组学数据分析等。

## 十、循证医学概念和应用

在评价一个新的诊断方法的时候，首先要明确，获得该方法的研究是不是以独立的参考标准为"金标准"来对照。进一步要了解敏感性、特异性、阳性和阴性似然比，以及研究的疾病谱和技术细节是否可以推而广之。对于新发的感染性疾病病原体的鉴定以及新的技术的应用要在用于临床时明确敏感性、特异性、阳性和阴性似然比。

新的诊断方法的研究和评价要采用"盲法"。将新的技术应用于临床还要关注敏感性和特异性，前者是指，用标准方法（或参考方法）检测阳性的样本中，用新方法检测同样为阳性的百分比；后者是指，用标准方法（或参考方法）检测阴性的样本中，用新方法检测同样为阴性的百分比。在理想的情况下，新的诊断方法在敏感性和特异性方面都能达到95%以上。

但是，95%的敏感性和特异性仅仅对于检验人员选择优秀的检测试剂有所帮助，在临床医生的工作中还难以具体操作。当我们采用一个方法诊断某一个病原体感染时，该诊断方法的敏感性和特异性达到95%以上，检测结果为阳性，此时，还不能认为该患者感染该病原体的可能性就是95%，还需要借鉴另外两个概念，阳性预测值（PPV）和阴性预测值（NPV）。前者是指，所有检测阳性者中真阳性的百分比；后者是指，所有检测阴性者中真阴性的百分比。当阳性预测值为90%时，我们可以认为阳性检测结果提示该患者感染该病原体的可能性为90%。但要注意，阳性预测值和阴性预测值往往随着该感染性疾病目前的患病率而变化，患病率越高，阳性预测值也高；临床医生根据某病的患病率和诊断试验的阳性结果就能预测就诊者患某病的可能性大小；在患病率一定时，特异性越高，阳性预测值越准确；敏感性越高，阴性预测值越高。

为了解决疾病患病率对于阳性预测值和阴性预测值的影响，更准确地诊断疾病，可以采用似然比（LR）。似然比不受疾病患病率的影响，可以检验诊断方法的敏感性和特异性，提示我们，应该增高或降低检测结果对于诊断疾病的可能性。阳性似然比（LR+）提示我们，应该增高检测结果对于诊断疾病的可能性。阳性似然比的简单计算方法是，敏感性／（1-特异性）。比如，检测某一病原体新方法的敏感性是80%，特异性是90%，那么，阳性似然比就是0.8/0.1或者8，这表示检测阳性患者患该病的可能性是未患该病患者的8倍。阴性似然比的简单计算方法是，（1-敏感性）／特异性，提示我们，当检测结果为阴性时，应该降低对于诊断疾病可能性的考虑。

此时，我们已经明确，检验诊断结果可以倾向于诊断某一疾病或排除某一疾病。但是，当一项研究推荐某一个诊断方法时，我们还需要考虑到，该方法是否可以推广到该疾病的所有类型，以及是否可以应用于该项研究中研究对象以外的其他人群，即外在真实性。当诊断方法的研究对象的特征、研究的具体实施方法和结果的选择标准能代表诊断方法今后应用的人群时，这样的诊断方法才具有很高的实用价值与推广应用价值。

在感染性疾病的诊断方法研究中，特别是新的技术，还会遇到两个重要的问题，一是缺乏恰当的参考标准；另一个是疾病的变化和各种治疗的干预显著影响了诊断结果。例如，在结核病的诊断中，PCR方法检测结核分枝杆菌基因比结核分枝杆菌培养更敏感、更快捷，但是，结核分枝杆菌培养缓慢，作为"金标准"显然不合适。在这种情况下，要扩大参考标准的范围。在有国际参比品的诊断方法研究中，都应该以国际参比品作为"金标准"。感染性疾病病程较短的规律性也可能影响诊断方法的研究，在疾病早期和疾病后期，感染者体内的病原体数量和性状可能不同，在疾病早期进行的诊断方法研究所得出的结论不一定适合于疾病后期。

（徐秋仙）

# 第二节　感染病的基因诊断技术

基因是含有生物信息的核酸片段，根据这些生物信息可以编码具有生物功能的产物，决定生物体的不同性状。核酸有两类：脱氧核糖核酸（DNA）和核糖核酸（RNA）。核酸结构的基本单位是核苷酸，核酸分子是4种脱氧核苷酸经3'→5'磷酸二酯键聚合而成的，核酸的一级结构是指4种核苷酸的排列顺序。碱基互补配对和双螺旋结构的发现是20世纪科学发现中最重要的突破之一，也是核酸检测或者基因诊断的化学基础。

感染病的基因诊断就是检测出体内存在的外源基因（病原微生物等侵入机体后将其基因带入）的序列，或者检测出内源基因（例如感染后机体的免疫基因组等）的序列，来判断何种病原微生物感染，以及感染状态、耐药情况等，来实现诊断或辅助诊断及个体化用药。在临床基因诊断产品的全球市场中，50%以上的销售额来自感染性疾病检测产品，可以说感染性疾病是基因诊断技术在临床中应用最普遍的领域。

与传统方法比较，利用基因诊断技术检测感染性疾病具有一些独特的优势。传统方法主要依赖培养，耗时长，并且各种微生物的培养条件不同，难以用一种培养方法同时检测多种微生物。培养操作产生的大量活的病原体对操作人员以及环境安全会造成威胁。此外，有些病原微生物的培养存在较大困难，甚至不能培养。随着分子技术的日趋成熟，以及对微生物基因的了解，直接检测微生物的基因，能够有效鉴定微生物种类及耐药基因，快速、简单、准确，有利于早诊快诊，对临床治疗具有重要的指导意义。

基因诊断的直接目的即是要得到相应核酸的序列，可以采用酶切、核酸变性复性、核酸分子杂交、核酸扩增等不同的方法，间接或直接得到核酸序列，这些方法就构成了丰富多彩的基因诊断技术，它们各具特色，以应对不同的检测需求。根据这些诊断技术所使用的主要技术方法，下面进行分类介绍。

# 一、杂交技术

在分子生物学领域，分子杂交指的是单链核酸分子（包括 DNA 或 RNA）形成局部互补或完全互补的双链核酸分子的过程，常用于检测、分离特定的核酸序列，评价单、双链核酸分子的同源性或其他特性。需要注意的是，目前在分子生物学领域"分子杂交"这个术语的应用范围已有所扩大，例如在描述抗原、抗体结合时，有时也借用"杂交"这个词汇，如蛋白印迹杂交、蛋白芯片杂交等。本节我们仍遵循"分子杂交"的传统定义，仅指核酸分子之间的杂交。

分子杂交的物质基础是核酸的双螺旋互补结构及其特有的变性、复性过程。杂交是核酸分子最重要的一个特性，因此基于核酸杂交的分子杂交检测技术是分子诊断领域最重要的技术之一。在分子诊断诸多技术中，最先发展起来的就是分子杂交技术。即使后来出现聚合酶链式反应（PCR）扩增技术并得到大规模应用，分子杂交技术仍然是目前主要的分子诊断技术之一。

对基因序列的分析始于1961 年 Hall 建立的液相分子杂交法。其后 20 年，是分子杂交技术发展最快的阶段，由于当时还不能对目的片段进行人为扩增，只能用已知序列的探针进行目的序列捕获。这段时期液相和固相杂交基础理论、探针固定技术和人工合成探针技术的建立，为后来的分子杂交技术奠定了技术基础。

## （一）印迹杂交技术

1975 年 Southern 发明了 DNA 印迹法，首先利用凝胶电泳对 DNA 片段进行分离，随后将其印迹到硝化纤维膜上，用放射性标记的核酸探针检测。由于其特异性良好，成为探针杂交领域最经典的检测方法之一，可用于各种基因缺失、插入、异位的检测。在 PCR 技术广泛应用前，DNA 印迹法在感染性疾病方面多用于病原体的鉴定，如用于区分人乳头状瘤病毒（HPV）的型别等。与 DNA 印迹法类似，1977 年建立的 RNA 印迹法杂交技术也成为当时分析 RNA 的主要手段。

核酸的印记杂交技术可以和限制性酶切片段长度多态性（RFLP）结合使用。其基本原理是先将经限制性内切酶片段化的待检测 DNA 分子通过电泳按长度不同进行分离，然后再将这些 DNA 片段变性成单链并转移到硝酸纤维素膜或尼龙膜等固相支持物上进行固定，最后使用特定序列的标记寡核苷酸探针与之进行分子杂交，并利用放射自显影或酶反应显色等技术来检测能与探针特异性碱基互补杂交的特定 DNA 分子片段及其含量。这种方法在临床上的应用例子为可用于耐甲氧西林金黄色葡萄球菌的分型，可以利用不同的探针检测葡萄球菌的核糖体 RNA 基因序列或 mecA 基因，均可判断是否为 MRSA。由于 DNA 印迹法操作较为复杂，目前多在实验室中使用，临床诊断中使用较少。

斑点杂交或狭缝杂交是将核酸变性后直接点在膜上并固定，呈"斑点"形状或"狭缝"形状，不需要对核酸分子进行色谱或电泳分离，随后用探针进行杂交检测，检测是否有杂交信号或杂交信号的强度，实现定性和半定量检测。斑点杂交是 Northern 印迹杂交和 Southern

印迹杂交的简化。因为斑点杂交省略了电泳分离和复杂的凝胶印记过程，能够显著节约时间，但是对目标分子的分子大小不能进行区分。

## （二）原位杂交技术

原位核酸分子杂交技术简称原位杂交，是 1969 年美国耶鲁大学 Gall 和 Pardue 首先创立的，用于研究细胞中 DNA 或 RNA 的定位，是组织化学和细胞化学领域中的革命性技术突破。20 世纪 70 年代后期，人们开始探讨荧光标记的原位杂交，即 FISH（荧光原位杂交）技术。1980 年，Bauman 首次将 FISH 用于核酸检测。FISH 在分辨率、敏感性和特异性方面都有更好的表现，并且是一种非放射性标记方法，因此很快得到广泛应用。在 FISH 技术基本确立之后，FISH 不仅用于单基因检测，还进一步扩展到多色 FISH，实现多基因位点同时检测，从基因检测发展到基因组、染色体、活细胞中转录产物多种 mRNA 原位检测以及组织水平的核酸检测。FISH 技术也有许多改进和衍生技术，例如肽核酸探针 FISH 技术。PNA 是一种不带电荷的 DNA 类似物，PNA/DNA 分子杂交结合力高、特异性好，由于没有电荷排斥，其杂交形成双螺旋结构的热稳定性高；PNA 探针能够接近位于 rRNA 高级结构域中的特异靶序列，极大地提高了 PNA-FISH 检测的敏感性。PNA-FISH 已有商业化的试剂盒出售，可用于检测血液中常见的致病菌感染，敏感性和特异性均很高，检测时间仅几十分钟。

## （三）基因芯片技术

生物芯片技术是 20 世纪 90 年代初随人类基因组计划而出现的一项高新技术，因其具有与计算机芯片类似的微型化、高通量分析和处理大量生物信息的特点而得名。作为高度集成化的分析技术，它的出现和应用引起国际上的广泛关注，Science 期刊把生物芯片评为 1998 年度十大科技突破成果之一。经二十多年的发展，生物芯片技术已取得重大进展，成为生物学研究的一种重要技术手段，并逐步发展为实验室中的常规实验技术，也显示出良好的市场应用前景。

基因芯片又称核酸芯片、DNA 芯片、DNA 微阵列，是目前最成熟、应用最广泛的一种生物芯片技术，是指利用原位合成技术或微量点样技术，将大量的核酸片段有序地、高密度地固定在固相支持物（例如玻璃片、硅片或纤维膜）表面，从而形成的二维 DNA 探针阵列。然后与待测样品中的核酸分子（通常被称为靶标）进行杂交，通过检测杂交后的信号，即可以知道待测样品中是否含有与探针对应的靶标分子，以及它的含量。基因芯片的本质是核酸杂交技术的集成化、微型化。

在临床中，基因芯片技术多用于病原体的高通量筛查，包括呼吸道、消化道、生殖道、各种体液中多种病原体的筛查。国内外已经有多种检测感染性疾病的基因芯片产品上市。

# 二、测序技术

## （一）末端终止法测序技术（Sanger 测序法，第一代测序）

由 Sanger 等人发明的末端终止法利用的是 2，3-双脱氧核糖核苷酸（ddNTP）对 DNA 合成酶的抑制作用：由于缺少 3-OH 基团，当 ddNTP 掺入到新合成的 DNA 链中后，将无法与下一个脱氧核糖核苷酸相结合，从而导致 DNA 链延伸反应的终止。最初的末端终止测序法对每个待测的 DNA 样本需要同时进行 4 个单独的测序反应，每个测序反应体系中需要加入所有 4 种脱氧核糖核苷三磷酸（dNTP）[其中三磷酸腺嘌呤脱氧核苷酸（dATP）经由 $^{32}$P

或$^{35}$S 标记］以及某一种 ddNTP，并且所加入的 ddNTP 的量会是其对应 dNTP 量的 1% 左右，以保证整个待测序列都能够在反应中被有效覆盖。在测序反应时，ddNTP 会随机地替代其对应的 dNTP 插入到新合成的 DNA 链中并终止延伸反应，从而产生一系列长度不同、拥有相同起始点和不同终点，但终点碱基类型相同的 DNA 片段。最后，同样通过聚丙烯酰胺凝胶电泳和放射自显影的方法同时对这 4 个单独测序反应的产物进行综合分析，就能够得到待测序 DNA 片段的完整序列信息。后来，放射性标记的引物和 ddNTP 都曾被使用以改进末端终止测序法，但最终，利用不同荧光基团标记的 ddNTP 取代了它们。由于每种 ddNTP 所标记的荧光基团不同，意味着它们能够被同时使用，也就使得末端终止测序法对每个待测的 DNA 样本不再需要 4 个测序反应，而只需要一个测序反应就能够完成。荧光基团标记 ddNTP 和毛细管电泳技术的应用，以及最终实现的自动化，使得末端终止测序法成为最为常用也最为经典的第一代测序方法，通常也称为 Sanger 测序法（技术原理及流程。利用第一代测序法，科学家们积累了大量的生物遗传信息，为其他研究和应用奠定了基础。随着技术的发展，成本的降低，Sanger 测序已经成为常规技术，目前已有商品化的试剂盒用于临床检测，尤其是病原体耐药性的检测。

## （二）焦磷酸测序技术

作为一种边合成边测序的方法，焦磷酸测序利用了在同一反应体系中的 DNA 聚合酶、ATP 硫酸化酶、荧光素酶和三磷酸腺苷双磷酸酶所共同催化的酶级联反应。在焦磷酸测序的过程中，待测序的 DNA 模板首先经过 PCR 扩增（其中一条引物为生物素标记引物）并与微珠相结合，再经过碱变性和纯化以获得 DNA 单链用于后续的测序反应。进行测序反应时，特异性的测序引物首先被加入到反应体系中与待测序的单链 DNA 模板相结合，然后再将 DNA 聚合酶、ATP 硫酸化酶、荧光素酶、三磷酸腺苷双磷酸酶、腺苷－5′－磷酸硫酸酐（APS）和荧光素加入反应体系共同孵育。接下来，按照特定的核苷酸分配顺序（NDO），四种 Dntp［dATP、三磷酸胸腺嘧啶脱氧核苷酸（dTTP）、三磷酸胞嘧啶脱氧核苷酸（dCTP）、三磷酸鸟嘌呤脱氧核苷酸（dGTP）］中的一种将被加入到反应体系当中，能够与待测模板正确配对的 dNTP 将会在 DNA 聚合酶的催化下掺入到引物链中。这一延伸反应将会释放出与掺入的 dNTP 摩尔数相等的焦磷酸基团（PPi），而后者又将在 ATP 硫酸化酶的催化下与 APS 反应生成等摩尔数的 ATP。最终，荧光素酶将利用荧光素和上述反应产生的 ATP 作为底物，催化荧光素的氧化反应并产生能由电荷耦合元件（CCD）照相机检测和 Pyrogram 软件分析的，与 ATP 的量成正比的可见光信号。相反的，如果加入的 dNTP 不能与待测模板正确配对，则上述酶级联反应无法发生。因此，在焦磷酸测序中，光信号的有无能够显示正确配对 dNTP 的类型，而光信号的强弱则能够显示反应中掺入的 dNTP 的数量。最后，未参与反应的 dNTP 和 ATP 将被三磷酸腺苷双磷酸酶降解，从而不会对下一轮的测序反应产生干扰。通过不断重复上述过程，焦磷酸测序目前能够实现对 300bp 至 500bp 大小的 DNA 序列的准确测序，并且由于这一技术能够对特定位点所包含的不同碱基之间的比例进行定量，所以被广泛应用于对已知 DNA 序列中 SNP 位点的检测和对某一基因座位等位基因频率的测定。

## （三）大规模平行测序技术（第二代测序）

目前常用的第二代测序平台有 ABI SOLiD 测序平台、Roche/454 FLX 测序平台和

Illumina/Solexa 测序平台。所有这些测序方法都会首先对一个片段化的测序文库进行扩增，再对扩增所得的 DNA 分子进行测序。ABI SOLiD 测序平台利用的是一种连接酶介导的测序技术。Roche/454 FLX 测序平台使用的是一种经过改良的焦磷酸测序方法。在这一技术中，表面含有与测序文库接头序列互补的寡核苷酸片段的 DNA 捕获微珠会与片段化后的测序文库相混合，从而使每个 DNA 捕获微珠仅与一个文库片段相结合。之后，每一个微珠-文库片段复合物都将会和其他 PCR 反应物一起经由乳液 PCR，使每个 DNA 捕获微珠的表面结合有数以百万计的同一个文库片段的拷贝。随后，这些微珠被单独固定在 PTP 板上的一个微孔中，从而使得每一个测序反应都拥有固定的坐标位置。最后，不同的 dNTP 将会被依次加入到 PTP 板上以完成焦磷酸测序反应。

在 Illumina/Solexa 测序平台，已经连接上了接头序列的文库片段首先被流动池表面与接头序列相互补的寡核苷酸片段所捕获，然后经由桥式扩增的方式，形成一个个直径约 $1\mu m$ 的 DNA 簇，每一个 DNA 簇包含有约 100 万份同一文库片段的拷贝。之后，DNA 簇内的 DNA 分子被单链化，然后被用于测序反应。测序反应中所使用的 4 种核苷酸被标记了 4 种不同的、可被移除的荧光基团，并且它们的 3-OH 基团都被进行了可逆性的化学修饰，使得每一步反应仅有一个核苷酸分子能够被掺入到延伸产物中去。测序反应时，每当一个核苷酸被掺入到扩增产物中之后，通过对产物荧光的判读，就能够确定刚刚掺入的核苷酸是哪一种类型。之后，荧光基团将会被移除，3-OH 基团上的化学修饰也被移除，使下一个核苷酸能够掺入到扩增产物中。重复这个步骤，就可以得到核酸的序列。

第二代测序技术可以用于微生物群体中各种微生物种类的鉴定和定量，因此被应用于病原体微生物群体分析。此外，第二代测序技术可以读出微生物的整个基因组序列，因此被广泛用于未知病原体的重测序和鉴定。但是由于成本较高，并且需要较复杂的后续数据分析计算，耗时较长，限制了该技术在临床诊断中的应用。

### （四）第三代测序技术

第三代测序技术指的是单分子测序技术，其目标是不再使用 PCR 技术对待测序的 DNA 模板进行预扩增，而是直接对单个的 DNA 分子实现测序。目前相对成熟一些的技术有 Pacific Biosciences 公司的 SMRT 测序技术和 Oxford Nanopore Technologies 公司的纳米孔技术等。第三代测序技术还有待成熟，由于该技术可以实现单分子测序，因此有可能不再需要核酸的扩增，极大简化感染病原体的基因诊断过程，并且可以进行定量检测，因此非常适合于感染病原体的基因诊断应用。

## 三、核酸扩增技术

核酸扩增技术的产生和发展降低了基因检测的门槛，使基因检测应用于临床成为可能。

### （一）聚合酶链反应

聚合酶链反应（PCR）技术是一项革命性的分子生物学技术，该技术思路首先由 Mullis 于 1983 年提出，用于体外扩增特殊的 DNA 片段。很快 PCR 技术就发展成为生命科学研究不可或缺的手段，现已广泛应用于临床检验领域。

PCR 是利用 DNA 聚合酶对目标核酸分子进行体外扩增的方法。在 PCR 中，DNA 聚合酶在与模板 DNA 互补的引物存在的情况下，经过变性、退火、延伸的热循环程序，以 4 种

dNTPs 为反应底物，进行新 DNA 分子的酶促合成。由于理论上，目标 DNA 分子的数量在 PCR 反应中是按照一个循环增加一倍的指数形式进行扩增的，所以通过与标准样品比较扩增循环数和 PCR 终产物的量的方法，就能够计算出目标序列的起始量。

实时荧光定量 PCR（qPCR）是通过向 PCR 反应体系中加入荧光染料或者标记有荧光基团的探针，实现在封闭体系中对目标 DNA 序列的扩增情况进行实时动态监测，从而避免了扩增后处理所可能带来的污染问题。同时，由于所使用的荧光染料或探针的高敏感性，qPCR 能够更好地实现对低拷贝模板的检测和定量。由于价格低廉，操作简单，敏感性和特异性都很高，qPCR 是临床上使用最为广泛的一类基因诊断技术，在病原体鉴定、耐药分析以及病原体载量确定上都有很多商品化试剂盒。目前较常用的 qPCR 方法可以根据其使用的是双链结合荧光染料还是荧光探针分为两大类。

1. 使用双链结合荧光染料的实时荧光定量 PCR  使用的荧光染料包括 SYBR Green Ⅰ 和 EvaCreen 等，这类荧光染料的共同特点是它们以游离态存在于反应体系中几乎不产生荧光，而当它们非特异性地嵌入到 DNA 双链中之后则会产生荧光信号。因此，在荧光染料充足的情况下，反应体系中荧光信号的强度与 PCR 扩增所产生的双链 DNA 分子的数量是成正比关系的。

2. 使用荧光探针的实时荧光定量 PCR  利用了分子杂交原理，其探针仅会和碱基序列互补的 PCR 扩增片段相结合，并发生荧光信号的改变。因此，通过使用荧光探针能够提高 qPCR 的检测特异性，排除非特异扩增带来的假阳性。此外，通过使用多种不同荧光标记的探针，可以实现在同一个反应管中对多个不同目标序列进行检测，提高了 qPCR 的检测通量。目前最常用的荧光探针包括 Taqman 探针、分子信标和双杂交探针等。

扩增受阻突变系统 PCR 是一种通过改良 PCR 扩增引物的设计来提高 PCR 检测特异性的 PCR 方法。当引物 3' 末端的碱基与扩增模板不能配对时，导致后续的 PCR 扩增反应无法继续进行。利用这一原理，针对已知的突变序列可以设计两条不同的上游引物，一条 3' 末端的碱基与野生型序列相配对（Wt 引物），另一条 3' 末端的碱基与突变型序列相配对（Mt 引物）。Wt 引物仅能扩增野生型模板，而 Mt 引物仅能扩增突变型模板，从而能够对具有不同突变的待测模板进行特异性扩增检测。该方法已被广泛用于感染病原微生物的耐药突变检测等领域。

## （二）数字 PCR 技术

数字 PCR 技术（dPCR）是一种能够对扩增模板进行准确定量的 PCR 方法，该方法在扩增反应后对扩增产物进行检测，不需要对 PCR 扩增反应进行实时监测。由于该方法属于绝对定量，不需要根据 Ct 值进行计算，所以不会受到 PCR 循环数以及 PCR 反应效率的影响，也不再需要任何校准物和外标来协助定量。

在进行 dPCR 时，待检测的 DNA 样品首先被稀释到很低的浓度，再被加入到巨大数量的并行反应微腔（例如微液滴、微坑、微池）中以保证平均每 2 个反应微腔中只包含 1 个 DNA 分子。接下来，这些 DNA 模板在反应微腔中进行 PCR 扩增，PCR 结束后对其产物进行检测。由于有模板的反应微腔中才会含有扩增产物，不含模板的反应微腔中不含有扩增产物。所以，通过对含有扩增产物的反应微腔进行计数，就能直接计算得出样品中目标序列的量。同时，由于每个反应微腔中的扩增产物只来自同一个 DNA 分子，所以通过使用序列特异性的检测探针，这一技术能够精确地计算野生型和突变型目标分子在待测样品中的数量及比例。目前，已经有多种商业化的数字 PCR 产品推出，并且被运用在各种微生物的定性和定量检测等领域。

### （三）等温核酸扩增技术

虽然基于 PCR 的基因检测技术目前被广泛地应用在各种研究中，但是它们在临床应用方面依然有自己的缺陷。由于 PCR 的热循环需要通过不断地升降温来实现，所以对于能源的需求量较大，对于实验仪器的要求较高，同时完成检测所需的时间也较长，这些特点都使得基于 PCR 的基因检测技术在临床应用的时候存在一定的阻力。为了解决这些问题，等温核酸扩增技术应运而生，这一类技术的扩增和检测都是在恒定温度下实现的，因此对实验仪器、能源和检测时间的要求都比 PCR 技术要低，适合广泛应用于临床检测中。目前较为常用的等温核酸扩增技术包括核酸序列扩增法、环介导等温扩增技术、依赖解旋酶的扩增、重组酶聚合酶扩增技术和滚环扩增技术、链置换扩增术等，本书仅就前两种进行详细介绍。

1. **核酸序列扩增法** NASBA 技术模拟的是细胞内逆转录病毒的复制机制，其反应体系中含有禽成髓细胞性白血病病毒逆转录酶、核糖核酸酶 H（RNase H）和 T7RNA 聚合酶三种酶，此外还需要两条特殊的引物 P1 和 P2，其中引物 P1 的 5'末端含有能被 T7RNA 聚合酶识别的启动子序列。在进行 NASBA 反应时，引物 P1 首先与 RNA 模板相结合并在 AMV 逆转录酶的催化下形成与模板互补的 cDNA 链，接着，RNase H 将会消化掉这一 cDNA-RNA 杂合分子中的 RNA 链。引物 P2 随后与 cDNA 单链相结合并在 AMV 逆转录酶的催化下形成与之互补的第 2 条 cDNA 链。最后，T7RNA 聚合酶能够识别新合成的 cDNA 双链分子上的启动子序列，从而能够快速地合成大量的目标 RNA 分子，而这些 RNA 分子又能够被利用在逆转录中，进一步加速 NASBA 反应的过程。最终，NASBA 反应将会产生大量的目标 RNA 单链分子，因此使得这一技术能够十分有效地和杂交荧光探针相结合来实现准确的基因检测。由于 NASBA 反应所使用的模板是 RNA，产物也是 RNA，能够避免外源 DNA 分子的污染，同时 T7RNA 聚合酶对启动子序列的识别也有很高的特异性，所以这一技术拥有很高的特异性。除此之外，NASBA 不需要单独的逆转录步骤，操作简单，并且还拥有很高的检测敏感性，使得它成为非常理想的对 RNA 病毒的检测方法。

2. **环介导等温扩增技术（LAMP）** LAMP 技术是一种利用具有链置换活性的 Bst DNA 聚合酶以及 6 条引物（2 条内部引物，2 条外部引物及 2 条环序列引物）进行快速等温扩增的技术。在扩增起始阶段，内部引物和外部引物会参与到反应中来，但是在后期的环介导反应中，则只有内部引物和环序列引物会参与其中。由于内部引物能够与其扩增产生的单链形成茎环结构，使得内部引物序列在扩增过程中也会不断地被复制并利用到之后的扩增中。最终，LAMP 反应能够在短时间内扩增产生大量的，含有不同茎长度的，拥有花椰菜状二级结构的大片段 DNA 分子。LAMP 扩增的反应温度为 60~65℃，并且使用了 6 条引物，能够特异性地识别扩增模板上 8 个不同的序列，这些序列中的任何一个与引物不匹配都会导致扩增无法进行，这些特点使得 LAMP 具有非常高的扩增特异性。同时，由于扩增反应发生，LAMP 需要消耗大量的 dNTPs 并产生大量的焦磷酸根，因此，通过观察反应副产物焦磷酸镁沉淀的产生就能够快速简单地判断反应是否发生。除此之外，双链结合荧光染料如 SYBR GreenI 也可以用于指示 LAMP 反应的发生。

3. **重组酶聚合酶扩增技术（RPA）** 利用 2 条引物、重组酶、单链 DNA 结合蛋白和链置换 DNA 聚合酶实现在 37℃下快速（20~30 分钟）扩增目的基因，通过设计适宜的探针实现产物的快速检测，如荧光法、试纸条法。微阵列 RPA 是将上游引物固定到芯片上，下游引物 5'端荧光修饰，利用不对称 PCR 原理，在芯片上实现扩增与检测同时进行，并可进行多元检测。

RPA 已被用于单核细胞增多性李斯特菌、沙门菌等致病微生物的检测。

4. 依赖解旋酶的扩增（HDA） 利用 2 条引物、DNA 解旋酶、单链 DNA 结合蛋白、DNA 聚合酶关键体系，模拟生物体内基因自然复制过程进行目的基因的扩增，恒温条件（25℃、37℃或65℃），时间 1~3 小时。通过设计适宜的探针，用荧光法、ELISA 或试纸条法检测。该技术已被美国食品药物管理局（FDA）批准用于单纯疱疹病毒的检测。

5. 滚环扩增技术（RCA） 模拟自然界微生物环状 DNA 的滚环复制过程，在具有链置换活性的 DNA 聚合酶作用下由一条引物即可引发沿环形 DNA 模板的链置换合成，实现环状 DNA 模板的体外等温线性扩增，通过锁式探针与线性模板结合及连接酶连接成环的过程，还可实现 DNA 或 RNA 模板的信号放大。该技术包括线性 RCA、指数 RCA、多引物 RCA、信号扩增 RCA。检测方法有电泳、实时荧光法，用于全基因组 DNA 检测、细胞原位检测、SNP 检测、免疫 RCA 技术等。

# 四、发展趋势

基因诊断技术虽然发展时间不长，但发展速度迅猛，新技术层出不穷，临床应用范围也逐渐拓展。

## （一）床旁检测

床旁检测（POCT）是指在专业检测实验室外进行检测的系统，便于移动，对检测条件无特殊要求。基因诊断技术由于其具有诊断病原体快速简便的优势，非常适合在临床"早诊""快诊"，以及在医疗条件较不完善的环境下使用，成为 POCT 的理想应用领域。感染性疾病的全球性暴发和流行，促进了检测装置的现场化，迫使公共卫生反应速度加快，以遏制和减轻感染性疾病的发展。在发展中国家，感染性疾病给公共卫生带来的负担更加明显，由于实验室基础设施和成本的限制，POCT 具有更大的应用空间。各种 PCR 反应由于需要快速的变温过程，对设备的要求较高。核酸的等温扩增，无需大型装置，使用便携式仪器即可完成检测，已有用 LAMP 和 SDA 技术检测结核分枝杆菌的试剂盒商品化。随着等温扩增方法与微流控技术的结合，从样品处理、进样、检测到出具结果报告可整合成一步完成，进一步降低了操作的复杂性，更适用于现场检测，目前，可以同时检测多种病原体的等温扩增微流控芯片已经上市，全集成等温扩增微流控系统的上市也指日可待。但是等温扩增系统的生物学设计较 PCR 系统困难，也在某方面限制了该技术的应用。随着微流控芯片材料与设计的进一步革新与优化，温度传导性能逐步满足了快速变温的要求，并且在 PCR 仪的加热方式上，也有多种新设计正在试验中。当这些技术都足够成熟时，微流控 PCR 在 POCT 方面的应用前景将无限广阔。

## （二）基于宏基因组测序的病原体检测

相同的感染性疾病症状，可能源自极多种类的病原体，因此临床上对广谱且精确的诊断方法，具有极高且迫切的需求。

基于无偏向性的鸟枪法二代测序技术（NGS）的宏基因组测序方法，就是一种超广谱并且精确的微生物检测方法，理论上可以检测任何病原体。在该方法中，样品中的核酸被随机打碎成小片段，然后进入二代测序流程，无差别地把每个小片段的核酸序列都读出来，每个小片段的核酸序列就是一个"reads"。然后，利用生物信息学方法，将二代测序获得的数以百万计的 reads 序列和参比数据库中的微生物序列进行比对，从而完成病原微生物的识别工作。

因此可以看出，病原体的宏基因组 NGS 技术（mNGS）检测，不再需要事先设计引物或探针，不需要序列特异性的扩增，因此理论上可以检测任何病原体。目前，该方法已经在一些常规检测呈阴性的感染性疾病诊断中以及未知病原体感染暴发事件中，得到成功应用，完成了概念性的验证工作。该方法在病原体临床诊断中具有巨大的潜力，尤其是在免疫低下患者或危重患者中。随着宏基因组学 NGS 成本的迅速下降、方法的进一步成熟，其在临床诊断中的应用会得到普及。

在 reads 序列的对比识别过程中，有的实验室采用直接对比识别的方法，有实验室将短 reads 拼接成较长的重叠群，甚至完整的基因组（从头测序），然后再和参比数据库中的微生物序列进行比对和识别。上述两种对比识别的方法各有优劣，但是拼接得到较长 contig 可以提升对新型（即与已知病原体同源性低的）病原体检测的敏感性。

目前，成本高、检测时间长以及检测结果稳定性需要提高，这些问题仍阻碍宏基因组 NGS 在诊断领域的进一步发展。

基因组 NGS 过程主要分为三个部分：上机测序前的生物流程、上机测序、测序后的生物信息分析流程。其中上机测序前的生物流程需要将近 1 天时间，几十个操作环节，以及昂贵的生物试剂；上机测序需要大约 1 天时间，以及昂贵的试剂；生物信息分析流程需要将近 1 天时间，需要较高级的计算机硬件资源和高水平的软件资源。不同的实验室都在对上述三个部分进行加快、简化、降低成本等优化工作，分别取得一些成果，例如 2 天内完成整个流程等。

目前，上机测序前的生物流程以及上机测序流程都已经比较成熟，测序后的生物信息分析流程还在不断发展优化之中。

首先，比对算法（计算 reads 序列和参比数据库中的哪条序列相似）和分类算法（判断该 reads 序列属于哪个微生物的序列）的运算量和数据量都十分巨大，运算的准确性也需要进一步提高；其次，临床样本的测序数据中，只有极少量 reads 序列属于病原体序列，其他都是宿主或干扰核酸的序列，需要生物信息学算法把它们从干扰核酸序列数据的汪洋大海中抓出来并进行准确的对比、分类；最后，变异度高的新型微生物（尤其是病毒等），现阶段并没有足够充分的参考数据库的数据支持，往往只能依赖亲缘性较远的氨基酸同源性进行鉴定。

综上，可以看出，基于宏基因组 NGS 技术的病原体检测，由于其超广谱和精准优势，具有巨大的临床应用潜力。但是还存在很多问题，它需要专业的实验人员和操作场所，需要昂贵的设备，通常还需要专门的生物信息学分析人员进行辅助分析，检测时间较长，费用也较高，因此目前更适于在专门的检测实验室开展，无法像 PCR 检测试剂等常规分子诊断产品那样在临床进行大规模的普及应用。

## 五、质量控制与结果解读

基因诊断的质量控制是检测结果准确性的重要保证。目前常用的基因诊断技术多采用了核酸扩增的方法，可以提高检测敏感性，缩短检测时间，简化实验操作。核酸扩增为基因诊断提供了诸多便利，也带来了核酸扩增产物污染的风险，在操作时需要注意并采取适当防污染措施，例如实验室分区等。同时，基因诊断试剂开发企业也需要在产品设计时充分考虑防污染问题。核酸扩增后不需要开管操作的诊断试剂，如荧光定量PCR等，仅需要妥善处理扩增后的容器（例如扩增管）即可；扩增后还需要对扩增产物进一步处理的试剂，需要在独立的空间内进行。在商品化的试剂盒中，通常会在扩增体系中添加防污染试剂，能够在一定程度上防止核酸扩增产物的污染。

本节上文中，一直将基因检测和基因诊断等同。其实从严格意义上讲，可以把"检测"和"诊断"区分开。本节上文所述诸多方法，仅是核酸水平上的检测技术，提供核酸水平上的检测数据，供临床医生进行诊断时参考。以基因检测数据作为诊断依据的同时，也要结合其他检测技术的结果，结合临床症状，综合分析后才能作出准确的诊断。由于基因检测技术进入临床应用的时间很短，其效果尚需要和传统方法进行对比。对于任何一种新的检测技术，临床都需要适应期，在不断地磨合和改进中逐步为临床诊断所接受。在临床应用中要考虑基因型和表型之间确实可能存在的差异，考虑体内检测和体外检测的差异。能够在临床诊断中应用的基因检测产品，都是有明确的机制研究作为基础的，并经过了大量的临床研究验证。随着商品化的基因检测产品越来越多地应用于临床，同样会得到更多的结果反馈，进一步促进基因检测技术的发展。

（徐秋仙）

# 第三节　感染病的免疫学诊断方法

## 一、概述

当致病微生物（包括细菌、病毒、真菌等）引起炎症或器官功能障碍的症状时，就发生了感染性疾病。病原微生物通过各种途径进入人体，即开始了感染的过程。这一过程涉及宿主和病原体之间的交互作用。侵入人体的病原微生物可被机体清除，也可定植、繁殖，进而造成机体组织的炎症、损伤及其他病理变化，出现不同的感染类型，如病原体被清除、隐性感染、显性感染、持续性感染、细菌携带状态、潜伏性感染等，感染类型可随病原体与宿主双方力量的增减而移行、转化或交替发生。机体的免疫反应必不可少地参与宿主和病原体之间的交互作用，并发生一系列的生物病理学改变。

微生物免疫学检查是一种特异性的诊断方法，广泛用于临床检查，主要是利用免疫检测原理与技术检测免疫活性细胞、抗原、抗体、补体、细胞因子、细胞黏附分子等免疫相关物质，以确定感染的病原体种类、评估机体感染状态以及预测疾病发生发展及转归。免疫学检查主要包括两个方面。

### （一）感染性疾病的非特异性标志物检查

1. C反应蛋白　C反应蛋白是指在机体受到感染时血浆中一些急剧上升的蛋白质。CRP

可以激活补体进而加强吞噬细胞的吞噬，发挥免疫调理作用，从而清除入侵机体的病原微生物，在机体的天然免疫中发挥重要的保护作用。一般是在微生物感染后急性反应期出现，在细菌感染患者中，其浓度可大于 $100\mu g/mL$。因此其检测可用于某些细菌感染的诊断。

2. 内毒素　内毒素主要成分是脂多糖，是革兰氏阴性细菌细胞壁中的重要组成成分，只有当细菌死亡溶解后才释放出来，所以叫作内毒素。脂多糖对宿主是有毒性的，其毒性成分主要为类脂质 A。内毒素大量进入血液就会引起发热反应——"热原反应"，导致不同程度的内毒素血症，主要发生在革兰氏阴性菌感染情况下。内毒素的检测常用家兔热原法和鲎试验法。

3. 肿瘤坏死因子　肿瘤坏死因子（TNF）是一种细胞毒素，主要由活化的单核/巨噬细胞产生，能促进中性粒细胞吞噬，抗感染，引起发热，诱导肝细胞急性期蛋白合成，是重要的炎症因子。TNF 的检测能为感染过程的性质或者损伤程度提供指标。

4. 白细胞（WBC）　是血液中的一类细胞。白细胞在人体中担负许多重任，它具有吞噬异物并产生抗体的作用，机体伤病的损伤治愈能力，抗御病原体入侵的能力，对疾病的免疫抵抗力等。当人体遭到病原微生物入侵时，白细胞能通过变形而穿过毛细血管壁，集中到病菌入侵部位，将病菌包围、吞噬。如果体内白细胞的数量高于正常值，很可能是身体有了炎症。经常会通过白细胞数量的显著变化而表现出来。血液中的白细胞有 5 种，按照体积从小到大是：淋巴细胞、嗜碱性粒细胞、中性粒细胞、嗜酸性粒细胞和单核细胞。其中中性杆状核粒细胞增高见于急性化脓性感染。中性分叶核粒细胞减少多见于某些传染病。嗜酸性粒细胞减少见于伤寒、副伤寒早期。淋巴细胞增高见于传染性淋巴细胞增多症、结核病、疟疾、百日咳、某些病毒感染等。单核细胞增高见于结核病活动期、疟疾等。

5. 降钙素原　降钙素原（PCT）是降钙素的前体物质，目前认为 PCT 可能是内源性的一种非类固醇类抗炎物质，多由细菌感染诱导产生，是在调控细胞因子网络中发挥着重要作用的一种炎症介质。PCT 在全身性细菌性炎症反应的早期（2~3 小时）即可升高，因此具有早期诊断价值；但在病毒感染、局部感染、慢性非特异性炎症、癌性发热、移植物宿主排斥反应或者其他自身免疫性疾病等时，PCT 浓度不增加或轻微增加。一般认为血清 PCT> $0.5\mu g/L$ 则可以判断为细菌感染。因此，其能够早期诊断严重细菌感染并评价病情活动情况。

6. β-D-葡聚糖试验　β-D-葡聚糖试验（G 试验）是一种真菌检测试验，主要是对真菌的细胞壁成分 G-（1，3）-B-D-葡聚糖抗原进行检测，人体的吞噬细胞吞噬真菌后，能持续释放该物质，使其在血液及体液中含量增高。1，3-β-D-葡聚糖可特异性激活鲎变形细胞裂解物中的 G 因子，引起裂解物凝固，故称 G 试验。正常值<20pg/mL，其适用于除隐球菌和接合菌（包括毛霉菌、根霉菌等）外的所有深部真菌感染的早期诊断。

7. 半乳甘露聚糖抗原试验　半乳甘露聚糖抗原试验（CM 试验）检测的是半乳甘露聚糖，主要适用于侵袭性曲霉菌感染的早期诊断。曲霉菌特有的细胞壁多糖成分是 β（1-5）呋喃半乳糖残基，菌丝生长时，半乳甘露聚糖从薄弱的菌丝顶端释放，是最早释放的抗原。一般认为检测结果 ≥0.5 为阳性，且半乳甘露聚糖释放量与菌量成正比，可以反映感染程度。

## （二）感染性疾病的特异性检查

感染性疾病的特异性检查可用已知抗原检查未知抗体，也可用已知抗体检查未知抗原。

抗体检查抗原的称反向试验，抗原抗体直接结合的称直接反应，抗原和抗体利用载体后相结合的称间接反应。测定血清中的特异性抗体需检查双份血清，恢复期抗体滴度需超过疾病初期滴度4倍才有诊断意义。特异性免疫学检查包括特异性抗体检测和免疫细胞功能检测。

1. 直接凝集试验　直接凝集试验是细菌或细胞等颗粒性抗原与相应抗体直接反应，出现的凝集现象。主要有玻片法和试管法。玻片法是抗原和相应抗体在玻片上进行的凝集反应，用于定性检测抗原，进行细菌鉴定等。试管法是在试管中倍比稀释待检血清，加入已知颗粒性抗原进行的凝集反应，用于定量检测抗体，如诊断伤寒病的肥达试验。试管法凝集反应时，抗原抗体结合出现明显可见反应的最大的抗血清或抗原制剂稀释度称为效价，又称滴度。

2. 间接凝集试验　间接凝集试验是抗原与相应抗体直接反应不出现凝集现象时可利用载体包被抗原形成致敏颗粒，再与相应抗体反应，则出现凝集，称间接凝集反应。常用的载体颗粒有人O型红细胞、绵羊红细胞、乳胶颗粒等。如载体颗粒是红细胞，称间接血凝试验；若为乳胶颗粒，则称为乳胶凝集试验。如果将抗体吸附到载体上，再与相应可溶性抗原反应也可出现凝集，称为反向间接血凝试验。间接凝集反应具有敏感性高、快速、简便等优点，在临床上得到广泛的应用。如用乳胶凝集试验测定相关抗体．可用于辅助诊断钩端螺旋体病、血吸虫病等。此外，用反向间接凝集试验测定抗原可作疾病早期诊断，如检测血清中的乙型肝炎表面抗原（HB-sAg）及抗人类免疫缺陷病毒（HIV）抗体等。

3. 免疫沉淀　免疫沉淀主要用于抗原或者抗体的定性检测。其原理是可溶性抗原与相应抗体在有电解质存在的情况下，按适当比例所形成的可见沉淀物现象。据此现象设计的沉淀试验主要包括絮状沉淀试验、环状沉淀试验和凝胶内的沉淀试验。凝胶内的沉淀试验依所用的试验方法又可分为免疫扩散试验和免疫电泳技术两类。当抗原与相应抗体形成一个接触面时，如二者比例适当，接触面上可形成一个乳白色的环状物即为阳性沉淀反应。沉淀反应技术由于特异性很强，而被广泛应用于鉴定菌型、诊断疾病，如检查梅毒抗体的康氏反应。

4. 补体结合试验　补体结合试验是利用抗原抗体复合物同补体结合，把含有已知浓度的补体反应液中的补体消耗掉，使待检测液中补体减低，以检出抗原或抗体的试验，为高敏度检测方法之一。用于检查梅毒的梅毒补体结合反应是最常进行的补体结合试验。

5. 中和试验　中和试验是病毒或毒素与相应的抗体结合后，失去对易感动物的致病力的试验方法。主要以测定病毒的感染力为基础，以比较病毒或毒素受免疫血清中和后的残存致病力为依据，来判定免疫血清中和病毒的能力。主要用于：①病毒株的种型鉴定，利用同一病毒的不同型的毒株或不同型标准血清，即可测知相应血清或病毒的型。②测定血清抗体效价，中和抗体出现于病毒感染的较早期，在体内的维持时间较长。动物体内中和抗体水平的高低，可显示动物抵抗病毒的能力。③分析病毒的抗原性，毒素和抗毒素亦可进行中和试验，其方法与病毒中和试验基本相同。

6. 免疫荧光检查　免疫荧光检查是用荧光抗体示踪或检查相应抗原的方法称荧光抗体法；用已知的荧光抗原标记示踪或检查相应抗体的方法称荧光抗原法。这两种方法总称免疫荧光技术，以荧光抗体方法较常用。可快速鉴定病原体并检测血清中的抗体，用于感染性疾病的诊断，流行病学调查等。

7. 放射免疫测定　放射免疫测定是利用放射性核素的测量方法与免疫反应的基本原理相结合的一种放射性核素体外检测法。该法有敏感性高、特异性强、精确度佳及样品用量少等优点，因而发展迅速。这种测试技术不仅普遍用于测定具有抗原性的蛋白质、酶和多肽激素，而且越来越广泛地用于测定许多本身无抗原性的药物。

8. 酶联免疫吸附试验　酶联免疫吸附试验是利用抗原抗体之间专一性键结合特性，对抗原进行检测。在酶分子与抗体或抗抗体分子共价结合时会改变抗体的免疫学特性，但不影响酶的生物学活性。此种酶标记抗体可与吸附在固相载体上的抗原或抗体发生特异性结合。滴加底物溶液后，底物可在酶作用下使其所含的供氢体由无色的还原型变成有色的氧化型，出现颜色反应。因此，可通过底物的颜色反应来判定有无相应的免疫反应，颜色反应的深浅与标本中相应抗体或抗原的量成正比。

9. 酶联免疫斑点试验　酶联免疫斑点试验是通过两种高亲和力的特异性抗细胞因子抗体来检测淋巴细胞分泌细胞因子情况的一种方法。目前应用于临床的是诊断结核感染的结核感染 T 细胞检测试验。

10. 化学发光酶免疫测定　化学发光酶免疫测定是化学发光免疫分析的一种。其基于放射免疫分析的基本原理，将酶的化学发光与免疫反应结合起来。CLEIA 用酶标记生物活性物质（如酶标抗原或抗体）进行免疫反应。标记在免疫反应复合物上的酶能够再作用于发光底物，使其在信号试剂作用下发光，最后可以用发光信号测定仪进行发光测定。目前常用的标记酶为辣根过氧化物酶（HRP）和碱性磷酸酶（ALP），两者有各自的发光底物。CLEIA 因其高敏感性和高特异性而得到普遍应用。

11. 免疫印迹　免疫印迹是采用 SDS-聚丙烯酰胺凝胶电泳将样品蛋白质分离，再通过电流的作用，使蛋白质从凝胶转移至固相载体（膜）上，固相载体以非共价键形式吸附蛋白质，且保持电泳分离的多肽类型及其生物学活性不变，以固相载体上的蛋白质或多肽作为抗原，通过特异性抗体作为探针，对靶抗原蛋白质进行检测，通过分析特异性反应的位置和强度获得特定蛋白质在所分析的细胞或/和组织中表达情况的信息。免疫印迹技术结合了凝胶电泳分辨力高和固相免疫测定特异性高、敏感等诸多优点，能从复杂混合物中对特定抗原进行鉴别和定量检测。

12. 微量免疫荧光检测技术　微量免疫荧光检测技术（mIF）常用于衣原体诊断，是诊断肺炎衣原体感染最敏感的方法之一。其原理是用衣原体标准株制备抗原片，然后与患者血清反应，患者如为沙眼衣原体（Ctr）或肺炎衣原体（Cpn）感染，其血清中抗 Ctr 或抗 Cpn IgM 或 IgG 就会与抗原片上的 Ctr 或 Cpn 抗原结合，加入抗人 IgM 或 IgG 荧光标记抗体后，在荧光显微镜下可观察到 Ctr 或 Cpn 颗粒。MIF 检测法敏感、特异、实用可行，可以反映即时感染情况，且可帮助区分急性或既往感染、再次感染、慢性感染，故此法不仅利于进行流行病学调查，在临床上也有较高的应用价值。

13. 微波微量免疫荧光检测技术　微波微量免疫荧光检测技术在微量免疫荧光技术的基础上采用微波加速抗原抗体反应，大大缩短检测时间，提高检测效率，但敏感性低于微量免疫荧光技术。一般可用于临床患者的快速诊断和实验中快速鉴定等方面的研究。

14. 细胞免疫功能检查

（1）皮肤试验：皮肤试验是基于Ⅳ型超敏反应的原理，将少量高度纯化的抗原液体皮内注射并在 48 至 72 小时后观察结果。这个测试结果通过硬结（明显突起的硬化区）的直径（垂直于手臂）来反映。如用于诊断结核感染结核菌素试验。

（2）T 细胞亚群计数及比例：淋巴细胞是白细胞中非常重要的一类。它分为主要参与细胞免疫的 T 淋巴细胞（CD3$^+$）和主要参与体液免疫的 B 淋巴细胞（CD19$^+$）。而 T 淋巴细胞又分为辅助性 T 淋巴细胞（CD3$^+$CD4$^+$）和抑制性/细胞毒性 T 淋巴细胞（CD3$^+$CD8$^+$）。在正常情况下，各群淋巴细胞的数目和相对比例都在一定的范围内。其中 CD4/CD8 的比值常用的正常参考值为 1.4~2.5，若 CD4/CD8 的比值降低多见于"免疫抑制"状态，常见于免疫缺陷病，如患艾滋病时的比值常显著小于 0.5。

（3）外周血白细胞促凝血活性：外周血白细胞促凝血活性（LPCA）是机体外周血白细胞在体外受植物凝集素（PHA）等作用，并再次接触 PHA 后，被激活产生的一种结合在细胞表面的促凝血活性因子。目前认为这种因子是淋巴细胞和单核细胞协同产生的，因此，活性的高低可反映机体的细胞免疫功能。

（4）E 玫瑰花形成试验：E 玫瑰花形成试验是一种检测人体 T 淋巴细胞计数和功能的方法。人体 T 淋巴细胞表面具有红细胞受体，能自发地与羊红细胞结合而形成玫瑰花样的细胞团。这类受体由活细胞所合成，细胞死后即失去形成 E-玫瑰花的作用，是 T 淋巴细胞的独特标志。而 T 细胞参与机体的细胞免疫，因此当血液中 E-玫瑰花试验结果明显降低时，表明细胞免疫水平下降，易受病毒和胞内菌感染。

（5）淋巴细胞转化试验：淋巴细胞转化试验是指 T 淋巴细胞与有丝分裂原在体外共同培养时，受到后者的刺激可发生形态学和生物化学的变化，部分小淋巴细胞转化为不成熟的母细胞，并进行有丝分裂。淋巴细胞的转化情况，可反映机体的细胞免疫水平。淋巴细胞转化率降低表示细胞免疫水平低下，可见于重症真菌感染、重症结核、瘤型麻风等感染。此外，本试验还可帮助观察疾病的疗效和预后，经治疗后转化率由低值转变为正常者表示预后良好，反之则预后不良。

（6）流式细胞术：流式细胞术是以高能量激光照射高速流动状态下被荧光素染色的单细胞或生物颗粒，测量其产生的散射光和特异性荧光的强度，从而对细胞（或生物颗粒）进行多参数的、快速的定性或定量分析和分选的细胞分析技术。它是一种快速、准确、客观的，可同时检测直线流动状态中单个细胞多项物理及生物学特性，加以分析定量的技术，能在极短时间内分析大量细胞，如外周血、骨髓、实体组织、悬浮或贴壁培养的细胞以及各种微生物和人工合成微球。

免疫学检查主要是通过以上检测方法对体液中的免疫活性细胞、抗原、抗体、补体、细胞因子、细胞黏附分子等免疫相关物质，或者能够反映疾病进展的蛋白、酶等以确定感染的病原体种类、评估机体感染状态以及预测疾病发生发展及转归。

## 二、病毒感染

以往实验室常用中和试验、补体结合试验、红细胞凝集抑制试验等血清学实验方法检测病毒抗体；近年来应用免疫荧光技术、酶联免疫吸附技术等检测病毒抗原或抗体，已成为实验室病毒感染诊断的常规技术。

### （一）病毒性肝炎的免疫学诊断

病毒性肝炎是以肝脏实质病变为主，因多种肝炎病毒引起的一种传染性疾病。按照病毒性肝炎的病原学分型，目前已被公认的有甲、乙、丙、丁、戊五种肝炎病毒。除乙型肝炎病毒为 DNA 病毒外，其余均为 RNA 病毒。虽然曾出现关于己型肝炎的报道，但至今该病毒分离尚未成功。病毒性肝炎临床表现十分复杂，因传染源不同，患者临床症状各有不同，且具体诊断仍然不能仅靠单一手段，必须结合流行病学、临床表现及实验室检查，同时加上患者具体情况及动态变化进行综合分析，并做好必要的鉴别。针对不同病原的血清学诊断如下：

1. 甲型肝炎诊断　如急性肝炎患者血清出现抗 HAV-IgM 阳性，可确诊近期感染 HAV，这对甲型肝炎的早期诊断有重要价值。抗 HAV-IgG 阳性则代表甲型肝炎继往感染且已有免疫力。特殊情况下，如若病毒性肝炎或自身免疫性肝病患者血清中如检出抗 HAV-IgM 阳性，应先排除类风湿因子（RF）或其他原因引起的假阳性现象，后慎重考虑判断 HAV 重叠感染。

2. 乙型肝炎诊断　临床现今对于乙型肝炎病毒（HBV）的感染判断方法运用较多，也较为成熟。HBV 标志（HBsAg、HBeAg、HBcAg 及抗 HBs、抗 HBe、抗 HBc）对判断有无乙型肝炎感染有重大意义。通常情况下，血清 HbsAg 阳性；或血清 HBVDNA 阳性；或血清 HBsAb-IgM 阳性；或肝内 HbcAg 和/或 HbsAg 阳性；或 HBV DNA 阳性，如有以上任何一项阳性，即可诊断现症为乙型肝炎病毒感染。HBV DNA 定量检测主要用于判断慢性 HBV 感染的病毒复制水平，可用于抗病毒治疗适应证的选择及疗效的判断。准确定量需采用实时定量聚合酶链反应。急性乙型肝炎时，血浆中则会出现高滴度的抗 HBc-IgM 阳性。

乙肝病毒 e 抗原（HBeAg）是 HBV 感染时产生的重要抗原之一，虽然 HBeAg 并非病毒复制所必需，但其核苷酸序列变异导致 HBeAg 低表达或不表达在疾病进展中发挥的作用不容小觑。HBeAg 作为一种免疫耐受原，它弱化了宿主对病毒感染后肝细胞的免疫应答作用。

HBV RNA 为前基因组 RNA，是一个较为理想的反映 cccDNA 活性的病毒标志物。慢性乙型肝炎患者血清 HBV RNA 持续消失，提示肝组织内 cccDNA 清除或处于转录沉默状态，而血清 HBsAg 水平可呈低值阳性。动态联合检测血清 HBV RNA 和 HBVDNA，可反映患者体内病毒学应答。

3. 丙型肝炎诊断　血清中如出现抗 HCV-IgM 或/和 HCV-RNA 阳性即可确诊。

HCV 核心抗原：HCV 核心抗原和 HCV RNA 具有良好的相关性，是临床辅助诊断的重要指标之一。如 HCV RNA 阳性或 HCV 核心抗原阳性、抗 HCV 阳性可判断为 HCV 慢性感染；如出现单项抗 HCV 阳性，可判断有既往感染史，注意与假阳性的区别。

4. 丁型肝炎诊断　丁型肝炎病毒（HDV）是一种缺陷病毒，需依赖 HBsAg 才能增殖，临床上多可表现为 HDV、HBV 同时或重叠感染。

如慢性乙型肝炎患者、慢性 HBsAg 携带者，血清中出现 HDV RNA 和/或 HDAg 阳性，或抗 HD-IgM 和抗 HD-IgG 高滴度阳性，肝内 HDV RNA 和/或 HDAg 阳性，可诊断为 HDV-HBV 重叠感染。

5. 戊型肝炎诊断　急性肝炎患者血清中抗 HEV 阳性或滴度由低到高，利用斑点杂交法或聚合酶链反应（PCR）检测血清和/或粪便 HEV RNA 阳性，或抗 HEV>1：20。急性病毒性肝炎期内，血液里会出现 IgM 戊型肝炎抗体。

### （二）HIV 感染的临床诊断

1. HIV 筛选试验　获得性免疫缺陷综合征（AIDS）发病率逐年增高。随着对 AIDS 患者抗逆转录病毒治疗的进一步发展，以及向无症状 HIV 感染者提供自愿咨询检测的迫切需求，简便、快速的 HIV 检测方法（RT）被广泛应用。目前在日常生活中广泛使用的主要有酶联免疫吸附试验（ELISA）、明胶凝集试验和其他快速检测试验。

（1）明胶颗粒凝集试验：明胶颗粒凝集试验（PA）是针对血清 HIV 抗体的一种简便的

检测方法，以 HIV 抗原致敏明胶颗粒为载体与待检样品相互作用混匀后置于室温保存。经待检样品抗原致敏的明胶颗粒与 HIV 抗体发生抗原-抗体反应，如出现明胶颗粒的凝集，则为阳性结果。

（2）斑点 ELISA：斑点 ELISA（dot-ELISA）是将 HIV 抗原（固相抗原）滴在硝酸纤维膜上成点状，加血清样品使之发生作用，以后步骤类似于 ELISA。在膜上抗原部位显示出有色斑点的为阳性结果。

（3）斑点免疫胶体金：斑点免疫胶体金（或胶体硒）快速试验阳性结果判断类似于斑点 ELISA，同样以硝酸纤维膜为载体。区别在于以红色的胶体金（或胶体硒）A 蛋白为标志物，洗涤方法为渗滤法。试剂可于室温长期保存，敏感性较高，适用于应急检测、门诊急诊等个体检测。

（4）其他快速筛查试验方法：其他快速筛查试验方法包括家庭 HIV 检测、艾滋病唾液检测卡、放射免疫测定（RIA）等。

2. HIV 抗体确认　HIV 抗体的确认试验需要在实验室进行，最常用的确认检测方法是免疫印迹法（WB），其余还有条带免疫试验（LIA）、免疫荧光试验（IFA）、放射免疫沉淀法（RIPA）。

确认试验：免疫印迹试剂包括 HIV-1/2 混合型和单一型。通常先用混合型试剂进行检测，排除阴性反应后，如呈阳性反应，则报告 HIV-1 抗体阳性，如果不满足阳性标准，则判为 HIV 抗体不确定。倘若出现 HIV-2 型的特异性指示条带，还需要再做单一的 HIV-2 型抗体确认试验后进行判断；如需要进一步鉴别，还应进行核酸序列分析。对于不确定结果，应随访；随访时间一般是每 3 个月 1 次，连续 2 次，仍呈可疑或阴性反应则作阴性确认报告；如果发现阳性反应，则作阳性确认报告。

3. HIV-1P24 抗原检测　HIV-1P24 抗原检测常适用于：①HIV-1 抗体待定或窗口期的辅助诊断。②HIV-1 抗体阳性母亲所生婴儿早期的辅助鉴别诊断。③四代 HIV-1 抗原/抗体 ELISA 试剂检测的阳性反应，但 HIV-1 抗体阴性反应者的辅助诊断。④监测病程进展和抗病毒治疗效果。P24 抗原检测结果的报告和解释如下：

（1）中和试验是确认 HIV-1P24 抗原的阳性结果所必需的。

（2）HIV-1P24 抗原阳性无法确诊 HIV 感染，仅作为辅助诊断依据。

（3）HIV-1P24 抗原检测敏感性不定，如低于病毒载量检测导致的阴性结果只表示在本次试验中无反应，无法排除 HIV 感染。

（4）婴幼儿经过胎盘或哺乳导致的血清中 HIV 抗体阳性无法用于诊断是否由母婴传播导致 HIV 感染。

T 淋巴细胞是机体细胞免疫系统内功能最重要的一群细胞，在正常机体内维持着机体的细胞免疫功能，HIV 主要以人的 CD4$^+$T 淋巴细胞作为侵犯目标，导致其数量和功能上缺陷，破坏机体的细胞免疫功能，进而导致各种机会感染和肿瘤的发生。因此，通过测定 CD4$^+$ 和 CD8$^+$T 淋巴细胞的数量和比例就能对 HIV 感染者的免疫状态进行分期，根据分期的状况更明确患者的病情发展，决定适宜的治疗方案和药物疗效。

以上各种方法各有优缺点，受检者可以依据不同的目的选择不同的检测方法。

### （三）病毒性肺炎的免疫学诊断

病毒性肺炎多是因上呼吸道病毒感染向下蔓延所致。患者症状轻重不等，但婴幼儿和老年患者病情较重。一般多为散发，偶可酿成流行。引起肺炎的病毒种类较多，常见有流感病毒，其余包括呼吸道合胞病毒、腺病毒、副流感病毒、麻疹病毒、巨细胞病毒等。患者可同时受一种以上病毒感染，并常继发细菌感染，免疫抑制宿主还常继发真菌感染。呼吸道病毒可通过飞沫和直接接触传播，且传播迅速、传播面广。病毒性肺炎为吸入性感染。2003 年 SARS 的致病因素就是冠状病毒，导致 SARS 的冠状病毒不是一般的冠状病毒，它是一种新型的冠状病毒，可以叫 SARS 冠状病毒。

### （四）血清学检查

血清学检查是利用抗体和其对应抗原之间发生专一反应的一种检测方法，是诊断和鉴定病毒的最重要方法之一。病毒颗粒的外壳蛋白亚基是一种理想的抗原，在体外将病毒抗原与存在血清中的抗体进行反应，以确定血清中是否存在该抗体。在病毒性肺炎中，血清学诊断比较客观，但是所需时间较长。血清学检测又分为两种：凝集反应和沉淀反应。

1. 凝集反应　颗粒性抗原（细菌、红细胞等）与相应抗体结合后形成凝集团块，这一类反应称为凝集反应。该类反应可检测到 $\mu g/mL$ 水平的抗体。

（1）直接凝集试验：分为玻片法和试管法。玻片法一般用于定性试验，如细菌鉴定、血型鉴定等；试管凝集试验为定量试验，可用于测定抗体的凝集价。

（2）间接凝集试验：将可溶性抗原或抗体与载体连接后，再与相应的抗体或抗原作用，所出现的特异性凝集反应为间接凝集试验。

2. 沉淀反应　环状沉淀试验在小口试管中进行，下层沉淀素与上层沉淀原在液界面形成白色沉淀环，主要用于抗原的定性试验。琼脂凝胶扩散试验的原理是 1% 琼脂凝胶孔径为 85nm，能让许多可溶性抗原与抗体在凝胶中扩散。当抗原与抗体在凝胶的一定位置上相遇时，则两者形成沉淀线。其类型有单向单扩散、单向双扩散、双向单扩散、双向双扩散。其中以双向双扩散应用最为广泛。此法系采用 1% 琼脂倒于平皿或玻片上，制成凝胶板，可按需打孔，将抗原抗体分别滴入孔内，放置湿盒中，在 37℃ 湿箱中 24~72 小时后观察。

### （五）C 反应蛋白检测

C 反应蛋白（CRP）是一种急性时相蛋白，其检测对于疾病的诊断无特异性，但其浓度上升是各种原因引起的炎症和组织损伤的灵敏指标。细菌性肺炎、支原体肺炎在急性期 CRP 显著升高，而病毒性肺炎 CRP 升高不明显。因此在早期鉴别诊断细菌性肺炎、支原体肺炎与病毒性肺炎中有一定作用。组织炎症时，由巨噬细胞释放白细胞介素等刺激肝脏合成 CRP 参与机体反应，并随着感染的加重而升高。有报道表明，细菌性肺炎阳性率可高达 96%。

## 三、细菌感染

目前，细菌感染的发生可以通过血常规检查和 PCT 的检测进行判断，并依靠血或感染部位分泌物培养，以鉴别诊断某种特定细菌的感染。除此之外，利用免疫学检测来确定诊断也是一种可靠的办法。例如，补体结合及凝集抗体的滴度增高或特异性 IgM 或 Ig 抗体的出现，是宿主与病原体间急性相互反应的一个指标，以提示某一急性感染；而细菌抗原检查则是检查相应细菌抗原的特异性抗体，从而判定某种细菌感染。

1. 细菌抗原的测定方法　凝集试验：玻片法凝集试验、胶乳凝集法、协同凝集试验、反向间接血凝试验。如脑脊液菌体抗原的检测，就是采用乳胶凝集试验原理，针对可能导致脑膜炎的脑膜炎球菌、流感嗜血杆菌和肺炎链球菌抗原设计的快速检测方法。

其他免疫荧光技术：直接法、间接法；荚膜肿胀试验；酶联免疫吸附试验。

2. 细菌感染后宿主体内抗体的检测方法　辅助诊断伤寒（沙门菌感染）的肥达试验，辅助诊断立克次体病的外斐反应，诊断钩端螺旋体感染的显微镜凝集试验等直接凝集试验，以及酶联免疫吸附试验、胶乳凝集试验。

3. 非特异性凝集素的测定　与原发性非典型病原体肺炎相关的冷凝集试验；用于诊断传染性单核细胞增多症的嗜异性凝集试验。

## 四、寄生虫感染

寄生虫病是指寄生虫寄生在人体的腔道、体液、组织或细胞内引起的疾病，因种类和寄生部位不同，引起的病理变化和临床表现各异，严重危害人体健康。寄生虫感染的诊断方法多样，免疫学诊断方法具有特异性强、敏感性高、操作简便等优点，在临床上广泛应用。

### （一）阿米巴原虫病

1. 检测特异性抗体　当人感染溶组织内阿米巴后，血清中可产生多种抗体，高滴度的特异性抗体是溶组织内阿米巴感染的重要指标，其阳性结果可反映既往或现在感染。溶组织内阿米巴的特异性抗体主要是 IgM、IgA 和 IgG，其中血清 IgM 出现最早，具有早期诊断价值。常用酶联免疫吸附试验（ELISA）、间接血凝试验（IHA）、间接免疫荧光抗体试验（IFAT）等方法检测。特异性 IgM 抗体阳性提示近期或现症感染，但阴性者不排除本病。当血清学检查 IgG 抗体阴性者，一般可排除本病。为了便于实际操作，目前已开发出斑点 ELISA、快速 ELISA 等，缩短了检测时间且更有利于临床及现场的应用。

2. 检测特异性抗原　单克隆抗体、多克隆抗体检测患者粪便溶组织内阿米巴滋养体抗原敏感性高、特异性强，检测阳性可作明确诊断的依据，对早期或轻型病例有一定的价值。近几年设计出协同凝集试验和胶体金试验，具有简便快捷、敏感性和特异性都较高等特点，对溶组织内阿米巴病的临床诊断和疗效考核具有很重要的价值。

### （二）疟疾

疟疾的诊断主要是以特异性抗原——血液中富组氨酸蛋白 2（HRP$_2$）为基础的血清学方法，利用 ELISA、放射免疫测定（RIA）等方法检测血液中疟原虫的特异性抗原，具有方便、快速的特点。因为疟疾患者常于感染后 3~4 周才有特异性抗体出现，特异性抗体检测临床应用价值较小，可作为本病的流行病学调查。

近年来，利用 Dipstick 试纸法检测 HRP2 来诊断恶性疟原虫病具有操作简便、快速稳定的特点，被广泛应用。同时，胶体金免疫层析技术应用于疟疾快速诊断，也取得了一定成效。

### （三）黑热病

利用 ELISA、IHA、IFAT 等方法检测血清特异性抗体，敏感性及特异性均较高，其中 IFAT 及 ELISA 阳性率几乎达 100%，但假阳性也较高。近年来，利用分子生物学方法获得纯抗原，大大降低了诊断的假阳性率。

检测循环抗原：利用单克隆抗体抗原斑点试验（McAb-AST）和单克隆抗体斑点 ELISA

（dot-ELISA）检测血清中循环抗原，阳性率高，敏感性、特异性、重复性均较好，仅需微量血清即可，可用于黑热病早期诊断，还可用于疗效评价。

近年来，利用重组抗原 rK39 的直接凝集反应和免疫色谱法诊断黑热病，因其快速及敏感性高被应用于疾病筛查，但该法不能区分现症感染及既往感染，目前在研究的新重组抗原 K28 有望进一步提高检测的特异性。

### （四）弓形虫病

1. 检测血清中的抗虫体表膜抗体　所用抗原主要有速殖子可溶性抗原（胞质抗原）和胞膜抗原。胞质抗原的抗体出现较早，特异性、敏感性、重复性好，是早期诊断的首选方法，而后者的抗体出现相对较晚，目前采用多种方法同时检测可起互补作用而提高检出率。近年来，重组抗原的广泛应用更是大幅提升了弓形虫诊断的准确性。

2. 检测血清或体液中的弓形虫循环抗原（C-Ag）　常用 ELISA 法检测，具有较高的特异性，是确诊弓形虫急性感染的可靠指标。目前单克隆抗体 ELISA（McAb-ELISA），生物素-亲和素 ELISA（BAS-ELISA）的应用，使检测的特异性和敏感性均获得了提升。

3. 皮肤试验　弓形虫素皮内试验较为特异，常以受染小白鼠腹腔液或鸡胚液作抗原。常出现延迟性结核菌素反应。可用作流行病学调查。

### （五）血吸虫病

血吸虫感染的免疫学检查方法很多，操作简便，特异性和敏感性都很高。主要有皮内试验（IDT），一般皮内试验与粪检虫卵阳性的符合率为 90% 左右，此法简便、快速，通常用于现场筛查。检测血吸病患者血清中存在的特异性抗体主要可以用环卵沉淀试验（COPT）、间接血凝试验（IHA）、酶联免疫吸附试验（ELISA）等，其中 COPT、IHA 可作为血吸虫感染综合查病的方式。由于治疗后特异性抗体仍能在宿主体内存留较长时间，其阳性结果不能区分现症感染和既往感染，近年来，采用单克隆抗体（McAb）检测循环抗原成为重要的诊断方法。

### （六）其他寄生虫感染

利用免疫学方法诊断寄生虫感染，主要采用 IDT 和血清免疫试验的方法，通过对人体中特异性抗体和抗原的检测而进行诊断，对特异性抗体的检测主要有 IHA、ELISA 等方法，检测特异性抗原主要通过 ELISA 法和 McAb 技术。目前，通过免疫学方法诊断寄生虫感染在临床已广泛应用，对提升疾病的检出率做出了巨大贡献，对改善疾病的治疗效果和预后也有着重要的作用。

## 五、真菌感染

真菌是一种真核细胞型微生物。种类繁多，有 10 万多种，多数对人类有益无害。其中对人类有致病性的真菌有 300 多个种类。除新型隐球菌和蕈外，医学上有意义的致病性真菌几乎都是霉菌。真菌感染性疾病根据真菌侵犯人体的部位分为 4 类：浅表真菌病、皮肤真菌病、皮下组织真菌病和系统性真菌病；前二者合称为浅部真菌病，后二者又称为深部真菌病。近年来，由于广谱抗细菌药物、糖皮质激素、免疫抑制剂及化疗药物等广泛应用，器官移植、各种创伤性检查手段及治疗技术的逐步开展，自身免疫性疾病、艾滋病、糖尿病及恶性肿瘤等基础疾患发病率的增加以及人口老龄化等因素，免疫受损人群日益增多，病原真菌机会性感染的发病率在全球范围内呈急剧上升趋势。

真菌感染的诊断以往主要以形态学为依据，即通过培养或者直接镜检阳性为指标。近年来，随着免疫学、生物化学及分子生物学技术的发展，各种检测手段不断被应用于真菌病诊断及菌种鉴定中，不但使真菌病早期诊断成为可能，而且可在确立真菌感染的同时迅速判断出致病菌的种类，指导治疗，提示预后。以真菌抗原为基础的免疫学检测方法，如曲霉半乳甘露聚糖（GM）、β-D-葡聚糖试验（G试验）及隐球菌抗原乳胶凝集试验等非培养诊断技术已被美国FDA批准，并在美国应用多年，在我国临床也已应用，其有效性也已得到验证，GM试验也有助于早期发现曲霉感染，隐球菌抗原乳胶凝集试验具有决定性诊断意义。隐球真菌多聚糖抗原能够在血清和脑脊髓中使用乳胶凝集反应法和电泳免疫测定法检测得到，这两种方法比传统的显微镜观察和培养更为敏感（乳胶凝集反应的敏感性为93%，而显微镜观察的敏感性为50%~80%）。此外，念珠真菌甘露聚糖抗原和抗甘露聚糖抗体的含量测定方法已经被欧洲的Bio-Rad公司商业化推广。

目前以免疫学为基础来检测真菌感染的方法已经广泛地应用于真菌感染的诊断。现在我们所面临的最大挑战是如何把这些方法集合成公式以便我们一方面最好地靶向那些真菌感染来进行抗真菌治疗，同时阻止那些非真菌感染的抗真菌治疗，另一方面可以通过早期诊断减少其死亡率。

## 六、针对不同病原的血清学诊断

### （一）结核分枝杆菌

结核分枝杆菌感染长久以来都是严重影响人类健康的公共卫生问题。正确诊断是结核病控制的重要环节，其中病原学诊断是结核病诊断的"金标准"，但其耗时长、阳性率低，缺乏早期快速诊断；而基因诊断技术的操作要求较高，易出现假阳性结果，试剂盒也缺乏规范化的标准。随着分子生物学和蛋白质组学的发展，结核病免疫学检测技术已取得很大进展。如何筛选结核分枝杆菌特异性抗原，建立快速、敏感、简便的检测方法是目前结核病免疫学技术的研究热点。细胞免疫功能降低、体液免疫功能亢进是结核病患者免疫反应的特点。因此，检测血中特异性细胞因子或抗体有助于鉴别活动性结核病和非活动性结核病，并可用于抗结核药物的疗效评估。常用检测方法有两种。①细胞免疫学检测方法：目前用于结核病诊断的细胞免疫学方法包括皮肤变态反应、T淋巴细胞亚群分析及细胞因子的检测等。②体液免疫学检测方法：主要采用ELISA、酶免疫测定（EIA）、免疫斑点法等方法检测患者血清、脑脊液、胸腹水中特异性抗原、抗体或抗原抗体复合物。T-SPOT操作简便、快速，目前已成为临床结核病试验诊断应用较广的方法。

### （二）钩端螺旋体

目前常规的诊断方法主要是钩端螺旋体培养及显微镜凝集试验（MAT），二者均不能达到早期诊断与快速诊断之目的，而被动血凝试验与补体结合试验等，虽较上述方法有所改进，但阳性率仍不够高，且结果不稳定，操作方法烦琐，因而未被一般实验室采用。目前在某些传染病的早期诊断方面，主要是通过检测特异性抗原物质或特异性IgM来完成的。因此，采用ELISA测定钩端螺旋体病患者血清中特异性IgM之变化，以达到早期诊断之目的。

### （三）梅毒螺旋体

由于梅毒螺旋体侵入机体可产生非特异的反应素和抗密螺旋体抗体等两种抗体，因而免疫测定方法可根据所使用的抗原分为非密螺旋体抗原血清学试验和密螺旋体抗原血清学试验两大类，前者以心磷脂为抗原检测血清中抗心磷脂抗体，也就是所谓的反应素；后者则是以密螺旋体或其成分为抗原检测血清中特异的抗密螺旋体抗体。

1. 密螺旋体抗原血清学试验　密螺旋体抗原血清学试验又称为梅毒特异性抗体检测试验。目前较为常用的有荧光密螺旋体抗体吸收试验、梅毒螺旋体血凝试验、梅毒螺旋体明胶颗粒凝集试验、酶联免疫吸附试验、化学发光免疫分析和免疫印迹。这些血清学试验大部分采用重组抗原，并检测总的抗密螺旋体抗体（IgG 和 IgM）。通常采用密螺旋体抗原血清学试验（如 TPPA、TPHA、ELISA、CLIA 等）作为筛查试验。

2. 特异性梅毒螺旋体 IgM 血清学试验　特异性梅毒螺旋体 IgM 血清学试验包括 19S-IgM-FTA-ABS、梅毒螺旋体 IgM 免疫印迹和特异性抗梅毒螺旋体 IgM-ELISA 等。

### （四）伯氏疏螺旋体

伯氏疏螺旋体也称莱姆病螺旋体，其感染机体引起的全身多系统受损的感染性疾病称为莱姆病，是一种经蜱传播的自然疫源性疾病，也是一种人兽共患病。用于莱姆病螺旋体的特异性抗体的检测方法很多，包括间接免疫荧光抗体试验（IFAT）、间接酶联免疫吸附试验（ELISA）、酶联荧光测定（ELFA）、免疫层析法、免疫斑点印迹法、免疫印迹（WB）和补体结合试验（CFT）等。目前，国际上较推荐两步血清学检测法，即第一步用免疫荧光法或酶联免疫吸附试验检测抗体，第二步用免疫印迹法对上述阳性标本做进一步的验证。

免疫学检测方法是应用免疫学理论设计的一系列测定抗原、抗体、免疫细胞及其分泌的细胞因子的实验方法。随着学科间的相互渗透，免疫学涉及的范围不断扩大，新的免疫学检测方法层出不穷。免疫学方法的应用范围亦在日益扩大，成为多种临床疾病诊断的重要方法，也为众多学科的研究提供了方法和支撑。

## 七、新方法展望

现有的一些免疫学检测方法仍然存在一些不足之处，新方法的开发和使用可能提高感染性疾病诊断的特异性或敏感性。日新月异的检测技术建立和新型仪器的开发，为建立新型的感染病诊断方法带来很多的可能性。液相芯片和流式细胞技术是两种相对较新的免疫学检测技术，基于这两种技术的疾病诊断方法在不断地开发且拥有非常广阔的应用前景。

液相芯片技术是基于多功能流式点阵仪开发的多功能生物芯片平台，通常用于免疫分析、核酸研究、酶学分析、受体和配体识别分析等研究。液相芯片是一种全新概念的生物芯片，该技术的核心是把微小的聚苯乙烯小球用荧光染色的方法进行编码，然后将每种荧光编码微球共价交联上针对特定检测物的探针、抗原或抗体。检测时，先把针对不同检测物的编码微球混合，再加入微量待检样本，在悬液中靶分子与微球表面交联的分子进行特异性的结合，在一个反应孔内可以同时完成多种不同的生物学反应。最后用相应分析软件进行分析，仪器通过激光识别编码微球和检测微球上报告分子的荧光强度。因为分子杂交或免疫反应是在悬浮溶液中进行的，检测速度极快，而且可以在一个微量液态反应体系中同时检测多达100 个指标。迄今为止，用于临床检测的项目主要有肿瘤标志物检测、病原体的快速筛查、细胞信号转导相关蛋白检测、激酶活性分析、过敏原（又称变应原）筛查、激素和细胞因子检测、基质金属蛋白酶检测及代谢标志物检测等。液相芯片技术对于感染相关疾病的诊断有很大的应用价值，研究证实液相芯片在细菌和病毒性传染病的检测中都有广阔的应用前景。相比 T-SPOT 技术，用液相芯片检测胸腔积液中的细胞因子水平能更加准确地鉴别结核性胸腔积液和恶性胸腔积液；液相芯片技术可用于人乳头状瘤病毒感染的检测和分型；液相芯片可用于快速检测禽流感病毒以及 H5、H7、N1 和 N2 亚型的鉴定。随着研究的深入，液相芯片技术在传染病诊断方面的应用将会更加广泛，可以弥补现有的一些诊断技术的不足，提高传染病的诊断速度和准确性。

流式细胞术是利用流式细胞仪进行的一种单细胞定量分析和分选技术。FCM 是单克隆抗体及免疫细胞化学技术、激光和电子计算机科学等高度发展及综合利用的高技术产物。如今的流式细胞仪已经十分成熟，并被广泛运用于从基础研究到临床实践的各个方面，在感染病的诊断和病情评估方面，FCM 发挥着很大的作用。在临床上，通过使用 FCM 检测 HIV 感染者外周血的 T 细胞亚群来评判患者的病情进展和确定相关治疗方案。另外 FCM 在其他病原体感染上的诊断应用也已经有很多报道，比如用于巨噬细胞病毒感染的诊断和尿路感染的诊断等。

到目前为止，免疫学的检测方法在感染相关疾病的诊断中发挥着举足轻重的作用，现有的一些免疫学检测方法在临床上给感染相关疾病的发现和评估提供了强大的支撑。随着技术的进步，新的免疫学检测方法不断推出，提升了疾病的诊断速度和准确性。

（徐秋仙）

# 第三章

# 感染病的预防

## 第一节　急性感染病的管理

感染病一直是威胁人类生命与健康的严重疾病。随着社会经济的发展，感染病不再是单纯的卫生和健康问题，而成为一个与政治、经济、安全、稳定等密切相关的重大社会问题。

自 2003 年传染性非典型肺炎（严重急性呼吸综合征，SARS）暴发以后，国家逐步建立了公共卫生事件应急机制及感染病防控和救治体系。但由于全球化步伐的加快、人类生存环境的破坏、人们生活观念和行为方式的改变，使感染病变得越来越复杂化，危害性越来越大。同时，我国目前按人口计算经济水平较低，传染病各项监控制度尚不健全，群众防治意识仍有待提高，这些都给我国传染病的防控带来诸多困难。

为加强我国新形势下传染病防控工作，我国人大修订了《中华人民共和国传染病防治法》，2004 年 12 月 1 日正式实施。新传染病防治法着重突出以下六个方面：①突出传染病的预防和预警。②完善传染病疫情报告、通报和公布制度。③进一步完善传染病暴发、流行时的控制措施。④设专章规定传染病救治工作制度。⑤加强传染病防治保障制度建设。⑥做到保护公民个人权利与维护社会公众利益的平衡。

针对急性呼吸道感染病，于 2007 年 5 月制定并开始实施《全国不明原因肺炎病例监测、排查和管理方案》，并于 2013 年进行修订，在全国范围内进行急性呼吸道感染病的排查和管理，并应用于随后发生的人感染 H7N9 禽流感病毒以及中东呼吸综合征新型冠状病毒感染的管理。

通过立法和宣传，提高全社会对感染病严重性的认识，加大防治宣传力度，加强感染病的依法管理、科学管理和严格管理，对保障社会稳定与建设的顺利进行具有重大的现实意义。

## 一、认真落实《中华人民共和国传染病防治法》，建立和完善各项规章制度

2003 年 SARS 的暴发，暴露了我国公共卫生基础建设和突发公共卫生应急系统建设与管理中的许多不足。党和国家对此高度重视，及时总结了抗击 SARS 和人感染高致病性禽流感（avian influenza，简称禽流感）疫情的经验教训，先后颁布、修改了《突发公共卫生事件应

急条例》和《传染病防治法》等一系列法律、法规，为感染病的现代化管理提供了法律依据。各级相关部门应该加强监管，同时完善一些相关制度，加强执行力。

## 二、大力加强感染病防治宣传

由于我国地区发展水平不平衡，受教育程度参差不齐，对感染病的危害认识不足。大多数农村地处偏远地区，经济落后，缺乏感染病防控技术和设备，专业人员和资金短缺，群众防治知识和意识薄弱。因此，应加大感染病防治宣传力度，提高群众对感染病的防范意识，增加防治知识，改变不良生活习惯和行为，提高素质，创建全民参与防治感染病的良好社会氛围。感染病防治的经验和实践表明，防控传染性疾病全社会都有责任，只有人人参与，才能合力防控感染病。

## 三、加强国内外的交流与合作

经济全球化同时也使感染病全球化，使得感染病可在全球范围内迅速传播。因此，对感染病，特别是有全球大流行潜在威胁的感染病的监控和预防，不是一个地区和国家能够承担的，需要国际、国内各个层次和领域之间的通力合作，SARS 和禽流感的防治经验就充分证明了这一点。加强各个层次和领域之间的交流与合作，首先是需要加强国际间的交流与合作，特别是对有全球流行趋势的感染病的防治管理。其次是需要国内各个层次和领域之间的交流与合作。如卫生、农业、科学、交通口岸、制药业等部门的大力协作，以及社会和公众的配合。只有这样才能达到迅速、全面控制感染病流行的目的。

## 四、采取有效感染病预防措施

### （一）控制和管理传染源

对病人、病原携带者应早期发现，早期诊断，及时隔离，尽早治疗。对感染病的接触者进行检疫和处理，对感染和携带病原体动物及时处理。应加强感染病患者、病原携带者的管理，严格执行法律、法规、规章，认真落实各种常规和技术规范，在规定时间内进行准确网络上报。

卫健委颁布的《突发公共卫生事件与感染病疫情监测信息报告管理办法》要求：对突发公共卫生事件和感染病要实行属地化管理，当地疾病预防控制机构负责对突发公共卫生事件和感染病进行信息监督报告和管理，并建立流行病学调查队伍和实验室，负责公共卫生信息网络维护和管理、疫情资料报告等工作。卫健委要求各级疾病预防控制机构要按照国家公共卫生监测体系网络系统平台的要求，充分利用报告的信息资料，建立突发公共卫生事件和感染病疫情定期分析通报制度，常规监测时每个月不少于 3 次疫情分析与通报，紧急情况下每日进行疫情分析与通报。对突发公共卫生事件和感染病疫情，卫健委将如实通报公布。

对感染病患者和病原携带者按照"强制管理、严格管理、分类管理、监测管理"的原则，进行综合防控，对各类感染病患者统一由感染病专科医院收治，严禁进入食品、饮水等行业。加强对高危人群的监控，定期进行查体、监测，以防患于未然。尽可能减少感染病对人民群众健康和生命的危害。感染病的管理也应该与时俱进，不同时期，管理的侧重点也有所不同。目前阶段，应关注以下几方面。

1. 加强对农民工等流动人员的感染病管理　随着市场经济的发展，大量的农民工进入城市，由于从一个相对封闭的区域进入开放地区，使农民工成为感染病的高危人群。同时，由于其流动性和聚居性，也成为了感染病流行的重要途径。因此加强对农民工等流动人口的教育和管理，为他们提供必要的医疗保障，是感染病防治管理工作中的重要环节。

2. 加强对传染源动物的防治措施　很多急性感染病通过动物可引起更大范围的传播和流行。除了鼠疫、肾综合征出血热、钩体病、狂犬病等经典感染病以外，一些新发感染病如禽流感、人感染猪链球菌病等也被明确与某些动物传染播散有关。因此，必须对可疑动物采取捕杀、隔离治疗、检疫等相关措施，以利于疫情的控制、疾病的预防。

3. 加强医院感染管理，防止医源性感染　医院是各种患者的聚居处，人员流动大，病种情况复杂，如缺乏对感染病的高度警惕，很可能成为感染病传播的源头，SARS 流行期间，我国有惨痛的教训。因此，应大力加强医院管理，按照布局科学、结构合理、设施先进、功能齐全的原则，严格按照国家的有关标准进行。综合医院应坚持开设不同出、入口的肠道门诊和发热门诊，防止交叉感染做好疫源检查。严格消毒隔离工作，控制好感染病源头。积极对医务人员进行感染病防治教育，及时更新感染病防治知识，强化法制观念，认真执行疫情报告制度。

加强一次性医疗用品和医疗废物的管理：按照《医院感染管理办法》要求，医院应对购进的消毒药械、一次性使用医疗器械、器具的相关证明进行审核，必须各种证件齐全，才能进入医院，要求临床科室在使用一次性无菌医疗用品前认真检查，凡有质量问题或过期产品严禁使用，并及时反馈。医疗废物严格分类收集，感染性废弃物、病理性废弃物、损伤性废弃物、药物性废弃物及化学性废弃物等不得混合收集，做到分类放置、专人回收。

4. 公共卫生系统的快速反应和隔离观察的管理　SARS 和禽流感之后，卫生系统认真总结了经验和教训，建议了一系列公共卫生事件的应急措施和快速反应的管理流程。不仅要求对急性期患者进行网络上报、积极治疗及隔离，同时基于完善的登记制度，对所有与传染源有密切接触、可能受染的易感者进行管理，不仅接种相应的疫苗和特异性免疫球蛋白以及药物的预防，同时应对接触者进行严格的医学观察、卫生处理以及检疫。

### （二）切断传播途径

各种感染病通过不同的传播途径进行传播和流行。对于新发感染病，一定要尽快研究确定传染源和传播途径，才能消除公众恐慌并进行有效的疫情控制。根据《中华人民共和国传染病防治法》《医院感染管理办法》及《消毒管理办法》制定了《医院隔离技术规范》标准。规定了医院隔离的管理要求、建筑布局与隔离要求、医务人员防护用品的使用和不同传播途径疾病的隔离与预防。其中明确了一些相关定义：

1. 标准预防　针对医院所有患者和医务人员采取的一组预防感染措施。包括手卫生，根据预期可能的暴露部位选用手套、隔离衣、口罩、护目镜或防护面屏，以及安全注射。也包括穿戴合适的防护用品处理患者环境中污染的物品与医疗器械。标准预防基于患者的血液、体液、分泌物（不包括汗液）、非完整皮肤和黏膜均可能含有感染性因子的原则，进行相应的预防。

2. 空气传播　带有病原微生物的微粒子（≤5μm）通过空气流动导致的疾病传播。

3. 飞沫传播　带有病原微生物的飞沫核（>5μm），在空气中短距离（1m 内）移动到易感人群的口、鼻黏膜或眼结膜等导致的传播。

4. 接触传播　病原体通过手、媒介物直接或间接接触导致的传播。

不同的感染病，传播途径不同。应根据实际情况，做以下隔离消毒。

1. 呼吸道隔离　主要措施有：①患同种疾病的病员安置一室，有条件的医院应使此种病员远离其他病区。病室通向走廊的门窗须关闭，出入应随手关门，以防病原体随空气向外传播，接触病员须戴口罩、帽子及穿隔离衣。②病室内每日用紫外线进行空气消毒一次。③病员的口鼻分泌物及痰需用等量的20%漂白粉溶液或生石灰混合搅拌后静置2小时才能倒掉。也可将痰液煮沸15～30分钟。

2. 消化道隔离　主要措施有：①不同病种最好能分室居住，如条件不许可，也可同居一室，但必须做好床边隔离，每一病床应加隔离标记，病员不准互相接触，以防交叉感染。②每一病员应有自己的食具和便器（消毒后方可给他人使用），其排泄物、呕吐物、剩余食物均须消毒。③护理人员在接触病员时，须按病种分别穿隔离衣，并消毒双手。④病室应有防蝇设备，保持无蝇，无蟑螂。

3. 洗手　要符合卫健委颁发的医务人员手卫生规范标准（WS/T 313）。大力宣传六步洗手法。

4. 环境、食品、水卫生的管理和监督　大多数感染病与环境卫生、食品卫生不良以及水污染相关。因此，加强环境、食品以及水源的卫生管理和监督至关重要。

### （三）保护易感人群

积极开展预防接种，提高人群的免疫力、降低易感性是十分重要的措施。继乙型肝炎疫苗纳入计划免疫后，已取得了喜人成绩，我国1～59岁人群HBsAg流行率已由1992年的9.75%降至2006年的7.18%。此外，天花的消灭、脊髓灰质炎的控制，均与接种疫苗有关。因此，继续坚持有效的预防接种，对感染病的预防可起到关键作用。此外，还应注意生活规律，加强身体锻炼，提高体质。

### （四）检疫

对有全球流行趋势的感染病的防治管理中，检疫起到非常重要的作用。分为国境卫生检疫和疫区检疫。

1. 国境卫生检疫　为控制感染病由国外传入或由国内传出，在海关、边境、口岸等国境对人员、行李、货物以及交通工具实施医学、卫生检查和处理。根据不同疾病的潜伏期制定检疫期并按规定进行预防接种或医学观察。

2. 疫区检疫　包括国内不同流行区（疫区）或疫区与非疫区之间限制往来；对传染源进行隔离治疗；对疫区进行消毒、杀虫、带菌动物处理；对接触者进行医学观察、隔离治疗；对易感者进行预防接种、被动免疫或药物预防等。

虽然我国感染病的防治和管理工作取得了可喜的成绩，但由于新的感染病不断出现、旧的感染病的重新肆虐，其防治和管理工作仍任重而道远。我们要认真贯彻落实《中华人民共和国传染病防治法》等法律、法规和规章，努力把感染病纳入法制化、科学化和规范化管理的轨道，为人类最终消灭感染病做出应有的贡献。

（王　媛）

# 第二节　旅行者感染病的防护

随着工作、学习的需要和人们生活水平的逐渐提高，外出旅行成为日常生活的重要内容之一。为保证旅行者安全愉快的旅行，现代医学应当为旅游者提供全面的医疗卫生服务。旅行者出发前应备足药品和相关用品，并针对目的地可能有的传染病做好必要的预防接种。医生应当熟悉人们因外出旅行可能罹患的疾病，避免漏诊和误诊。

# 一、旅行前的准备

## （一）总体建议

旅行者在外出前4周应由其医生或医院做体检。为了对旅行中可能接触到的传染病，对已回家的旅行者做出全面的医学观察，旅行者应在出行前充分了解目的地的情况（如当地的流行病、饮食卫生、医疗服务等），并据此做旅行计划，包括个体化的"防病备忘录"等。旅行者应列出已进行过的免疫接种种类、既往病史、目前疾病的用药情况等，并准备相应医药用品。在日程表上应留有足够的时间，做必要的免疫接种、准备预防用药（如抗疟药等）。

旅行者常备的医药用品包括：体温计、绷带、纱布、阿司匹林、制酸剂、抗眩晕药（如苯海拉明）等。一般不应自备广谱抗生素（如氟喹诺酮类药物、复方新诺明等），除非是去缺医少药或交通不方便的地区旅游。抗疟药、抗腹泻药及驱虫剂将在后边讨论。慢性病患者外出旅游时应带足旅行期间疾病所需的药品，如洋地黄类制剂、胰岛素等，因为同一种药品在不同国家、地区的生产商、药名、剂量都可以是不同的。

不同地域、同一地域不同季节的疾病流行情况不同。如登革热常见于热带地区。中美、南美、海地、多米尼加、非洲、印度次大陆、南亚、中东部分地区和大洋洲均有疟疾的传播和流行。发展中国家和地区旅行者腹泻的发生率较高。旅行者应对目的地的传染病和医疗卫生机构的情况有充分的了解。

## （二）预防接种

1. 常用疫苗　旅行者应根据所去国家的检疫要求和目的地的传染病流行情况提前进行有效的预防接种。因预防接种后需要一段时间，体内才会产生特异性抗体；而有些疾病的预防接种需接种数次且其间需有间隔期才可完成，所以应在旅行前至少4周咨询医生，并完成相应疾病的预防接种。

通常，灭活疫苗可以与其他灭活疫苗或者活疫苗同时接种。大多数活疫苗也可以在身体的不同部位同时接种。因此，对于没有接种禁忌证的人群，可以一次同时在身体的不同部位接种多种疫苗；也可在接种灭活疫苗的不同日，接种另外一种灭活疫苗或活病毒疫苗。另外，联合疫苗的出现也为旅游者提供方便。国外已有多种联合疫苗，如白喉-破伤风疫苗和白喉-百日咳-破伤风（简称白百破）三联疫苗、麻疹-风疹-腮腺炎（简称麻风腮）三联疫苗、甲型肝炎疫苗、乙型肝炎疫苗、甲型肝炎联合伤寒疫苗、灭活脊髓灰质炎病毒和白百破联合疫苗、麻风腮和水痘联合疫苗等。已有的资料提示：联合疫苗和单个疾病疫苗接种的安全性和有效性相似。

目前在我国人群已经推广了计划免疫和其他免疫接种，因此多数时候仅需加强免疫接种即可。表3-1列出加强免疫的疫苗接种。

表 3-1　加强免疫接种建议

| 疫苗 | 建议 |
| --- | --- |
| 甲型肝炎（HAV） | 接受过规范免疫接种的儿童和成人无需加强 |
| 乙型肝炎（HBV） | 接受过规范免疫接种（0、1、6 个月 3 剂免疫接种）的儿童和成人无需加强 |
| 流行性感冒 | 每年 1 剂；减毒活疫苗仅适用于 2~49 岁非妊娠人群 |
| 流行性乙型脑炎 | 近 1~2 年未接受过规范免疫接种的 17 岁以上人群需加强 1 剂，用于到东南亚旅行者 |
| 麻疹-风疹-腮腺炎三联疫苗（MMR） | 曾经规范免疫接种者，无需加强；未接受者可在出行前 4 周给予 2 剂免疫接种，2 剂间隔至少 4 周 |
| 脑膜炎双球菌四价疫苗（A/C/Y/W-135） | 到高流行区的旅游者需加强免疫接种 |
| 脊髓灰质炎病毒疫苗（灭活疫苗） | 已接受过规范免疫接种的成人旅游者，到存在脊髓灰质炎病例的地区，须接受单剂疫苗加强 |
| 狂犬病 | 不建议加强免疫接种 |
| 轮状病毒 | 不须加强免疫接种 |
| 白喉-百日咳-破伤风（Td，Tdap） | 白喉和破伤风需每 10 年加强 1 剂免疫接种 |
| 伤寒 | 口服疫苗需每 5 年加强 1 次，肌内注射疫苗须每 2 年加强 1 次 |
| 水痘 | 无须加强免疫接种 |
| 黄热病 | 每 10 年加强免疫接种 1 次 |

2. 几种重要旅行者感染病的预防接种

（1）黄热病：黄热病的病原体是黄热病病毒，由伊蚊叮咬传播。流行于非洲、南美和巴拿马，流行区有扩大趋势。我国要求入境者出具免疫接种的国际证明。将去、来自或途经流行区的旅行者均应接种疫苗。黄热病疫苗为减毒活病毒疫苗，仅需每 10 年加强 1 次。孕妇、免疫功能障碍者、对鸡蛋有严重过敏反应者、9 个月以下的婴儿应避免接种。注射疫苗 5~10 日内，可能出现的不良反应包括：轻微头痛、肌痛、低热等。

（2）脊髓灰质炎：西方国家已消灭了脊髓灰质炎。大多数人在儿童期间已经接种了三价混合口服疫苗，因此，旅行前仅需加强 1 次即可，最好在出发前 4 周完成。进入脊髓灰质炎已被消灭的国家，旅游者需提供已完成全程接种的证明。

（3）流行性脑脊髓膜炎：流脑由脑膜炎双球菌引起。细菌有 A、B、C、D、E、X、Y、Z、w135、H、I、K 及 L 等 13 个群，20 多个血清型。以 A、B 和 C 三群最常见，占 90% 以上。亚洲、非洲以 A、C 群为主，B、C 群多见于欧洲、北美洲、拉丁美洲、澳大利亚和新西兰，Y 群在美国、瑞典、以色列有上升趋势，W135 群最近见于沙特阿拉伯。我国一直以 A 群为主，近年 B 群有上升趋势。我国目前仅有 A 群荚膜多糖菌苗。国外已有单价（A 群或 C 群）、双价（A+C）和四价（A+C+Y+w135）疫苗，对成人和 2 岁以上者都是安全的，有效率为 85%~100%。多价疫苗的抗体应答是年龄依赖性的，对成人的保护力强。目前尚无针对 B 群的疫苗。进入沙特阿拉伯参加麦加朝觐的旅游者，必须接种脑膜炎球菌疫苗。

对于密切接触者，24 小时内即应予预防性治疗。儿童可用利福平，<1 个月者 5mg/kg，

每 12 小时 1 次，连服 2 日；>1 个月者 10mg/kg，每 12 小时 1 次，连服 2 日；<15 岁的儿童还可用头孢三嗪，125mg 肌内注射 1 次。成人还可选择环丙沙星 500mg 或氧氟沙星 400mg 口服 1 次。另外，国内还选用复方新诺明，成人每日 2g，儿童每日 30~50mg/kg，分 2 次口服，连服 3 日。

（4）流行性乙型脑炎：是黄热病病毒属的乙型脑炎病毒引起的传染病，流行于远东和东南亚地区，由受染的库蚊传播。到乡村或养猪场的旅行者发病的危险性明显高于普通旅行者。大多数受染者为隐性感染，但显性感染的病死率高达 20%~30%。去疫区旅行超过 30 日、在流行季节以户外活动为主（露营、徒步旅行等）的旅行者应接种乙脑疫苗；接种后的有效率约为 90%。乙脑疫苗为灭活病毒疫苗。接种后数小时到 2 周可发生不良反应（如局部红肿，偶有发热、过敏反应等），故应在旅行开始 2 周前完成接种。

3. 特殊人群的预防接种

（1）孕妇：应避免使用减毒活病毒疫苗和减毒活菌苗，如卡介苗、伤寒口服减毒活菌苗、麻风腮疫苗、水痘活疫苗或甲型肝炎减毒活疫苗及麻疹-风疹-腮腺炎、水痘、流感病毒等减毒活疫苗。对黄热病活疫苗、脊髓灰质炎疫苗，在确有暴露史且使用益处大于不良反应时，仍可在孕期使用。孕期可以使用免疫球蛋白、类毒素疫苗和灭活疫苗，不可接种卡介苗。

（2）HIV 感染者：免疫接种可短暂加重 HIV 感染的病情，但随着积极有效的抗 HIV 治疗，这种情况会逐渐消退。免疫功能受损的 HIV 感染者，接受预防接种后的免疫反应能力随 HIV 感染的进展而降低。免疫功能严重障碍、CD4$^+$T 淋巴细胞绝对计数小于 0.2×10$^9$/L 的旅行者，建议在旅行前开始 HARRT 治疗，且应避免使用减毒活病毒疫苗或减毒活菌苗。

# 二、旅行中的防护

## （一）旅行者腹泻（TD）

腹泻是最常见的旅行者疾病。美国旅行者根据出游地区不同、TD 的发生率为 30%~70%；出游东南亚国家的我国公民罹患 TD 的发生率为 15.3%，明显高于去其他国家旅行者（5.3%）。

TD 是指旅行者在旅行期间或旅行结束返回后 7~10 日内发生，24 小时内出现≥3 次不成形大便且有至少 1 种肠道疾病伴随症状，如发热、恶心、呕吐、腹痛、里急后重或血便等。TD 多为良性自限性（3~4 日）疾病。8%~15% 的患者病程持续超过 1 周，约 20% 的患者须卧床休息 1~2 日，仅 2% 的患者病程持续超过 1 个月。TD 的后遗症包括活动性关节炎、吉兰-巴雷综合征、感染后肠易激惹综合征等。儿童、老人、孕妇和有基础病的旅行者，TD 病程长，危险性大。

1. 病原学　多种病原体（病毒、细菌及寄生虫等）均可引起 TD，世界各地的微生物和寄生虫发病率不同，与当地流行的致病菌谱、流行菌株有关。不同季节、不同地区，TD 的病原组成不同。80%~85% 的 TD 由细菌引起，最常见的细菌为肠产毒性大肠埃希菌，尤以非洲和中美洲最多；此外，肠聚集性大肠埃希菌、志贺菌、空肠弯曲菌（亚洲国家尤多）、沙门菌、产气单胞菌（泰国、拉丁美洲、亚洲多见）、副溶血弧菌（东南亚沿海国家多见）也是常见致病菌。病毒如肠道病毒、轮状病毒、诺瓦克病毒等也可致 TD，后两种病毒是墨西哥 TD 的重要病原。寄生虫如溶组织阿米巴、蓝氏贾第鞭毛虫和隐孢子虫、环孢子虫及小孢子虫等也可致 TD。当 TD 持续超过 10～14 日时，应考虑蓝氏贾第鞭毛虫和隐孢子虫、环孢子虫、小孢子虫感染。后三种寄生虫尤其多见于 HIV 感染者。蓝氏贾第鞭毛虫和隐孢子虫是俄罗斯圣彼得堡 TD 的常见病原体。有近 20% 的患者在 1 次病程中可检出 2 种以上的肠道致病菌。有 20%～50% 的患者病原体未明，可能是肠道细菌或毒素或非感染性原因所致。美国 9 年的哨点监测数据提示：寄生虫（环孢子虫、隐孢子虫、小孢子虫等）在 TD 中所占比例有所增加，应当警惕。

2. 流行病学　旅行者腹泻是食入污染的食物、饮水和各种饮料，通过粪－口途径传播的。10 多岁的儿童和年轻人的发病率高，与进食量大和喜欢冒险的生活方式有关。长年发病，但夏秋季更多见。热带和不发达国家的发病率较高，高危地区为亚洲的多数国家、中东、非洲和南美洲，发病率可高达 30%～50%；中危地区包括东欧、南非和部分加勒比海国家，发病率为 8%～20%；低危地区为欧美发达国家和澳大利亚、新西兰、日本等国家，发病率仅为 2%～4%。自低危地区到高危地区旅游，发生 TD 的危险性约为 40%；自低危地区到中危地区，发生 TD 的危险性约为 10%。

3. 诊断　除有腹泻的临床表现外，流行病学资料是诊断 TD 的重要依据。旅行者的行程表和饮食、其他旅行者的发病情况也是协助诊断的重要依据。

4. 防护　因为 TD 的发生与不洁饮食有关，故旅行时选择危险性小的食物和饮料，如食用熟食前应加热到 60℃ 以上、尽量吃自己洗净的水果和蔬菜等。避免进食室温保存的熟食和未削皮的水果、当地产的奶制品和冷饮、自来水等。注意个人手卫生，餐具、牙具等器物要消毒。

旅游时间超过 3 周的长期旅行者不宜给予药物预防。不主张给健康人常规使用预防性药物。对于有基础疾病如慢性胃肠炎、免疫功能障碍、血液系统疾病、内分泌紊乱等患者、有严重 TD 病史者等，应给予药物预防 TD。预防性治疗应在到达目的地后开始，持续到返回后 2 日。预防 TD 的理想药物应当是安全（可自己服用、不良反应少）、方便（最好是每日 1 次）、无药物的相互作用、无耐药问题、保护率超过 75%。以前因四环素的抗菌谱广，TD 的预防首选多西环素每日 100mg。现在随着耐药地区的增多已很少使用多西环素。在过去的 10 年中，氟喹诺酮类药物（诺氟沙星、环丙沙星、氧氟沙星、左氧氟沙星、氟罗沙星）因广谱、安全、有效、方便而广泛用于 TD 预防。氟喹诺酮类药物不可用于儿童和孕妇。利福昔明是利福霉素的一种衍生物，在肠道内的药物浓度高、抗菌活性强、不良反应少、保护率超过 90%，亦可用于 TD 预防。

5. 处理原则　与急性腹泻的处理原则一样，预防和纠正脱水，补充电解质，合理用药，儿童和重症患者须就医诊治。口服补盐液是防治脱水及补充电解质的最佳选择。饮食须选择淀粉类半流食为宜。如体温>40℃、血性大便、症状较重者，应到医院就诊。

## （二）疟疾

疟疾是由疟原虫引起，由受染雌性按蚊叮咬传播。中美、南美、海地、多米尼加、非洲、印度次大陆、东南亚、中东部分地区和大洋洲都有疟疾的传播和流行。世界范围内最常见的是恶性疟和间日疟，无免疫力的旅行者因疟疾死亡的几乎都是恶性疟原虫所致。

按蚊主要在夜间和黄昏叮咬人，故除药物预防外，旅行者应采取以下措施：①合理安排活动时间，避免或减少在黄昏至黎明间的户外活动。②减少身体暴露，穿长衣长裤，尽量逗留在有纱窗、蚊帐的地方。③使用驱蚊剂，用含 30%～35% DEET（N-N 二乙基甲基苯甲酰胺）的驱蚊剂涂抹暴露皮肤；室内喷洒除虫菊类灭蚊剂；用氯菊酯喷洒蚊帐、处理衣物。④尽管采用了各种防护措施，在流行区暴露后仍可发病，早者可在暴露后 8~9 日发病，迟者可在返回后数月甚至数年发病，故一旦旅行者突然出现发热等疟疾表现，应当迅速就医。约 50% 感染间日疟者在离开疫区 2 个月后发病，但由于恶性疟的潜伏期最短，感染恶性疟者几乎都在离开疫区 2 个月内发病。

常用于疟疾预防的药物有甲氟喹、氯喹、氯胍、伯氨喹和多西环素。不同国家、地区，疟疾的流行情况不同，预防用药也不同。

在海地、大多数中东地区（叙利亚、约旦、伊拉克）、巴拿马运河西部的中美地区、墨西哥、多米尼加共和国，预防疟疾首选氯喹。剂量成人为 300 毫克/周、儿童为每周 5mg/kg。这些地区的恶性疟原虫也对氯喹敏感。氯喹可用于孕妇和婴儿。最常见的不良反应是消化道症状、瘙痒、粒细胞减少、光过敏等。对于耐氯喹的恶性疟疾，除在泰国、柬埔寨周边地区和缅甸外，可选用甲氟喹，250 毫克/周。孕妇和儿童使用也安全。最常见的不良反应有恶心、眩晕、头痛等。有精神病、癫痫和心功能不全者应慎用。在泰国、柬埔寨周边地区和缅甸存在耐甲氟喹的恶性疟，因此去这些地区的旅行者应选择多西环素，每日 100mg，孕妇和小于 8 岁的儿童禁用。甲氟喹和氯喹至少应在到达流行地区前 2 周开始服用，以达到稳定的血药浓度；多西环素应在到达前 1~2 日服用。甲氟喹、氯喹、多西环素均应服用到离开流行区后 4 周。

青蒿素及其衍生物是从黄花蒿叶子中提取的药物，半衰期短于奎宁，可杀灭间日疟、恶性疟原虫，可用于间日疟、恶性疟及耐氯喹恶性疟的治疗和预防。不良反应少见，偶有一过性网织红细胞减少、皮疹。青蒿琥酯或蒿甲醚定期每 7 日口服 100mg 或双氢青蒿素 80mg，均具有可靠的预防效果。

美国准许体重超过 10kg 的儿童在预防疟疾时选用阿托泛醌（atovaquone）和氯胍的复方制剂（Malarone，每片含 250mg 阿托泛醌和 100mg 氯胍），前者可抑制疟原虫体细胞线粒体内的电转换，后者抑制疟原虫的 DNA 合成；用法为出发前 2 日开始至旅行后 1 周，每日 1 片。严重肾功能障碍者禁用。最常见的不良反应包括腹痛、恶心、头痛等。

如果旅行者在疟疾流行区停留较长时间，可定期用伯氨喹预防间日疟和卵形疟（可在离开流行区后 3 年发病）：成人每日 15mg，14 日为一疗程；儿童每日 0.3mg/kg，总量不超过每日 15mg。伯氨喹禁用于孕妇和葡萄糖-6-磷酸脱氢酶（G-6-PD）缺乏者。

疫苗的研究工作正在进行中。

## 三、返回后的检查

旅行结束返家的旅行者应进行体检，包括血、尿、大便常规，肝功能和胸片。应在不同时间检查 3 次大便常规，1 次大便常规阴性不能除外寄生虫感染，不同时间 3 次大便常规均阴性可除外 70% 的肠道寄生虫感染。

旅行结束返回者最常发生的疾病是疟疾、登革热、旅行者腹泻、肝炎、阿米巴肝脓肿、立克次体病、钩体病及性传播疾病等。旅行返回者，引起嗜酸性粒细胞增多的常见寄生虫病为蛔虫病、丝虫病、钩虫病及肝吸虫病等。

旅行返回者一旦有不适就医时，医生一定要重视旅行史。

（王　媛）

# 第三节　环境因素对感染的影响

除病原体的致病性和机体的防御功能之外，环境因素的影响也是决定感染发生、发展与转归的重要条件。自然环境因素包括气候、温度、湿度以及其他因素，例如寒冷能使呼吸道黏膜的抵抗力降低；空气中的污染粉尘或刺激性气体等也能损害呼吸道黏膜，降低屏障作用。环境中存在放射性物质或有毒物质，对免疫系统的影响也是显而易见的。社会环境因素包括经济条件、营养调配、体育锻炼、卫生习惯及卫生设施等，均会对感染过程产生重要影响。如果上述环境因素及机体防御功能完善良好，适度的病原体入侵后，均有可能被机械防御功能及化学性杀菌、溶菌能力及时消灭清除，病原体不能在特定部位有机地结合，更不会生长繁殖，感染不能成立。这种抵御、清除病原体的机制在呼吸道、消化道等处是随时经常发生的，但机体大多都能保持健康而不被感染。一旦上述条件失去稳定平衡，寄生物得以侵犯或侵入机体的特定部位并定植下来生长繁殖，造成感染。如前所述，感染是一种病理概念，只有特殊的实验室检验才能证实，临床上是看不到的。以往所谓的"隐性感染"实际上大多是隐性染病，例如灰髓炎病毒侵入消化道，仅引起轻微的损害及症状，或者完全无症状，但病毒并未能侵犯神经组织即被终止，从此获得持久的特异性免疫；又如肝炎病毒感染后，不少人并无自觉症状，但化验时，却会有生化的异常及病毒感染标志的出现，根据前述定义，这些均属已患病的范畴。把感染与隐性染病严格分开，有时是困难的。显性发病后，有些病人虽自我感觉良好，但医生看来已有异常症状或体征者，可以称之为亚临床型发病。感染过程大致有以下表现形式或经过。

## 一、一过性感染

寄生物仅有少量定植，少量生长繁殖，其侵袭力及毒力不足以引起机体的病理生理改变，很快可被机体消灭清除。机体不一定能获得免疫力，即使用免疫学方法也难以证明机体已发生过该病原体的感染。

## 二、潜伏性感染

病原体侵犯或侵入机体，可在特定部位定植，可能仅有少量生长繁殖，故不会排出大量病原体。尚未被机体免疫系统所识别，也不足以引起病理生理反应，因而未能清除，和机体防御免疫功能处于暂时的平衡局面。一旦此种平衡被打破，便可能发病后清除病原体，或不发病而成为长期携带状态。

## 三、病原体携带状态

病原体侵犯或侵入机体特定部位定植，不断生长繁殖，可能经常排出病原体，局部可能有轻微损害，但并不足以引起机体的病理生理反应，也不足以被机体免疫系统所识别，因而未能获得免疫力。宿主大多较长时间仍保持健康，故有人称为健康携带者。一旦此种稳定平衡打破，有可能会发病。潜伏期带病原体及恢复期仍携带病原体者，均有其特殊的感染过程表现形式，也多有机体的免疫学识别应答，故不同于此类携带者。

## 四、隐性染病

可能由于机体原有部分免疫力，或是数量不多、毒力不强的病原体感染时，只能引起机体发生轻微的生物化学、病理生理异常反应。免疫学应答后，可获得特异性免疫力。隐性染病一般没有临床症状及体征，但与症状体征轻微而不易被察觉的亚临床型传染病，有时难以鉴别。在许多传染病中，隐性染病远远超过显性发病的病例数。

## 五、显性发病

当机体抵抗力降低时，病原体得以侵犯，不断增殖并释放有毒物质，引起宿主各种功能异常及组织学病变，在临床上出现特有的症状及体征者为显性发病。

感染过程的上述 5 种表现形式，在一定条件下可互相转化。在发病的过程中，病情的发展与转归也是很复杂的。病情开始缓解，体温尚未降至正常时，病情又见加重，体温再次升高者称再燃。此情况大多由于病原体仅暂时受到抑制而未被消灭，得以恢复生长繁殖之故。病情已进入恢复期或痊愈初期，体温已降至正常时，症状重现，体温再次上升者为复发。此种情况可能由于第一批病原体已被消灭，而潜在的病原体开始活跃所致。再感染乃指同一种病原体一次痊愈后，又再次感染。同时感染乃指两种病原体同时感染而发病，很难分清病原体的主次地位，如乙型肝炎与丁型肝炎病毒等。叠加感染乃指两种病原体先后感染，常使病加剧。重复感染乃指同一病原体先一次未愈而再次感染，如血吸虫病等。先有病毒或细菌感染，又夹杂真菌感染，常称为双重感染或混合感染。

（王　媛）

# 第四节　消毒与隔离

消毒是用物理、化学、生物的方法杀灭或清除不同媒介上的致病微生物，使其达到无害化要求。消毒是感染病防治工作中的重要环节，是控制传染源、切断传播途径的有效措施之一，藉以阻止及控制感染病的传播及流行。

## 一、消毒

消毒系把存在体外环境中的病原体通过物理、化学等方法彻底消灭，切断传播途径，阻止病原体的传播，达到控制感染病的

### （一）消毒的分类

消毒分为防疫消毒及医院消毒两种。

1. 防疫消毒　分为疫源地消毒及预防性消毒。

（1）疫源地消毒：是指对存在或曾经存在传染源的场所进行的消毒。又可分为随时消毒和终末消毒。其中随时消毒是指有传染源存在时，对其排出的病原体、可能污染的环境和物品及时进行的消毒。而终末消毒是指传染源离开疫源地如病愈、迁移或死亡等，对其原居住或活动地点进行的彻底消毒。

（2）预防性消毒：是指对可能受到病原体污染的物品和场所进行的消毒。如饮水、食品、公用票证、电话、餐具等消毒。

2. 医院消毒 医院消毒系将医院内各种消毒法的作用水平依剂量或强度及作用时间对微生物的杀灭能力分四级：①灭菌，杀灭所有微生物（包括细菌芽胞）。②高水平消毒法，能杀灭所有细菌繁殖体、病毒、真菌及其孢子和绝大多数细菌芽胞。③中水平消毒法，能杀灭和去除除了细菌芽胞以外的各种病原微生物。④低水平消毒法，只能杀灭细菌繁殖体（分枝杆菌除外）及亲脂病毒（有脂质膜，如乙型肝炎病毒、流感病毒等）。

### （二）消毒方法的分类

分为物理消毒法及化学消毒法。

1. 物理消毒法

（1）煮沸消毒：利用煮沸的高温、水的对流及物体的传热性达到消毒目的。适用于除细菌芽胞以外的多种病原体的消毒。

（2）高压时蒸气消毒：通过高温及蒸气的潜伏热，遇冷释放潜伏热，使温度急剧升高，并利用高压蒸气的穿透力达到消毒目的，对细菌芽胞有消毒作用。

（3）巴斯德消毒法：适用于不耐高温的物品及器械消毒。

（4）紫外线消毒：210~328nm波长的紫外线能阻碍细菌DNA的合成，从而达到消毒的目的。仅对一般细菌、病毒起作用。因穿透力差，仅对空气消毒及物体表面消毒。

2. 化学消毒法

（1）高效消毒剂：可杀灭包括细菌芽胞在内的各种微生物的消毒剂。主要包括含氯消毒剂、过氧乙酸、过氧化氢、甲醛、戊二醛及环氧乙烷等。

（2）中效消毒剂：可杀灭细菌繁殖体（包括结核分枝杆菌）、真菌与大多数病毒的消毒剂。主要包括乙醇、酚类（如石炭酸、煤酚皂溶液）及含碘消毒剂等。

（3）低效消毒剂：可杀灭多数细菌繁殖体、真菌及病毒，不能杀灭结核分枝杆菌及某些抗力较强的真菌和病毒。主要包括氯己定（洗必泰）、季铵盐类消毒剂如苯扎溴铵（新洁尔灭）及度米芬等。

### （三）常用的消毒方法

根据施药方法分为普通喷雾消毒，气溶胶喷雾消毒，熏蒸消毒，擦拭及浸泡消毒。

1. 地面、墙壁、门窗 用0.2%~0.5%过氧乙酸溶液或500~1 000mg/L二溴海因溶液或含1 000~2 000mg/L有效氯的含氯消毒剂溶液喷雾。泥土墙吸液量为150~300mg/m²，水泥墙、木板墙、石灰墙为100mg/m²。对上述各种墙壁的喷洒消毒剂溶液不宜超过其吸液量。地面消毒先由外向内喷雾一次，喷药量为200~300mg/m²，待室内消毒完毕后，再由内向外重复喷雾一次。以上消毒处理，作用时间应不少于60分钟。

2. 空气 房屋经密闭后，每立方米用15%过氧乙酸溶液7mL（相当于1g/m³），放置于瓷或玻璃器皿中加热蒸发，熏蒸2小时，即可开门窗通风。或以2%过氧乙酸溶液（8mL/m³）气溶胶喷雾消毒，作用30~60分钟。

3. 衣服、被褥及耐热、耐湿的纺织品 可煮沸消毒30分钟，或用流通蒸气消毒30分钟，或用250~500mg/L有效氯的含氯消毒剂浸泡30分钟；不耐热的毛衣、毛毯、被褥、化纤尼龙制品等，可采取过氧乙酸熏蒸消毒。熏蒸消毒时，将欲消毒衣物悬挂室内（勿堆集一处），密闭门窗，糊好缝隙，每立方米用15%过氧乙酸7mL（1g/m³），放置于瓷或玻璃容器中，加热熏蒸1~2小时。或将被消毒物品置环氧乙烷消毒柜中，在温度为54℃，相对湿度为80%条件下，用环氧乙烷气体（800mg/L）消毒4~6小时；或用高压灭菌蒸气进行消毒。

4. 患者排泄物及呕吐物　稀薄的排泄物或呕吐物，每1 000mL可加漂白粉50g或2g/L有效氯含氯消毒剂溶液2 000mL，搅匀放置2小时。无粪的尿液每1 000mL加入干漂白粉5g或次氯酸钙1.5g或1g/L有效氯含氯消毒剂溶液100mL混匀放置2小时。成形粪便不能用干漂白粉消毒，可用20%漂白粉乳剂（含有效氯5%），或5g/L有效氯含氯消毒液2份加于1份粪便中，混匀后，作用2小时。

5. 餐（饮）具　首选煮沸消毒15~30分钟，或流通蒸气消毒30分钟。亦可用0.5%过氧乙酸溶液或250~500mg/L二溴海因溶液或含250~500mg/L有效氯含氯的消毒剂溶液浸泡30分钟后，再用清水洗净。

6. 食物　瓜果、蔬菜类可用0.2%~0.5%过氧乙酸溶液浸泡10分钟，或用12mg/L臭氧水冲洗60~90分钟。患者剩余饭菜不可再食用，煮沸30分钟，或用20%漂白粉乳剂、500mg/L有效氯含氯消毒剂溶液浸泡消毒2小时后处理。亦可煮沸消毒。

7. 盛排泄物或呕吐物的容器　可用2%漂白粉澄清液（含有效氯5g/L）或5g/L有效氯的含氯消毒剂溶液或0.5%过氧乙酸溶液浸泡30分钟，浸泡时消毒液要漫过容器。

8. 家用物品及家具　可用0.2%~0.5%过氧乙酸溶液或1~2g/L有效氯的含氯消毒剂进行浸泡、喷洒或擦洗消毒。

9. 手与皮肤　用0.5%碘伏溶液（含有效碘5g/L）或0.5%氯己定醇溶液涂擦，作用1~3分钟。也可用75%乙醇或0.1%苯扎溴铵溶液浸泡1~3分钟。必要时，用0.2%过氧乙酸溶液浸泡，或用0.2%过氧乙酸棉球、纱布块擦拭。

10. 患者尸体　用0.5%过氧乙酸溶液浸湿的布单严密包裹后尽快火化。

11. 运输工具　车、船内外表面及空间可用0.5%过氧乙酸溶液或1g/L有效氯的含氯消毒剂溶液喷洒至表面湿润，作用60分钟。密封空间可用过氧乙酸溶液熏蒸消毒。对细菌繁殖体的污染，每立方米用15%过氧乙酸7mL（相当于1g/m³），对密闭空间还可用2%过氧乙酸进行气溶胶喷雾，用量为8mL/m³，作用60分钟。

12. 垃圾　可燃物质尽量焚烧，亦可喷洒1g/L有效氯的含氯消毒剂溶液，作用60分钟以上，消毒后深埋。

### （四）消毒效果的评价

使用"自然细菌消亡率"作为消毒效果的评价指标。用于空气消毒检查、物体表面消毒检查、排泄物检查等。计算公式如下：

自然菌消亡率＝（消毒前菌落数−消毒后菌落数）÷消毒前菌落数×100%

根据公式，计算得到的自然菌消亡率>80%为消毒效果良好；自然菌消亡率<60%为不合格。

## 二、隔离

采用各种方法、技术，防止病原体从患者及病原携带者传播给他人的措施。是管理及预防感染病的重要措施。

### （一）隔离的管理要求

在原卫健委医院感染控制标准专业委员会制定的医院隔离技术规范中强调：在新建、改建与扩建医院时，建筑布局应符合医院卫生学要求，并应具备隔离预防的功能，区域划分应明确、标识清楚。应根据国家的有关法规，结合本医院的实际情况，制定隔离预防制度并实施。隔离的实施应遵循"标准预防"及"基于疾病传播途径的预防"原则。加强感染病患者管理，包括隔离患者，严格执行探视制度。采取有效措施，管理感染源、切断传播途径及保护易感人群。同时，加强医务人员隔离与防护知识的培训，为其提供合适、必要的防护用品，正确掌握常见感染病的传播途径、隔离方式及防护技术，熟练掌握操作规程。医务人员的手卫生应符合原卫健委颁发的手卫生标准（WS/T 313）。隔离区域的消毒应符合国家有关规定。

### （二）隔离原则

1. 在标准预防的基础上，医院应根据疾病的传播途径（接触传播、飞沫传播、空气传播及其他途径传播），结合本院实际情况，制订相应的隔离与预防措施。

2. 一种疾病可能有多种传播途径时，应在标准预防的基础上，采取相应传播途径的隔离与预防。

3. 隔离病室应有隔离标志，并限制人员的出入。黄色为空气传播的隔离，粉色为飞沫传播的隔离，蓝色为接触传播的隔离。

4. 感染病患者或可疑感染病患者应安置在单人隔离房间。

5. 受条件限制的医院，同种病原体感染的患者可安置于一室。

6. 建筑布局符合相应的规定。

### （三）常用的几种隔离措施

1. 接触传播的隔离与预防　经接触传播疾病如肠道感染、多重耐药菌感染、皮肤感染等的患者，在标准预防的基础上，还应采用接触传播的隔离与预防。

（1）患者的隔离：应限制患者的活动范围。减少转运，如需要转运时，应采取有效措施，减少对其他患者、医务人员及环境表面的污染。

（2）医务人员的防护：接触隔离患者的血液、体液、分泌物、排泄物等物质时，应戴手套；手上有伤口时应戴双层手套。进入隔离病室，应穿隔离衣；接触甲类传染病应按要求穿脱防护服。

2. 空气传播的隔离与预防　接触经空气传播的疾病，如肺结核、水痘等，在标准预防的基础上，更加严格。

（1）患者的隔离：无条件收治时，应尽快转送至有条件收治呼吸道感染病的医疗机构进行收治，并注意转运过程中医务人员的防护。当患者病情允许时，应戴外科口罩，定期更换，并限制其活动范围。应严格空气消毒。

（2）医务人员的防护：应严格按照区域流程，在不同的区域，穿戴不同的防护用品，离开时按要求摘脱，并正确处理使用后物品。防护用品使用的具体要求应遵循规定。

3. 飞沫传播的隔离与预防　接触经飞沫传播的疾病，如百日咳、白喉、流行性感冒、病毒性腮腺炎、流行性脑脊髓膜炎等，在标准预防的基础上，还应采用飞沫传播的隔离预防。

（1）患者的隔离：遵循空气隔离要求对患者进行隔离与预防。应减少转运，当需要转运时，医务人员应注意防护。患者病情允许时，应戴外科口罩，并定期更换。应限制患者的活动范围。患者之间，患者与探视者之间相隔距离在 1m 以上，探视者应戴外科口罩。加强通风，或进行空气消毒。

（2）医务人员的防护：正确使用防护用品并按要求处理使用后物品。与患者近距离（1m 以内）接触，应戴帽子、医用防护口罩；进行可能产生喷溅的诊疗操作时，应戴护目镜或防护面罩，穿防护服；当接触患者及其血液、体液、分泌物、排泄物等物质时应戴手套。

4. 急性传染性非典型肺炎、人感染高致病性禽流感的隔离

（1）患者的隔离：安置于有效通风的隔离病房或隔离区域内，必要时置于负压病房隔离。严格限制探视者，如需探视，探视者应正确穿戴个人防护用品，并遵守手卫生规定。限制患者活动范围，离开隔离病房或隔离区域时，应戴外科口罩。应减少转运，当需要转运时，医务人员应注意防护。

（2）医务人员防护：医务人员应经过专门的培训，掌握正确防护技术，方可进入隔离病区工作。应严格按防护规定着装。不同区域应穿不同服装，且服装颜色应有区别或有明显标志。医务人员穿脱防护用品应遵循正确程序。

5. 其他传播途径疾病的隔离与预防　应根据疾病的特性及不同传播途径，采取相应的隔离与防护措施。

（王　媛）

# 第五节　杀虫和灭鼠

## 一、杀虫

防杀医学昆虫可预防及控制虫媒感染病，如疟疾、丝虫病、流行性乙型脑炎、登革热、斑疹伤寒、恙虫病、回归热及黑热病等，并可减少及消除对人体的叮咬和骚扰。常见医学昆虫有蚊、蝇、蚤、虱、蜱、恙螨、革螨、白蛉及臭虫等。

由于各种高效杀虫剂的研制及应用，防杀医学昆虫取得良好效果。但实践证实，仅靠杀虫剂不能完全解决医学昆虫的控制问题。相反，由于大量及长期使用杀虫剂，环境严重受污染，并使医学昆虫产生耐药性而降低杀虫效果。因此，目前对医学昆虫的防杀，应采取加强卫生宣传教育、充分发动群众，采用综合性防杀措施。医学昆虫的防杀措施有以下几个方面。

### （一）环境治理

通过环境改造及治理，如填平水坑、排水、平整土地、翻盆倒罐及间歇灌溉稻田等，消灭及减少医学昆虫的滋生地及滋生条件，达到控制医学昆虫繁殖的目的。环境治理亦包括改善人类的居住条件；培养良好的卫生习惯；及时清除及无害化处理垃圾及粪便，以减少苍蝇、蚤的滋生场所；经常换洗衣服，以防止虱的滋生。

### （二）物理防杀

即用物理方法防杀医学昆虫。如安装纱窗、纱门、纱罩及蚊帐等，防止蚊及蝇侵入。设置蚊（蝇）拍、蚊（蝇）罩拍打及诱捕蚊蝇。应用高压光电灭蚊（蝇）器，捕杀蚊（蝇）。

使用烫、煮、蒸、烧等方法，消灭虱、蚤、蟑螂及臭虫等，均有较好效果。

## （三）化学防杀

使用各种杀虫剂杀灭医学昆虫，虽然可污染环境，并使媒介昆虫产生耐药性，但因其具有高效、速效、广谱的杀虫效果，并可大面积使用，是综合性防杀措施中不可缺少的组成部分。近年来，有效的新杀虫剂不断研制及应用，剂型、使用方法及喷洒技术的改进，大大提高杀虫剂的效果。目前常用杀虫剂（表3-2）有：①有机氯杀虫剂，六六六、三氯杀虫剂。②有机磷杀虫剂，2，2，2-三氯-1-羟基乙基膦酸酯（敌百虫）、2，2-二氯乙烯基磷酸酯（敌敌畏）、马拉硫磷、倍硫磷、辛硫磷、双硫磷、杀螟硫磷（杀螟松）、甲嘧硫磷及毒死蜱等。③氨基甲酸酯类杀虫剂，西维因、残杀威、速灭威、混灭威及巴沙等。④拟除虫菊酯类杀虫剂，丙烯菊酯、胺菊酯、速灭菊酯、二氯苯醚菊酯（氯菊酯）及溴氰菊酯等。

表3-2 常见医学昆虫的杀虫剂用法

| 医学昆虫 | 杀虫剂 | 剂型和浓度 | 剂量 | 使用方法 | 药效 |
|---|---|---|---|---|---|
| 成蚊 | 2，2-二氯乙烯基磷酸酯（敌敌畏） | 50%~80%乳剂配成0.5%水剂 | 20~40mL/m² | 喷洒墙面、家具背后阴暗角落 | |
| | | 50%~80%乳剂浸蘸棉球、布条或装塑料袋中 | 70~100mL/m² | 将浸装药液的布条、棉球或塑料袋悬挂室内 | 持效较长 |
| | 马拉硫磷 | 50%乳剂稀释成2%水剂 | 50~100mL/m² | 喷洒室内墙面、阴暗角落或喷洒室外 | 室内持效2~3个月、室外持效7~10日 |
| | 氨菊酯 | 0.3%油剂 | 0.1mL/m² | 喷洒室内 | 25分钟内全部杀灭成蚊 |
| 蚊幼虫 | 敌敌畏 | 0.05%水剂 | 50~80mL/m² | 喷洒在污水表面 | 持效5~7日 |
| | 马拉硫磷 | 2%水剂 | 20~50mL/m² | 喷洒在污水表面 | 持效5~7日 |
| | 杀螟松 | 2%水剂 | 50~100mL/m² | 喷洒在污水表面 | 持效20~30日 |
| | 双硫磷 | | 0.05~0.5ppm | 喷洒在污水表面 | 持效40日 |
| 成蝇 | 2，2，2-三氯-1-羟基乙基膦酸酯（敌百虫） | 毒饵：90%2，2，2-三氯-1-羟基乙基膦酸酯（敌百虫）1份、糖10份、食物89份 | | 诱杀成蝇 | 持效7~10日 |
| | 敌敌畏 | 0.5%水剂 | 20~50mL/m² | 喷洒在成蝇停落场所 | 持效5~7日 |
| | 氨菊酯 | 0.3%油剂 | 0.1mL/m² | 喷洒室内 | 20分钟内全部杀灭成蝇 |
| | 桐油和松香 | 桐油2份、松香1份，熬成胶涂在牛皮纸上 | | 将涂药的牛皮纸挂在室内黏捕成蝇 | 持效5~7日 |
| | 辛硫磷 | 0.3%乳剂 | 1mL/m² | 喷雾 | |
| 蝇蛆 | 敌敌畏 | 0.5%水剂 | 50~100mL/m² | 喷洒在粪坑表面 | 持效5~10日 |
| | 马拉硫磷 | 2%水剂 | 50~100mL/m² | 喷洒在粪坑表面 | 持效5~10日 |

| 医学昆虫 | 杀虫剂 | 剂型和浓度 | 剂量 | 使用方法 | 药效 |
|---|---|---|---|---|---|
| 蚤 | 敌敌畏 | 0.5%水剂 | 40~60mL/m² | 喷洒在室内地面及鼠道 | 持效5~7日 |
| 虱 | 敌敌畏 | 配成0.1%水剂或将粉笔浸入80%乳剂中3~5分钟 | 50mL/m² | 喷洒在有虱的衣服上，用浸过敌敌畏的粉笔在衣缝上涂擦 | |
| 臭虫 | 敌敌畏 | 0.5%水剂 | 200~500mL/m² | 毛笔或毛刷蘸药液涂刷缝隙 | 持效1~2个月 |
| 蟑螂 | 敌敌畏 | 0.5%水剂 | 30~50mL/m² | 喷洒在蟑螂活动场所 | 持效5~7日 |
| | 硼砂 | 硼砂1份、红糖1份、面粉1份 | 每片5g | 放置在蟑螂活动场所 | 持效2~3个月 |
| | 敌百虫 | 2，2，2-三氯-1-羟基乙基膦酸酯2%、硼砂10%、黄豆粉20%、面粉48% | 每片5g | 放置在蟑螂活动场所 | 持效2~3个月 |
| | 溴氰菊酯 | 0.003%可湿性粉剂 | 25~30mg/m² | 喷雾 | |
| 白蛉 | 敌敌畏 | 0.5%水剂 | 30~50mL/m² | 喷洒室内外 | |
| | 敌百虫 | 0.20%水剂 | | 喷洒在工作服或衣服上 | |
| 蜱、螨 | 敌敌畏 | 0.3%~0.5%水剂 | 200mL/m² | 喷洒在蜱、螨活动场所 | 持效7~10日 |

此外，尚有昆虫生长调节剂，通过阻碍昆虫正常发育而杀虫。如甲氧保幼素及敌灭器（喷头），可将高浓度的杀虫油剂雾化成细小均匀的颗粒进行喷洒。该法较常规水剂喷洒的杀虫剂用量大大减少，具有高效、省工、省药、省钱及减少环境污染等优点，且可处理一般喷洒所不能及的地方。现场应用取得良好效果。

在杀虫剂的新剂型及使用方法的研究中，最引人注目的是缓释剂及控释技术，既可延长药效，又能减少药物损失，降低成本和减少环境污染。

### （四）生物防杀

利用某些生物来控制医学昆虫的生长发育。这种防杀方法的优点是对人畜无害，不造成环境污染，并能产生持久的杀虫效果。但作用缓慢，并有较高的特异性，实际应用有一定限制，主要用于消灭蚊虫。生物防杀有两种方法：①利用生物消灭害虫，如利用柳条鱼、鲤鱼、草鱼等鱼类，可捕食大量孑孓，其他捕食蚊虫幼虫的动物有巨蚊、松藻虫、水螅等。②部分病原微生物，如苏云金杆菌以色列变种含有6毒素，被蚊虫幼虫吞食后可致死，对多种蚊虫均有毒杀作用。国内生产的菌粉，取名"孑孓灵"，现场应用有良效，且对人畜无毒，生产工艺简单，使用方便。其他如球形芽胞杆菌、食蚊罗索虫等亦正在研究。尚有遗传防杀法，如释放大量绝育雄蚊，使其数量超过自然界的雄蚊，并使之与自然界的雌蚊交配而不能传代，达到灭蚊目的。

## （五）个人防护

可使用驱蚊剂及驱虫剂防蚊和防虫。亦可穿长袖衣及长裤，扎紧袖口和裤口，防止蜱及恙螨爬至人体叮咬等。

# 二、灭鼠

世界卫生组织（WHO）的资料提示，有1 515种鼠与传播疾病有关，至少能传播35种人的疾病。人可因直接接触鼠类的排泄物、分泌物或被鼠咬伤，而感染疾病；亦可被寄生在病鼠的蜱、螨、跳蚤等叮咬而获病。常见疾病包括鼠疫、肾综合征出血热、沙拉热、钩端螺旋体病、淋巴细胞脉络丛脑膜炎、鼠咬热、兔热病、沙门菌病、地方性斑疹伤寒、莱姆病、恙虫病、人粒细胞无形体病、西部马脑炎及森林脑炎等。除此之外，老鼠还毁坏器物、盗食粮食等。因此，灭鼠对预防疾病具有重大意义。

灭鼠应发动群众，采用综合性灭鼠方法，才能取得良好效果。灭鼠方法有以下几类。

## （一）器械灭鼠法

利用各种捕鼠器械，如鼠夹、鼠笼、鼠套、黏鼠贴及电子捕鼠器等，亦可翻草堆、堵（挖）鼠洞和灌水等。利用鼠笼、鼠夹等时，须掌握鼠情、选择合适诱饵、将捕鼠器放置在老鼠必经之路上。器械灭鼠方法简便易行，但耗费人力及物力较多，灭鼠不彻底，不利于大面积灭鼠，多与其他灭鼠法配合使用。

## （二）化学药物灭鼠法

把灭鼠药加入鼠类喜食的食饵中制成毒饵，放在鼠类出没的活动场所，鼠类食入毒饵后致死。此法灭鼠效果好，见效快，成本低，使用方便，缺点是容易导致人畜中毒。因此，须选择对人畜安全、低毒的药物，由专人撒药、捡拾鼠尸。

1. 磷化锌　为磷制剂，暗灰色粉末、有蒜味、干燥状态下稳定性好，主要作用于神经系统、影响代谢，中毒后活动性下降、食欲减退，常出现后肢麻痹，终至死亡。对鼠致死量为10～50mg/kg，配成3%～5%的浓度，粉剂为10%～20%，毒杀效果好，不宜连续使用，多次使用可使鼠产生拒食，但不引起耐药性，作用发挥较快，服后半小时即可中毒死亡。该药对人、畜、禽（尤其鸡、鸭）有毒，使用时须注意安全。

2. 毒鼠磷　白色粉末，无臭无味，不溶于水，易溶于丙酮及二氯甲烷。对犬及猴毒力较弱，对家畜如牛、羊等毒力强，对鸡几乎无毒。作用稍慢，服药后4～6小时出现症状、24小时内死亡。蓄积中毒不甚明显，无耐药性。

3. 甘氟　无色或微黄色透明油状液体，易溶于水、乙醇、乙醚等，比较稳定。具有选择性毒力，对猫、犬、羊毒力较强，对鸡、鸭的毒力低。鼠食毒饵后多于24小时内死亡、亦有长达72小时。

以上三种灭鼠药作用较快，1次服药后即可致死，称为急性灭鼠药。

抗凝血灭鼠药包括敌鼠钠、杀鼠灵、杀鼠醚及杀鼠溴敌隆等，主要成分是4-羟香豆素和1，3-茚满二酮。老鼠进食后因出血而死亡。对人、畜、禽的毒性较小。

4. 敌鼠钠　为茚满二酮抗凝血灭鼠药，呈黄色粉末、难溶于水。此药的作用是破坏凝血因子、凝血时间延长；同时可损伤毛细血管壁、使毛细血管通透性增加，从而导致严重出血而死亡。此药作用缓慢，常需几次投药。鼠类在服药后4～7日死亡，而中毒鼠无剧烈不适表现、不引起同类警觉，因此鼠类不易拒食，灭鼠较彻底。常用浓度为 0.05%~0.5%、毒粉用量为 0.2%~0.5%，可和毒饵混合及浸泡毒饵，需多次投药。配制时须戴口罩，用具和手须先用肥皂洗 2 遍，再用清水洗净。对猫、狗、兔毒性较大，对鸡、猪、牛、羊等的毒性较小。

5. 杀鼠灵　为香豆素类抗凝血灭鼠药，白色粉末，难溶于水。毒理作用与敌鼠钠相似。但较敌鼠钠安全。常用的浓度为 0.02%~0.05%。须多次投药。

6. 鼠得克　为第二代抗凝血灭鼠剂，属于 4-羟香豆素。突出特点是能杀灭对杀鼠灵产生抗药的鼠类、兼有急性及慢性灭鼠剂的优点。常用的浓度为 0.005%。

7. 大隆　与鼠得克相似、均为 4-羟香豆素类第二代抗凝血灭鼠药。呈乳白色或淡黄色粉末，不溶于水，溶于各种有机溶剂。是一种广谱灭鼠药，能杀灭家鼠或野鼠。亦能杀灭对灭鼠灵等耐药的鼠类。一次投药就能将鼠杀死，是一种理想的灭鼠药。适宜的浓度为 0.005%。

8. 灭鼠宁　为灰白色粉末，无臭、无味，不溶于水，溶于稀盐酸。此药可致鼠的外周血管收缩、组织及器官缺血坏死。中毒症状类似氰化物中毒，中毒鼠四肢苍白、呼吸困难、缺氧抽搐而亡。仅对一些鼠类如褐家鼠、仓鼠等有选择性毒力，作用快速，鼠类一般在 15 分钟至 2 小时发生中毒死亡。对褐家鼠的用量为 10~13mg/kg。

### （三）化学熏蒸剂灭鼠法

熏蒸剂是磷化铝、氯化物及不同配方的烟剂，经呼吸道毒杀鼠类。磷化铝片剂由磷化铝、氨基甲酸铵及石蜡混合而成，遇水后，分解产生剧毒的磷化氢及二氧化碳。可放入鼠洞内进行毒杀。此外，尚有氯化物、溴甲烷及氰化钙等均可直接投入鼠洞内，迅速堵塞鼠洞，散发有毒气体毒杀鼠类。

### （四）其他灭鼠法

尚有生物灭鼠法、生态灭鼠法等。利用鼠类的天敌如猫、鼬、鹰等灭鼠，亦可作为灭鼠措施之一。通过恶化鼠类的生存条件、降低环境对鼠类的容纳量，从而达到灭鼠的生态灭鼠法，可作为灭鼠措施的又一有效方法。

（王　媛）

# 第六节　疫（菌）苗的现状和研究进展

应用普通技术或以基因工程、细胞工程、蛋白质工程及发酵工程等生物技术获得的微生物、细胞及各种动物和人源组织和体液等生物材料制品，用于人类疾病预防、治疗及诊断的药品，称为生物制品。生物制品按其用途分为预防用、治疗用及诊断用生物制品。预防用生物制品即疫（菌）苗，包括细菌类菌（疫）苗、病毒类疫苗、类毒素、亚单位疫苗、基因工程疫苗及核酸疫苗等。治疗用生物制品包括各种抗毒素、特异性免疫球蛋白、各种细胞因子、干扰素（IFN）、某些血液制剂及核酸疫苗等，在某些感染病的急救和治疗中发挥重要作用。由细菌或病毒的特异性抗原、抗体及有关生物物质制备的体外诊断制品，和由变应原或有关抗原材料制备的体内诊断制品，则在感染病和变态反应性疾病的特异性诊断，尤其是疾病的早期诊断中发挥重要作用。

疫苗起源于我国宋朝民间创造的应用天花患者干痘痂粉末，接种于婴幼儿易感者的鼻腔内，获得人工主动免疫的方法，其后通过俄国和日本流传至世界各地。虽然接种人痘有感染发病的危险性，但在当时曾起到预防天花的重要作用。1796 年史上第一剂疫苗诞生，即英国乡村医生 Jenner 通过挤牛奶女工不患天花的观察性研究，发明了接种牛痘预防天花方法，并推广至全世界。经过一百多年来在全世界推广接种牛痘的努力，1980 年 5 月第 33 届世界卫生组织（WHO）大会上宣布，人类在全世界消灭了天花。此后，霍乱、炭疽、狂犬病、破伤风、伤寒、鼠疫及结核病等疫苗相继研发成功。Salk 及 Sa-bin 等利用细胞培养法分别研制成功脊髓灰质炎灭活疫苗（Salk 疫苗）和减毒活疫苗（Sabin 疫苗）。1978 年在 WHO 第 31 届大会上提出全球扩大免疫规划中，规定在 1990 年以前全世界儿童都能接种卡介苗、白百破联合疫苗、麻疹疫苗及脊髓灰质炎疫苗（简称"四苗"）。EPI 是实现 WHO 提出总目标"2000 年人人享有健康保健"（"health for all by the year 2000"）的关键措施，并取得显著成效。众多国家消灭了脊髓灰质炎。WHO 于 2000 年 10 月 29 日在日本东京都宣布，包括中国在内的西太地区 37 个国家和地区已消灭了脊髓灰质炎。我国是乙型肝炎高流行区，表面抗原（HBsAg）携带率为 7% ~ 8%，即 1.2 亿人为慢性乙型肝炎病毒携带者，人群中 HBV 自然感染率约为 60%，即 6.9 亿人已感染 HBV，慢性肝炎患者达 2 000 万 ~ 3 000 万例。20 世纪 90 年代以来，我国对新生儿推行乙型肝炎疫苗预防接种，尤其是将乙型肝炎疫苗与"四苗"共同列入我国儿童计划免疫接种后，取得了阻断母-婴传播 HBV 的显著成效，使部分大城市儿童的 HBV 携带率降到 1.5% 以下（降低 80% 以上）。近年来，随着我国落实扩大免疫预防计划，使许多曾经严重威胁人类生命健康酿成流行的感染病，如麻疹、白喉、新生儿破伤风、霍乱、鼠疫及钩端螺旋体病等，在我国亦得到控制或初步控制。研制并推广接种安全高效又价廉方便的疫苗，从预防感染病的社会效益与经济效益上分析，均应作为主导措施。

# 一、疫（菌）苗种类和应用

## （一）细菌类菌（疫）苗

1. 冻干皮内注射用卡介苗　全世界预防结核病所用的卡介苗即减毒牛型结核菌种均来自法国巴斯德研究院，为纪念两位研究并发现减毒牛型结核菌株的科学家 Calmette 和 Guerin，故命名为 BCG。BCGD2-PB302 菌株是生产 BCG 的菌种，该菌株免疫原性较强，接种后淋巴结反应较轻。BCG 株经 Souton 培养基培养后，加入保护液配成细菌浓度为 1.0mg/mL，分装 0.5mg（10 人份量）并冻干。接种对象为 ≤3 个月龄婴幼儿以及旧结核菌素（old tuberculin，OT）或结核菌素纯化蛋白衍生物试验阴性的儿童，于上臂外侧三角肌中部略下处皮内注射 0.1mL BCG 稀释菌苗。在接种后 2 周左右，注射局部会出现红肿浸润，经 8~12 周后形成结痂。如发现异常不良反应（side reaction），应及时就医。接种的禁忌证为现患结核病、急性感染病、肾炎、心脏病、湿疹、免疫缺陷病或其他皮肤病患者。BCG 预防结核病效果肯定，其保护率为 80% ~ 90%。

2. 冻干皮上划痕用鼠疫活菌（疫）苗　经多年反复培育和试验证明，我国使用鼠疫杆菌 EV 株菌种是毒力弱和免疫原性强的菌种。选育的 EV 株菌种经系统检定后并冻干保存，菌种取出后在厚金戈尔（Hot-tinger）琼脂培养基上传 2 代，将菌苔刮入保护剂中，稀释成含菌数为 7 亿 ~ 9 亿个菌/人份并冻干备用。接种对象为疫源地或进入疫区人员，在上臂外侧上部皮肤表面滴上疫苗 2 滴，用专用划痕针呈 "#" 形划痕接种（皮肤划痕间距 3~4cm 长 1~1.5cm 呈 "#" 形，严禁注射），用划痕针反复涂压，以使菌苗渗入划痕皮肤内。接种不良反应较轻，免疫效果良好，鼠疫患者若先前接种过该疫苗，则 90% 以上患者可治愈。

3. 冻干皮上划痕用布鲁司菌病活菌（疫）苗　该菌苗系用布鲁司菌弱毒株 10⁴M 菌种接种于肝浸液琼脂斜面培养基，37℃培养 44~48 小时为第一代。挑取光滑型菌落再传一代后，方可大量增殖，将菌苔刮入保护液中分装并冻干，每毫升含菌量为 1 800 亿~2 000 亿个，每人份含菌量为 90 亿~100 亿个。接种对象为与布鲁司菌病传染源密切接触者，畜牧人员尤其是接羔员和挤奶员，皮毛和乳制品加工人员以及兽医等。每年接种一次，于上臂外侧上部皮肤表面滴上菌苗 2 滴，同上用专用划痕针呈 "#" 形划痕接种（严禁注射）。对于布鲁司菌素反应阳性者，不予接种。接种后局部反应轻微，少数可有低热反应。

4. 皮上划痕人用炭疽活菌（疫）苗　本品系用炭疽菌弱毒株 A16R 株芽胞，经牛肉消化液琼脂培养基培养，加入甘油蒸馏水制成容量比 50% 悬液，约含 0.5 亿个活菌/毫升。接种对象为食草动物炭疽病高发地区的农牧人群，皮毛加工与制革工人及牲畜屠宰人员。每半年或一年接种 1 次。接种方法同上，在上臂外侧上部皮肤上滴菌苗 2 滴，"#" 形划痕接种（严禁注射）。

5. 钩端螺旋体灭活菌（疫）苗　钩端螺旋体（简称钩体）血清型十分复杂，我国迄今已发现 19 个血清群 75 个血清型，流行于全国 28 个省、市、自治区，不同血清型之间交叉保护免疫不明显，因此必须选用钩体流行血清型 1~3 株来制备疫苗。生产菌种应选用繁殖力强，免疫原性好，并通过豚鼠传 2~3 代后，应用无蛋白综合培养基培养菌种，收获的培养物中经加入 0.25%~0.35%（g/mL）苯酚灭菌，即制备成灭活菌（疫）苗。在钩体灭活菌苗中，每一菌型的死菌数应含 1 亿~1.5 亿条/毫升。疫苗接种对象为流行区 7~60 岁高危人群，以及可能与疫水和患病动物接触者。于流行季节前，全程皮下注射疫苗 2 针，成人剂量为第一针 0.5mL，第二针 1.0mL，间隔 7~10 日；7~13 岁儿童剂量减半；必要时 7 周岁以下儿童酌情注射 1/4 成人剂量。疫苗接种不良反应轻微，免疫效果明显，使我国多年来已基本控制了钩体病的流行。

6. 吸附纯化无细胞百日咳疫苗　我国采用含有百日咳杆菌 1、2 和 3 血清型的 CS 疫苗株作为生产百日咳纯化疫苗的菌种。CS 菌种接种于半中和碳培养基中，用发酵罐深层培养法制备疫苗原液，其有效抗原释放至培养基上清液内，以化学和物理方法提纯并经甲醛液和戊二醛液解毒，然后去除解毒剂制成纯化成分疫苗。该疫苗含有丰富的丝状血凝集素（FHA）和毒素两种保护性抗原，含有效抗原成分 15~18μg 总蛋白氮（PN）/mL。接种对象为 3 个月龄至 6 岁儿童，皮下注射接种，每次注射剂量为 0.5mL，3~12 月龄内共接种 3 次，每次间隔 4~6 周，在 18~24 月龄时再注射第 4 针加强。纯化疫苗较全菌体菌苗不良反应明显下降，其接种后发热率仅为后者的十分之一，而两者的接种保护率均达到 85%~90%。按照抗原纯化工艺的不同，可分为共纯化工艺制备的百日咳疫苗和分别纯化定量配比的百日咳疫苗即百日咳组分疫苗。中国和日本部分企业采用的是共纯化工艺，即细菌培养后，盐析沉淀 PT、FHA 等保护性抗原，然后用蔗糖密度梯度离心法去除杂质，同时收集富含 PT 和 FHA 的有效成分。欧美等国家采用柱层析法，将不同的保护性抗原分别纯化，然后再将各抗原定量配比成疫苗。两法各有优缺点，前者产率相对较高，且成本较低，但共纯化工艺不利于产品的质量稳定。柱层析法成本较高，但优点是成分明确，较易进行质量控制，不良反应更小。自 20 世纪 90 年代中期以来，大多数发达国家均采用柱层析分离纯化制备各组分来生产无细胞百日咳疫苗，而中国目前仍然停留在共纯化工艺生产无细胞百日咳疫苗的水平上。

7. 伤寒 Vi 多糖疫苗　伤寒沙门菌灭活菌（疫）苗其保护效果肯定，但接种不良反应大，且对 2 岁以下儿童无效。伤寒 Ty2 菌株含有丰富的微荚膜 Vi 抗原，经在发酵罐半中和培养基中培养 8~12 小时，将收获物加入甲醛液灭菌并取上清液，以脑膜炎球菌多糖疫苗相似的程序提取制成伤寒 Vi 多糖疫苗。接种对象为高发人群及军人，于上臂外侧三角肌处皮下或肌内注射，1 次 0.5mL。接种反应轻，仅有个别人有轻度且短暂低热。经现场调查表明，我国伤寒 Vi 多糖疫苗的保护率为 70%，免疫持久性不少于 2 年，但其长期免疫性有待进一步观察证实。

8. 精制白喉类毒素　制备白喉外毒素的菌种为罗马尼亚白喉棒状杆菌 PW8 株，经国内培育筛选出产毒率高的亚株，每隔 5 年需进行 1 次产毒菌筛选。菌种接种于 Pope 或林氏培养基应用深层通气培养，外毒素效价不低于 150Lf（絮状反应量）/mL，经加入 0.5%~0.6% 甲醛液脱毒成为类毒素，再经硫酸铵沉淀法纯化精制成类毒素疫苗。疫苗要求纯度 ≥ 1 500Lf/mgPN。白喉外毒素可先脱毒后精制，亦可先精制后脱毒，前者脱毒需时长并应不断地检查脱毒效果，后者需添加赖氨酸以防脱毒后毒性逆转。接种对象为 6 月龄至 12 岁儿童，初次免疫皮下注射 2 针各 0.25mL，间隔 4~6 周。接种不良反应轻微，但在成人接种时，易引起变态反应或称超敏反应，故成人接种宜用低剂量（2~5Lf），其免疫效果亦佳。

9. 精制破伤风类毒素　破伤风芽胞梭菌菌种自罗马尼亚引进，经中国药品生物制品检定所培育筛选出产毒量高的 L58 株。蛋白水解液加入适量的氨基酸和维生素为破伤风菌种的培养基，在 34℃ 厌氧条件下培养 6 日，除去菌体并加入 0.3%~0.4% 甲醛液脱毒后，以硫酸铵沉淀法纯化为精制破伤风类毒素疫苗，类毒素纯度应 ≥ 1 000Lf/mg PN。破伤风外毒素亦可先行精制后再脱毒。接种对象为儿童、发生创伤机会较多的人群（如军人、警察及地下施工人员等）和孕妇。WHO 主张破伤风类毒素与白喉类毒素、百日咳疫苗混合成为联合疫苗，给予儿童接种。对于已有基础免疫者，于受外伤后应再注射 1 针类毒素，可不必接种破伤风抗毒素，以防发生过敏反应。

10. A 群脑膜炎球菌多糖疫苗　A 群脑膜炎球菌菌种为 A 群脑膜炎 CMCC29201（A4）菌株，菌种在发酵罐半中和培养基中通气搅拌培养，培养物立即加入甲醛液灭菌并去除菌体，以免释放内毒素，亦可采用超速离心法除去内毒素，在上清液中加入阳离子去污剂沉淀球菌荚膜多糖，收集沉淀物提取多糖即为多糖疫苗。接种对象为 6 个月龄至 15 岁儿童，3 岁以下儿童于疾病流行前接种 2 针，间隔 3 个月，每 3 年复种一次。多糖疫苗接种反应轻微。根据流行病学调查结果表明，接种后 1~3 年持续保护率分别为 96.47%、92.62% 和 82.8%。多糖抗原是 B 细胞依赖性抗原，因此对 1 岁以下儿童免疫效果差，如将多糖抗原与其他蛋白抗原（如破伤风类毒素）偶联而成为结合疫苗，则可提高免疫原性。

此外，细菌性痢疾口服双价联合疫苗的预防效果有待于提高，国外进口的肺炎链球菌多糖疫苗因价格昂贵难于推广。

### （二）病毒类疫苗

用病毒、衣原体、立克次体或其衍生物制成，进入人体后使机体产生抵抗相应病毒能力的生物制品。

1. 减毒活疫苗

（1）口服脊髓灰质炎活疫苗：我国一直仅使用口服脊髓灰质炎活疫苗（OPV）即 Sabin 活疫苗，毒种为 Sabin Ⅰ、Ⅱ 和 Ⅲ 型株（或 Ⅲ₂ 株或 Ⅲ 型 Pfizer 株），亦可使用经人胎二倍体细胞培育纯化的 3 个型 Sabin 毒株。制备生产种子所用的细胞为胎猴肾、清洁级猴肾或人胎二倍体细胞（2BS）。每人份 0.1mL 三价联合疫苗中，病毒含量（滴度）为 Ⅰ 型 6.0、Ⅱ 型 5.0、Ⅲ 型 $5.5\log CCID_{50}/mL$（每毫升含 50% 细胞感染量）。服用接种对象为 ≥2 月龄儿童，从 2 月龄开始，口服糖丸 1 粒或 2 滴液体疫苗，连续 3 次，每次间隔 4~6 周，4 岁时再加强免疫一次。由于推广口服脊髓灰质炎活疫苗，使我国早在 1992 年便基本消灭了脊髓灰质炎，发病率已降至 0.01/10 万人以下，并最终在我国境内彻底消灭了脊髓灰质炎。

（2）麻疹活疫苗：麻疹疫苗株毒种为我国自行研制的沪 191 株和长春的长 47 株，经在人胎肾细胞、人羊膜原代细胞上传代后，转种鸡胚细胞培养适应使毒力减弱和保持良好的免疫原性。毒种在 9~10 日龄 SPF 鸡胚细胞上，于 31~33℃ 静止或旋转培养，病毒滴度 ≥ $4.5\log CID_{50}/mL$，添加适宜保护剂并冻干制成麻疹活疫苗。接种对象为 ≥8 个月龄麻疹易感儿童进行初次免疫，一次免疫的抗体阳转率 ≥95%，7 岁时再复种一次。于上臂外侧三角肌附着处皮下注射 0.5mL。接种不良反应一般轻微，少数人在接种后 6~10 日可有一过性低热，偶有散在性皮疹。自 1978 年麻疹活疫苗被纳入计划免疫以来，我国每年麻疹病例数显著下降，近年全国每年麻疹发病数少于 10 万例，仅为使用疫苗前病例数的 1%。

（3）甲型肝炎活疫苗：1978 年以来我国自行研制并被国家批准上市的甲型肝炎减毒疫苗有 2 种，长春生物制品研究所生产的 LA-1 减毒株及浙江省医学科学院及中国科学医学院生物学研究所生产的 H2 减毒株，均为皮下接种。甲型肝炎活疫苗接种后可产生病毒血症和特异性抗体，并从粪便排出少量病毒，但未发现实验动物之间或人与人之间相互传染。接种对象为 1~16 岁易感儿童，以及高危人群诸如饮食服务行业和托儿所幼儿园工作人员。接种 1 针疫苗后，可使 95% 以上接种者产生抗体，接种保护率达 95% 以上。经过多次人群血清流行病学调查表明，甲型肝炎活疫苗均具有良好的安全性和显著的免疫学效果和预防效果，接种保护率达 95% 以上。由于接种甲型肝炎减毒活疫苗可使机体产生更完全的细胞免疫及体液免疫，加之成本低廉，仅需注射接种 1 次，故用来降低甲型肝炎发病率，更适合我国及其他发展中国家的国情。在甲型肝炎暴发疫情早期，应急接种甲型肝炎疫苗，亦可有效地控制疫情。

（4）风疹冻干活疫苗：风疹病毒野毒株在人二倍体细胞（2BS）30℃ 连续传代培养 12 代，得到 BRD Ⅱ 减毒活疫苗毒株。用人 2BS 培养疫苗毒种，用 RK-13 细胞或其他敏感细胞滴定病毒，1 人份疫苗剂量（0.5mL）病毒含量 ≥ $4.5\log CCID_{50}/mL$。加入人白蛋白作保护剂，并冷冻干燥制成风疹疫苗。接种对象为 8 个月龄以上的易感者，重点对象为 10~14 岁少女，于上臂外则三角肌附着处皮下注射 0.5mL。在注射后 6~11 日，少数人可有一过性的低热反应。成人接种后 2~4 周内可能出现轻度关节炎反应。孕妇禁止使用。育龄妇女注射疫苗后 3 个月内应避免怀孕。本疫苗主要用于预防孕妇患风疹，继而引起胎儿和新生儿的先天性风疹综合征，即先天性耳聋、白内障、心脏病及死胎和其他先天性畸形等。我国医务人员和群众对于接种风疹疫苗的重要性，目前有待于提高认识并予以重视。

（5）流行性腮腺炎活疫苗：我国使用的流行性腮腺炎活疫苗是上海 S79 减毒株，为从患者体内分离后，在三级（SPF）鸡胚细胞上连续传代，收获病毒并冻干制成疫苗，其病毒含量≥4.75log CCID$_{50}$/mL。人用剂量为0.5mL，于上臂三角肌附着处皮下注射。本疫苗一般与麻疹、风疹疫苗制成联合疫苗（MMR）使用。

（6）黄热病活疫苗：我国采用国际通用的17kD减毒株，在三级（SPF）鸡胚卵黄囊中接种培养，取全胚研磨制成悬液，经离心后取上清液，加入保护剂并冻干制成黄热病活疫苗。接种对象为进入或途经黄热病流行区人员，皮下注射0.5mL，接种者几乎100%产生中和抗体并持续较久。

（7）冻干乙型脑炎活疫苗：乙型脑炎活疫苗由我国独创的减毒株SA14-14-2株制成。本疫苗可提高免疫效果和减少接种次数，便于推广使用。SA14-14-2株是强毒株SA14经地鼠肾单层细胞传100代后，用蚀斑筛选出无致病性的毒株，再通过动物神经外途径传代以稳定残余毒力，使之毒力不再返祖和提高免疫原性。经各种动物实验证明，SA14-14-2株适合于制成活疫苗，该毒株除具有致病性和免疫原性外，在地鼠肾单层细胞上培养时可形成界线清晰的小蚀斑，无明显的TS特征。基因序列分析表明，减毒株与原强毒株核酸序列比较有57个核苷酸改变，发生2个氨基酸改变。用地鼠肾细胞接种SA14-14-2株，当出现明显细胞病变时收取病毒原液，加适当的保护剂并冻干制成疫苗，其病毒滴度≥7.2PFU/mL为合格。接种对象为1周岁以上儿童，于上臂外侧三角肌处皮下注射0.5mL，1岁儿童注射1针，于2岁和7岁时分别各再加强免疫1次。经大量临床试验和流行病学效果考核证明，乙型脑炎活疫苗的不良反应轻微而免疫原性良好，其保护率达80%~90%。

2. 灭活疫苗

（1）乙型脑炎灭活疫苗：其毒株为乙型脑炎病毒P3株。P3株经地鼠肾单层细胞旋转培养，病毒滴度达到≥7.0log LD$_{50}$/mL，加入甲醛液制成灭活疫苗。接种对象主要为6个月龄至7周岁儿童和由非疫区进入疫区的易感者，初次接种2针，于上臂外侧三角肌附着处皮下注射0.5mL，间隔7~10日，于初次免疫后1年、4岁及7岁时各再接种0.5mL。注射时加入适量亚硫酸氢钠液中和，可减轻甲醛刺激引起的疼痛。多次注射后，有时机体可产生过敏反应（低热、皮疹等），经一般对症处理即可。

（2）人用提纯狂犬病灭活疫苗：狂犬病灭活疫苗的毒种为狂犬病固定毒适应于细胞培养的aG株或其他经批准的毒株。我国用地鼠肾细胞或Vero传代细胞在静置或旋转瓶中培养毒种，病毒滴度≥5.5log LD$_{50}$/mL，加入甲醛或β丙内酯灭活，经过物理化学方法提纯后制成冻干制品，以适于应急备用。疫苗效价以NIH法检测≥2.5IU/安瓿。接种对象为被疯犬或其他可疑动物咬伤、抓伤者。对被咬伤者应于第0、3、7、14及30日各注射1安瓿量疫苗。此外，要及时消毒处理伤口，对于严重被咬伤的部位（头、脸、颈、手指及多部位）或深部伤口的受伤者，除全程疫苗注射外，需再增加注射2~3针疫苗，并在伤口周围注射特异性抗狂犬病血清或特异性免疫球蛋白。儿童和成人用量相同，成人在上臂三角肌处肌内注射，儿童则在大腿前内侧区肌内注射。狂犬病疫苗是唯一急救性制品，其预防效果与注射疫苗的早晚、咬伤部位及咬伤程度有关，重要的是早注射与全程注射疫苗以及处理伤口。提纯疫苗的不良反应一般较轻。

（3）肾综合征出血热灭活疫苗：肾综合征出血热灭活疫苗是我国率先由汉坦病毒Ⅰ型（汉滩型）和Ⅱ型（汉城型）毒株，应用单层细胞培养后制成的灭活疫苗。毒种为经过筛选具有抗原谱广、免疫原性好和产率高的毒株，经灭活处理和添加吸附剂，制备成单型疫苗或双型联合疫苗。疫苗接种对象为疫区各年龄组人员，若为Ⅰ型流行区，应重点对野外接触野鼠的高危人群接种Ⅰ型或双型联合疫苗。接种部位为上臂三角肌肌内注射，于第0、7和28日全程接种3针，每次1.0mL，1年后再加强免疫1次。经实验室研究和流行病学考核表明，接种后不良反应轻微且能诱发产生中和抗体，其保护率可达90%左右。目前在研究改进提纯疫苗工艺，以进一步减轻不良反应、减少接种次数及提高免疫效果。

（4）森林脑炎灭活疫苗：1952年我国应用森林脑炎病毒"森张株"，以地鼠肾细胞培养病毒株并以甲醛灭活制成灭活疫苗，一直沿用至今，其生产工艺与乙型脑炎灭活疫苗相同。注射疫苗后，预防效果较好，不良反应轻。

（5）脊髓灰质炎灭活疫苗：Salk灭活疫苗系1954年应用脊髓灰质炎病毒Ⅰ、Ⅱ和Ⅲ型强毒株分别在猴肾细胞中增殖，收获病毒加入甲醛液在一定温度下灭活而成的三价联合疫苗。Salk灭活疫苗为皮下注射制剂，初次免疫需注射3针，每针间隔4~6周，第3针后间隔6~12个月加强注射第4针，此后每隔数年需再加强注射1针。Salk灭活疫苗经在北美及西欧等地区多年使用，证明安全有效，尤其是对免疫缺陷或免疫受抑制者使用灭活疫苗较为安全。目前我国已经消灭了脊髓灰质炎，而周边部分国家（如印度、巴基斯坦、尼泊尔及朝鲜等）仍存在本病，故我国仍需对高危的易感儿童接种脊髓灰质炎疫苗。鉴于脊髓灰质炎活疫苗株可基因重组变异为衍生脊髓灰质炎病毒（VDPV），使神经毒力返祖而致急性弛缓性麻痹（AFP），我国有可能以Salk灭活疫苗替代Sabin活疫苗，并重新制定预防策略和接种程序。

（6）甲型肝炎灭活疫苗：目前国外有4种被批准的甲型肝炎灭活疫苗，均为细胞培养甲型肝炎病毒（HAV）经甲醛灭活的制剂。我国已批准进口的甲型肝炎灭活疫苗有2种：①源于澳大利亚HAVHM175株，由比利时Smith Kline Beecham公司应用人2BS细胞培养适应并传接40代获得减毒株，从细胞培养液中收获病毒，经甲醛灭活后加入铝盐吸附而制成，称为Havrix™（贺福立适）甲型肝炎灭活疫苗。成人初次接种剂量为1m（含1 440抗原单位），儿童剂量减半，于上臂三角肌处肌内注射，间隔6~12个月后再加强1针。②源于拉丁美洲哥斯达黎加CR326-F株，由美国Merck公司生产的VAQTA™灭活疫苗，1mL含50IU抗原单位即50ng抗原，接种方法同上。两种疫苗接种对象同甲型肝炎活疫苗，均于10年后需复种1次。虽然甲型肝炎灭活疫苗免疫学效果和流行病学预防效果均较肯定，但因其价格昂贵，不适合我国推广使用。中国药品生物制品检定所和唐山怡安公司共同研制的国产甲型肝炎灭活疫苗，于2002年通过国家鉴定，用于特定适应人群（如免疫功能低下的易感者等）的预防接种。

（7）肠道病毒71型（EV71）灭活疫苗：EV71是引发手足口病或咽峡炎的主要病原体之一。2008年EV71病毒在中国流行，共造成49万人感染，126人死亡。感染及死亡病例集中在3岁以下的婴幼儿。来自江苏省疾病预防控制中心、中国疾病预防控制中心、中国食品药品检定研究院等多家机构的科研人员研制出一种基于Vero细胞、以氢氧化铝为佐剂的EV71灭活疫苗。Ⅰ期和Ⅱ期临床试验结果已经表明，该疫苗可诱导6~35月龄婴幼儿产生针对EV71的免疫反应，其安全性也得到了证实。近年，该EV71疫苗的Ⅲ期临床试验结果再次肯定了其有效性、安全性和免疫原性，研究结果发表在2014年2月的新英格兰医学杂志上。

病毒类及细菌类减毒活（菌）疫苗与灭活疫（菌）苗相比，各有其优缺点，一般前者免疫效果和预防效果更好，但灭活疫（菌）苗的安全性相对更好一些（表3-3）。

表3-3 减毒活疫（菌）苗与灭活疫（菌）苗特点比较

| 比较要点 | 减毒活疫（菌）苗 | 灭活疫（菌）苗 |
|---|---|---|
| 疫（菌）苗来源 | 无毒或弱毒的微生物疫苗株 | 用甲醛等灭活的病原微生物 |
| 免疫机制 | 类似自然感染，诱导机体细胞免疫和体液免疫，且产生接种局部免疫 | 刺激机体产生体液免疫（中和抗体）为主，不产生接种局部免疫 |
| 免疫学效果 | 好，免疫持续3~5年或更长 | 较好，免疫持续数月至1年 |
| 禁忌接种人群 | 免疫功能缺陷及低下者 | 过敏体质者 |
| 不良反应 | 较小，但疫苗株有毒力返祖之虞 | 较大，常有低热、接种部位疼痛等 |
| 接种剂量与次数 | 剂量小，多为接种1次 | 剂量大，多为接种2~3次 |
| 疫苗保存及成本 | 需要低温，有效期较短，价廉 | 温度不严格，有效期较长，较昂贵 |

3. 基因重组疫苗　在20世纪90年代，我国生物制品研究机构应用中国地鼠卵巢细胞传代细胞中转染HBV S重组基因并表达HBsAg成功，投入试生产后，其产量有限。其后从美国MSD公司引进的酵母重组乙型肝炎疫苗生产线，于1998年正式投产。自2000年起，基因重组乙型肝炎疫苗已完全替代乙型肝炎血源性亚单位疫苗。

基因重组乙型肝炎疫苗接种对象主要为新生儿，其次为幼儿和高危人群（医务人员、托幼机构工作人员、职业献血员等）。注射程序称为0、1、6月程序，即第1针后，间隔1个月及6个月注射第2及第3针疫苗。新生儿接种乙型肝炎疫苗越早越好，要求于出生24小时内接种，因为年龄越小，受乙型肝炎病毒（HBV）感染后越易成为慢性HBV携带者，且可能至青壮年时发病。接种方法，在婴幼儿为大腿内侧肌肉接种，儿童和成人在上臂三角肌处肌内注射。接种剂量：新生儿及儿童接种酵母重组乙型肝炎疫苗为5μg（0.5mL），成人为10μg（1mL）；接种CHO重组乙型肝炎疫苗，则不分年龄大小，均注射10μg（0.5mL）。由于HBsAg和HBeAg双阳性母亲的新生儿受感染几率大，可双倍量接种疫苗，并加用乙型肝炎高价免疫球蛋白（HBIg）。重组乙型肝炎疫苗不良反应轻微，其免疫学和预防效果均较理想，保护率可达80%~90%。

## （三）联合疫苗

由两种或两种以上安全有效的疫苗按一定搭配比例组成的疫苗称为联合疫苗。在目前新疫苗日益增加的情况下，应用联合疫苗接种1剂可预防多种感染病，因此可减少接种次数、降低疫苗成本及利于推广使用。不同的疫苗在组成联合疫苗时，必须证明机体对各个疫苗及其抗原的免疫应答互不干扰和不增加不良反应。研制联合疫苗是生物制品研究的重要课题之一。

1. 联合灭活疫苗　伤寒、副伤寒甲、乙三联疫苗及伤寒、副伤寒甲、乙与霍乱四联疫苗，最早主要在军队中使用，后来又增添破伤风类毒素。据报告在二次世界大战时已证明其预防效果较满意，但接种后不良反应大，难于在平时推广应用。百日咳、白喉、破伤风联合疫苗（简称DPT），在儿童免疫中已使用多年，各成分均要纯化，否则不良反应大。此外，使用中的联合疫苗还有钩端螺旋体多价灭活菌（疫）苗、出血热双价灭活疫苗及脊髓灰质炎3价灭活疫苗（Salk疫苗）等。联合疫苗中各成分应按比例合理组合，否则强抗原可能干扰弱抗原。经实验证明，百日咳灭活疫苗可以提高白喉与破伤风类毒素的免疫原性，故

WHO 主张将百日咳与白喉、破伤风类毒素混合制成 DPT 联合疫苗并纳入世界儿童扩大免疫接种规划。

2. 联合活疫苗　较成功的联合活疫苗有：①麻疹、腮腺炎、风疹联合活疫苗（MMR）。②脊髓灰质炎Ⅰ、Ⅱ、Ⅲ型联合活疫苗。影响联合活疫苗免疫学效果的因素，除了各病毒疫苗株含量以外，疫苗毒株的残余毒力强者可能干扰残余毒力弱者，使后者降低其诱导免疫应答作用。例如，MMR 加入水痘活疫苗联合接种，会干扰水痘活疫苗的免疫原性。

3. 灭活疫苗与基因重组联合疫苗　1996 年以来，含甲型肝炎灭活疫苗和重组乙型肝炎疫苗组成的联合疫苗，已被批准并在部分国家 1 岁以上儿童中接种注射。此联合疫苗的全程 3 针免疫采用 0、1 和 6 个月间隔程序，我国尚未使用此种联合疫苗。

## （四）用于预防的其他生物制品

1. 抗毒素及抗血清　抗毒素及抗血清系指用细菌外毒素免疫动物（马）后，取得免疫血清并精制成的蛋白制剂。用于被动免疫，预防各种感染病。用马血清制备的抗毒素注射人体无疑易产生某些不良反应，包括过敏性休克、血清病及局部过敏性反应等。因此，在使用时应先仔细阅读使用说明书，要询问过敏史，务必做皮肤过敏试验。如皮肤试验阳性，应采用脱敏注射法以避免过敏反应。一旦发生过敏反应，应及时采取相应的抢救措施。

（1）精制白喉抗毒素：与白喉患者接触而未接种白喉类毒素的易感儿童，可一次皮下注射抗毒素 1 000～2 000IU，并立即全程接种白喉类毒素，以预防发病。

（2）精制破伤风抗毒素：对于未预防接种过破伤风类毒素的受外伤者，在进行外科扩创处理的同时，应皮下或肌内注射破伤风抗毒素 1 500～3 000IU，使之在 2～3 日内血中抗毒素能保持 10.3IU/mL±0.6IU/mL 水平，随后再全程接种破伤风类毒素。

（3）精制肉毒抗毒素：肉毒外毒素有不同型别，人的肉毒食物中毒主要由 A 型、B 型或 E 型外毒素引起。我国肉毒抗毒素制剂为单型抗毒素，注射时需予以混合。可疑肉毒中毒者，应皮下或肌内注射相应型或混和型抗毒素每型 1 000～2 000IU，预防效果显著。

（4）抗狂犬病血清：抗狂犬病血清系由狂犬病固定毒免疫马，采其血浆经胃酶消化后，用硫酸铵盐析法制成液体或冻干的免疫球蛋白制剂。制造工艺基本上与其他抗血清相同。当马血浆的中和效价≥80IU/mL 时，采马血并精制后的成品效价应≥200IU/mL。人被疯动物咬伤后注射抗狂犬病血清越早越好，咬伤后 48 小时之内注射，可减少发病，特别是对于严重咬伤如头、脸、颈部、手指或多部位咬伤者更应注射抗血清。在对受伤部位做外科处理的同时，在伤口部位浸润注射抗血清，然后把余下抗血清注射肌肉内。注射剂量按体重计 40IU/kg，重伤者可酌量增加至 80～100IU/kg，在 1～2 日内分数次注射。注射完毕后或同时开始全程接种狂犬病疫苗。

2. 用于预防的血液制品　人用血液制品取材于人血，分为血细胞制剂和血浆蛋白制剂，注射后均罕有过敏反应。人血浆中共有百余种蛋白质，现简述血浆蛋白制剂中常用于预防的制品。

（1）人血丙种球蛋白：人血丙种球蛋白含有甲型肝炎、麻疹、脊髓灰质炎和白喉抗体，主要为 IgG 和一定量的 IgA、IgM。本品中丙种球蛋白含量≥血浆蛋白总量的 90%，其中 IgG 含量占丙球的 90% 以上。人血丙种球蛋白按 0.1～0.4mL/kg 体重肌内注射，或≤5 岁肌注 5mL，≥6 岁肌注 10mL，主要用于早期预防甲型肝炎、麻疹及脊髓灰质炎以及应急接种。接种后的被动免疫可持续 6 个月。我国已淘汰胎盘血丙种球蛋白制剂。

（2）特异性丙种球蛋白：经特异性疫苗免疫的人，取其血浆制成提纯的特异性丙种球蛋白液体或冻干制品，可用于预防相应疾病。乙型肝炎特异性丙种球蛋白（HBIg），内含抗-HBs 效价≥100IU/mL，每安瓿装量分别为 100IU、200IU 和 400IU。HBsAg 和 HBeAg 双阳性母亲的新生儿，最好于出生 24 小时内肌内注射 100IU HBIg，同时另一部位注射乙型肝炎疫苗；而后隔 2~4 周重复一次，再按上述程序全程接种乙型肝炎疫苗。当不慎被带有 HBV 阳性血的针头刺伤皮肤等暴露于 HBV 时，立即肌内注射 HBIg 200~400IU，以预防 HBV 感染。此外，我国还制成抗狂犬病特异性丙种球蛋白，当人被可疑狂犬咬伤时，尽快按 20IU/kg 体重肌内注射；抗破伤风特异性丙种球蛋白，当人体受深部外伤时，尽早肌内注射 250IU，均有一定预防发病作用，但仍需全程接种狂犬病疫苗或破伤风类毒素。

在预防疾病方面，血液制品是不可缺少的重要生物制剂。近年来经血液制品传播 HCV、HBV 及 HIV 等屡见不鲜，故应加强落实对献血员的筛选和在采血与生产过程中各项监督管理措施，以确保各种血液制品的安全。

## 二、预防接种不良反应和处理原则

预防接种使机体接受外来抗原刺激，除产生有益的抗感染免疫应答外，还可产生无益的甚至有害的免疫应答或非免疫反应。接种灭活疫（菌）苗常因异体蛋白和免疫佐剂的作用，引起注射局部的红肿浸润及疼痛，甚至引起淋巴管炎和淋巴结肿疼，少数人于接种疫苗后 6~24 小时出现 37.5℃ 左右低热，一般不需特殊处理，在 2~3 日内消退。此外，由于接种者免疫异常或疫苗的因素，引起局部或全身较严重的异常反应称作预防接种不良反应。

### （一）局部或淋巴结化脓灶

有菌性化脓灶是由于疫（菌）苗染菌和不洁注射引起的。卡介苗应做皮内接种，如注射至皮下或肌肉时，可发生疫苗中减毒结核杆菌引起的"寒性脓肿"，甚至延及淋巴结，经久不愈。

### （二）过敏反应（变态反应）和超敏反应

在接种疫苗的同时或稍后，机体出现的速发型过敏反应（或称变态反应）与超敏反应是预防接种不良反应中最为常见的。

1. 过敏性休克　含有异种动物蛋白的抗毒素、类毒素及疫苗，如破伤风抗毒素、白喉抗毒素、肉毒抗毒素、破伤风类毒素、白百破三联疫苗、地鼠肾乙型脑炎疫苗、多种灭活疫苗及麻疹减毒活疫苗等，在注射抗毒素或疫苗的当时或几分钟至 45 分钟急性发作，表现为全身奇痒、水肿、出红疹或荨麻疹，在呼吸道过敏症表现为胸闷、干咳、窒息和发绀；在消化道过敏症表现为恶心、呕吐、腹痛和腹泻；均伴有严重低血压、四肢冰冷和心率缓慢，如果抢救不及时，在发作后 10~20 分钟内可因窒息和末梢血液循环衰竭而死亡。

2. 过敏性皮疹　过敏性体质的人在接种抗毒素及灭活疫苗后几小时至数日内，可于耳后、面部、躯干及四肢等处出现荨麻疹或斑丘疹。

3. 血管神经性水肿　当接种白喉类毒素或含有动物血清成分的抗毒素及灭活疫苗时，尤其是重复使用同一种疫苗抗原时，可在注射后 24 小时内出现注射局部红肿，逐渐扩大范围至上臂甚至面部，并可伴有荨麻疹。

上述 3 种过敏反应均属于 I 型速发性或延迟相超敏反应，可采用抗组胺药物如苯海拉明或氯苯那敏，口服或肌内注射治疗。一旦出现过敏性休克，应立即采取急救措施，患者平卧，头部放低，立刻肌内注射或皮下注射肾上腺素 0.3~0.5mg，紧急时可将 0.1~0.5mg 肾上腺皮质激素以 10mL 生理盐水稀释后，静脉内缓慢注射。情况仍不见好转者，采用 4~8mg 肾上腺皮质激素溶于 5% 葡萄糖溶液 500~1 000mL 中，静脉点滴和其他抗休克治疗，包括气管切开等抢救措施。

4. 过敏性紫癜　接种疫苗 2~7 日后，少数人可出现 Ⅱ 型（细胞毒性）超敏反应，即出现皮下出血点、出血斑，有的伴有关节痛，严重者可伴有血便和血尿等内出血症状。治疗过敏性紫癜首选氢化可的松 100~300mg 溶于 5% 葡萄糖溶液 500mL 中，静脉点滴，连用 7 日后改为口服泼尼松。儿童剂量减至成人的 1/3~1/2。并可并用止血剂，维生素 C、维生素 K 等。

5. 血清病　当注射含马血清的疫苗 7~10 日后，在机体内产生免疫复合物引起的 Ⅲ 型过敏反应，称为血清病。血清病的临床表现有 2 种，一种主要表现为发热、哮喘、淋巴结肿大、蛋白尿及上睑水肿等；另一种表现为粒细胞减少、淋巴结肿大和关节痛等。

6. 局部过敏性反应（Arthus 反应）　Arthus 反应系由接种含有动物异体蛋白疫苗及霍乱、伤寒灭活疫苗引起的 Ⅲ 型超敏反应。于接种 7~10 日后，接种部位痒疼、红肿和硬结，轻者于数日内自行消退，重者红肿可波及上臂外侧，甚至注射部位坏死溃烂。对于血清病和 Arthus 反应，应用上述抗过敏和对症治疗为主，严重者可使用氢化可的松等肾上腺皮质激素治疗。

### （三）精神性异常反应

1. 晕厥　在极少数成年人及少年在初次注射接种疫苗时，由于精神过分紧张、对疼痛的恐惧、过度疲劳及空腹等原因，可出现面色苍白、四肢厥冷、出冷汗、恶心呕吐、心动过速甚至骤然失去知觉。

2. 精神因素反应（神经官能性反应）　极个别人在接种疫苗后，出现一系列与疫苗无关的神经和精神症状，但查不出任何器质性病变，是由于个体的心理障碍引起幻觉所致。精神因素反应的症状可多种多样：①感觉障碍，知觉麻木或过敏，自觉视觉、听觉及嗅觉障碍。②运动障碍，自觉麻痹或瘫痪。③抽搐或语言障碍。④自主神经或内分泌障碍。⑤严重患者，类似癫痫发作及假死。对于精神性异常反应以心理疏导和暗示疗法为主，辅以药物安慰作用，一般预后良好。

### （四）神经性严重异常反应

1. 变态反应性脑脊髓膜炎　变态反应性脑脊髓膜炎曾发生在接种含有动物脑组织的疫苗，如鼠脑培养的乙型脑炎疫苗和狂犬病灭活疫苗（现均已被淘汰），偶尔发生在接种百日咳灭活疫苗、国外的黄热疫苗、伤寒疫苗、破伤风类毒素及一些抗毒素等，发生率仅为百万分之一至数十万分之一。疫苗变态反应性不良反应属于 Ⅳ 型超敏反应，于接种疫苗后经 14 日左右（1 周~1 个月）潜伏期，突然出现发热、恶心呕吐和精神萎靡，随后出现局部和全身抽搐，1 周左右达高潮，出现高热、颈项强直和意识障碍，进而出现弛缓性瘫痪，但脑脊液检查其压力和性状基本正常。经使用氢化可的松等肾上腺皮质激素及对症治疗，多于 1~2 周内康复，重症者可遗留肢体瘫痪和（或）智能障碍，重笃者可导致死亡。

2. 脊髓灰质炎活疫苗引起急性弛缓性麻痹症　急性弛缓性麻痹症可由疫苗相关脊髓灰

质炎病毒（VAPV）或疫苗衍生脊髓灰质炎病毒（VDPV）感染引起。

（1）疫苗相关脊髓灰质炎病毒（VAPV）：VAPV 引起的 AFP，发生于口服脊髓灰质炎减毒活疫苗（Sabin 疫苗）儿童及其密切接触的易感儿中，从患儿粪便中分离的毒株核酸序列与 Sabin 疫苗株的同源性达 99% 以上。患者于服疫苗后 4~30 日内出现与野毒株感染相似的 AFP，但为时短暂，均能康复。在口服 Sabin 疫苗的儿童中，AFP 发生率约为 1 250 万人，免疫功能缺陷者的 AFP 发生率是正常人的 1 000 倍。

（2）疫苗衍生脊髓灰质炎病毒（VDPV）：Sabin Ⅰ、Ⅱ、Ⅲ型株之间，或疫苗株与野毒株之间，或疫苗株与其他肠道病毒之间发生基因重组，可产生的新病毒 VDPV，它与 Sabin 疫苗株核苷酸序列同源性差异 >1%，其神经毒力已回复。经调查Ⅰ、Ⅱ、Ⅲ血清型 Sabin 疫苗株均可衍生脊髓灰质炎病毒，其中尤以Ⅱ型株毒力更易回复。VDPV 引起的 AFP，多发生在低服苗（OPV）率地区的未服苗儿童中，且有传染性和病例聚集现象，发病后常可导致永久性肢体麻痹后遗症。

## 三、疫（菌）苗研究进展

分子遗传学、分子和细胞免疫学、结构生物学、生物信息学、计算生物学及纳米技术的最新技术进步将迎来疫苗发现的新时代（图 3-1）。

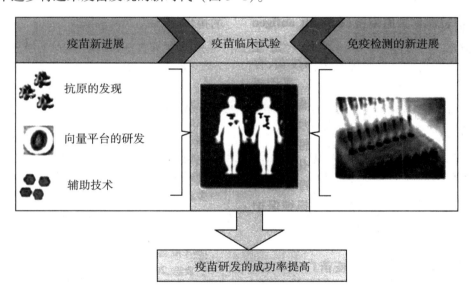

图 3-1 疫苗研发的相关因素

### （一）基因重组活疫苗

由于使用传统方法筛选弱毒菌株或弱毒病毒株均十分困难，近年来采用基因重组新技术，在活的载体上插入目的基因以表达病原微生物特异性抗原的疫苗称为基因重组活疫苗。研制基因重组活疫苗常用的载体有脊髓灰质炎病毒 Sabin 株、黄热病毒 17D、痘苗病毒、金丝鸟痘病毒、腺病毒等和卡介苗（BCG）菌株等，研制表达特异性抗原的目的基因有 AIDS 病毒（HIV）各种基因、脊髓灰质炎、乙型脑炎病毒以及原虫、血吸虫等抗原的基因，尤其是采用 HIV 组合 gag、pol、env、nef、tat 等基因插入到各种活载体上，构建的候选 AIDS 基因重组活疫苗，已在巴西、泰国、南非、肯尼亚等国进行了严格的临床实验。基因重组活疫（菌）苗的研制，为研制新型活疫苗开辟了道路。

## （二）基因重组多肽疫苗

20 世纪 70 年代以来，国内外研究成功的基因重组多肽疫苗当属第二代乙型肝炎疫苗。经筛选较为理想的细胞表达 HBsAg 系统主要有酿酒酵母、甲基营养型酵母、CHO 细胞系统，在不同表达系统表达的基因重组 HBsAg 多肽有一定差别：①酵母系统比 CHO 细胞系表达 HBsAg 量（μg/mL）高 20 倍以上，而甲基营养型酵母系统又比酿酒酵母系统表达 HBsAg 量高 10 倍。②酵母发酵培养基简单，尤其甲基营养型酵母培养基成分简单，较细胞培养成本低。③CHO 细胞表达抗原为糖基化抗原，酵母表达的抗原为非糖基化抗原，后者在新生儿中免疫原性较强。如近年来获得国家科技进步奖的厦门大学夏宁邵等研发的 HEV239HE 疫苗，经历了 14 年的开发历程。该疫苗将免疫原性低的 HEV $E_2$ 蛋白延伸，形成病毒样颗粒 p239，适用于 HEV 的易感人群，预防效果良好。研究基因重组多肽疫苗需解决的关键问题是：①克隆并表达微生物目的多肽抗原的立体结构发生改变，从而影响免疫原性。②微生物膜蛋白基因发生变异。③优选合适载体，有的载体能使目的基因正常表达，有的则不能。

## （三）亚单位纯化抗原疫苗

接种以微生物全颗粒为原料的灭活疫苗，存在不良反应大或免疫原性不理想等缺点。采用提纯技术从微生物中提取有效成分即有效保护性抗原，所制备的疫苗称为亚单位纯化抗原疫苗。例如，目前已被基因重组疫苗取代的血源性乙型肝炎疫苗，是从慢性 HBV 携带者血浆内纯化提取的 HBsAg 成分。目前对 EB 病毒、疱疹病毒及幽门螺杆菌等，仍在进行去除潜在危险成分提纯保护性抗原的研究，以期研制成亚单位纯化抗原疫苗。

## （四）核酸疫苗

核酸疫苗的种类包括 DNA 疫苗和 RNA 疫苗。目前研究最多的是 DNA 疫苗，它是在分子生物学技术基础上发展起来的新型疫苗，是近年来疾病治疗中衍生起来的一种全新的免疫防治剂。它是指将编码某种抗原蛋白质的外源基因与真核表达载体重组后直接导入机体内，通过宿主细胞的转录翻译合成抗原蛋白，激活宿主产生免疫应答，从而让机体获得相应的免疫保护，起到预防和治疗疾病的作用。美国 FDA 已批准 AIDS、流感、结核病及乙型肝炎等 10 余种疫苗进行临床试验，其中有的疫苗已进入临床 Ⅱ、Ⅲ 期试验阶段。已正式通过批准或有条件批准临床使用的疫苗有：鲑鱼传染性出血坏死病毒 DNA 疫苗和狗黑素瘤 DNA 疫苗。2005 年，美国 FDA 批准了马西尼罗病毒 DNA 疫苗 West Nile Innovator 及鲑鱼传染性出血性坏死病毒 DNA 疫苗 APEX-IHN 上市。Fla I 基因真核表达载体的构建，为研制副溶血弧菌 DNA 疫苗奠定了基础；有学者利用塞姆利基森林病毒（SFV）复制子构建新型真核表达载体，并对含 HIV21 中国流行株 B 亚型核心蛋白 p24 及多表位 MEG 嵌合基因的核酸疫苗进行了表达与鉴定，所构建的核酸疫苗可在 BHK221 细胞系内进行表达；新型 HIV 复合多表位疫苗在小鼠体内显示了良好的免疫原性；新构建的重组腺病毒 Ad/MDC-VP1 能提高机体免疫应答；构建的血吸虫和结核分枝杆菌的相应 DNA 疫苗，在实验动物体内都获得了很好的免疫应答。目前我国尚无人用 DNA 疫苗，主要在实验动物身上进行相关研究工作，但其在人类尚未攻克的疑难病症的预防和治疗方面显示了良好的应用前景。目前 DNA 疫苗还面临两个主要问题：第一，有时其引发的体液及细胞免疫达不到理想状态；第二，人们对其安全性的担忧。

（王　媛）

# 第七节　基因疫苗的研究进展

基因疫苗已成为疫苗研究领域中的热点之一，特别是其研究方向与世界卫生组织儿童免疫长远目标（用一种疫苗预防多种疾病）相吻合。令人鼓舞的是艾滋病（AIDS）和 T 细胞淋巴瘤的基因疫苗已进入到了临床前阶段。基因疫苗不仅能预防某些传染病，尚可用来治疗一些复杂难治的疾病，如病毒性肝炎、AIDS、癌症等。这些均已显示出基因疫苗的巨大潜力和应用前景。然而，基因疫苗的历史毕竟很短，实验结果均来自动物，用在人体之前还有许多工作必须完成，其中最重要的是解决基因疫苗对人体的安全性和有效性问题。这些问题主要包括：①须用与人类疾病相关的动物模型证实其效果。②须用高度敏感的 PCR 技术等确证所注射的 DNA 不与宿主细胞基因组 DNA 整合，这是确保 DNA 疫苗遗传学安全性的重要指标之一。③最终还需要近期和长期的临床试验以明确其不良反应和免疫保护效果。我国已制定了基因转移治疗的管理条例，基因免疫作为预防性基因治疗技术，同样应遵守此条例，这样才有利于基因治疗的健康发展。

人类与传染病抗争最有效和最全面的方法是免疫接种，这种制剂被称之为疫苗。疫苗的研究历史是短暂的，可划分为三代：第一代是灭活、减毒或无毒的完整病原体（整株疫苗）；第二代是病原体的蛋白、多糖或脂质等结构成分（成分疫苗）；第三代是核酸（DNA或 RNA），既是载体，又是抗原的来源，具有疫苗的功能，可称为基因疫苗或核酸疫苗。

## 一、基因疫苗的发展史

1990 年 Wolff 等试图用注射方法促使小鼠的肌细胞吸收质粒 DNA 以产生新的蛋白质，其设置的对照组在注射 DNA 时未加任何化学佐剂，出人意料的是，对照组动物的肌细胞吸收这种裸露的质粒 DNA 后，能高水平地表达外源蛋白。Tang 等于 1992 年在表达人生长激素基因的质粒 DNA 导入小鼠表皮细胞后，在小鼠血清中可检测到特异性的抗人生长激素抗体，从而提出基因免疫的概念。随后，人们在鱼、鸡、大鼠、兔、猪、牛、雪貂、猴和黑猩猩的骨骼肌以及大鼠的心肌中注射裸露 DNA，均能观察到外源蛋白的持续表达。在部分研究中证实，此途径引起的免疫应答对野生病毒的攻击具有保护作用。研究表明，直接给动物接种编码抗原的基因片段可使该动物获得对该抗原的免疫力，即将编码某种蛋白的外源基因直接导入动物细胞可达到免疫接种的目的。这一基因免疫接种技术的出现，为新型疫苗的研制开辟了一条崭新的途径。所接种的核酸（DNA 或 RNA）既是载体，又是抗原的来源，具有疫苗的功能，可称为基因疫苗或核酸疫苗。基因疫苗的最新定义为，能够编码某种特异性抗原并在人体或动物体细胞内表达这种抗原的 DNA 或 RNA 等。因 DNA 分子较 RNA 分子小、性质稳定、可操作性强，因此目前研究最多的是 DNA 疫苗，由于此疫苗不需任何化学载体，故又称为裸露 DNA 疫苗。

## 二、基因疫苗的作用机制

基因疫苗一般由病原体抗原编码基因和以真核细胞作为表达载体的质粒构成。基因疫苗实验技术见表3-4。抗原编码基因可以是完整的一组基因或单个基因的 cDNA；也可为编码抗原决定簇的一段核酸序列。总之，其表达产物为病原体的有效抗原成分，可引起保护性免疫。载体质粒多以 pBR322 或 pUC 质粒为基本骨架，带有细菌复制子（ori）能在大肠埃希菌内高效稳定的复制，但缺乏在哺乳动物细胞内复制的能力。质粒载体所带启动子多来源于病毒基因组，如 CMV、RSV 和鼠白血病病毒长臂末端重复序列（LTR）等启动子。此类启动子具有较强的转录激活作用，能保证抗原基因在真核细胞内有效表达并引起免疫应答。

表 3-4　基因疫苗实验技术

| 选择基因 | 导入技术 | 作用目标细胞 | 技术要点 |
| --- | --- | --- | --- |
| · 选择癌基因、抑癌基因、凋亡抑制基因、生长因子及其受体信号转导系统基因、细胞周期调控和酶类基因等，及外源致病微生物如 HIV、SARS 的结构基因<br>· 最好选择单基因突变导致的疾病导人抑癌基因、免疫基因、自杀基因、抗肿瘤血管形成基因、耐药基因。如人类 50% 以上的肿瘤与抑癌基因 p53 的变异有关，因此重组人 p53 腺病毒注射液的成功之处在于治疗基因的选择上具有优势 | 靶细胞有效转移目的基因的载体系统：<br>· 显微注射<br>· 电子打孔<br>· 磷酸钙转染<br>· 融合法<br>· 生物载体<br>逆转录病毒（RV）载体<br>腺病毒（Adv）载体<br>腺相关病毒（AAV）载体<br>嵌合型病毒载体<br>单纯疱疹病毒<br>人工脂质球<br>纳米分子<br>新载体分子 | 生殖细胞基因治疗和体细胞基因治疗<br>体细胞基因治疗不会造成遗传改变，且具有较好的可操作性，是基因治疗主流。已治疗患者 2 000 余例，体细胞治疗靶细胞造血细胞和干细胞、成纤维细胞、肝细胞、肿瘤细胞、内皮细胞、角化细胞、上皮细胞等<br>· 考量依据<br>疾病累及的主要部位<br>靶细胞来源的难易程度<br>体外培养的成活率和存活时间<br>接受正常基因的能力<br>新的正常基因在靶细胞中能否正常表达和持续时间 | 使目的基因在靶细胞中表达，发挥生物学效应，达到治疗目的<br>· 导向性特异的受体与目的基因相连，可以介导目的基因在表达 VEGF 受体的细胞特异性转导<br>· 调控性<br>对目的基因的修饰，能在局部选择性的攻击肿瘤细胞，即通过构建含有细胞特异性启动子序列的重组载体来调控目的基因定向地仅表达于肿瘤细胞 |

基因疫苗激活免疫系统的详细机制尚不十分清楚。一般认为，含病原体抗原基因的核酸疫苗被导入宿主骨骼肌细胞或皮肤细胞后，可在细胞内表达病原体的蛋白质抗原，经加工后形成的多肽抗原可与宿主细胞 MHC Ⅰ 类和 Ⅱ 类分子结合，并被提呈给宿主的免疫识别系统，从而引起特异性体液和细胞免疫应答。肌细胞吸收和表达外源 DNA 的效力较高，这可能与肌细胞本身的结构特点有关。肌细胞可形成多核细胞，含有肌质网；骨骼肌和心肌还具有 T 小管系统，该系统含有细胞外液并能伸入到细胞内部。Wolff 等发现组织培养的肌细胞 T 小管和细胞膜穴样内陷可将质粒纳入。Vahlsing 等认为，肌细胞可作为一种中心成分直接参与诱导免疫应答。例如，流感病毒 NP 基因只有在肌细胞内表达并分泌到胞外，才能刺激机体产生抗-NP 抗体，介导体液免疫应答；而经肌细胞蛋白酶加工处理后的 NP 则可在 MHC 类

分子的限制下提呈给 T 淋巴细胞，导致体内 CTL 应答。所需刺激信号来源于肌细胞本身，或者来源于注射引起的损伤区域的浸润细胞。另一种观点是，肌细胞的直接参与并非必需，NP 从肌细胞分泌出来后，被巨噬细胞和（或）树突状细胞吞噬、处理、提呈、分别在 MHC Ⅰ 和 Ⅱ 类分子的限制下，诱导 CTL 前体、B 细胞和特异性 Th 细胞。还有一种解释是用 DNA 免疫时，肌细胞和抗原呈细胞（APC）均被转染，引起 CD4$^+$、CD8$^+$T 细胞亚群的同时活化，从而产生特异性细胞免疫应答。

## 三、基因疫苗的影响因素

### （一）肌细胞和髓源性 APCs 在基因疫苗接种中的作用

1. 骨骼肌细胞在基因疫苗接种中的作用　骨骼肌细胞能够摄取注入其周围的质粒 DNA，使通过肌内注射进行基因疫苗接种的方法显得颇为简单、直接。据报道，局部肌内注射丁哌卡因或心脏毒素可导致肌肉组织损伤，肌纤维在损伤逐步恢复的过程中对质粒 DNA 的摄取会增加，因此有时可借助这种现象提高基因疫苗的接种效率。然而，肌组织并非免疫相关组织，因为肌细胞不具有抗原提呈细胞（APCs）的特征，不表达 MHC-Ⅱ 限制性抗原和各种免疫识别所需的共刺激分子，不能分泌相应的细胞因子；即使有相关共刺激分子的表达或存在粒细胞-巨细胞集落刺激因子（GM-CSF）、白细胞介素-12（IL-12）等细胞因子的作用，非造血干细胞也不能转变为有效的 APCs。成纤维细胞等非职业性 APCs 虽能在体内成功地将抗原呈递给幼稚 T 细胞，但这些抗原仅限于那些具有足够的免疫原性、能够克服共刺激分子缺乏的病毒抗原。此外，研究显示，如肌注质粒 DNA 后 10 分钟内将注射部位的肌肉切除，并不明显影响针对特异抗原的抗体免疫应答的程度和持续时间，这进一步表明在通过肌内注射途径进行基因疫苗接种时，肌细胞本身对免疫应答并不具有十分重要的作用，亦即肌细胞本身并不参与免疫激活过程，而只是起一种抗原或基因疫苗运送转站的作用。的确，注射疫苗的肌肉部位并无明显的炎性细胞浸润，特别是在疫苗接种后的急性效应相消失后。肌内注射基因疫苗之所以可以启动免疫应答，可能的机制为：①肌细胞是抗原贮存库，可向专业 APCs 提供全长蛋白或多肽以诱导免疫应答。②处于肌纤维间隔但未被肌细胞摄取的质粒 DNA 也可因穿刺操作进入血液循环，而直接被流经局部的 APCs 摄取，并在 APCs 内表达；在上述两种情况下，表达抗原的髓源性 APCs 随血流迁移入淋巴结组织，在此处激活 T 淋巴细胞和 B 淋巴细胞。③由于表达疫苗抗原的肌细胞易于被 CTLs 攻击和破坏，因此其中的质粒 DNA 可释放入血而持续转染包括单核-吞噬细胞在内的 APCs。

2. 髓源性 APCs 在基因疫苗接种中的作用　骨髓重建技术显示，髓源性 APCs 在基因疫苗的激活免疫机制中具有关键作用。已观察到携带有质粒疫苗的巨噬细胞自注射部位的肌组织迁移至淋巴结，并在被免疫动物的区域淋巴结和脾脏中发现少量疫苗质粒。基因枪接种后可在局部淋巴结中观察到被转染的树突状细胞，如果在体外将转染有基因疫苗的树突状细胞选择性耗竭，再将未被转染的 APCs 回输入动物体内，则不能诱导 T 细胞活化。树突状细胞不仅对以质粒 DNA 为基础的疫苗接种极为重要，对重组病毒疫苗等顺利发挥活性也十分关键。此外，研究显示应用在体外能发挥最大表达活性的启动子未必能在体内诱发最强的免疫应答，但如果使用一种在树突状细胞内具有较高活性的启动子，则可达到较理想的免疫效果。因此，基因疫苗的改建优化可以树突状细胞为基础。

## （二）细菌免疫促进性序列作为基因疫苗免疫佐剂的可能性

近年来发现卡介苗（BCG）具有一定的抗肿瘤活性，表现在可激活 NK 细胞、诱导 I 和 II 型 IFN 的产生等，而用 DNA 酶（DNAase）处理则可使之丧失这种活性。进一步分析发现其基因组某些区域富含 5′GACGTC3′、5′AGCGCT3′、5′AACGTT3 等回文结构，且每一种这样的序列中均含有 5′…CpG…3′两个碱基。以后又发现原核生物基因组中几乎平均每 16 个碱基中就出现一个 5′…CpG…3′，且胞嘧啶甲基化者高达 70%～90%。现已基本明确原核生物基因中这种富含 5′…CpG…3′且胞嘧啶不被甲基化的序列是一种免疫增强序列（ISS），体外人工合成含有这种序列的寡核苷酸片段也具有免疫佐剂活性；这种 5′…CpG…3′基序（motif）可诱导 B 细胞增殖和合成免疫球蛋白，刺激 IL-6、IFN-α、IL-12、IL-18 等分泌，其中 IL-8 又能诱导 NK 细胞产生 IFN，这些均有助于应答向 Th1 型发展。ISS 在体内外均可激活皮肤来源的树突状细胞，提示它可能有助于质粒疫苗发挥效应。ISS 具有完全弗氏佐剂的作用，且对宿主无明显毒性。在基因疫苗接种时，ISS 可以寡核苷酸的形式与质粒 DNA 同时应用，也可在质粒骨架中增加 ISS 的数量以提高质粒疫苗的免疫效果。

## （三）异载体同抗原基因疫苗"致敏-强化"接种方案可提高基因疫苗免疫效果

使用基于病毒的可表达某种抗原的同一基因疫苗重复接种，其缺点之一在于可刺激宿主产生针对疫苗载体的回忆反应，这种回忆反应可以破坏再次进入体内的基因疫苗，从而降低其免疫效果。"异载体疫苗'致敏-强化'接种方案"则克服了这种缺点。该方案采用表达同一抗原但载体不同的基因疫苗先后进行接种，即在初期接种采用抗原性较高但能高效表达编码抗原的、结构较复杂的载体。这种接种方案不仅可克服宿主回忆反应对接种效果的影响，且可使免疫应答向 Th1 型方向发展，即使是在重组蛋白已启动了 Th2 型免疫应答的情况下。应用 Pbergheei 疟疾模型研究显示，先用质粒载体、继用重组牛痘病毒载体接种的这种"异载体同抗原免疫接种法"有利于产生完全保护，而"同载体同抗原免疫接种法"则收效甚微。动物实验还证实，先后分别用基因枪、牛痘病毒、鸟痘病毒将某一种肿瘤抗原接种动物，可显著提高免疫应答。这种先用简单载体（如质粒 DNA）继用复杂载体（如牛痘病毒）携带抗原进行的免疫接种方案，之所以能取得相对理想的结果，可能有以下原因：①病毒本身的表达产物，如可溶性分泌性细胞因子受体类似物，有可能干扰初次接种的效果，对弱抗原尤其如此。②来自病毒载体的表位较之所携带的弱抗原可能具有免疫优势，在初次免疫时阻碍针对弱抗原的免疫应答，并进而削弱加强阶段的免疫应答；但如果初次接种时应用质粒 DNA 载体避免这种干扰，则在加强接种时由于针对弱抗原的免疫已得到放大，这种病毒表位免疫优势的影响就相对较小。③人体可能存在对某些病毒载体的免疫性，从而增加了应用这些载体进行接种时免疫结果的复杂性。

### （四）免疫因素

理论上，不论宿主的体积大小，一定剂量的基因疫苗均可能有效诱发特异性免疫应答。但目前各家报道的结果不一致，难以进行比较。因为许多因素可影响免疫应答的程度和类型。表 3-5 以质粒 DNA 为例，概括了影响其效果的主要因素。

**表 3-5 质粒 DNA 疫苗免疫效果的决定因素**

| 影响因素 | 评论或可供解决的方案 |
| --- | --- |
| 质粒 DNA 骨架的结构 | 引入免疫促进性序列或聚腺苷（polyA）序列等将有助于提高免疫效果 |
| 导入质粒 DNA 的剂量 | 一般越大越好 |
| 抗原的表达水平 | 应使用高效表达抗原的载体；表达的抗原越多，免疫应答的程度越强，尽管未必呈现线性关系 |
| 接种间隔 | 确定各次接种间的合适时间间隔可大大提高免疫效果 |
| 接种途径 | 合理选择接种方法，如肌内或皮内注射、基因枪皮肤接种、黏膜接种等 |
| 接种的靶组织 | 不同的接种部位效果不同 |
| 接种次数 | 必须保证足够的次数 |
| 报告基因前是否存在内含子 | 有内含子存在时可提高接种效果 |
| 接种对象的种类 | 如不同株小鼠对 DNA 疫苗的反应性有质和量的差别 |
| 接种对象的年龄 | 较年轻的小鼠免疫应答能力较强 |
| 特异性抗原对被转染细胞的毒性 | 毒性抗原的表达不宜过高 |

## 四、基因疫苗的特点

基因疫苗与传统疫苗相比，具有以下特点：①直接 DNA 接种，避免了制备传统疫苗的繁琐过程。②基因疫苗接种后蛋白质抗原可直接与 MHC I 类和 II 类分子结合形成免疫复合物，与减毒活疫苗或载体活疫苗一样能引起 CTL 反应，但不存在后者的毒力回升等危险。③基因免疫时产生的抗原多肽的提呈过程和自然感染时相似，以其天然构象被提呈给免疫识别系统，此特性对于构象型抗原表位引起的保护性免疫尤为重要，而用目前的重组技术在体外合成的蛋白抗原，常造成构象型抗原表位的改变或丢失。④基因疫苗具有共同的理化性质为联合免疫提供了可能。⑤作为一种重组质粒，基因疫苗能在大肠埃希菌工程菌内快速增殖，且提取纯化简便，可大幅度降低成本，省时省力。⑥可同种异株交叉保护。选择某一种病原体的编码保守蛋白的核酸序列作为基因疫苗，因其不会变异，故可对同一种病原体的变异型或新型产生交叉免疫，从而起到免疫保护作用，这是基因疫苗突出的优点之一。⑦受宿主预存免疫性的影响很小，这是基因疫苗无可比拟的优点之一。⑧基因疫苗不仅用于预防，还可用于治疗。从效力到成本的潜在优点已使基因疫苗成为今后疫苗制造的选择，故 Waine 和 Mc Manus 在 Parasitology Today 上称基因疫苗为"第三次疫苗革命"。

## 五、某些传染病基因疫苗的研究现状

目前，对动物用和人用 DNA 疫苗的研究日益深入，表 3-6 列出已在动物中进行 DNA 疫苗防治试验的病原体。

表 3-6  动物中进行 DNA 疫苗防治试验的病原体

| 病毒类 | 乌流感病毒、牛疱疹病毒、牛病毒性腹泻病毒、登革热病毒、脑炎病毒、猫免疫缺陷病毒、乙型肝炎病毒（HBV）、丙型肝炎病毒（HCV）、人类巨细胞病毒、单纯疱疹病毒、人类免疫缺陷病毒-1 型（HIV-1）、人流感病毒、淋巴细胞脉络丛脑膜炎病毒、麻疹病毒、人乳头状瘤病毒、狂犬病毒、呼吸道合胞病毒、猴免疫缺陷病毒、猴病毒 40（SV40）等 |
|---|---|
| 细菌类 | 结核杆菌、牛嗜血杆菌、沙门菌、破伤风杆菌、Burgdorferi 疏螺旋体（Lyme 病病原体）、支原体、立克次体等 |
| 寄生虫类 | 隐孢子虫、利什曼原虫、疟原虫、血吸虫等 |
| 真菌类 | 球孢子菌、新型隐球菌等 |

现就几种重要的人用 DNA 疫苗的研究现状介绍如下。

## （一）流感 DNA 疫苗

Robinson 等直接将编码流感病毒血凝素（HA）的 DNA 肌内注射小鸡和小鼠，结果这些动物产生了抗 HA 特异性抗体并能抵抗致死剂量流感病毒的攻击。随后，她用 DNA 滴鼻接种，能诱导呼吸道黏膜对病毒侵袭的免疫保护作用。甲型流感病毒经常发生变异，以逃避免疫系统的监视，使原有的疫苗对新毒株不起作用。Merck 研究室的 Ulmer 等选择甲型流感病毒中序列保守的核蛋白（NP）基因制备 DNA 疫苗。将高度保守的流感病毒 A/PR/8/34 株的 NP 编码基因接种在 Rous 肉瘤病毒或 CMV 的启动子的控制下。将质粒直接注射 BALB/C 小鼠四头肌后，NP 基因在小鼠内转录成 mRNA 后表达 NP 蛋白。在致死剂量同型病毒异源毒株 A/HK/68 或 A/PR/8/34 株（两株为不同亚型，分离时间相隔 34 年）的攻击下，免疫小鼠的存活率为 90%，而注射空白载体（无 NP 序列）的小鼠存活率为 0，未注射的小鼠存活率为 20%。经纯化的 NP 蛋白免疫后产生抗-NP 蛋白抗体的小鼠及输入高效价的抗 NP 抗体小鼠，均不能抵抗病毒攻击，说明抗-NP 蛋白抗体介导的体液免疫无效，而 CTL 介导的细胞免疫则能防止动物感染流感病毒。可见基因疫苗的作用机制与传统疫苗不同：编码 NP 的外源 DNA 在宿主细胞内表达，可产生 NP 蛋白，经加工处理后与 MHC I 类分子形成复合物，提呈到细胞表面，CTL 能加以识别并发挥杀伤作用。此种疫苗可抵抗发生显著变异的各型甲型流感病毒。

## （二）AIDS DNA 疫苗

Wistar 研究所的科学家给小鼠和非人灵长类动物肌内注射含有 HIV-1 包膜蛋白（env）基因的质粒 PM160，结果产生了抗 HIV-1（env）的特异性抗体，它能中和 HIV-1，在体外能抑制 HIV-1 介导的合胞体形成及 CD4 与 gp120 结合。同时还观察到特异性 T 细胞和 CTL 应答，表明 HLV-1 env DNA 可在宿主肌细胞内表达和加工。表达产物 gp160 被切割成 gp120 和 gp41 后，可折叠成天然结构，从而诱导全面的免疫反应。诱生的特异性抗体不仅可与 gp120 和 gp41 结合，还能与 tat、tev 基因产物反应，这是 mRNA 发生剪接的结果。Agracetus 公司正在非人灵长类动物中试验 HIV 和猿猴免疫缺陷症病毒（SIV）gp120 亚单位疫苗，预计进入人体试验至少还需 1 年。质粒 DNAgp120 和重组 DNAgp120 不同，后者为细胞外传递，而前者由细胞内表达产生。因此，虽然 gp120 疫苗在其他系统中效果不佳，但其 DNA 疫苗可能有效。

研制 AIDS 疫苗的最大障碍之一就是 HIV 是一种变异率极高的 RNA 病毒，对某些 HIV 株有效的疫苗，对同时大量存在的变异株可能完全无效。上述流感疫苗的研究结果给 AIDS 疫苗的研究提供了一条新思路，HIV 包膜蛋白变异性很大，这与流感病毒相似，但其核心蛋白高度保守。因此，通过基因疫苗方法将 HIV-C cDNA 导入体内，表达 C 蛋白后，藉助 CTL 介导的细胞免疫，能否预防 HIV 感染，颇值得探索。

## （三）狂犬病 DNA 疫苗

狂犬病病毒（RV）糖蛋白与 RV 的致病性有关，又可诱生保护性中和抗体。Xiang 等将编码 RV 糖蛋白的 cDNA 插入质粒 DNA，在 AV40 早期启动了控制下表达。用该质粒 CAN 直接注射小鼠腓肠肌，免疫 3 次，间隔 2~3 周，每次 150μg，免疫后小鼠产生了抗-PN 中和抗体、抗-PV 糖蛋白特异性 CTL 和分泌淋巴因子的 Th 细胞，末次免疫后 2 周用半数致死量（LD50）病毒标准株（CVS）攻击，结果均获得完全保护；而用空白载体质粒免疫的对照组，在相同剂量攻击下 14 日内全部死亡。

## （四）单纯疱疹 DNA 疫苗

Kriesel 等将编者编码 HSV-2 型 gD2 和 pRSVmt 免疫 DALB/c 小鼠，13 日后用半数致死量的 HSV 攻击，获得满意结果，而对照组的小鼠均先后死亡，表明单纯疱疹 DNA 疫苗对动物有保护性作用。

## （五）结核病 DNA 疫苗

麻风杆菌中分子量为 65kD 的热休克蛋白具有高度保守性，它与结核杆菌的抗原非常相似，单独以该抗原免疫即可获得有效的保护作用。Lowrie 等以含该基因的质粒 DNA 肌内注射免疫小鼠，再用结核杆菌感染，然后检查肝脏内的活菌数，结果表明，裸露 DNA 免疫与常规卡介苗有相似的保护作用。

## （六）疟疾 DNA 疫苗

Sedegah 等构建的质粒 DNA 中，含有编码尤氏疟原虫环子孢子蛋白（PyCSP）的基因。该疫苗与目前试验中的疫苗（辐射处理的子孢子）相比，能诱导更高水平的抗-PyCSP 抗体和 CTL，并使 16 只免疫小鼠中的 9 只获得了针对疟原虫感染的抵御作用。最近研究表明，疟疾基因疫苗有可能成为最早用于人类的基因疫苗。

## （七）真菌 DNA 疫苗

真菌在自然界广泛存在，但临床上所见到的严重真菌感染者多有自身免疫功能不同程度的缺陷或抑制。近年来，由于肾上腺皮质激素、广谱抗菌药物及免疫抑制剂的广泛应用，导管插管、腹膜透析、放疗等侵入性诊疗操作的大量开展及 AIDS 的出现，使深部真菌病日益多见。目前认为治疗真菌除了抗真菌药外，还需使机体处于高免疫状态。基于这种情况，真菌疫苗的研制工作显得格外重要，也是近年来基因疫苗研究活跃的领域之一。

1. 球孢子菌 DNA 疫苗　球孢子菌可通过被吸入其分生孢子途径感染人体，引起球孢子菌病。大多数可在宿主体内刺激免疫反应，能有效控制疾病进展，对再次感染提供持久的保护作用。因此，疫苗的研制很重要，它可能提供与自然获得性感染相同的保护作用。研究证实，抗球孢子感染主要依赖 T 细胞介导的免疫。几种候选疫苗已被发现可用于抗实验小鼠球孢子菌感染。

（1）PRAcDNA 疫苗：Kirkland 等报道克隆了一个球孢子菌 PRA 基因，该基因编码一个 48kDa 的对 T 细胞起反应的胞质蛋白，对通过腹腔途径的球孢子菌感染可起显著的保护作用。随后，Raed 等报道了用该基因的 cDNA 构建的质粒 pCVP20.17 免疫小鼠的实验。实验选用不同 H-2 背景的 BALB/C 小鼠和 C57BL/6 小鼠，实验组肌内注射 100μg 质粒 pCVP20.17 进行免疫，对照组注射盐水或空质粒，共免疫 2 次，4 周后用球孢子菌分生孢子通过腹膜内注射途径感染小鼠。2 周后发现接种盐水或空质粒的小鼠体重明显下降，而 DNA 免疫的小鼠体重未减轻，甚至增加，且肺内球孢子菌的集落形成单位（CFU）显著减少，体外实验结果证实 IFN-α 及 IgC2a 释放增加，这提示 DNA 免疫引起 Th1 应答。因此，PRA 基因是一个有希望的疫苗候选物，值得深入研究。

（2）Ag2cDNA 疫苗：Cheng 等首次报道了用球孢子菌 Silveria 株编码细胞壁多糖抗原的 Ag2 基因制备的 DNA 疫苗。Ag2CAN 开放读码框被克隆进真核表达质粒 PVR1012，构建了 DNA 疫苗 PVR1012-Ag2。选用 5 周龄 BALB/C 小鼠，腿部肌内注射 50μg PVR1012-Ag2 或 PVR1012 空质粒，共免疫 3 次，隔周 1 次，2 周后用 2 500 个球孢子菌分生孢子通过腹膜内注射途径感染小鼠。结果显示：与对照组接种空质粒的小鼠相比，接种 PVR1012-Ag2 小鼠肺、肝、脾内球孢子菌 CFU 显著下降，出现迟发型变态反应（DTH）。测小鼠生存率，实验组 11 只小鼠存活全部超过 40 日，对照组 11 只中只有 1 只存活超过 40 日。经由肺吸入途径的球孢子菌攻击显示，用 PVR1012-Ag2 免疫的小鼠有 22% 存活时间超过 30 日，对照组空质粒免疫的小鼠存活率为 0，但基因疫苗未能有效降低肺内的真菌载量。

（3）UREcDNA 疫苗：球孢子菌 URE 基因编码的蛋白（脲酶）是能引起 T 细胞反应的抗原。最近，Kun 等将孢子菌 URE 基因克隆人真核表达质粒，构建了一个新的质粒 pSecTag2A.URE，并用于接种 BALB/C 小鼠。实验组与对照组各 15 只小鼠，用基因枪将包被质粒 DNA 的 1.6μm 直径的金颗粒轰击至小鼠腹部皮内注射质粒 2μg，间隔 1 个月，共免疫 3 次。末次免疫后 30 日，每组 3 只小鼠被处死用于检测 T 细胞增殖反应及细胞因子的分泌，每组剩余 12 只小鼠腹膜内注射感染球孢子菌。结果发现，质粒 pSecTag2A.URE 免疫的小鼠有 83% 存活超过 40 日，对照组接种空质粒的只有 17%。接种质粒 pSecTag2A.URE 的小鼠，80% 肺内未发现球孢子菌，且显示高水平的 T 淋巴细胞增殖反应，并释放 IFN-γ 及 IL-2，未发现 IL-4 及 IL-5 mRNA 表达。结果提示，DNA 疫苗主要引起 Th1 应答。

2. 副球孢子菌 DNA 疫苗　副球孢子菌是一种二态的真菌，可引起副球孢子菌病（PCM），主要通过吸入副球孢子菌繁殖体引起，慢性感染常易累及肺部。实验和临床证据表明，宿主体内的细胞免疫比体液免疫能更有效地抵抗和控制副球孢子菌的感染，也表明削弱 DTH 反应与疾病严重程度之间的关系。研究显示，副球孢子菌像其他真菌一样，细胞介导的免疫是最主要的防御机制。Aguinaldo 等报道了副球孢子菌 gp43 cDNA 疫苗的研究情况。gp43 基因编码一种 43kDa 的糖蛋白，是主要的毒力因子，对小鼠的层黏连蛋白能特异性吸附。gp43 由生长中的副球孢子菌酵母相分泌，它含有一个 15 个氨基酸的肽（P10），带有主要的激发 DTH 反应的表位，具有诱导 T 细胞增殖反应和抗 PCM 的保护作用。该实验将 gp43cDNA 克隆人真核表达质粒 VR-1012，制备了 VR-gp43 质粒，通过肌内注射和尾部皮内注射两种途径分别免疫 BALB/C 小鼠，每次 100μg，每隔 2 周免疫 1 次，共免疫 4 次。末次免疫后 3 周，小鼠气管内接种 $2 \times 10^5$ 副球孢子菌。结果显示，VR-gp43 能诱导特异、持久的体液免疫和细胞免疫应答，该菌在小鼠肺内 CFU 显著下降，肝、脾内未发现菌落扩散。

这说明 gp43cDNA 疫苗能有效诱导抗 PCM 的保护作用。

### （八）乙型肝炎 DNA 疫苗

由于 HBV 变异及宿主免疫耐受等因素，使乙型肝炎疫苗接种可能失败，给乙型肝炎预防带来困难。Davis 和 Whalen 已在小鼠中证明，含编码 HBsAg 及 preS 基因并有真核细胞启动子的重组质粒 DNA 免疫后，可诱导抗-HBs 和致敏 CTL 产生。最近，在黑猩猩中进行的实验说明，用 2mg 裸 DNA 做肌内注射，一次免疫力后即可诱导产生抗-HBs 达 100mIU/mL。再刺激后，抗-HBs 效价可达 14 000mIU/mL。然而，仅用 400μg 的 HBV-DNA 免疫，则一次免疫后未能测出抗-HBs，如再刺激，则仅有 60mIU/mL，且抗-HBs 持续时间短暂。实验结果提示，这种疫苗不仅可预防 HBV 感染，且极有可能发展为可供治疗乙型肝炎患者的治疗性疫苗。

近年来，用乙型肝炎病毒转基因鼠的实验研究证明，乙型肝炎治疗性疫苗能打破小鼠对 HBV 的免疫耐受。Mancini 等构建的这种转基因鼠模型，其肝组织内能表达部分或全部 HBV 基因组的基因产物，并且进行活跃的病毒复制，其体内有大量的 HBsAg 存在，却检测不到抗-HBs，从而成为临床前研究的慢性 HBV 感染模型。当给这些鼠肌内注射编码 HBsAg 的 DNA 疫苗后，这种针对 HBV 感染的免疫耐受被打破，血液循环中的 HBsAg 和肝细胞内的 HBV mRNA 迅速消失，并产生抗-HBs。目前认为，这种现象系因 CTL 介导细胞因子分泌，从而抑制和下调转基因表达的结果。这一发现受到广泛关注，引起了许多学者对乙型肝炎治疗性疫苗的兴趣。从此人们认识到，能够产生特异性 CTL 的治疗性疫苗可能是解决慢性乙型肝炎病毒感染的新治疗手段。

在动物实验成功的基础上，Mancini-Borugine 等应用 pCMV-S2. sDNA 疫苗（该疫苗编码 small S 及 middle S 蛋白）对 10 名慢性乙型肝炎患者进行了临床Ⅰ期实验。在 0、2、4 个月的时候在两侧三角肌各注射 0.5mg DNA 疫苗，并在 10 个月的时候进行 1 次加强免疫。通过检测 PBMC 增殖情况、ELISPOT 分析、四聚体染色等方法观察特异性的 CTL 反应，并通过监测 HBV 病毒血症及血清标志物来观察疫苗的安全性。结果发现 DNA 疫苗接种后，其中 2 个患者体内产生了针对 HBV 的特异性的 CTL 反应，这两个患者体内分泌 IFN-γ 的 T 细胞数量在免疫前很少，但是当完成 3 次免疫接种后，特异性 T 细胞数量明显增加。且在 3 次免疫后有 5 个患者血清 HBV DNA 水平下降，1 个患者彻底清除了体内感染的 HBV。所有受试患者对疫苗的耐受性良好，仅见轻微的炎症反应，无明显临床血清学异常。

### （九）丙型肝炎 DNA 疫苗

HCV 所编码蛋白的结构和功能，将 ORF 分为结构基因和非结构基因，结构基因分为核心区基因和包膜基因，相应编码病毒的核心蛋白和包膜蛋白（$E_1$ 及 $E_2$），这些蛋白参与病毒的组装，又称结构蛋白。$E_2$ 区有 30 个氨基酸为高变区，可导致感染后的免疫逃避，使感染持续存在。非结构基因包括 NS2Z NS3、NS4-A、NS4B、NS5A 和 NS5B，其中 NS5B 蛋白为 RNA 依赖的 RNA 多聚酶，由于其缺乏校读功能，使得 HCV RNA 呈现高度异质性。正是由于 HCV 病毒的高度变异性，其疫苗研究进展缓慢，举步维艰。

1. HCV C 区 DNA 疫苗　Lagging 等构建了 C 基因（第 1~191aa）重组质粒 pCDNA3 HCV corE，经 0.2mg 质粒肌内注射免疫 BALB/C 小鼠 2~3 次后，于第 6 周处死小鼠，可检测到较高水平的抗 C 抗体，免疫 2 次或 3 次的抗体滴度相似。免疫小鼠中还可检测到针对 C 蛋白一个保守 10 肽 LMGYIPLVGA（第 133~142aa，C7 A10）的淋巴细胞增殖反应，增殖刺激指数为 7.5~10.5。用痘苗病毒表达载体 VV/HCV1~967 感染 pCDNA3 HCV corE 重组质粒免疫小鼠的脾细胞后，37℃培养 7 日，制备效应细胞。靶细胞选用 BALB/C 3T3 细胞，同样用 VV/HCV1~967 刺激，当效应细胞：靶细胞 = 100 : 1 时，靶细胞的溶解率为 22%~26%，而对照载体组只约为 4%，证实免疫小鼠脾细胞中存在特异性 CTL 前体，C 蛋白免疫后可诱发特异性 CTL 效应。用表达 C 蛋白的载体 pHCV2-2（C 基因）及 pHCV4-2（5′UTR+C 基因）分别转染人肝癌细胞株 HuH7、人横纹肌肉瘤细胞株 RDj 及鼠成肌细胞 G8 后，在胞内表达了 21kDL 的 C 蛋白，pHCV2-2 表达效率高于 pHCV4-2.0.1mg 质粒 DNA 免疫 BALB/C 小鼠后，只有 40% 诱发了低水平的抗 C 抗体，这与 Lagging 等报道的 C 蛋白可诱发较高水平抗体反应有所不同，可能与他们各自使用的抗原检测系统的敏感性不同有关。

　　Saito 等构建于多种 pRC/CNN 真核表达载体，分别编码 HCV 核心-（pC）、E$_1$（pE$_1$）、E$_2$（pE$_2$）、C 与 E$_1$ 和 E$_2$ 的复合体（pCE$_1$E$_2$）、E$_1$ 和 E$_2$ 的嵌合体（pE$_1$E$_2$）以及除去 N 端的 HVR 的 E$_2$ 裁体（pE$_1$-HVR）。这些载体在大肠埃希菌内扩增，纯化后转染 293 细胞，然后将质粒 DNA 注射到 BALB/C 小鼠骨骼肌内，结果这些重组质粒能够激发抗 HCV C、E$_1$ 和 E$_2$ 的特异性抗体应答。pE$_2$-HVR 也可激发抗 E$_2$ 抗体应答，且注射编码 C 区及其他结构区组分的质粒还可检出特异 CTL 应答。这些结果提示 HCV C 区将有助于 HCV 疫苗的研制。有国内学者在 HCV DNA 疫苗方面做了不少实验，也得到了类似结果。以上实验说明，HCV C 区构建的重组质粒均能在真核细胞中表达，且能诱导出特异性体液免疫和细胞免疫，加上 C 区相对保守，是研制 HCV DNA 疫苗的主要靶抗原之一。

　　2. HCV E 区 DNA 疫苗的构建及免疫反应　由于 E 抗体具有中和作用，故 E 蛋白在 DNA 疫苗中的作用受到重视。Tedeschi 等构建了重组 E$_2$DNA 表达载体，免疫 12 只 BALB/C 小鼠，通过免疫荧光法检测到 E$_2$ 蛋白的表达，于免疫后第 2 周开始可检测到抗-E$_2$ 抗体，且确定 E$_2$ 至少有两个线性抗原表位。Lee 等构建了不同的含有 HCV/E 基因的表达质粒，其中有 HCV E 和 GM-CSF 融合基因质粒，结果显示 GM-CSF 基因也得到表达，并可加强 HCV E 的体液免疫和细胞免疫反应，提示 GM-CSF 可增强 HCV/E 的免疫效果。现已证明，HCV E 区 E$_2$ 上至少有 2 个中和位点，与病毒的清除有关。由以上结果可以推断，HCV E 区可能是今后 HCV DNA 疫苗的重要研究方向，但 E 区的高度变异给疫苗的研制带来了一定的难度。

　　Fournillier 等以 HCV1a 基因型 E$_2$ 区不同基因片段构建了 3 种不同重组体，用肌内注射或肌内注射加皮下注射等不同途径免疫小鼠，抗体阳性率在 60%~100% 之间，其中以肌内注射加皮下注射方法效果最好，iE 方法其次，主要是 IgG2a、IgG2b，未检出 IgG1，显示出 Th1 样抗体反应。免疫鼠脾细胞还可分泌 IFN-γ，但未检出 IL-4，可见 HCV DNA 免疫，肌内注射加皮下注射是最有效的方法。

　　3. HCV C+E 区 DNA 疫苗的构建　Saito 等将编码结构区（C+E$_1$+E$_2$）基因片段（341~2 449nt）克隆人含 CMV 启动子的 PRC 载体中，构建 HCV 结构区 DNA 疫苗，通过哺乳细胞体外表达和免疫小鼠研究证实，其不仅能在 Hu-man293、BALB/3 t3、cos1 中表达 C、E$_1$、E$_2$ 蛋白，且还能诱导 BALB/C 小鼠产生抗体和特异性 CTL 的活性。另有人用 HCV C+E$_2$ 序列构建的质粒 DNA 疫苗免疫小鼠能诱导特异性的 CTL 活性、抗-C 和抗-E$_2$ 抗体应答，与 Th1 为主的增殖有关。

　　4. HCV NS 区 DNA 疫苗的构建　Kurokohchi 等证实在 HCV NS3 区存在一个 CTL 表位，

其最小单位由 10 肽组成，推测其可作为 HCV DNA 疫苗构建的有效组分。然而，近来对 HCV NS 区疫苗构建的报道研究较少，可能与 NS 区编码的非结构蛋白抗原性及诱导宿主产生特异性免疫应答反应较弱有关。

即便如此，仍有许多实际问题阻碍了 HCVDNA 疫苗的发展。主要体现在：①HCV 属 RNA 病毒，具有高度的变异性。②难以体外培养。③仅对人及黑猩猩易感。④缺乏有效的体外复制系统。此外，HCV DNA 疫苗的安全性仍有许多方面值得探索，如外源 DNA 与染色体整合、免疫耐受、自身免疫及激活癌基因、抑癌基因失活及产生抗-DNA 抗体等。虽然目前在动物实验中未出现此类现象，仍需进一步观察。

# 六、存在问题和展望

## （一）基因转移技术尚不完善

基因转移技术不完善，是当前基因治疗面临的最大难题。解决这一问题集中在两个方面，一是提高病毒滴度，二是增强靶向性。目前体外基因转移技术已日趋成熟，但是体内基因转移的研究尚不完善。许多研究者认为靶向性问题是基因疫苗成功与否的重要因素。而当前正处于研究阶段的抗体介导或受体介导的基因靶向性转移技术有可能成为今后提高基因治疗成功性的研究热点。

## （二）病毒载体的安全性

将外源基因导入细胞的方法很多，但最常用的方法是以病毒作为载体进行的基因转移。如腺病毒载体、反转录病毒载体、腺相关病毒载体及单纯疱疹病毒载体等所介导的基因转移。这些用于基因治疗的载体系统都是经过人工改造的一些缺陷型病毒，但其是否仍存在着在人体组织细胞内通过重组或突变而"复活"的可能，一直为人们所担忧。

## （三）癌基因的活化问题

当病毒载体携带基因进入人体后，它本身是无法定位的。这种不确定性表现在两个方面：一是靶细胞的转染为非特异性感染；二是基因组的整合为非定点整合。后者给基因疫苗的疗效发挥以及不良反应的产生带来了很大的不确定性。插入突变可能使一个重要基因失活，或者更严重的是激活一个原癌基因，这个问题的危险程度到底有多大目前并不清楚。

## （四）免疫反应

宾夕法尼亚大学基因治疗研究所的研究者们对患有遗传性鸟氨酸氨甲酰基转移酶（OTC）部分缺陷症者进行基因治疗，他们采用重组腺病毒介导的基因转移策略，希望外源基因的表达可校正 OTC 缺陷。但是患者在接受基因治疗 4 日后，突然出现高热等异常反应，很快死亡。可以认定，患者是由于腺病毒载体所引起的免疫反应致死的。可见腺病毒载体系统最大的问题就是严重的免疫反应，虽然人们在这方面做了许多努力，但要想真正解决腺病毒载体的免疫反应问题还有待时日。

## （五）基因表达调控水平低

目的基因表达的调控是影响基因治疗效果的另一个重要因素，只有基因疫苗达到目的基因表达水平及其调控近似于体内正常环境状态下才能取得相应疗效。目前基因疫苗中这一问题尚未解决，基因表达调控水平低，是影响基因疫苗的一个重要因素。

基因疫苗研究应致力于以下几方面：①开发具有高转染效率、高基因容载量、目的基因高效表达及低毒性的新型载体和基因表达系统，使目的基因在调控的情况下，长期、高效地杀伤癌细胞的产物。②寻找理想的用于治疗的基因或多种基因组合。③评价不同转染途径的治疗效果，实现从动物实验到临床应用的过渡研究。④探讨联合疗法。随着人类基因组计划的顺利实施和完成，新的人类疾病基因的发现和克隆，相信基因疫苗、基因治疗研究和应用将不断取得突破性进展。

（王　媛）

# 第八节　感染病与自然灾害及生物恐怖

## 一、自然灾害和感染病流行

自然灾害是发生于自然界的不易预测、无法抗拒及难以避免的灾难性事件。自然灾害多会破坏人与生活环境间的生态平衡，形成了感染病易于流行的条件，多会伴有感染病的发生，严重威胁广大人民群众的健康。自然灾害特别是突发性灾害，包括水灾、地震、火山喷发、海啸及台风等，可在短时期内造成人员、物质及环境重大损害，伴随着伤亡及自然条件的改变，很容易发生新发或再发感染病的流行和大流行。因而在灾害条件下如何控制感染病的发生和流行便成为抗灾工作的重中之重。

### （一）灾害后可能面对的感染病

1. 自然灾害导致的肠道感染病　绝大多数自然灾害如地震、海啸等，可能造成饮用水供应系统的破坏，原来安全的饮用水源被淹没、被破坏或被淤塞，人们被迫利用地表水作为饮用水源。这些水源往往被上游的人畜排泄物、人畜尸体及被破坏的建筑中的污物所污染，特别是在低洼内涝地区，灾民被洪水较长时间围困，残存的水源极易遭到污染。一旦这些水源受到污染，常在灾害后早期引起大规模的肠道感染病的暴发和流行。此外，自然灾害导致食物、燃料短缺，人们被迫在恶劣条件下储存食品，很容易造成食品霉变及腐败，从而造成食物中毒以及食源性肠道感染病流行。食物短缺亦会造成人们的身体素质普遍下降，从而使各种疾病易于发生和流行。燃料短缺首先是迫使灾民喝生水，进食生冷食物，从而导致肠道污染病的发生与蔓延。燃料短缺可能造成居民个人卫生水平下降。特别是进入冬季，人群仍然处于居住拥挤状态，可能导致体表寄生虫的滋生和蔓延，从而导致一些本来已处于控制状态的感染病（如流行性斑疹、伤寒等）重新流行。洪水往往造成水体污染，造成一些经水传播的感染病大规模流行，如血吸虫病、钩端螺旋体病等。

2. 自然灾害导致的虫媒和动物源性感染病　自然环境的破坏，如房倒屋塌，人们常常会露宿在外或简易的帐篷中，易受到吸血节肢动物的袭击，虫媒感染病的发病率可能会增加，如疟疾、乙型脑炎及流行性出血热等。灾害条件破坏了人类、宿主动物、生物媒介及疾病的病原体之间原有的生态平衡，并将在新的基础上建立新的生态平衡。因此，灾害对这些疾病的影响将更加久远。蝇类是肠道感染病的重要传播媒介，其滋生与增殖，主要由人类生活环境的卫生状况来决定。大的自然灾害会对人类生活环境的卫生条件造成重大破坏，蝇类的滋生几乎是不可避免的。

蚊类系传播疾病的最主要的吸血节肢动物，与灾害的关系亦最为密切。在我国常见的灾害条件下，疟疾和乙型脑炎对灾区居民的威胁最为严重。寄生虫类疾病如血吸虫病多分布于一些易于受到洪涝灾害的区域，而钉螺的分布，则受洪水极大影响。在平时，钉螺的分布随着水流的冲刷与浅滩的形成而不断变化。洪水有可能将钉螺带到远离其原来滋生的地区，并在新的适宜环境中定居下来。因此，洪涝灾害常常会使血吸虫病的分布区域显著扩大。家畜是许多感染病的重要宿主，例如猪和狗是钩端螺旋体病的宿主，猪和马是乙型脑炎的宿主，牛是血吸虫病的宿主。当洪水灾害发生时，大量的灾民和家畜往往被洪水围困在极为狭小的地区。造成房屋大量破坏，亦会导致人与家畜之间的关系异常密切。这种环境，会使人与动物共患的感染病易于传播。

3. 自然灾害导致的呼吸道感染病　人口居住的拥挤状态，有利于一些通过人与人之间密切接触传播的疾病流行，如病毒性肝炎、红眼病等。如果这种状态持续到冬季，则呼吸道感染病将成为严重问题，如流行性感冒、流行性脑脊髓膜炎等。居民机体免疫力下降，感染病易感性增强。

### （二）自然灾害后感染病的防控措施

鉴于自然灾害对感染病发病的上述影响，自然灾害后的感染病防治工作，应有与正常时期不同的特征，且防治的组织领导应是政府有关部门。根据灾害时期感染病的发病特征，应采取以下的防控措施。

1. 灾害发生前的预防工作　我国幅员广阔，人口密集，且是自然灾害的易发地区。因此，应建立灾害过后感染病防控的长效机制，包括制订科学的防治对策，建立人群健康资料、地区性感染病发病资料、主要的地方病分布资料及主要的动物宿主与媒介的分布资料等。同时制订感染病控制预案，特别是在一些易于受灾的地区，如地震活跃区、大江大河下游的低洼地区及分洪区等，都应有灾害时期的紧急处置预案，其中亦应包括感染病控制预案。由于自然灾害的突发性，不可能针对每一个可能受灾的地区制订预案，应根据一些典型地区制订出较为详细的预案，以作示范之用。更重要的是建立机动防疫队，随时准备应对突发的感染病。当重大的自然灾害发生后，必须要派遣机动防疫队伍进入灾区支援疾病控制工作。

2. 灾害发生后的应对措施　当灾区居民脱离险境，在安全地点暂时居住下来后，就应系统地进行疾病防治工作。首先要立即建立群众性疾病监测系统，并根据灾民居民的分布情况重新建立疫情报告系统，以便及时发现疫情并予以正确处理。监测的内容不仅应包括法定报告的感染病，亦应包括人口的暂时居住及流动情况、主要疾病的发生情况，及居民临时住地及其附近的啮齿动物和媒介生物的数量。同时，要迅速恢复安全饮水系统，因为饮水系统的破坏对人群构成的威胁最为严重，应采取一切可能措施，首先恢复并保障安全的饮用水供应。还要积极开展卫生运动，改善灾后临时住地的卫生条件，消除垃圾污物，定期喷洒杀虫剂以降低蚊、蝇密度，必要时进行灭鼠、防止吸血昆虫的叮咬，如利用具有天然驱虫效果的植物熏杀和驱除蚊虫，并应尽可能地向灾区调入蚊帐和驱蚊剂等物资。

3. 出现感染病疫情后患者的处理　一旦发现感染病患者，就应及时正确的隔离及采取有效治疗措施。有一些疾病如伤寒、病毒性肝炎和疟疾等，人类是其唯一的传染源，在灾区居民中应特别注意及时发现这类患者，并将其转送到具有隔离条件的医疗单位进行治疗。此外，亦有许多疾病不仅可发生在人类身上，动物亦会成为这些疾病的重要传染源。因此，应注意对灾区的猪、牛、马、犬等家畜和家养动物进行检查，及时发现钩端螺旋体、血吸虫病及乙型脑炎感染情况，并对成为传染源的动物及时进行处理。

## 二、生物恐怖与感染病

所谓生物恐怖系指恐怖分子使用致病性病原微生物或毒素等作为恐怖袭击武器，通过一定途径散布致病性病原微生物，造成烈性感染病的暴发和流行，它不但可使目标人群死亡或功能丧失，亦可在心理上造成人群和社会恐慌。作为制造生物恐怖事件的生物武器，其使用方式包括散布细菌性气溶胶、污染水源和食品、散布带菌昆虫等。其中炭疽杆菌、产气荚膜梭菌、霍乱弧菌、伤寒杆菌、天花病毒、黄热病毒、汉坦病毒、斑疹伤寒立克次体、肉毒杆菌毒素等，都可以被用作生物武器。采用生物武器用于生物恐怖活动由来已久，特别是在第一次及第二次世界大战期间，生物武器不时地被一些国家用于战场。现代生物恐怖事件亦时有发生，如1984年在美国新奥尔良发生的餐馆和超市的伤寒杆菌事件，造成了大批人群感染；1992年在俄罗斯的基地恐怖组织声称他们用天花病毒做成并有能力发射生物导弹；1995年东京地铁的毒气弹爆炸事件造成重大人员伤亡；2001年发生在美国的"炭疽邮件"，亦造成了人员的伤亡和恐怖。因此，即使在现在的和平年代，亦要时刻警惕生物恐怖事件发生。生物恐怖影响面广、危害性大。由微生物所致的感染病发病快、病死率高、传播范围广，不仅严重危害人们的健康，而且极易引起大众的心理恐慌，这正是恐怖分子所期望的。

### （一）生物恐怖事件的特点

生物恐怖事件具有以下特征：①能以多种性状如致病性气溶胶、媒介昆虫及容器、投掷物、毒液等和多种途径如空气、水、食物、媒介昆虫、伤口等使人畜受染。②可以通过不同方式投掷包括直接由飞机喷洒、微生物液滴落到地面后蒸发、邮件传送、经风将病后腐烂的动物或昆虫尸体组织吹入空气中等造成人群的迅速感染。③发病特点为自其受到感染至发病，必须经过潜伏期的一段间隔，而不一定出现立即杀伤作用。因而在此期间容易被忽视，导致更大的损害。生物恐怖事件流行的特点是在一个健康人群中发病率迅速增长（以小时或日计），特别是出现发热、呼吸道或胃肠道症状。地方流行性疾病出现在异常时间或地点，大量患者出现迅速致命的症状或者出现可能是生物武器引起的异常疾病（如肺炭疽、野兔热、鼠疫）等。

### （二）常见的用作生物武器的病原体

目前常见的被用作生物武器的病原体包括埃博拉病毒、天花病毒、炭疽杆菌和鼠疫杆菌等。它们的共同特点为：①致病性强，人或牲畜吸入或接触就会致病。②容易生产及传播，通过气溶胶、牲畜、植物、信件等释放传播，容易批量生产。③人群易感性强，在正常情况下人群的感染很少见，使他们缺乏特异性免疫，一旦感染多为显性感染且病情较重。④有一定潜伏期，潜伏期最短的至少也有3~6小时，一般是3~4日，一般潜伏期症状不明显，难以及时发现。

目前，世界上公认的对人类危害最大、最易散发的3种生物武器是：①炭疽，炭疽杆菌主要以孢子形式存在。孢囊具有保护功能，能使细菌不受阳光、热和消毒剂的破坏而在自然界中长期存活。其传染途径主要有皮肤接触、空气传播及食用受染肉类等三种方式。在美国发现的通过邮件寄送的白色粉末就是烘干后的炭疽热孢子。②天花，天花病毒具有极大的传染性及杀伤性，其繁殖很快，能在空气中以惊人的速度传播，且在感染后的短短15~20日内致命率高达 30%。③肉毒中毒，肉毒杆菌是一种会造成肌肉麻痹的神经毒素。人吸入后，肉毒杆菌即开始繁殖，并迅速扩散至全身，导致患者因呼吸衰竭致死。

### （三）生物武器感染途径

生物武器的感染途径主要有：细菌可以附着于食物进入肠道，形成肠道性感染；细菌飘浮在空气中，吸入肺部形成吸入性感染；手或身体外部接触到细菌后形成接触渗透性感染。吸入性感染的病死率非常高，而皮肤接触性感染的病死率相对较低。另一方面，生物武器的制造和使用方法非常简单，例如把 100kg 的炭疽芽胞通过飞机、航弹、老鼠携带等方式释放散播在一个大城市，300 万市民就会感染毙命。生物武器一旦释放后，可在该地区存活数十年，导致感染持续存在。例如炭疽芽胞具有很强的生命力，可数十年不死，即使已经死亡多年的朽尸，亦可成为传染源，并且极难根除。

### （四）生物恐怖事件防范措施

当前在全球范围内生物恐怖仍在严重威胁整个世界的安全，例如美国"炭疽邮件"事件，虽然被确诊由于感染炭疽热病导致死亡的人数很少，然而，它的出现极大地打击了人们的安全心理，改变了人们的安全观。生物恐怖事件之所以难于防范，其主要原因是制造生物恐怖所选用的生物武器很多，到目前为止有 70 多种，属于烈性的生物武器就有 20 多种。同时生产这些生物武器亦不需要特别高深的专业知识，只要稍有生物常识，就可以轻而易举地掌握其增殖技术。生物武器可以是随身携带的装有生物剂的胶囊，使用时不需要其他相关的设备和装置，使用后表面一般不会留下痕迹，同时释放生物武器的方法非常简单，不需要事先进行太多的物资准备，可以抛撒、散布，这就使得通过技术检查手段获得对生物恐怖的早期预警较为困难。

防范措施即要用法律形式制约生物武器的生产及监管，只有加强反恐立法，才能提高打击生物恐怖主义的力度。美国总统就如何打击生物恐怖主义提出了新的看法和建议，要求把购买、出售或制造生物武器定为刑事犯罪行为，并在联合国建立一套调查可疑的细菌攻击的机制。从 1972 年开始，世界上有 143 个国家签署了《禁止生物武器公约》，要求禁止发展、生产、储存和使用攻击性生物武器。要求禁止的生物战剂有：埃博拉病毒、结核分枝杆菌、天花病毒、霍乱弧菌、炭疽杆菌、甲型肝炎病毒、乙型肝炎病毒、森林脑炎等 38 种对人、动物、植物有攻击性的微生物。建立常态的全民防范生物恐怖事件的意识及预防措施，确立有效的及时发现和正确诊断、治疗的医疗团队及操作规程，在特殊时期对特殊人群进行预防接种。更重要的是组建快速反生物恐怖部队，开展反击生物恐怖演习。目前美国、英国等国军队都编有反生物恐怖的机动部队，配备的机动检测车可对重要目标进行 50 千米范围内的实时监控，亦可对随时发生的生物恐怖地点，进行流动侦测，以便采取迅速应对措施，防止生物袭击的感染和扩散。

（王　媛）

# 第四章

## 结核病感染与控制措施

### 第一节　结核病感染危险性评估

#### 一、结核病感染危险性评估的内容

1. 统计医疗保健机构及医疗保健机构中特定区域每年发现的传染性肺结核患者人数。

2. 统计传染性肺结核患者在本机构或本机构中特定区域的停留时间。

3. 本机构或本机构中特定区域是否存在导致空气中结核分枝杆菌浓度上升的因素，如环境通风、中央空调、痰标本收集等方面。

4. 本机构对结核患者的健康教育及疑似结核病患者的健康教育内容、健康教育的方式、结核患者接受健康教育的程度的评估。

5. 对医疗机构内的消毒隔离，医务人员个人防护知识教育等方面的评估。

6. 结核病感染风险发生的严重性评估。

#### 二、医疗保健机构结核病的危险管理评估

1. 评估当地医疗保健机构对结核病管理控制，环境控制及个人防护控制感染的策略，以及结核病传播的影响因素、控制感染和预防的目的，从事结核病行政控制管理人员对相关内容是否进行有效培训和指导。

2. 评估统计医疗保健机构及医疗保健机构特定区域每年发现的传染性肺结核患者人数。

3. 评估统计医疗保健机构或医疗保健机构中特定区域是否存在导致空气中结核分枝杆菌浓度上升的因素，如环境通风是否合理、中央空调送风方向是否正确、痰标本收集方法是否正确等方面因素。布局不合理，防护用品不到位都是医院感染结核的危险因素，肺结核作为呼吸道传染病，病区的合理划分是杜绝医院感染的关键。医疗保健机构候诊室走廊、门诊、病房、实验室和放射检查室，这些区域都相对密闭，医疗保健机构治疗环境过度拥挤，不良的空间间隔及空间的密闭性，或患者候诊时间长，增加了驻留过的人员的感染风险，所以要评估医疗保健机构中特定区域患者停留时间，对患病人数都要进行评估和统计分析。

4. 医疗保健机构从事行政感染控制管理人员，要会识别和分析医疗机构中结核病暴发的原因，以及结核病传播的影响因素、控制感染、预防的目的和措施。对结核病房、结核门诊、生成气溶胶的医疗操作、痰标本收集、支气管镜检查、进行结核菌培养的实验室等进行

危险评估，识别医护人员感染结核病的职业危险，以及在工作环境中的感染控制措施。

5. 为了评估医院不同部门工作人员感染结核的风险，需要特别注意三个因素。首先每年在该部门出现的感染患者数目是医务人员职业暴露量的预测因子，要牢记工作人员与感染病人接触的时间。其次需要考虑对高风险的工作程序（如留取痰标本或者支气管镜检查）进行风险评估，并确定执行这些程序所涉及的工作人员。最后，在结核病、肺部疾病和传染病科室的感染风险高，且护士和实验室检验人员比医生和行政管理人员的感染风险更高。

6. 增加结核感染的危险性评估没有接受感染控制措施教育的患者很有可能传播或感染结核病；缺乏适当的通气（开窗通风）会增加区域内感染的概率；缺乏或者是滥用防护用具会产生感染的风险；不正确地使用感染控制措施会增加感染传播的风险；医疗机构过度拥挤；不良的空间间隔不但增加了空间的密闭性，而且候诊时间越长，暴露时间越长，感染的风险越高。

## 三、医疗机构中结核病感染的高风险区域

1. 结核病病房　由于结核病病房是结核患者聚集的地方，空气中结核杆菌的密度远高于其他地方，工作在结核病病房的医务人员及结核病患者的陪护探视人员是结核病感染的高危人群。

2. 呼吸内科或感染科病房　由于患者在尚未明确结核病诊断之前，有可能收至呼吸内科或感染科住院，因此工作在这些病房的医务人员及陪护探视人员均有感染结核病的危险。

3. 急诊室及结核病专科门诊　在急诊工作的预检分诊护士及结核病专科门诊工作的医务人员结核病感染的风险较高。

4. 特殊检查室　痰标本采集区、放射检查室、支气管镜检查室、肺部外科手术室等区域属结核病感染危险区域，相关工作人员有结核病感染危险。

5. 检验科　检验科的微生物室或结核实验室属于结核病感染高危险区域，从事痰涂片和结核分枝杆菌培养的人员有结核病感染高风险。

6. 候诊室和走廊　特别是肺结核患者及其家属所处的候诊室和走廊，该区域人流量较大，人群密集，所有在此驻留过的人员均有感染结核病的危险。

## 四、医疗机构中结核病患者各环节存在的感染因素

### （一）接诊环节

1. 患者到达医疗机构　接诊医务人员的暴露频率极高，有感染的风险。患者在候诊区等候接诊：未明确诊断的患者，如果不了解结核病及其防控措施的相关知识，具有很大的风险。未诊断的患者、未采取控制结核病感染的措施在过度拥挤的环境，可能会在医疗机构中的患者、就诊者及工作人员间感染。

2. 护理人员在接诊患者时　不采取结核控制感染措施的有症状的（处于结核活动期）患者可能会感染护理人员（例如：面向护理人员咳嗽、打喷嚏）。因此，必须立即诊断并迅速隔离。

### （二）检查环节

1. 放射科照相室　通常是密闭的，通气差。同时痰涂片阳性，胸片显示多个空洞，伴

有频繁而强有力咳嗽的患者最具有传染性。

2. 痰标本采集与送检　痰标本必须合理采集，否则会产生很大的风险（例如：到户外采集，在诱发咳痰隔离室采集）。不正确的采样可能会导致误诊，可能会增加感染的风险。采样的标本在送检前没有合理的保存或者储存时间过长，这种现象较常见。医疗机构的实验室可能还承担着其他化验检查，不正确的处理样本及不合理的使用检验设备，会给实验室工作人员带来很大的感染风险。

### （三）住院治疗环节

1. 对疑似结核的患者没有进行合理有效隔离、与其他患者没有设置隔离区域的传染病房、不合理的床间隔离也会导致交叉感染。

2. 确定涂片阳性的患者在直接监督下实施治疗，不合理的治疗会影响患者的康复，同时产生耐药的风险，结核耐药性的诊断延误会导致耐药性的传播，治疗的不良反应会导致治疗中断的风险，不合理的监控患者对治疗方案及感染控制措施的依从性差会导致再感染。

3. 在病房的患者继续治疗，患者及工作人员可能会随时间的推移，降低对控制感染措施的依从性，使其他人员感染的风险升高。

4. 患者的痰涂片转为阴性，患者自觉症状好转，没有了宣教和支持，他们可能就不再继续治疗。患者回到社区和家中可能会受到偏见和歧视。所以患者进入巩固治疗阶段，社区对患者的治疗观察会更难。药物不良反应被很多医务人员忽视，会导致患者治疗的中断，这些因素易引起复发，增加再次感染的可能。

## 五、对新确诊结核病患者的评估

1. 评估患者的社会和心理需要，对新诊断为结核病的患者可能会对诊断感到紧张。因结核病是一个常被歧视的疾病，这会导致患者感到被拒绝和孤立。在开始阶段就要让患者了解他们的病情和治疗的必要性，以避免风险。要对每位患者进行全面评估，既要关注患结核病的事实，也要关注患者本身，这样才能为患者制定适合的治疗和防治方案。

2. 评估患者对结核病相关知识的理解，每位患者对结核病的知识的理解会有不同的水平，这取决于他们的所见所闻。关注患者最关心的领域，了解对患者需要知道的那些知识很重要，这样可以为他们提供所需要的信息，纠正患者的错误。目标明确的医务人员与患者分享和解释所关注的信息对患者来说很重要，可提高患者治疗依从性。使用合适的视听材料和健康宣教材料对患者有一定的帮助，但不能取代一对一的指导，每一次对患者所提供信息的量取决于患者个体的需要和关注的问题。

3. 持续构建良好的关系　被诊断为结核病的患者，对一个人的生活是一个大的打击，会给他们的生活带来很多挑战，这些需要患者去面对。通过仔细倾听可建立良好的人际关系。在开始阶段重要的是询问患者有关他们的病情、诊断治疗及诊断和治疗对生活的影响。如果患者感到医务人员服务意识和态度差，那么他们可能不再想回来接受治疗。医务人员要加强与患者的沟通和心理干预，从长远意义来说，防止患者不规律治疗、缺失治疗、治疗失败、延长治疗和患者不能规范有效治疗，病情不能有效控制。这些患者易引起复发再次有感染的可能。

## 六、人群聚集场所感染评估

结核病分枝杆菌交叉感染风险发生可能性评估。

1. 随着接触时间的延长、拥挤、通风不定，结核病在该地区的流行都能增加感染结核病的可能性，如人口聚集场所范围，从劳教所、军营到收容所、难民营、集体宿舍和疗养院等。在这些地方需要与负责处理相关卫生行政部门的负责人沟通，对这些人口聚集场所给予相关决策和协调，需要与负责处理超越卫健委门职权范围的场所的相关决策者协调。减少人口聚集场所的拥挤，做好开窗通风设施，特别是劳教所，是降低结核病在这类场所传播的最重要措施之一。

2. 受感染的风险取决于吸入结核杆菌的量（随着暴露时间延长而增加）、内在的杆菌毒力、个人的免疫系统状态（如糖尿病、艾滋病、癌症等），以及与感染患者接触（如家庭成员和朋友），包括覆盖的人群、建筑布局、机构性质、当地结核病诊治水平等。

3. 卫生医疗保健机构不同部门，如留痰室、支气管镜室、门诊等是高风险区域，缺乏适当的通气（开窗通风）都会增加区域内感染的概率。

## 七、对结核病患者家庭情况进行评估

（1）认真评估患者家庭情况，确定接触者的人数，潜在的活动期病例和高危感染人群，运用良好的沟通技巧，与患者沟通对接触者追踪和调查的程序，对患者关心的问题给予及时的答复。在患者治疗的全过程中，和可能接触者的问题与患者进行坦诚交流，教会患者在家庭和朋友中识别可疑病例，鼓励其寻求帮助。

2. 对患者及家庭成员进行有关结核病的知识宣教，在患者的记录卡上准确记录清楚，确定高风险接触者，准确记录对他们的检查和采取的任何措施。医务工作者或治疗支持者对接受结核治疗的患者进行家访时，应特别观察家庭中的其他成员，通过访视加强其对识别症状和自愿接受调查重要性的认识，高风险的接触者将识别并接受适当的管理，记录密切接触者的人数、检查的人数、检查结果和采取的措施。

3. 巩固治疗阶段结核病患者需求的再评估

（1）患者获得的控制权和责任正在逐渐增加，对治疗越来越适应，并逐渐从其在强化治疗阶段的不适感和脆弱感中走出来。在这个阶段，重新评估患者的需求并根据新情况更新治疗计划是非常重要的，特别是如果患者正从直接监督治疗转为自我管理治疗时期，重新评估患者的需求和更新治疗计划是非常重要的，否则患者会觉得他们继续治疗与否无关紧要。造成巩固治疗阶段结核病患者治疗失败，有再度感染的危险。患者治疗后痰标本涂片检查，医务人员要跟踪检查：所有最初痰标本涂片阳性的患者在治疗后要求进行痰标本涂片的抗酸杆菌跟踪检查，以确认治疗取得进展的成败。

（2）评估治疗效果：评估和记录每个患者的治疗效果，对于理解结核控制计划的效能是必不可少的，患者治疗结束时重新检查痰标本，以确认实现"治愈"，对于指导治疗成功来说，这是比"治疗完成"要有更强指标。

（3）在评估中如果发现了潜在问题，制定适宜的计划并在与患者达成一致下定期评价该计划的进展是重要的。出现问题后，患者应该与相关的医护人员进行联络，医护人员应迅速做出反应以解决问题，并确保采取所有可能的措施来防止治疗期间可能出现的感染。必要的情况下将患者转到需要的医疗机构，因此需要医护人员与其他服务机构之间保持联系，医护人员对患者要跟踪痰标本检查结果并对检查结果采取相应措施，并记录治疗效果，做到结核病患者治疗期间的全程管理。

## 八、社区人群集聚场所的结核病感染危险的评估

1. 评估社区医疗保健人员在开展结核病患者监测过程中发现的疑似或确诊肺结核病例是否填写转诊单，及时将患者转区（市）结核病诊疗机构进一步检查、诊断，并做跟踪随访，直至患者落实转诊。

2. 评估社区（乡、村）医疗保健人员是否按照区（市）疾病预防控制机构的要求，对综合医院转诊未到位的肺结核患者或疑似患者，通过电话追踪、上门追踪等方式进行患者追踪，确保肺结核患者和疑似患者能够及时到结核病诊疗机构就诊。同时填写好患者追踪转诊工作记录。

3. 评估医疗保健人员对所有涂阳肺结核患者和初治涂阴肺结核患者强化期是否实行在医护人员面视下服药为主的全程督导化疗。

4. 评估社区医疗保健人员是否采取多种形式，对患者及其家属进行结核病防治知识的健康教育，提高患者的治疗依从性及家属的责任心。督促患者定期复查，掌握其痰菌变化情况争取痰菌尽早转阴，减少传播。

（刘丽艳）

## 第二节  结核病的感染控制

根据本地区结核病的流行情况、本地区医疗卫生机构的诊疗条件等，制订结核病感染预防与控制计划，并确定专门医疗卫生机构或专人负责计划的实施。

## 一、结核病感染预防和控制计划

1. 制定医疗卫生机构感染控制策略。
2. 建立结核病感染控制委员会，建立涉及的相关工作人员职责。
3. 在预诊区采取结核病感染预防与控制措施。
4. 医疗卫生机构中结核病感染危险区域，危险场所的界定及危险级别的确定、对患者进行筛选与评估。
5. 对可疑及确诊患者提供口罩及废物收集容器。
6. 在候诊区将可疑者和确诊患者与其他疾病患者隔离；有条件医院应设立结核病专病诊断室（区）。
7. 将可疑和确诊的结核病患者置于优先候诊区，以便加快他们的诊疗速度，减少停留时间。
8. 将可疑或确诊结核病患者转诊到结核病防治机构，确诊患者能得到及时治疗。
9. 通过管理控制、环境控制和呼吸防护措施，对结核病的感染加以预防和控制。
10. 加强教育培训，并确定培训时间安排和经费预算。
11. 对感染控制计划的实施监测，进行评价感染控制计划。

## 二、结核病感染控制策略

1. 加强管理控制措施，重视医护人员职业性结核病感染的防护。
2. 建立健全感染控制的制度和管理办法。
3. 开展避免职业暴露的技术培训，提高自我防范意识。
4. 采用多种宣传教育形式，对患者、家属、医务人员进行结核病感染预防知识宣传。
5. 感染者的早期诊断、早期隔离及早期治疗。
6. 对机构中传染性的评估。
7. 制定感染控制计划和对医护工作者培训。

## 三、结核病感染预防和控制制度

1. 《结核病防治管理办法》经 2013 年 1 月 9 日经卫健委部务会审议通过，2013 年 2 月 20 日中华人民共和国卫健委令第 92 号公布。该《办法》分总则，机构与职责，预防，肺结核患者发现、报告与登记，肺结核患者治疗与管理，监督管理，法律责任，附则 8 章 41 条，自 2013 年 3 月 24 日起施行。

结核病列为《中华人民共和国传染病防治法》乙类传染病管理，各级医疗保健或卫生人员，发现结核病患者或疑似结核病患者时，应按《中华人民共和国传染病防治法》《医院感染管理办法》《预防与控制医院感染行动计划（2012—2015 年）》及《结核病防治管理办法》的要求，向卫生行政部门指定的卫生防疫机构报传染病报告卡，确保结核病疫情的监测。

2. 在《传染病防治法》中规定，医疗机构首诊医生，在明确诊断肺结核病例，应在 24 小时内通过网络系统进行疫情的网络直报。

3. 为了避免结核病在医院院内传播，其他患者及家属应该尽可能减少在医疗卫生机构停留的时间，包括门诊；遵照执行传染病相关法律法规根据卫健委相关结核病感染预防与控制的制度。

4. 医疗机构要建立健全结核病感染预防与控制的规章制度和工作规范，建立健全结核病防治人员工作制度、接诊制度、卫生管理制度、消毒隔离制度、感染监测制度、污物处理制度和个人防护制度等。

5. 根据卫健委相关结核病感染预防与控制的制度，医疗机构要建立健全结核病感染预防与控制的规章制度和工作规范，建立健全结核病防治人员工作制度、接诊制度、管理制度、消毒隔离制度、感染监测制度、污物处理制度和个人防护制度等，并指定专人负责监督和检查各项管理制度的落实。

（1）落实《结核病防治管理办法》《传染病防治法》《医院感染管理办法》《结核病预防控制工作规范》。

（2）落实全国结核菌合并艾滋病双重感染防治工作实施方案、《传染病院建筑设计规范》征求意见稿。

（3）落实《预防与控制医院感染行动计划（2012—2015 年）》及《结核病防治管理办法》《全国结核病防治规划（2011—2015 年）》《肺结核门诊诊疗规范》。

## 四、结核病感染预防和控制

1. 医疗卫生机构应当将结核病的感染预防与控制工作纳入本机构感染管理的组织体系，并由业务能力较强的临床医护人员、感染管理人员组成感染控制小组，以加强对结核病感染控制的技术指导。

2. 明确结核病感染控制责任人，进行结核病风险评估，制定和实施结核病感染控制书面计划，确保实验室及时进行标本处理，检测和结果报告，实施有效的工作规范来管理可能患有结核的患者，确保仪器设备正确的清洁和杀菌消毒，对医务人员进行结核病方面的教育、培训和咨询，对有结核病发病风险或可能暴露于结核菌的医务人员进行检查和评价，协调卫健委门和高风险机构间的工作。

3. 结核病管理控制活动包括确认和加强合作体系，制定机构计划，重新评估可利用的空间及潜在的病房再分配，评估医务人员的结核感染情况，监督评价感染控制措施实施，向医务人员、患者及来访者发起倡议，鼓励他们参加社会动员活动，参与结核的管理及研究。

4. 结核病患者管理方案

（1）预检分诊：通过筛选早期发现有结核病症状的患者，要及时隔离传染性患者，控制病原体传播，加强患者咳嗽礼仪和呼吸道卫生健康指导，尽量减少患者在医疗卫生机构停留时间，早期发现有结核病症状的患者及时进行分诊。

早确诊，早隔离，快速追踪具有可疑结核症状的患者，这样减少了其他人在结核人群中的暴露。

（2）设立专门的发热门诊、结核门诊：早期发现有结核病症状的人（筛选）非常重要。隔离患者的特殊标准取决于当地情况和患者数量。结核病可疑者必须与其他患者分开，安置在通风良好的区域，并且优先诊断及时分诊。

（3）隔离传染性结核病患者：培养阳性的耐药结核病患者尤其是 MDR 和 XDR-TB 或耐药结核病可疑者应该与其他患者，包括其他结核病患者隔离（优先根据耐药谱）。

a. 鼓励文明咳嗽，要求患者捂着口咳嗽，安全处理痰液及清洗双手，尽可能缩短住院时间。

b. 如果医务人员出现结核症状，免费为他们做结核诊断试验。

c. 为医务人员提供免费的 HIV 监测和咨询服务；为那些 HIV 阳性的患者提供抗反转录病毒的治疗及异烟肼预防治疗。

d. 培训医务人员，使其了解结核症状、体征、预防与治疗措施及控制感染的方法。

4）遵守相关消毒隔离规范：尽量减少患者在医疗卫生机构停留时间，在评价结核病可疑者或者管理药物敏感性结核病患者时，不建议住院，除非患者病情复杂或者有并发症需要住院治疗。

## 五、结核病感染控制措施

为了避免结核病院内感染，管理者尽量减少结核病患者在医疗卫生机构（包括门诊）的停留时间，优先选择以社区为基础的结核病患者管理方法。

1. 适用于痰菌阳性或胸片显示活动性阴影的肺结核及喉结核患者。

2. 同病种患者，可居住一室。关闭门窗，要有特殊的通风装置。

3. 密切接触患者应戴口罩，穿隔离衣。

4. 接触患者、污物后，护理下一个患者前，应洗手。

5. 污染物应按消毒规范分类处理。

6. 采用隔离标识。飞沫粉红色，空气黄色，接触蓝色。

7. 在 HIV 流行地区，医疗卫生机构的重点在于。将 HIV 感染者和其他形式的免疫抑制人群与疑似或确诊传染性结核病患者隔离。

8. 为感染结核的卫生工作者提供一个含预防和保健干预的服务措施，将其调整到低风险区域进行工作。

## 六、结核病感染危险控制措施

1. 机构管理活动　机构水平的组织管理活动构成了医疗机构管理控制措施设立和实施的框架。组织管理活动应确保本医疗机构领导和国家级的政府承诺。对结核病疫情及网络直报系统进行监管。

2. 其他类型的控制措施

（1）机构水平的控制措施也包括管理控制和环境控制，以及个人防护。由于这些控制措施相互补充，因此应该同时实施。

（2）督导患者服用每剂抗结核药物，确保患者做到全疗程规则服药。

（3）掌握患者用药后有无不良反应，并及时采取措施，最大限度地保证患者完成规定的疗程。

（4）督促患者定期复查，掌握其痰菌变化情况，并做好记录。

（5）采取多种形式，对患者及其家属进行结核病防治知识的健康教育，提高患者的依从性和对社会及家属的责任心。争取痰菌尽早转阴，减少传播。

（6）保证充足的药品储备与供应。

（刘丽艳）

## 第三节　结核病的管理控制

### 一、结核病感染管理控制概念

是指能减少结核杆菌传播的特定方法与工作流程，同时也是减少结核病在人群中传播的多种措施的综合，其基础是早期快速诊断、治疗和对结核病患者正确管理。

### 二、结核病感染控制层级的管理

结核病感染控制三个层级的管理分为管理控制、环境控制和呼吸防护三个层级。结核病感染控制需要完善并开展结核病控制、HIV 控制和加强卫生系统的核心活动管理。管理控制是采取管理措施来减少暴露于结核分枝杆菌的风险。环境控制是采取工程系统来预防结核菌的蔓延，减少空气中结核分枝杆菌飞沫核浓度。个人呼吸防护是通过个人防护进一步减少和暴露结核分枝杆菌的风险，管理控制也应该辅之以环境控制和个人防护，因为这些措施也有助于进一步减少结核病的传播。结核病的感染控制对于预防结核病传播来说是一个重要的策略，所有医疗机构和人群聚集的地方都应该实施结核病感染控制措施。

## 三、结核病感染管理措施

1. 管理措施是有效预防与控制结核分枝杆菌传播的第一道防线，是环境控制措施和个人防护措施顺利开展的基础和前提，是最重要的控制措施。它通过应用管理控制措施来阻止飞沫的产生，从而降低医务人员及其他陪护人员暴露于结核分枝杆菌。

2. 管理措施包括加强组织领导、开展本单位结核感染危险性评估、制订结核感染预防与控制计划、建立健全感染预防与控制的制度、落实《传染病防治法》《医院感染管理办法》及其相关技术性标准、规范，对机构中相关工作人员开展感染预防与控制、职业安全防护等技术培训和开展预防结核感染的宣传教育。通过筛选早期发现有结核病症状的患者，要及时隔离传染性患者，控制病原体传播，加强患者咳嗽礼仪和呼吸道卫生健康指导，尽量减少患者在医疗卫生机构停留时间。早期发现有结核病症状的患者及时进行分诊。患者隔离的标准取决于当地情况和患者数量。一般来讲，结核病可疑者必须与其他患者分开，安置在通风良好的区域，进行咳嗽礼仪和呼吸道卫生教育，并且优先诊断及时分诊。

3. 传染性结核病患者筛选后，隔离患者非常重要。尤其是 HIV 感染者或者有明显的临床症状提示 HIV 感染的人，或者其他形式免疫抑制的患者都应该与传染性结核病可疑者或确诊患者隔离。

4. 培养阳性的耐药结核病患者尤其是 MDR 和 XDR-TB 或耐药结核病可疑者应该与其他患者，包括其他结核病患者隔离（优先根据耐药谱）。

5. 筛选和隔离应该以促进患者流动的方式实施。这对于控制呼吸感染很重要并且有助于控制结核病感染。筛选和隔离的联合控制措施已经成功用于结核病暴发的控制并且降低结核病在卫生工作者中的传播。这些控制措施对于尽量减少非感染者，不论疑似的或者已知的耐药类型，都应该实施这些控制措施。

6. 控制结核病传播（咳嗽礼仪和呼吸道卫生）为了尽量减少飞沫核的传播，任何有呼吸道感染的咳嗽患者尤其是结核病患者或者可疑者，都应该接受咳嗽礼仪和呼吸道卫生的教育，也就是在打喷嚏或者咳嗽时盖住口鼻。咳嗽礼仪也能降低较大飞沫的传播，控制其他呼吸道感染，这些礼仪也适用于医疗卫生工作者、访视者和家庭成员。

7. 在评价结核病可疑者或者管理药物敏感性结核病患者时，不建议住院，除非患者病情复杂或者有并发症需要住院治疗。如果住院，不应该将有结核症状的患者安置在与易感染患者或者传染性结核病患者相同的区域。

8. 为了避免结核病院内传播（即在医院或者医疗卫生机构获得的），应该尽可能减少在医疗卫生机构停留的时间，降低诊断延迟。

9. 应该优先选择社区为基础的结核病患者管理方法，可以对家庭成员或者其他的密切接触者通过结核病感染控制的教育来实施。卫生工作者应该保证为传染性患者提供高质量的临床诊治与护理，并且尽量减少与这些患者在拥挤或者通风差的区域停留的时间。

10. 管理控制应该辅之以环境控制和个人防护，因为有证据表明，这些措施也有助于进一步减少结核病的传播。为了确保有结核病症状的人在被快速确诊后，能被及时隔离到合适的地方进行治疗，管理控制必不可少。此外，在可能的情况下，尽量避免或减少住院，减少门诊的次数，避免病房和候诊区内的拥挤，以及优先利用社区服务来管理结核病等，都可以降低潜在的暴露危险。

11. 管理控制能够降低医疗卫生机构的结核病传染，因此管理控制应该最优先实施。管理控制是良好的感染控制的重要组成部分，要求快速诊断、隔离和治疗具有结核病症状的患者。结核病患者或者结核病可疑者的物理隔离需要合理的设计、建设或改造，以及合理使用建筑。管理控制措施来加以完善。

12. 人口聚集场所的管理控制

（1）为减少结核病在人口聚集场所的传播，管理部门应开展咳嗽礼仪和呼吸道卫生相关知识教育，早期发现、隔离和适当治疗传染性患者。特别是所有长期停留机构的人群和其他人口聚集场所的人群应在进入机构前进行结核病筛查。如果任何卫生工作者有提示结核病的症状和体征，他们都应该被给予正确的信息并且鼓励其进行结核病诊断。应尽快确诊结核病可疑者。

（2）结核病可疑者和传染性患者通常要隔离，如果可能的话，应隔离在一个足够通风的区域，直到痰涂片转阴。也推荐对接受治疗的患者进行直接面视下治疗（DOT）。在短期停留人口聚集场所，如拘留所和监狱，应建立转诊系统，妥善管理患者。除了上述的管理控制措施，还应该实施其他的管理控制措施。尽量减少诊断延迟。

（3）通过使用快速诊断工具，通过降低涂片和培养的时间，开展平行调查而不是顺序调查使用痰涂片阴性诊断测算法对于诊断为结核病的患者，尽快开始充分治疗和教育、鼓励依从性及确保完成治疗非常重要。如果需要的话，到卫生系统的有结核病症状的患者应该有知识和能力获得快速诊断评价和充分治疗。

（刘丽艳）

# 第四节 结核病感染环境控制

环境控制是医疗卫生机构预防结核分枝杆菌感染的第二道防线，主要作用是运用工程学技术阻止空气中具有感染性的飞沫核的传播，降低空气中飞沫浓度。通常情况下，很难消除各类人群暴露于结核分枝杆菌的风险，这就需要在高危区域使用多种环境控制措施以降低空气中飞沫浓度。这些措施包括自然通风、机械通风、消毒和使用高效微粒空气过滤器等。这些技术若与工作实践及给药控制结合起来应用是最有效的。通风可以使用自然的（开窗）、机械的或两者混合的方法，目的是置换污染环境空气，让其他患者和医务人员吸收外界进入的新鲜空气。紫外线辐射消毒可以进一步降低空气中的细菌浓度，医疗机构的设计和建筑样式、当地的气候、机构就诊的患者数量及机构可利用的资源都是影响环境控制的因素。

## 一、医院感染分区

1. 低危险区　行政管理区、教学区、生活服务区、图书馆等。

2. 中危险区　普通门诊、普遍病房等。

3. 高危险区　呼吸科门诊、呼吸科病房。

4. 极高危险区　结核病门诊和病区、特别是耐药结核病病区、感染疾病（科）门诊和病房、特殊检查场所等。

## 二、常用的环境控制措施

1. 开窗实现最大的自然通风，稀释空气（最简单、最便宜的技术）。

2. 吊扇在许多地方都已经使用，开窗时进一步加大自然通风。

3. 排气扇在开窗及使用吊扇通风不足的情况下，排气扇可以提供定向的空气流通。定向气流是指引入"清洁"空气稀释室内结核杆菌的浓度再排出，从而减少传播的风险。通常在窗户上放置排气扇，在室内有感染颗粒的空气与室外"清洁"空气进行交换。

4. 排气通风系统当区域风险较高且经费允许，排气通风系统可以防止污染的空气进入清洁区域，至少要提供 6 次/小时换气。最常见的方法就是使用负压设备建立通风系统，房间通过相对周边区域的负压引入外面的空气并且排出。

5. 辅助措施，如使用高效空气颗粒过滤器（HEPA）或紫外线杀菌可能会有帮助，但不能取代上面提到的环境控制措施，除非有充足的空气流通确保感染颗粒与这些设备的接触，否则这些辅助措施的作用十分有限，而且很难现场评估其效果。

6. 消毒方式

（1）空气消毒：紫外线照射、高效过滤装置、化学消毒相对复杂花费较高；自然通风最简单并且花费最少；

（2）通风（自然和机械）能稀释空气，是最简单、最便宜的技术，可以减少工作环境中高浓度感染性颗粒最好的方法，即空气流通能够确保空气的稀释和交换。可以通过以下方法实现：

a. 室外风产生的气流。

b. 室内的热源产生对流。

c. 直接抽入空气的机械风扇。

d. 各种各样的机械通风设备理想的情况是，新鲜的空气持续进入，然后安全排到室外，每小时要进行多次空气交换。

（3）由于气候或其他原因无法实现足够通风时，可选择性的减少空气中飞沫核浓度的措施包括试用紫外线照射杀菌，或利用空气过滤设备移走感染性颗粒。然而需要确保空气充分混合和流通，否则这些方法的效果有限。

## 三、结核病感染控制区域自然通风

自然通风是一种最简单、最低廉的环境控制措施。通过打开的门窗等通路确保室内外室气流动畅通，以降低飞沫的浓度，从而控制结核感染。

在结核病传染危险的机构及机构内的特定区域，应保持良好的通风（最好是通路相对），避免通风不畅、拥挤不堪。对于自然通风不畅的房间，可对房间进行重新设计或改造，以确保有良好的通风条件。应注意的是某一房间的通路应直接通往户外，而不是通往其他病区或候诊室。

在气候温暖和热带气候地区，卫生机构的病房和其他地点可以采用自然通风。通过打开窗户周围的空气流入房间或病房，发生自然通风（单侧或双侧自然通风）。医院、门诊、病房、房间进行最大限度的自然通风，可能是达到良好通风效果的最简单、成本最低的方法。可以使用以下各种不同的策略，候诊室、检查室及病房等应与周围的环境"开放"（例如房间有顶窗或侧窗）。安排窗户有助于更好地通风，窗户应与外面环境相通而不是与其他病房相通。

吊扇有助于空气混合及流通。由于目的是稀释和交换空气而不仅仅是混合空气，因此所有吊扇应该和开窗一起协同发挥通风的作用。咳嗽时可能增加空气中感染飞沫核浓度，因此应该在通风良好的区域收集痰标本，最好是在室外并远离其他人。由于这些区域可能邻近空气流动差的建筑物、走廊或阳台，因此应该对这些区域进行关注、评价以确保有良好的空气流通。

在很多情况下，建立交叉通风是不可能的。含感染飞沫核颗粒的密闭房间有较高的风险。有窗户的房间在窗户附近可以发生气体交换，然而，通过窗户产生的空气交换较少。在这种情况下，打开房间的其他窗户或开门可以提高空气交换，但开窗或开门并不能保证良好的稀释通风的效果。使用自然通风常遇到的问题是在天气寒冷时或在夜晚，患者或医务人员要关闭窗户。天气的改变或其他阻挡气流的结构可能会改变气流的运动模式。采用自然通风的地方，通过烟雾管或其他类似措施可以很容易评估气流方向。特别是在高风险的区域，需要使用机械或其他通风措施。

## 四、结核病感染控制区域机械通风

机械通风是指使空气循环和流动的设备技术的使用，是一种较复杂、较昂贵的环境控制措施。在自然通风不良或不能进行自然通风的条件下，可采取机械通风，以降低飞沫浓度。机械通风采用窗扇、排气扇等加强室内外空气的流动，或应用负压装置造成一定区域负压状态，使空气从邻近区域吸入后直接排放到室外，从而降低区域内飞沫浓度。机械通风被用在自然通风不能产生足够的气流减少感染飞沫核浓度的情况下。在感染飞沫核高浓度区域强烈推荐使用机械通风。

## 五、结核病感染控制区域高效微粒空气过滤器消毒

主要适用于有限患者的较小区域或较小且相对封闭的区域。它可以随意放置或被暂时固定在地板或天花板上，以最大限度地减少室内空间的占用，但此种方式较昂贵且必须及时对过滤器进行清洗和维护。目前认为，只在隔离房间安装空气过滤器是一个较经济有效的措施。这种装置独立于中央空调系统，价格较低，而起到的保护作用可能比对整个建筑物进行过滤还要明显。总之，空气过滤在控制结核病中的作用仍然是有限的，且受经济条件的影响。

高效微粒空气过滤器可以清洁空气，合适的过滤器可以从空气中除去很多通过空气传播的微粒，可以从空气中去除接近一半的结核飞沫核。高效过滤器的维护很重要，因为随着灰尘的聚集，风扇通过过滤器过滤的空气会越来越少。这就意味着，高效过滤器良好维护有助于清洁室内空气，前提是有充足的室内混合气体、设备的空气流速与空间大小相协调。过滤器维护不良，会降低其稀释和去除空气中感染微粒的能力。

大量传染性 MDR-TB 患者的病房/房间、支气管镜检查室、痰液诱导室、痰标本培养实验室、尸体解剖室或太平间，使用机械通气时，使用足够功率的设备确保空气进入和排出房间和区域非常重要。换句话说，如果没有空气流入，也就不会发生空气排出。尽量引导空气单向流通，从而确保患者咳出的感染性飞沫核被排出而远离他人。应该保持气流从"清洁"

的区域里流入，经过医务卫生工作者，患者，然后流出。空气流入区域应远离进风口从而避免"短循环"，如果太近排出的废气还会造成再次的感染。

## 六、结核病感染控制区域空气消毒

肺结核门诊、指定的专门实验室和放射检查和病区，可根据实际情况酌情选用下述消毒措施。空气消毒应当根据实际情况选用，并必须在无人且相对密闭的环境中进行（消毒时关闭门窗），严格按要求操作，消毒完毕后方可打开门窗通风。

1. 紫外线灯照射消毒

（1）可选用产生较高浓度臭氧的紫外线灯，以利用紫外线和臭氧的协同作用。一般安装紫外线灯瓦数≥1.5W/m³，计算出装灯数。考虑到紫外线兼有表面消毒和空气消毒的双重作用，可安装在桌面上方1m处。不考虑表面消毒的房间，可吸顶安装，也可采用活动式紫外线灯照射。上述各种方式使用的紫外线灯，照射时间一般均应>30分钟，每周1~2次。

（2）使用的紫外线灯，新灯的辐照强度不得低于90mW/cm²，使用中紫外线的辐照强度不得低于70mW/cm²，凡低于70mW/cm²者应及时更换灯管。

（3）紫外线使用注意点：湿度—相对湿度>70%的房间不建议使用；一般安装紫外线灯瓦数≥1.5W/m³。照射时间应>30分钟。天花板的高度2m，空气流动6次/天，紫外线灯管质量：5 000~10 000 小时（7~14 个月），灯管清洁避免皮肤、眼睛损害。

2. 熏蒸或喷雾消毒

（1）可采用化学消毒剂熏蒸或喷雾消毒，每周1或2次。

（2）常用的化学消毒剂

a. 过氧乙酸：将过氧乙酸稀释成0.5%~1.0%水溶液，加热蒸发，在60%~80%相对湿度，室温下，过氧乙酸用量按1g/m³计算，熏蒸时间2小时。

b. 过氧化氢复方空气消毒剂：市售品以过氧化氢为主要成分，配以增效剂和稳定剂等，一般用量按过氧化氢50mg/m³计算，采用喷雾法，在相对湿度60%~80%，室温下作用30分钟。

c. 季铵盐类消毒液：采用双链和单链季铵盐，配以增效剂和稳定剂制成的空气消毒剂。采用喷雾法1.2mL/m³（折合药物浓度10mg/m³左右），作用30分钟。

## 七、结核病感染控制区域地面和物体表面的清洁和消毒

地面、物体表面应当每日定时清洁，有污染时按以下方法消毒：

1. 地面要湿式拖扫，用0.1%过氧乙酸拖地或2 000mg/L有效氯消毒剂喷洒（拖地）。

2. 桌、椅、柜、门（门把手）、窗、病历夹、医用仪器设备（有特殊要求的除外）等物体表面可用2 000mg/L有效氯消毒剂擦拭消毒。

3. 其他物品消毒及处理

（1）每病床须设置加盖容器，装足量2 000mg/L有效氯消毒液，用作排泄物、分泌物随时消毒，作用时间30~60分钟。

（2）消毒后的排泄物、分泌物按照结防机构和医疗卫生机构生物安全规定处理。每天应当对痰具进行高压灭菌或高水平消毒。患者使用的便器、浴盆等要定时消毒，用2 000mg/L有效氯消毒液浸泡30分钟。

（3）呼吸治疗装置使用前应当进行灭菌或高水平消毒，尽量使用一次性管道，重复使用的各种管道应当在使用后立即用 2 000mg/L 有效氯消毒液浸泡，浸泡 30 分钟后再清洗，然后进行灭菌处理。

（4）每个诊室、病房备单独的听诊器、血压计、体温计等物品，每次使用前后用 75% 的乙醇擦拭消毒。

（5）患者的生活垃圾和医务人员使用后的口罩、帽子、手套、鞋套及其他医疗废弃物均按《医疗废物管理条例》及《医疗卫生机构医疗废物管理办法》执行。患者出院、转院、死亡后，病房必须按照上述措施进行终末消毒。

## 八、结核病感染环境控制措施

1. 最好给患者一间空气流通，阳光充足的房间。如无条件者，经常注意开窗通风。

2. 患者被服要经常用日光暴晒消毒，患者痊愈后，房间要进行彻底消毒。

3. 患者应减少与他人接触，尽可能不到公共场所去。

4. 患者的用品食具、痰液、呕吐物要及时消毒、特别注意患者痰液要吐在纸上或痰盂里，进行焚烧或消毒后倒去。

5. 结核病患者隔离最好方法是去肺结核专科医院住院隔离，减少对家中人员及其他人的传染机会，有益于家庭，也有益于社会。

（刘丽艳）

# 第五节　结核病的呼吸防护

结核病的呼吸防护是在医疗卫生机构预防结核分枝杆菌感染的第三道防线，是管理控制和环境控制的有效补充。主要作用是防止吸入飞沫核，医务人员和患者都应接受标准原则教育和防护设备使用的培训。防护设备的选择必须对结核杆菌传播给患者或者医务工作者或者家属风险进行评估，是在管理措施和环境控制前两者不能有效降低飞沫浓度的情况下，通过让结核病患者佩戴普通口罩，医务人员佩戴防护口罩（N95 型口罩）等措施进行防护，保护特定人群。在医疗机构一次性口罩和手套都应该得到充足的供应。除标准防护措施，应用于空气传染疾病患者或可疑者的防护措施。包括卫生工作者佩戴口罩，将患者安置在隔离的有良好通风的区域，当患者在患者隔离区域外活动时使用医用口罩。这些应用于所有空气传染疾病的防护措施，能有效减少结核病的传播。

## 一、结核病患者及家属佩戴外科口罩

1. 外科口罩是通过阻挡大的微粒，防止微生物传播给其他人，口罩应该能够把鼻子、脸、颌部全部遮住。对结核杆菌可疑者及结核明确诊断者离开隔离区接受检查或者治疗都应佩戴外科口罩。

2. 合适的口罩能够阻止病原微生物通过佩戴者口鼻扩散到他人，但不能防止佩戴者吸入传染性飞沫，因此佩戴合适的口罩能减少传染他人的风险。

3. 结核病患者在结防机构及医疗卫生机构就诊时，应尽可能带外科口罩，疑似或已知传染性肺结核病患者在离开隔离室进入必要的医学检查科室或转诊时，都要佩戴合适的外科口罩。

4. 教会患者正确佩戴合适的口罩，是发挥预防作用的重要前提。

## 二、医务人员佩戴防护性 N95 型口罩

1. 防护性的口罩是一种特殊类型的面罩（N95 型口罩）具有一定标准的滤过能力，与面部结合紧密，能有效地遮盖口鼻，能防止传染性结核分枝杆菌微粒的通过，起到控制和预防感染作用。

2. 有条件的机构可为医务人员提供防护性 N95 型口罩来防止医务人员吸入传染性飞沫。

3. 在进行管理和环境控制的同时，与具有传染性的患者接触的医务工作者都要佩戴 N95 型口罩。医务人员佩戴防护性 N95 型口罩，如不能一次使用必须经紫外线消毒后方可再次使用。因 N95 型口罩或防微粒口罩都可以保护佩戴者本人。当访视者与传染性患者同在密闭空间时也应该佩戴微粒过滤呼吸器。考虑到使用微粒过滤呼吸器会产生歧视的风险，应该强烈关注医务工作者、患者和社区的行为改变。

4. 在治疗和护理已确诊或疑似的结核病患者（尤其是耐多药结核病患者）时；对结核病患者实施可能产生气溶胶的程序时；在支气管镜检查、气管插管、吸痰过程中医务工作者需要佩戴 N95 型口罩。

5. 应该对卫生工作者就微粒过滤呼吸器的使用进行综合的培训，因为正确的持续的呼吸器使用能够引起医务工作者显著的行为改变。同时，应该考虑包含呼吸器适合测试。

## 三、N95 型口罩的正确戴法和更换

1. 先将头带拉松 2~4cm，手穿过口罩头带，金属鼻位向前。

2. 戴上口罩并紧贴面部，口罩上端头带位放于头后，然后下端头带拉过头部，置于颈后，调校至舒适位置。

3. 双手指尖沿着鼻梁金属条，由中间至两边，慢慢向内按压，直至紧贴鼻梁。

4. 双手尽量遮盖口罩并进行正压及负压测试。

正压测试：双手遮着口罩，大力呼气。如空气从口罩边缘逸出，即佩戴不当，须再次调校头带及鼻梁金属条；负压测试：双手遮着口罩，大力呼气。口罩中央会陷下，如有空气从口罩边缘进入，即佩戴不当，须再次调校头带及鼻梁金属条。

5. N95 型口罩的使用寿命依赖工作环境与类型。当口罩受污染如有血迹或飞沫等异物，使用者感到呼吸阻力变大，口罩损毁，需要更换口罩。

6. N95 型口罩适合性试验是为确保佩戴者佩戴的医用防护口罩具有一定的密闭性，包括适合性试验和敏感试验。

## 四、结核病的呼吸防护措施

1. 同一病种患者，可同住一室。进入病室者应戴外科口罩，必要时穿隔离衣，接触患者或可能污染物品。

2. 治疗护理下一名患者前应洗手。

3. 患者所用食具，痰杯等应予隔离。食具每餐消毒，痰杯每天消毒更换，呼吸道分泌物应于消毒后废弃。

4. 病室空气消毒 1~2 次/天，患者有必要离开病室时，必须戴外科口罩。

5. 采用隔离标志勤洗手，使用肥皂或洗手液并用流动水洗手，不用污浊的毛巾擦手。双手接触呼吸道分泌物后（如打喷嚏后）应立即洗手。

6. 打喷嚏或咳嗽时应用手帕或纸巾掩住口鼻，避免飞沫污染他人。患者在家或外出时佩戴口罩，以免传染他人。

7. 均衡饮食、适量运动、充足休息，避免过度疲劳。

8. 长期人群聚集场所的个体疑似或确诊为结核病的患者，要给患者戴外科口罩，痰涂阳性患者实行隔离治疗。在短期人群聚集场所的个体疑似或确诊为结核病的患者，应组织转诊。

（刘丽艳）

# 第六节　结核病病区的感染控制

结核病的传播对公共卫生安全造成重大危害，尤其是在医疗卫生机构内的传播，不仅危害患者，也同样危害医务人员。因此，加强医疗卫生机构内的结核感染预防控制工作，是目前我国结核病控制亟须解决的问题，也成为我国结核病防治工作的优先领域。结核病感染预防控制应与整个感染预防控制相结合，并纳入国家结核病防治规划。肺结核患者是结核病的主要传染源。主要通过近距离的飞沫传播，其传染性与空气中的结核菌的数量及密切接触的人直接相关，如肺结核患者的家属成员（尤其是儿童）、与患者接触的医务人员及在通风不良环境中集体生活和工作的人群（如学生、单身职工等），接触者吸入患者咳嗽、打喷嚏时喷出的带菌飞沫而受感染。因此感染的预防和控制对预防结核病非常重要。

## 一、医院结核病区的感染管理

降低结核分枝杆菌的暴露，是有效预防与控制结核病传播的第一道防线。通过合理的诊治肺结核患者，减少结核分枝杆菌的传播。重视结核病的预防和控制，医院要成立以分管领导为组长的结核病感染控制领导小组及医护人员组成的结核病感染控制小组，加强对结核病感染控制的技术指导。要求 300 张床以上的医院建立医院感染管理科，配制感染管理专职人员，开展对本机构结核病感染危险性的评估，统计本机构及机构中特定区域每年发现的传染性肺结核患者数，评估上述患者在本机构停留时间、停留的区域；评估本机构或特定区域是否存在导致空气中结核杆菌上升的因素。建立健全的感染控制制度和管理办法并指定人员监督制度的落实。发挥医院感染管理科的督导作用，重视消毒隔离措施的落实，医院感染管理科针对预防医院感染制定的规章制度和考核标准，增加监督检查次数，不断强化防护意识，使医务人员充分认识严格执行标准在控制医院感染中的重要性，加强排菌患者和耐药患者的管理。

### （一）病房布局环境控制措施

1. 设结核病房或隔离病区，最好是单独建筑。

2. 在结核病房，涂阳与涂阴患者、耐药与非耐药患者分开安置，减少病室中住院患者人数。

3. 病房分为污染区、半污染区和清洁区。

4. 将高危险区处在下风侧，在病室内将患者安置在下风向。

### （二）病房通风环境控制措施

1. 充足的通风，安装排风扇，禁用中央空调。
2. 耐多药结核病房应使用机械通风。

### （三）病房消毒环境控制措施

1. 耐多药结核病病房应使用带有挡板的紫外线灯消毒。
2. 非耐多药结核病病房当通风不足时，辅以紫外线消毒。
3. 耐多药病房应使用高效空气过滤器。
4. 痰及口鼻分泌物随时消毒。

### （四）病房个人防护环境控制措施

1. 接触传染性结核病患者（特别是耐多药结核病患者）的医务人员或高风险操作时，佩戴医用防护口罩。
2. 患者在离开病房时，应佩戴外科口罩。

### （五）医院结核病区分区

1. 清洁区为医务人员更衣室、休息室。
2. 潜在污染区为医办室、治疗室、护理站。
3. 污染区为病房及外走廊、接待室、穿刺室。
4. 缓冲区为清洁区与潜在污染区之间、潜在污染区与污染区之间。
5. 医务人员穿脱防护用品的区域，两面的门不能同时打开。建立两个通道：医务人员和患者的通道。
6. 医务人员和患者均应严格执行各区域的管理。患者不得随便进入潜在污染区和清洁区；医务人员在不同区域穿戴不同的防护用品。
7. 减少污染物的产生，合理地规划建筑布局，建筑面积与收治患者数量相匹配。

## 二、医院耐多药病区感染管理

1. 采用立体化健康教育，保证健康教育的效果立体化。健康教育是各种形式和方法相结合的一种模式，方法如下。

（1）由责任护士实施路径化健康教育、病房走廊设置健康教育专栏、闭路电视视频教育、对住院患者发放的宣教材料、成立健康教育大课堂、病区办健康教育板报等形式。

（2）集中的健康教育形式，内容结合整个病区患者的情况，倾向于多数患者的需求来设定；个体的健康教育形式内容根据患者的情况有针对性地实施。如：患者入院后由责任护士讲解各项规章制度，发给患者痰纸及痰袋，嘱患者有痰吐在纸里后放入痰袋，统一回收处理，嘱患者外出散步时随身携带痰杯，做到不随地吐痰，不面对别人咳嗽、打喷嚏，咳嗽、打喷嚏时用手帕遮住口鼻，减少结核菌的传播。通过不同形式让患者接受、巩固、强化耐多药结核病的防治知识，调动患者的积极性，提高患者主动自我监控意识。患者能更有效地进行消毒隔离，按时服药，合理饮食，适当训练，治疗依从性提高。

2. 加强医务人员的培训，提高感染控制和自我防护的意识。

（1）耐药结核病管理的主要干涉手段是加强结核病控制，重点是实验室能力及感染控制。医院需要改善耐多药结核病传播的感染控制操作，医务人员必须进行感染控制操作培训，医院采取多种培训形式来培训医务人员。

（2）开设专题讲座，讲解耐多药结核病区工作的标准流程与要求，环境、物品、器具的消毒方法，个人防护的原则和措施等，开展标准操作比赛，如七步洗手法、防护性口罩的佩戴方法等；联系实际工作，进行理论知识考试；预防院内感染，院感办加强对日常工作的监督检查，及时纠正工作中的错误做法。这些能够让医务人员对感染控制工作更加重视，并保持良好工作习惯。

## 三、医院结核病区的安全防护措施

医院感染监测是长期、系统、连续地观察、收集和分析发生感染及其影响因素，并将监测结果报送和反馈给有关部门和科室，为控制感染和管理提供科学依据。

### （一）加强对患者的管理

1. 应根据患者病情特点安排病房，如菌阳、菌阴、疑似、肺外结核分室管理。尽量选择单间隔离，也可以将同类患者安置在同一房间，病床之间要有1m以上的距离。没有条件实施单间隔离时，应当进行床旁隔离。患者一览表上应当有隔离标识。不宜将排菌患者或耐药患者与留置各种管道、有开放伤口或者免疫功能低下的患者安置在同一房间。该类患者采取相应隔离措施。

2. 加强患者陪护及探视人员的管理，制定宣教制度，让患者掌握有关预防医院感染的基本常识。对患者加强健康教育，使患者及其家属懂得结核病的危害和传染方式，养成不随地吐痰的卫生习惯。患者在咳嗽、打喷嚏时，要用卫生纸捂住口鼻，并将痰吐在纸上包好后放在痰袋或将痰液吐入放有消毒液的痰缸中集中处理。不要近距离面对他人大声说话。

3. 医院建立严格的探视、陪护制度。减少陪护，限制探视。陪侍者及患者需戴外科口罩，护理患者后要及时洗手或手消毒。对合并糖尿病及其他基础疾病的患者和老年性结核病患者，要注意个人卫生管理、心理管理、加强支持疗法、增加免疫功能。

### （二）环境的监控，减少空气中飞沫的浓度

1. 做好病区空气消毒　防止空气污染过道和办公区，每日1~2次。

（1）自然通风是最简单、最低廉的环境控制措施，开窗通风，保持室内空气流通，降低结核菌飞沫的浓度，控制结核菌的感染，进行自然通风时，应注意房间的通路应直接通往室外，对于自然通风不畅的房间予以改造。自然风的通风对流，保持室内空气与外空气的交换，自然通风不良的，必须安装足够的通风设施（排气扇）。风向必须从清洁区半污染区-污染区排出室外。

（2）机械通风是一种较复杂、较昂贵的环境留置措施，在自然通风不良和不能进行通风的情况下，可采取机械通风，以降低飞沫浓度。机械通风采用窗扇、排气扇等加强室内外空气的流通，或应用负压装置造成一定区域负压状态，使空气从邻近区域吸入后直接排放到室外，从而降低区域内飞沫浓度。

（3）紫外线空气消毒是较常见的消毒方法，其原理是利用紫外线和臭氧的协同作用，一般按每立方空间安装紫外线灯瓦数>1.5W，可采用活动式紫外线灯照射，每次时间应>30分钟。高效微粒空气滤光器应用较小的相对封闭的区域，一般用于隔离病房。

2. 加强对痰液的管理也是控制感染的重要措施　病区每天要有专人收集、发放痰缸，

高压灭菌后送至医疗废物处置中心集中处置，餐具专人专用，患者生活垃圾同感染性废物处理。

3. 做好病区环境控制

（1）物品表面、墙面、地面、痰盂等定时清洗消毒，泄露的排泄物按规定清理消毒，严格按区域（房间）使用拖把。病房湿式清扫，拖布分区使用，一室一拖布，湿式扫床，1次/天，一床一套，床头桌湿式擦拭，一桌一布，用后用 2 000mg/L 含氯消毒剂消毒晾干备用。桌、椅、柜、门、窗、病历夹等物体表面可用 2 000mg/L 的含氯消毒剂擦拭。与患者直接接触的相关医疗器械、器具及物品如听诊器、血压计、体温表、止血带等要及时消毒处理。轮椅、担架、床旁心电图机等医疗器械、器具及物品要在每次使用后擦拭消毒。

（2）严格落实一次性物品使用，注射做到一人一针一管一带，医护人员加强手卫生的管理，接触患者前后洗手或用速干手消毒剂消毒手。做好空气检测，每月定期或不定期的抽检治疗室、办公区、走廊及病房空气消毒情况，对存在问题及时分析整改。

## （三）医务人员的个人防护

1. 加强医院感染知识培训，增强医院感染意识，遵守消毒隔离工作制度。办公区域紫外线照射 1 次/天，30 分钟/次。正确佩戴医用防护口罩。接触患者前后洗手或手消毒。结核菌素试验强阳性者，给予预防性治疗，锻炼身体，增强机体抵抗力。结核病是呼吸道传染病，主要通过飞沫、尘埃传播。

2. 全面的知识培训，组织全科医护人员、认真学习 MDR-TB 结核分枝杆菌传播、症状体征、感染控制计划、消毒技术、手卫生方法、医院感染诊断标准、抗菌药物的合理应用等有关知识，医院感染管理科在进行 MDR-TB 控制专题讲座的基础上，对全体医护人员进行相关知识的理论考试。新分入本科室人员需进行系统的医院感染知识培训，经考核合格后方能上岗。通过层层培训，大家充分认识了医院感染的危险因素及预防医院感染的重要性，从而自觉规范执行消毒隔离制度、无菌操作规程，使医院感染的相关因素及环节切实得到控制和改善。

## （四）严密的医疗废物管理

按照《医疗卫生机构医疗废物管理办法》要求，建立了医疗废物管理组织，制定了《医疗废物处理流程》《医疗废物管理制度》及《医疗废物处理措施》，明确此类传染病患者的生活废物属于医疗废物，包装采用双层，容量只达到包装容器的3/4，出科时注明科室名称、产生日期及重量，分类放置、分类收集。

## （五）健全各项规章制度、制定防范措施

1. 加强医护人员的感染意识，遵守消毒隔离工作制度树立无菌观念，遵守操作规程，保持良好的职业卫生习惯。医务人员对患者实施诊疗护理操作时，应当将排菌患者或耐药患者安排在最后进行。接触患者的伤口、溃烂面、黏膜、血液、体液、引流液、分泌物、排泄物时，应当戴手套，必要时穿隔离衣，完成诊疗护理操作后，要及时脱去手套和隔离衣，并按规范进行洗手。

2. 在患者管理方面需加强患者疾病健康知识的宣教，做好饮食指导，增强服药依从性。同时在结核病区工作的医护人员也要增加自身营养、锻炼身体提高自身抵抗力。只有加强了对防痨知识的宣传力度，加强了感染源的控制，切断传播途径，提高人群抗病力，加强对结

核病人规范治疗的监管，从而提高患者服药的依从性，才能真正地控制结核病的流行。

## 四、肺结核病患者的管理

1. 肺结核病患者是结核病的主要传染源

（1）肺结核的传播与人群、社会生活有着密切联系，传染源的排菌量不同，其传染力也不同。患者排菌量大小与其传染力大小成正比，痰菌阳性患者的传染力远远大于痰菌阴性的患者。为了控制结核病，应从公共卫生观点出发，对每一个肺结核患者尤其是排菌患者，及时发现，合理治疗，以消除传染，减少复发，并对患者密切接触人群，积极予以预防，减少疾病的传播。

（2）肺结核患者从发病到发现、确诊有一段时间，因此早期发现、早期治疗、预防传染、减少发病是非常重要的。涂片阳性的肺结核病患者是主要的传染源。典型的传染过程是活动性肺结核患者咳嗽、打喷嚏、大笑、喊叫、唱歌时，将结核分枝杆菌喷出，使大量的传染性微滴，在空中水分蒸发后，重量减轻，能长时间悬浮在空气中，随着空气流动，飘散到各处，健康人吸入机体后，定位于肺泡表面，被巨噬细胞吞噬并开始复制。结核病并非一发生就具有传染性，排出结核菌只是结核病发展过程的一个特定阶段，只有在组织破坏、病灶与外界相通时才能排出结核菌，机体感染结核分枝杆菌后，可以潜伏很长时间才发生活动性结核。当机体营养不良、免疫力低下、精神压力和影响细胞免疫的其他疾病均可促进蛰伏的感染复燃。复燃患者把结核分枝杆菌传给其他接触者，造成结核病的传播。有效的治疗可以使活动性结核病的传染性迅速降低，因此结核病传染性主要发生于诊断和治疗前期。

（3）空气传播是结核病最主要的传播途径：易感者与传染源的接触越频繁越密切，受感染的机会越多。患者疾病严重程度、咳嗽频繁、痰密度、化疗等都会影响排出的细菌数量及其生存力。通风不良、接触患者时间长、拥挤、接触密切等均增加了获得感染的危险性。因此，肺结核患者，特别是活动性肺结核的患者都需要接受住院治疗并进行系统管理。控制结核病的核心是尽可能地发现患者，尤其是具有传染性的患者，才能达到对结核病疫情的控制。

2. 结核病患者治疗的落实及管理的要求

（1）患者一旦被确诊为菌阳结核患者，在治疗期间，护理人员就要根据患者病情进行评估。并根据评估结果有针对的为患者及家属讲解疾病的相关知识，讲解治疗用药的名称、用量、用法，以及在治疗中可能出现的不良反应；讲明强化治疗的作用及效果，如不规律治疗可能造成的后果，使患者树立治疗疾病的信心，提高配合治疗的主动性。

（2）住院期间护理人员为患者及家属讲明结核病的传播、发病情况，及相关消毒、隔离等知识及日常生活中如何掌握自我预防疾病的卫生知识，以防止肺结核的传染和提高患者自身预防保健能力。住院期间护理人员做到送药到口，监督患者按时服药，使患者积极配合医生治疗，加强患者服药依从性的管理。要教育菌阳患者的密切接触者定期体检。

3. 加强消毒隔离及控制传染

（1）菌阳患者住院治疗时不应与其他患者住同一病室，分室隔离。一览表要有明显隔离标识，做好患者的卫生宣教，培养良好的卫生习惯，告知患者将痰液吐入放有消毒液的痰缸内，不得随地乱吐，痰缸中的痰液不得随意倒入下水道中，每日更换消毒痰缸。

（2）加强病房通风是非常重要的，要保持病室的空气流通，早、晚各30分钟开窗通风换气，并使用空气消毒机定时开放每天进行空气消毒，床单位终末消毒用紫外线照射 30 分钟。

（3）肺结核传染途径主要是菌阳患者通过咳嗽、说话、打喷嚏传染给他人。医护人员教会菌阳患者咳嗽、打喷嚏时要罩住口鼻。菌阳患者应隔离治疗，避免前往公共场所，在不得不去公共场所时，应该主动佩戴口罩，以免将结核菌在人群中传播。

（4）医院要建立严格的陪护及探视制度，医护人员教育探视者佩戴口罩。

4. 医护人员教会菌阳患者在治疗期间应配合的注意事项　在整个治疗期间对患者要做到"三定期"。

（1）定期做痰检：通过痰检了解痰菌是否转阴或减少，痰检结果是考核化疗效果的最好指标，可以评估所采用的化疗方案是否合理，治疗是否有效。无效者则分析其原因或更改治疗方案。应每月连续查痰 3 天，直至痰菌转阴。

（2）定期检查肝、肾功能：在治疗用药中每月检查 1~2 次肝、肾功能，血常规、尿常规，如发现损害应及时给予相应的处理和调整用药。

（3）定期 X 线检查：了解病灶吸收情况，应 1~3 个月做 1 次 X 线检查，全面了解病情变化。必要时 2~3 个月行 CT 检查。

5. 治疗期间医护人员还要教会菌阳患者学会自我管理　患者在治疗期间一定严格按医嘱规律服药，按时复查，不能自行停药，以免影响治疗效果，甚至出现耐药。同时，治疗期间医护人员要指导患者要注意休息，做到戒烟、戒酒，加强营养，避免劳累，保持心情愉快。因此，加强痰菌阳性患者的管理，使患者进行早期、联合、适量、规律、全程的治疗，是减少结核病传播、切断传播途径的重要手段。

## 五、痰菌阴性肺结核患者的管理

### （一）管理方式

初治涂阴活动性肺结核患者采用强化期督导管理治疗，即在强化期进行由督导人员直接面视下的治疗，巩固期采用全程管理。方法见《中国结核病防治规划实施工作指南》，具体内容如下。

1. 做好对患者初诊的宣教，内容包括解释病情，介绍治疗方案，药物剂量、用法和可能发生的不良反应及坚持规则用药的重要性。

2. 强化期每次由督导人员面视下服药，并由督导人员填写肺结核患者治疗记录卡。

3. 巩固期定期门诊取药，每月取药 1 次，建立统一的取药记录，每次取药时带已服完药的空板。误期取药者，应及时采取措施，如通过电话，家庭访视等方式及时追回患者。并加强教育，说服患者坚持按时治疗。对误期者城镇要求在 3 天内追回，农村在 5 天内追回。

4. 培训患者和家庭成员，要求达到能识别抗结核药物，了解常用剂量和用药方法，以及可能发生的不良反应，督促患者规则用药。做好痰结核菌的定期检查工作，治疗期间按规定时间送痰标本进行复查。

5. 巩固期"治疗记录卡"，由患者及家庭成员填记。

6. 家庭访视　建立统一的访视记录。基层医务人员对在强化期由非医务人员督导化疗的患者，每 2 周家访 1 次，继续期每月家访 1 次；乡镇级防保人员每月访视一次；县结防所（科）人员在强化期及继续期各访视一次；访视内容包括健康宣教、核实服药情况、核查剩余药品量、抽查尿液颜色、督促按期门诊取药和复查等。

## （二）病程记录

患者每次来结防机构取药都应做病程记录，疗程结束时进行小结，主要包括以下几个方面。

1. 是否规律用药，如不规律用药记录其原因。
2. 病情进展情况，好转还是恶化，并说明其具体情况。
3. 痰涂片检查结果。
4. 有无药物不良反应，如有，要记录其种类、程度、持续时间进展及处理意见。
5. 最终治疗结果。
6. 其他需要记录的信息。

（刘丽艳）

# 第七节 结核病感染控制的团队合作

在结核病防治体系中的参与者不管是医院中的医务工作者，还是社区工作人员及疾控机构都应履行责任，担负起结核病感染控制的角色，利用三位一体的结核病防控体系来有效进行结核病的感染控制。只有每位工作人员都能履行职责，并严格执行监控指南，结核病感染控制才能得以实现。

## 一、医疗机构中结核病感染控制的团队合作

结核病患者进入医疗机构后，从候诊、接诊及住院等各环节及区域均应做好相应的防控工作，以减少疾病在医疗机构中的传播。

### （一）患者进入门诊涉及团队成员

1. 涉及团队成员 门诊导医人员。
2. 角色和责任
（1）迎接患者，提供相应指导并对患者进行登记。
（2）导医对患者的等待时间进行评估。
（3）合作：导医人员通知医生患者的到来，导医人员接待者如果面对一个需要立即照顾的紧急患者，应以恰当的方式通知护士或医师。

### （二）患者在候诊区的团队合作

1. 涉及团队成员 导医人员、门诊医生、收费员、门诊药剂员、医技人员、住院处工作人员、护理人员、医院管理人员。医院专职感染控制人员。
2. 角色和责任
（1）住院接待者注意观察咳嗽的患者。有条件者应为潜在感染的患者提供独立的良好通风的候诊区。
（2）住院接待者、护理人员为患者提供纸巾、口罩和病员服。
（3）住院接待者、护理人员告知患者正确的咳嗽方式方法及感染控制措施。
（4）住院接待者、护理人员给予疑似结核病的患者相应处理。

（5）住院接待者、护理人员保证所有区域最大限度的通风，有条件者可采取机械通风和紫外线灯照射。

（6）医院专职感染控制人员准备和发放当地语言的相关结核病健康宣传单。

（7）医院专职感染控制人员监测候诊区，确保遵循程序与指导原则，卫生间的水池应该提供洗手液，并提供描述洗手方法的图示。

（8）加强合作。医院管理部门与感染控制团队进行联系，感染控制团队对医院管理的不足进行反馈。

### （三）患者接受结核病相关检查诊断的团队合作

1. 涉及团队成员　护理人员、护工、放射科、医院管理部门、感染控制团队。

2. 角色和责任

（1）护理人员收集痰标本。

（2）放射科技师安排进行 X 线检查。

（3）医院管理部门在高危区域如实验室、X 线检查室及痰标本收集区提供警告标示。

（4）感染控制团队监管感染控制标准的执行情况。

3. 合作　如果患者表现出明显的感染迹象护理人员应告知护工，护工及时将这些信息转达给医技部门加强防护。感染控制团队应在日常监管工作中发现问题时和医院管理部门联系。

### （四）患者在病房接受继续治疗团队合作

1. 涉及团队成员　医生，护士，医务工作者，清洁工。

2. 角色和责任

（1）护理人员评估患者

A. 记录患者个人信息和用药史。

B. 检查结核病的症状和体征。

C. 为患者提供相关检查（如痰标本和 X 线）的解释和说明。

（2）根据医嘱，按处方要求给患者发放药物。

（3）治疗初期，患者会产生药物的不良反应，护理人员和医生要会识别药物不良反应，并能采取适当的措施。

（4）医务工作者协助患者，满足其基本照顾需求，必要时进一步提供感染控制的健康教育。

（5）医务工作者、清洁工都必须严格执行感染控制程序，必要时向患者提供解释。

3. 合作　患者与医生讨论药物不良反应，医生可以替换治疗方案。

### （五）疑似结核病患者进入病区后的团队合作

1. 涉及团队成员　医生、护理人员，清洁员、感染控制团队，医院管理部门。

2. 角色和责任

（1）护理人员告知患者医院规章制度和感染控制措施，教育和提供有关结核病的相关知识，保证患者理解遵守制度和感染控制措施的重要性，并制定患者护理计划。

（2）医院管理部门提供结核病诊治和护理程序。

（3）感染控制团队负责保证正确的隔离、整合患者资料（例：涂片+和涂片-，HIV+等隔离措施）合作。

### （六）痰标本送达实验室的团队合作

1. 涉及团队成员　护工、实验室技师、医院管理部门、感染控制团队。

2. 角色和责任

（1）护工确保痰标本处理得当并正确转送。

（2）实验室技师遵循实验室安全指南对痰标本进行涂片显微镜检查结核菌培养和药物敏感试验。

（3）医院管理部门提供安全措施和个人防护用具，并保证仪器设备处于良好工作状态。

（4）医院管理部门提供安全检测。如进行培养和药敏试验区的通风系统。

3. 合作

（1）护工送交痰标本给实验室工作人员，实验室工作人员将结果报告迅速地回报给医生。

（2）实验室工作人员仪器设备如破损立即通知医院管理部门。

（3）感染控制团队教育实验室工作人员正确地处理样本和感染测评。

### （七）患者痰涂片转为阴性后的团队合作

1. 涉及的团队成员　医生、护理人员、实验技师。

2. 角色和责任

（1）医生首先评估患者身体状况，再更改治疗方案。

（2）护理人员进一步采集痰标本，确认是否转阴。

（3）如果接受治疗2个月后（耐多药结核病患者接受治疗3~4个月），痰检仍为阳性，医生按照指南对患者进行再评估。

（4）护理人员准确记录患者的病情进展。

## 二、结核患者进入社区中的团队合作

### （一）患者在家里接受结核病治疗的团队合作

1. 部分传染性肺结核患者由于诊断时病情严重，在诊断出结核的前几周医院会接收治疗，而出院在家治疗很可能感染其他人。

2. 感染的预防及控制只有在每一个工作人员及医务工作者理解他（她）的角色和应履行的责任，并理解遵循、执行、监控和交流相关感染控制指南的重要性时才能得以实现。

3. 所有医务工作者（临床人员、医疗辅助人员、行政管理人员及其他人员，清洁工、厨师等）都必须接受有关结核病的传播、预防、临床表现及相关并发症的培训，以及机构的感染预防和控制计划。

4. 所有医务工作者要了解患者的诊疗流程，并强调在患者就诊过程中的关键时刻及关键阶段的合作。这些关键时刻或阶段是从患者到达卫生保健机构，在此接受治疗直至离开的过程

### （二）患者出院后回到社区

1. 患者出院后回到社区，不应间断治疗，与之相关的危险因素仍然存在，此时的患者多数存在治疗间断或处置不当的风险。治疗过程中患者不一定具有传染性，但如果治疗中断，患者可能存在病情恶化的风险。

2. 患者出院后恢复原来的生活方式，容易忘记自己的健康状况，对具有传染性（痰涂片阳性）的患者，社区工作者应该采取预防措施，指导患者注意咳嗽的方式。室内有人时让患者戴医用口罩防止传播，避免去人群密集的场所。在结核病患者治疗阶段，患者之间、家庭成员、社区成员、护士、社会工作者及医务人员的合作是至关重要的，是控制结核病感染的最有效措施。

3. 结核病的感染控制是跨学科的，涉及卫健委门和其他部门，包括卫生服务提供者，如医生、护士、药剂师、实验室技术人员、卫生管理及后勤工作者，即使是那些专门针对结核病的措施，由于涉及和实施汲取了不同领域的专业知识，而且提高了学科之间的合作。

4. 成功实施结核病感染控制，还需要正确的技术指南，卫生、财政、司法、劳工、公共工程和环境等部门之间的协调努力，国家不同疾病专项之间的协调，国家级和省级卫健委门之间的协调，技术合作伙伴和民间社会的努力，重要的倡导和社会动员，以消除各种广泛实施活动的障碍，各级筹集充足的资金。

5. 对于耐多药结核及在社区接受治疗并有传染性的患者，应该采取预防疾病传播的措施。应建议患者注意咳嗽的方式，居住空间应最大限度通风，天气情况良好时，室外活动有益于患者健康。如果生活空间足够，患者尽量与家人分室居住。患者、家属及社区卫生工作者都有必要接受结核预防措施的健康教育。

6. 患者的预防措施尽管非常必要，但可能使患者感到羞愧，感到被社会歧视和孤立。这会产生各种经济、社会及心理问题，如失业、嗜酒和药物滥用、贫困、遗弃、独居、抑郁及社会孤立等都可能影响患者的治疗依从性。社区有不同的成员参与到患者的照顾过程中，而医院只有医务人员参与。部分患者和医务专业人员失去联系，应采取适当的策略，找到失访患者，确保他们恢复治疗。因此在这一阶段，患者之间、家庭成员、社区成员、护士、社会工作者及医务人员的合作是至关重要的，以确保鼓励患者坚持长期治疗。

7. 世界卫生组织推荐在整个治疗阶段维持"直接监督下的治疗"。可能涉及的个人包括家庭成员，密友和邻居，即和患者日常生活关系紧密的成员，通常是给予患者照顾和建议的主要成员。社区卫生保健工作者，志愿者和患者支持团体是监督治疗、确保治疗能够延续的重要形式。无论由谁来承担"直接监督下的治疗"，承担者本身需要充分的支持和监督，这是一项困难而艰巨的任务。这类以社区为基础的途径与门诊访视相比，更易于为结核患者提供个性化服务，消除结核患者和医疗机构的隔阂。在初级保健水平，与患者自我管理相比较，社区成员参与的治疗对患者更有益。无论如何安排患者的照顾活动，其最终责任仍属于义务工作者，并需要进行适当的指导。

8. 提高公众对结核传染性的认知：社区成员提倡抵制病耻感、给患者一个现实、可信的期望、鼓励患者寻求治疗。这样的交流可以在学校、教堂或者其他人口聚集的地方进行，其影响意义远远超出付出。所有社区的主动加入会给所有成员带来益处。为患者提供医疗的群体，无论与患者接触方式如何，都必须接受适当的感染控制的基础培训，并能够识别不良反应及他人无意中被感染结核后的征象。

9. 社区医务工作者和其他治疗服务者根据时间投入的多少需要得到经济补偿，例如交通。其次国家结核控制项目需要为初级结核保健服务提供基础设施和经济来源，以及提供专业人员的培训、诊疗服务、免费可获取的药物。

10. 国家层面上，遏制结核病合作组织或其他组织可以协调当地的伙伴关系和合作关系。可以建立与非政府组织和私家医生转介和诊断结核疑似患者的协议，并支持正在进行的治疗。

11. 在社区层面，对于提高大众认知，宣传和交流结核病相关知识是非常重要的。许多社区大多数人的文化层次低，因此，社区领导及相关工作人员对公众进行结核病相关知识培训，让社区人员了解结核病感染控制措施的内容，掌握相关知识加强个人防护。

## （三）社区卫生服务机构对结核病防治的贡献

结核病的治疗不仅仅是生物医学的治疗，更是一种社会干预。直视督导治疗的涵义要远比单纯的"监督患者服药"丰富，只有当患者与督导者均认识到治愈结核病对于患者和患者所在社区的价值，相互之间建立起责任联系时，直视督导治疗才能发挥最大效果。而结核病防控项目及患者所在社区同样需要在方便的时间、合适的地点为患者提供治疗，以表现对患者的尊重。因此，需要对 DOTS 策略进行修正，以适应各地的实际情况。策略的选择标准应当不单着眼于策略效果，而且同样需关注策略的适宜性和可接受性，而这些特性则是与各种社会、组织因素相关联。若项目无法满足患者需要，或是未能认识到患者的困难，则项目很难提供有效的结核病防治服务，社区卫生服务机构的贡献是结核病防控项目的重要组成部分。虽然防治结核的主要工作是由结核病防控项目来承担，但社区卫生服务机构可以通过多种方式加强对结核的有效防治，如社区卫生工作者督导患者治疗，对患者、家庭和社区进行健康教育，促进病例发现，促使政府做出控制结核的承诺，等等。社区卫生工作者可以接受物质激励，也可以无任何激励。每种文化氛围，每个社会和每个社区都是独一无二的，在实施 DOTS 的过程中，都有其独到优势，并面临着不同的挑战。有研究发现约有 1/3 的结核病患者不能规律服药，并且难以预测何种患者的依从性差，许多国家结核病防治指南要求结核病患者在工作日前往结核诊所或是健康中心服药，推荐的督导者顺序按降序排列依次为：卫生人员，社区志愿者，家庭成员，均将卫生人员督导推荐为第一选择。

# 三、结核病传播宣传教育的团队合作

通过世界防治结核病日向社会宣传我国结核病流行现状，让患者及家属知道结核病是一种呼吸道传播的慢性传染病，是严重危害广大人民群众的身体健康的，指导人们若患有结核病，应该到当地结核病专科医院正规治疗，宣传不随地吐痰。

住院患者把痰吐在有消毒液的痰盂里或吐在纸上焚烧等处理，咳嗽时应用手帕掩住口鼻，不要对着别人咳嗽或打喷嚏，房间应经常开窗，保持通风，室内温度适宜，保证环境卫生清洁。让患者及家属知道卫健委办公厅关于加强结核病防治宣传教育通知。

目前我国艾滋病合并结核病患者较多，加速了结核病的传播速度。需加强对这部分患者的宣传教育，改变其不健康的生活方式，相关防治机构要定期探访，向患者介绍结核病的相关知识，如：传播途径、流行特征、主要症状等，使得他们对结核病的防治有正确的认识并督导患者的行为、疏导不稳定的情绪、解决心理上的负担，使患者积极配合治疗。

《中华人民共和国传染病防治法》第十八条规定：各级疾病预防控制机构在传染病预防控制中要履行开展健康教育、咨询，普及传染病防治知识的职责。作为结核病健康教育的提供方，各级结防机构和政府要担负起各自的责任，不断健全结核病健康教育机制，积极探索适合我国的健康教育模式。政府要在宏观层面保证各项健康教育法规的完善和具体政策的落实，使得健康教育的工作能够有法可依并向公众很好地宣传这些政策法规。参与制定国家结核病防治健康促进策略，编写、制作健康教育材料，指导和实施健康促进工作。

各部门间应相互协调，组织开展结核病防治健康促进活动，使各项健教措施落实到DOTS策略的相应环节中去，做好健康教育材料的发放工作。同时，还要做到政府监管，保证结核病健康教育的专项经费落到实处。制定详细的培训计划，对相关医务人员进行课程培训，传递科学的结核病诊断、监测和管理方法，努力打造一支强大的结核病防治队伍。此外，目前还需建立一套对结核病健康教育效果进行评价的指标和体系，通过对健康教育效果的评价，总结结核病防控中的得与失，指导下一步结核病预防控制工作的开展。

1. 健康教育的方式　目前开展健康教育是从入院教育，住院教育，出院教育三个方面进行。住院当日首诊护士采取一对一的方法向患者及其家属介绍病区环境、入院须知、安全注意事项、作息时间、陪护、探视及卫生制度。第二日由责任护士、护士长对患者进行相关知识教育如结核病的传播途径、易感人群的防护。主治医生、科主任介绍相关检查的目的、治疗方案、用药原则、注意事项及不良反应，患者表示了解掌握并签名。

2. 健康教育对肺结核患者的心理指导作用

（1）青壮年肺结核患者一旦确诊后往往表现以下几种心理反应：否认、消极、自卑、焦虑、恐惧等。首先否认自己患有传染病，怕别人知道后另眼相看、怕被老板炒鱿鱼、怕同事朋友远离、怕传染给家人、怕给家人带来经济负担、担心学业、前途、恋爱、婚姻受到影响等，于是就出现消极自卑，沉默不语，不愿和同事朋友相处。疾病的折磨、亲朋好友的远离，使患者更加感到孤独。

（2）老年患者认为自己老了，对治疗缺乏信心、轻视治疗、缺乏合作甚至听传闻用药，看广告，迷信江湖医生治疗，不去专科医院治疗，失去治疗佳机，使病情加重，反而更增加经济负担和精神负担。

（3）医护人员不仅要掌握新知识、新技术、新对策，而且要掌握现代健康教育的基本理论。运用心理学原理去观察、分析和了解患者的心理活动，针对不同心理特点，有目的，有计划开展心理护理和健康教育，用生动形象的比喻、通俗易懂的语言向患者及家属解释肺结核发生、临床症状、治疗原则、注意事项及预防措施。使患者对自己所患的疾病有明确认识，适时开展健康教育及防痨宣传，消除患者各种心理障碍，稳定情绪，积极主动地配合治疗，以便取得良好的效果。

3. 医护人员应不失时机对这些患者进行健康教育

（1）结核病的治疗原则"早期、联用、适量、规律、全程"。早期发现，早期用药，才能获得满意的治疗效果。联合用药可减少耐药菌的产生，药量不足、种类不够、组织内不能达到有效杀菌浓度，疗效不佳，且易产生耐药。滥用药物或药量过大，不但造成浪费，极易出现不良反应。规律、全程用药是化疗成功的关键，从而使患者明白坚持治疗原则的重要性。并严格遵照化疗方案，避免遗漏和间断。

（2）通过各种渠道开展健康教育，使患者对所患疾病的基本知识有所了解，树立正确的健康信念。消除患者住院治疗期间的负性心理，保障规范用药，尽早发现药物不良反应，缩短病程，使患者早日康复、减少疾病传播，对控制结核病的发病有重要意义。在实施健康教育的过程中，应注意与患者的沟通技巧。

（3）抗结核药物不良反应较多，故医护人员应使患者熟知药物作用与不良反应。常用结核杀菌药物有异烟肼、利福平、吡嗪酰胺、链霉素。结核抑菌药物有乙胺丁醇、卡那霉素、对氨基水杨酸钠。其中对氨基水杨酸钠、吡嗪酰胺等可引起肠胃不适，利福平、异烟肼可有肝功损害，链霉素、卡那霉素可致听力障碍，乙胺丁醇可致视神经炎。在化疗过程中患者出现上述情况，可能是药物的毒不良反应，应及时与医生联系。健康教育内容可伴随治疗过程循序渐进地开展。

4. 医院及其他医疗单位　开展《中华人民共和国传染病防治法》《结核病防治管理办法》和"结核病归口管理办法"的宣传，这是结核病健康教育的一个特殊内容，对加强结核患者的归口管理，从而对提高患者发现率有特殊意义。一定要注重健康宣传效果的评价。加大健康教育的深度和广度，探索适合本地区实情、花费相对小、效果好的健康教育措施。结核病健康教育要以提高患者发现率和治愈率作为最终目标。健康教育的内容包括：

（1）肺结核的发病原因、传播途径。

（2）肺结核常见的症状及始发症状，如出现相关症状，及时到结核病治疗地点进行治疗。

（3）介绍肺结核的消毒隔离及如何正确留取痰标本。

（4）结核病的治疗原则：早期、联合、适量、规律、全程用药，要在专业医师指导下服用，抗结核药的使用如果不足量，不足疗程会使治疗失败，产生耐药，剂量过大，则会出现不良反应。

（5）常用抗结核药物的用法、作用、不良反应及定时复查肝肾功能、血常规的目的及意义。

（6）建立科学健康的生活方式，劳逸结合，适当锻炼，戒烟戒酒。

（7）饮食指导。

（8）心理护理。

（9）出院指导。

5. 涂阳肺结核病患者发现与治疗管理水平　决定着控制结核病传染源的总效应，因此结核病控制的关键是提高涂阳肺结核患者的发现率和治愈率才能控制结核病传染源，达到最终控制结核目标。

**（刘丽艳）**

# 第五章

# 抗感染药物

## 第一节 抗菌药物使用基本原则与要求

1. 抗菌药物是指具有杀菌或抑菌活性，主要供全身应用（个别也可局部应用）的各种抗生素以及喹诺酮类、磺胺类、硝基咪唑类、硝基呋喃类及其他化学合成抗菌药物。抗菌药物用于细菌、衣原体、支原体、立克次体、螺旋体以及真菌等所致的感染性疾病，非上述感染原则上不用抗菌药物。

2. 力争在使用抗菌药物治疗前，正确采集标本，及时送病原学检查及药敏试验，以期获得用药的科学依据。未获结果前或病情不允许耽误的情况下，可根据临床诊断针对最可能的病原菌，进行经验治疗。一旦获得感染病原培养结果，则应根据该病原菌的固有耐药性与获得性耐药特点以及药敏试验结果、临床用药效果等调整用药方案，进行目标治疗。

3. 感染性疾病的经验治疗直接关系到患者的治疗效果与预后，因此十分重要，需认真对待。在经验治疗前应尽快判断感染性质，对轻型的社区获得性感染，或初治患者可选用一般抗菌药物。对医院感染或严重感染、难治性感染应根据临床表现及感染部位，推断可能的病原菌及其耐药状况，选用覆盖面广、抗菌活性强及安全性好的杀菌剂，可以联合用药。对导致脏器功能不全、危及生命的感染所应用的抗菌药物应覆盖可能的致病菌。

4. 培养与药敏试验结果必须结合临床表现评价其意义　根据临床用药效果，尽快确定致病菌及其耐药状况，以便有针对性地选用作用强的敏感抗菌药。无感染表现的阳性培养结果一般无临床意义，应排除污染菌、正常菌群和寄殖菌的可能。

5. 临床医生在使用抗菌药物时，应严格掌握抗菌药物的适应证、毒副反应和给药剂量、用法，制订个体化的给药方案。限制无指征的抗菌药物使用，非感染性疾病和病毒性感染者原则上不得使用抗菌药物。选用药物应以同疗效药物中的窄谱、价廉的药物为先。力求选用对病原菌作用强，在感染部位浓度高的品种，此外要综合考虑以下因素。

（1）患者的疾病状况：疾病、病情严重程度、机体生理、病理、免疫功能状态等。

（2）药物的有效性：包括抗菌药物的抗菌谱，抗菌活性、药代动力学特点（吸收、分布、代谢与排泄，如半衰期、血药浓度、组织浓度、细胞内浓度等），药效学特点及不良反应等。

（3）本地区、医疗机构、病区细菌耐药状况：选用病原菌敏感的抗菌药物。

（4）给药途径：应根据感染的严重程度及药代动力学特点决定给药途径，轻症感染尽量选用生物利用度高的口服制剂。

（5）有多种药物可供选用时，应以窄谱、不良反应少、价廉者优先。

（6）其他：药物的相互作用、供应等。

6. 抗菌药物的更换　一般感染患者用药 72 小时（重症感染 48 小时）后，可根据临床反应或临床微生物检查结果，决定是否需要更换所用抗菌药物。

7. 疗程　一般感染待症状、体征及实验室检查明显好转或恢复正常后再继续用药 2~3 天，特殊感染按特定疗程执行。

8. 抗菌药物治疗的同时不可忽视必要的综合治疗，不过分依赖抗菌药物。有局部病灶者需同时进行局部引流等治疗。

9. 尽量避免皮肤黏膜局部用药，以防对临床常用药物耐药的菌株产生。若局部感染较轻，或感染较重但全身用药在局部感染灶难以达到有效浓度时，可考虑局部选用如下外用制剂：呋喃西林、新霉素、杆菌肽、磺胺嘧啶银、莫匹罗星、磺胺醋酰钠等。不允许擅自将全身用制剂在局部使用，包括抗菌药物的呼吸道吸入给药。

10. 加强对抗菌药物使用中不良反应的监测，及时发现不良反应并妥善处置，认真执行药品不良反应报告制度。疗程中对已知或发生率高的不良反应进行临床监测，并采取必要的防治措施。必须使用某些不良反应明显的抗菌药物时，尤其是老年、婴幼儿及肾功能减退等患者，应进行治疗药物浓度监测，提高用药的安全性和疗效。对较长时间使用抗菌药物的患者，要严密监测菌群失调、二重感染，特别是深部真菌感染。

11. 对病情复杂的难治性感染病例，应组织有关专业人员进行会诊，制订给药方案，提高治疗效果。制订抗菌药物治疗方案时应注重药物的成本一效果比。

（孙建业）

## 第二节　医院对临床抗菌药物使用的管理

1. 各医疗机构应将临床抗菌药物应用的管理纳入医院医疗质量管理和综合目标考核中，要有具体的管理办法并有保证实施的监督措施。

2. 各级医疗机构应在医疗质量管理委员会内成立"合理使用抗菌药物专家咨询小组"，由主管业务院长、医院感染管理科、医务科、临床抗感染专家、临床微生物医师及临床药师组成。该小组的职责和任务为：

（1）根据医院内抗菌药物管理的目标、任务和要求，制订具体工作计划并组织实施与监督。

（2）根据医院等级及本院院内感染病原微生物药敏谱等情况，以本指导方案为基础制订本院抗菌药物使用管理实施细则。

（3）会同药师和临床微生物医师定期下病房检查，调查和分析全院抗菌药物使用的合理性，督促临床人员严格执行抗感染药物应用的管理制度和应用原则，对存在问题及时提出改进措施。

（4）定期统计分析全院及各科室的抗菌药物使用率、用量等，随时掌握任何异常使用情况。

（5）对于三级以上医院要会同医院感染管理科和微生物科（室）定期公布全院及某些重点科室（如 ICU、血液科、呼吸科等）的常见病原菌分部及耐药情况，提出临床经验用药方案。

（6）定期组织医务人员进行临床微生物学、抗菌药物合理使用、抗菌药物滥用与医院感染的相关性等知识的宣教，提高全院抗菌药物合理使用水平。

（7）组织评价各类抗菌药物的不良反应，淘汰疗效较差和不良反应严重的抗菌药物。

3. 实行抗菌药物分级使用，并有计划地对同代药物轮换使用。

4. 对广谱抗菌药物及（去甲）万古霉素等的使用应实施严格审批制度，对某些价格昂贵、毒性大或较易导致严重耐药性的品种，须高级职称医生或科室主任开具医嘱。万古霉素应用指征：①多重耐药菌 MRSA、MRCNS、肠球菌等革兰阳性球菌感染。②其他药物治疗无效的耐药革兰阳性球菌感染；③分泌物涂片葡萄球菌阳性的重症感染的初始用药。④口服给药用于甲硝唑治疗失败的或严重的艰难梭菌感染（伪膜性肠炎）。⑤可能有高耐药性的 MRSA、MRCNS 感染的外科移植及人工植入物手术的预防性使用。

5. 预防用药仅适用于外科围手术期及符合预防用药指征的非手术患者。如不属于外科围手术期用药，主管医生应填写"外科非围术期抗菌药物使用申请表"，由主任医生或科主任审批后使用，特殊情况时须报请医院"合理使用抗菌药物专家咨询小组"审批后方可使用。审批表留作病历档案，"合理使用抗菌药物专家咨询小组"须定期抽查复核。

6. 门诊处方抗菌药以单用为主，原则上不超过 3 天量，最多不超过 7 天（抗结核药物除外）。严格控制多药联用，对多药联用应制订相应的管理措施。

7. 对使用、更改、停用抗菌药物均要求在病历上有详细的分析记录，并纳入病历质量考核。

8. 二级医院以上医疗机构必须建立相应的微生物培养、鉴定与药敏试验系统。细菌的分离、鉴定及药敏试验按卫健委临检要求进行质量控制。三级医院应开展重要耐药菌如耐甲氧西林葡萄球菌（MRS）、耐万古霉素金黄色葡萄球菌（VISA 及 VRSA）。耐万古霉素肠球菌（VRE）的监测。有条件时应开展革兰阴性杆菌超广谱 β-内酰胺酶（ESBLs）等检测。

9. 提倡使用或更改抗菌药物前采集标本作病原学检查，力求做到有样必采，住院患者有样可采送检率力争达到 60% 以上。对有样不采者应制订相应处罚措施。

10. 医院药房应建立各类抗菌药物的出入及消耗登记制度，对某些价格昂贵和不良反应较大的抗菌药物实行限制性应用，发现有明显药商违规行为的品种，上报"合理使用抗菌药物专家咨询小组"进行查处，必要时予以停用。

11. 医院应实行奖罚制度，与科室、个人挂钩，奖惩分明。医务科、感染管理科、药剂科等参与考核管理。住院患者抗菌药物使用率控制在 60% 以下，门诊按处方比例控制在 20% 以下，急诊按处方比例不超过 40%。

（孙建业）

# 第三节　抗菌药物的临床应用分级管理原则

## 一、抗菌药物分级原则

根据安全性、疗效、细菌耐药性、价格等因素，将抗菌药物分成三级。

1. 一线药物（非限制使用）　长期临床应用证明安全性、有效性确切；对细菌耐药性低；药价较低。

2. 二线药物（限制使用）　　与非限制使用抗菌药比，安全性较差、不良反应较多、较重；疗效不如非限制使用类抗菌药确切；相对较易耐药。

3. 三线药物（特殊使用）　　需倍加保护品种；不良反应明显、严重品种；新上市品种，不优于现用品种；安全性或疗效资料较少；价格昂贵。

## 二、抗菌药物分级使用管理

1. 根据患者病情需要，按临床治疗用药方案需要二线药物治疗时，有药敏结果证实；若无，应由高级职称医师签名，无高级职称医师的科室须由科室主任签名或有感染专科医生会诊记录。

2. 根据患者病情需要，按临床治疗用药方案需要三线药物治疗时，应由具有高级职称的科主任签名或有感染专科医生会诊记录，或有全院疑难病例讨论意见，或报"合理使用抗菌药物专家咨询小组"批准。

3. 下列情况可直接使用一线以上药物进行治疗，但若培养及药敏证实第一线药物有效时应尽可能改为第一线药物。

（1）感染病情严重者如：①败血症、脓毒血症（Sepsis）等血行感染或有休克、呼吸衰竭、DIC 等并发症。②中枢神经系统感染。③脏器穿孔引起的急性腹膜炎、急性盆腔炎等。④感染性心内膜炎、化脓性心包炎等。⑤严重的肺炎、骨关节感染、肝胆系统感染、蜂窝组织炎等。⑥重度烧伤、严重复合伤、多发伤及并发重症感染者。⑦有混合感染可能的患者。

（2）免疫功能低下患者发生感染时，包括：①接受免疫抑制剂治疗。②接受抗肿瘤化学疗法。③接受大剂量肾上腺皮质激素治疗者。④血 WBC$<1\times10^9$/L（白细胞计数）或中性粒细胞$<0.5\times10^9$/L。⑤脾切除后不明原因的发热者。⑥艾滋病。⑦先天性免疫功能缺陷者。⑧老年患者。

（3）病原菌只对二线或三线抗菌药物敏感的感染。

（孙建业）

# 第四节　抗菌药物预防性使用原则

抗菌药物的预防性应用，包括内科系统非手术预防用药和外科围手术期预防应用抗菌药物，需充分考虑感染发生的可能性、预防用药的效果、耐药菌的产生、二重感染的发生、药物不良反应、药物价格，以及患者的易感性等多种因素，再决定是否应用。要规范用药品种与给药方案，不应随意选用广谱抗菌药或某些新品种以及耐药后果严重的药物作为预防用药。

## 一、非手术感染的预防用药

1. 是指尚未感染的非手术患者预防使用抗菌药物，应有相当或一定效果，如果不用药发生感染后果严重者。

2. 抗菌药物不能长期预防一切可能发生的感染，只能在特定的应激状态或针对某些专门的病原菌进行短期有效的预防。

3. 已明确为病毒感染者不应预防性使用抗菌药物。

4. 通常针对一种或二种可能细菌的感染进行预防用药，不能盲目地选用广谱抗菌药，或多种药物联用预防多种细菌多部位感染。

5. 一旦疑有感染存在，应送有关标本作病原学检查，并应尽快开始经验性治疗，病原学诊断明确后则应根据该病原菌的耐药特点和药敏试验结果调整用药方案，进行目标治疗。

## 二、外科围手术期预防应用抗菌药物

### （一）适应证

应用抗菌药物预防外科手术部位感染（SSI）作用是肯定的，但并非所有手术都需要。一般的Ⅰ类即清洁切口，应注意严格的无菌技术及细致的手术操作，大多无需使用抗生素。

预防应用抗菌药物的具体适应证有：

1. Ⅱ类（清洁-污染）切口及部分Ⅲ类（污染）切口手术，主要是进入消化道（从口咽部开始）、呼吸道、女性生殖道等的手术。

2. 使用人工材料或人工装置的手术，如心脏人工瓣膜置换术、人工血管移植术、人工关节置换术等。

3. 清洁大手术，手术时间长、创伤较大，或一旦发生感染后果严重者，如开颅手术、心脏和大血管手术、门体静脉分流术或断流术、脾切除术等。

4. 患者有感染高危因素，如高龄、糖尿病、免疫功能低下、营养不良等。

此外，经检测认定在病区内某种病原菌所致SSI发病率异常增高时，除追究原因外应针对性预防用药。已有严重污染的多数Ⅲ类（污染）切口及Ⅳ类（污秽-感染）切口手术（如开放创伤、消化道穿孔等），应在手术前即开始治疗性应用抗菌药物，术中及术后继续应用，不列为预防性应用。

### （二）围手术期预防用药方法

围手术期用药必须根据各类手术术中污染程度、手术创伤程度、最易引起手术部位感染（SSI）的病原菌、手术持续时间等因素，合理使用抗菌药物。

1. 给药方法　术前半小时（通常在麻醉诱导期）使用抗菌药物1次，静脉推注或快速滴注（20~30分钟内滴完），以保证在发生污染前血清和组织中的抗生素达到有效药物浓度（$>MIC_{90}$），如手术超过4小时，术中追加1次（长半衰期抗生素头孢曲松不需追加剂量）。术后可不再使用或仅使用24~72小时，原则上最多不超过72小时，延长用药并不能进一步降低SSI发生率。

2. 预防用抗生素的选择　根据各种手术发生SSI的常见病原菌、手术切口类别、患者有无易感因素等综合考虑。原则上应选择相对广谱、杀菌、价廉、安全性高的药物，尽可能避免多药联合使用。通常选择头孢菌素，以第一、第二代头孢菌素为主，个别情况下可选用头孢曲松等第三代头孢菌素，避免选用超广谱抗菌药物及喹诺酮类药物。

### （三）围术期抗菌药物预防性应用的注意事项

1. 必须重视无菌技术，不能期望以预防使用抗菌药物替代严格的无菌操作。应加强手术室建设与管理，尤其是无菌概念。

2. 预防用药目　主要明确，选用要合理；预防术后切口感染，应针对金葡菌选药；术后部位或全身感染，应依据具体手术而定，结肠、直肠术首选大肠埃希菌和脆弱拟杆菌有效抗菌药。术前肠道准备应选择口服吸收少、肠道内药物浓度高、受肠内容物影响小、对致病菌及易移位的革兰阳性菌、革兰阴性菌、真菌等有较强杀菌作用，同时对肠道微生态影响较小的药物，如新霉素、红霉素和制霉菌素等。

有高危因素洁净切口应给予预防用药；使用时间一般不超过24小时，少数48小时。

（孙建业）

# 第五节　感染性疾病经验治疗选药方案和联合应用

## 一、经验治疗选药原则

1. 临床医生须熟悉和掌握常用抗菌药物的抗菌谱、抗菌活性、药物动力学特性、不良反应等，了解本地区、本单位重要病原菌对抗菌药物的耐药水平，进行个性化给药。

2. 经验治疗不能忽视病原学诊断　在开始抗菌药物治疗前应力争采集标本送病原学检查，以提高检出率，为经验用药提供科学依据。一旦获得病原学检查结果，应及时有针对性地调整用药方案。

3. 确定感染性质　轻型的社区获得性感染或初治患者可选用一般抗菌药物，而医院耐药菌株或严重感染、难治性感染，应评价感染病原菌的耐药性及其治疗效果，选用针对性强、抗菌活性高的抗菌药物。有局部病灶者需做局部引流或病灶清除。

在临床有抗感染治疗的适应证时，尽可能根据病原检查与药敏试验的结果选择抗生素，对于具体病例而言，还应结合其病情轻重、病变部位、个体差异及用药安全性作相应调整。另外，在一些有非感染性基础疾病的患者使用抗生素时，还应根据可能出现的与非抗生素间的药物相互作用进行相关药物用法或用量上的调整。

## 二、抗菌药物的联合用药原则

1. 严格掌握联合用药的原则和指征，以期达到提高疗效、减少患者不良反应、减少细菌耐药性产生。

2. 联合应用一般为两种或两种以上的抗菌药物联合应用，特殊情况下要加抗真菌药。常采用繁殖期杀菌剂（β-内酰胺类、磷霉素、万古霉素等）与静止期杀菌剂（氨基糖苷类等）联合或β内酰胺类与β-内酰胺酶抑制剂联合，以获协同抗菌作用。联合用药适用于下列情况：

（1）病原体不明的严重感染。

（2）单一药物不能有效控制的混合感染。

（3）单一药物不能有效控制的严重感染。

（4）单一药物不能有效控制的耐药菌株感染，特别是医院感染。

（5）联合用药的协同作用可使单一抗菌药物剂量减小，因而减少不良反应。

（6）需长期用药并防止细菌产生耐药性，如结核病，强化期治疗时应采用四联、三联，巩固期以二联为宜。

（孙建业）

# 第六节　特殊情况下抗菌药物使用注意事项

## 一、肾功能不全患者选择抗菌药物时的注意事项

肾功能不全患者选择抗菌药物时除考虑抗感染治疗的一般原则外，还应考虑抗菌药物对肾脏毒性的大小、患者肾功能损害程度、肾功能减退对抗菌药物药代动力学的影响、血液透析及腹膜透析对药物清除的影响等。

### （一）基本原则

许多抗菌药物在人体内主要经肾排出，而某些抗菌药物具有肾毒性，肾功能减退的感染患者应用抗菌药物的原则如下：

1. 尽量避免使用肾毒性抗菌药物，确有应用指征时，必须调整给药方案。

2. 根据感染的严重程度、病原菌种类及药敏试验结果等，选用无肾毒性或肾毒性低的抗菌药物。

3. 根据患者肾功能减退程度以及抗菌药物在人体内排出途径，调整给药剂量及方法。

### （二）抗菌药物的选用和给药方案调整

根据抗菌药物体内过程特点及其肾毒性，肾功能减退时抗菌药物的选用有以下几种情况（表5-1）。

1. 主要由肝胆系统排泄或由肝脏代谢，或经肾脏和肝胆系统同时排出的抗菌药物用于肾功能减退者，维持原治疗量或剂量略减。

2. 主要经肾排泄，药物本身并无肾毒性，或仅有轻度肾毒性的抗菌药物，肾功能减退者可应用，但剂量需适当调整。

3. 肾毒性抗菌药物避免用于肾功能减退者，如确有指征使用该类药物时，需进行血药浓度监测，据以调整给药方案，达到个体化给药；也可按照肾功能减退程度（以内生肌酐清除率为准）减量给药，疗程中需严密监测患者肾功能。肾功能不全患者抗菌药物品种选择见表5-1。

**表5-1　肾功能减退患者抗菌药物应用**

| | |
|---|---|
| 可使用正常剂量或剂量略减者 | 青霉素G、氨苄西林、阿莫西林、哌拉西林、美洛西林、苯唑西林、头孢哌酮、头孢噻肟、头孢曲松、氯霉素、大环内酯类、克林霉素、多西环素、异烟肼、利福平、乙胺丁醇、甲硝唑、环丙沙星 |
| 可选用，剂量需中等程度减少或适当减少剂量者 | 氨苄西林、阿洛西林、头孢氨苄、头孢唑啉、头孢拉定、头孢西丁；头孢呋辛、头孢他啶、头孢唑肟、氨曲南、头孢吡肟、阿莫西林/克拉维酸、头孢哌酮/舒巴坦钠、哌拉西林/他唑巴坦、拉氧头孢、亚胺培南、美罗培南、林可霉素、SMZco、氧氟沙星、左氧氟沙星、加替沙星、两性霉素B脂质体、氟康唑、拉米夫定、替考拉宁 |
| 避免使用或慎用，必须严格调整剂量者（有条件可做TDM） | 氨基糖苷类、（去甲）万古霉素、氟胞嘧啶、两性霉素B、更昔洛韦、泛昔洛韦、AZT |
| 不宜选用者 | 四环素、呋喃类、米诺环素 |

## 二、肝功能不全患者选用抗菌药物时的注意事项

肝功能不全患者选用抗菌药物时除应考虑抗感染治疗的一般原则外，还应考虑肝功能不全患者使用此类抗菌药物发生毒性反应的可能性，肝功能减退对该类药物药代动力学的影响等。但目前还难以根据肝功能试验的结果对抗菌药物的给药剂量与方案做出较为准确的调整。肝功能不全患者抗菌药物品种选择见表5-2。

1. 基本原则 肝功能减退时抗菌药物的选用及剂量调整需要考虑肝功能减退对该类药物体内过程的影响程度，以及肝功能减退时该类药物及其代谢物发生毒性反应的可能性。由于药物在肝脏代谢过程复杂，不少药物的体内代谢过程尚未完全阐明，根据现有资料，肝功能减退时抗菌药物的应用有以下几种情况。

（1）主要由肝脏清除的药物，肝功能减退时清除明显减少，但并无明显毒性反应发生，肝病时仍可正常应用，但需谨慎，必要时减量给药，治疗过程中需严密监测肝功能。红霉素等大环内酯类（不包括酯化物）、林可霉素、克林霉素属此类。

（2）药物主要经肝脏或有相当量经肝脏清除或代谢，肝功能减退时清除减少，并可导致毒性反应的发生，肝功能减退患者应避免使用此类药物，氯霉素、利福平、红霉素酯化物等属此类。

（3）药物经肝、肾两途径清除，肝功能减退者药物清除减少，血药浓度升高，同时有肾功能减退的患者血药浓度升高尤为明显，但药物本身的毒性不大。严重肝病患者，尤其肝、肾功能同时减退的患者在使用此类药物时需减量应用。经肾、肝两途径排出的青霉素类、头孢菌素类均属此种情况。

（4）药物主要由肾排泄，肝功能减退者不需调整剂量。氨基糖苷类抗生素属此类。

2. 抗菌药物选用 见表5-2。

表5-2 肝功能不全患者抗菌药物应用

| | |
|---|---|
| 可使用正常剂量的抗菌药 | 青霉素G、头孢唑啉、头孢他啶、氨基糖苷类、环丙沙星、万古霉素、（去甲）万古霉素、亚胺培南、美洛培南 |
| 慎用或需减量使用的抗菌药 | 苯唑西林、哌拉西林、美洛西林、阿洛西林、头孢噻肟、头孢哌酮、头孢曲松、林可霉素、克林霉素、大环内酯类（除酯化物）、氧氟沙星、培氟沙星、氟罗沙星、氟胞嘧啶、氨曲南、诺氟沙星、左氧氟沙星、加替沙星、氟康唑、伊曲康唑、甲硝唑、替卡西林/克拉维酸、异烟肼、磺胺药 |
| 避免选用的抗菌药 | 氨苄西林酯化物、大环内酯类酯化物、利福平、氯霉素、酮康唑、咪康唑、两性霉素B、四环素类 |

## 三、新生儿患者选用抗菌药物时的注意事项

新生儿患者选用抗菌药物时除应考虑抗感染治疗的一般原则外，还应考虑新生儿迅速变化的病理生理状态，新生儿抗菌药物药代动力学特点。新生儿不宜肌内注射。新生儿患者应避免使用或慎用的抗菌药物见表5-3。

**表 5-3 新生儿避免使用或慎用药物**

| 抗菌药物 | 药物相关不良反应 | 发生机制 |
|---|---|---|
| 氯霉素 | 灰婴综合征 | 肝酶不足和肾功能发育不全,影响氯霉素的降解与排泄,使游离氯霉素浓度增高 |
| 磺胺药 | 脑性核黄疸 | 磺胺替代胆红素与蛋白的结合位置 |
| 氟喹诺酮类 | 软骨损害 | 不明 |
| 四环素类 | 齿及骨骼发育不良、牙齿黄染 | 药物与钙络合沉积在牙齿和骨骼中 |
| 氨基糖苷类 | 耳、肾毒性 | 肾清除能力差,药物浓度个体差异大,易致血药浓度升高;内耳淋巴液中药物浓度高 |
| (去甲)万古霉素 | 耳、肾毒性 | 同氨基糖苷类 |
| 磺胺与呋喃类 | 溶血性黄疸 | 新生儿红细胞中缺乏葡萄糖-6-磷酸脱氢酶 |

新生儿期一些重要器官尚未完全发育成熟,使用抗菌药物时需注意以下事项:

1. 新生儿期肝、肾均未发育成熟,肝酶的分泌不足或缺乏,肾清除功能较差,因此新生儿感染时应避免应用毒性大的抗菌药物,包括主要经肾排泄的氨基糖苷类、万古霉素、去甲万古霉素等,以及主要经肝代谢的氯霉素。确有应用指征时,必须进行血药浓度监测,据此调整给药方案,个体化给药,以确保治疗安全有效。不能进行血药浓度监测者,不可选用上述药物。

2. 新生儿期避免应用或禁用可能发生严重不良反应的抗菌药物。可影响新生儿生长发育的四环素类、喹诺酮类禁用,可导致脑性核黄疸及溶血性贫血的磺胺类药和呋喃类药避免应用。

3. 新生儿期由于肾功能尚不完善,主要经肾排出的青霉素类、头孢菌素类等β-内酰胺类药物需减量应用,以防止药物在体内蓄积导致严重中枢神经系统毒性反应的发生。

4. 新生儿的体重和组织器官日益成熟,抗菌药物在新生儿的药代动力学亦随日龄增长而变化,因此使用抗菌药物时应按日龄调整给药方案。

## 四、小儿患者抗菌药物的应用

小儿患者在应用下列抗菌药物时应注意:

1. 氨基糖苷类抗生素 该类药物有明显耳、肾毒性,小儿患者应尽量避免应用。临床有明确应用指征且又无其他毒性低的抗菌药物可供选用时,方可选用该类药物,并在治疗过程中严密观察不良反应。有条件者应进行血药浓度监测,个体化给药。

2. 万古霉素和去甲万古霉素 该类药也有一定肾、耳毒性,小儿患者仅在有明确指征时方可选用。在治疗过程中应严密观察不良反应,进行血药浓度监测,个体化给药。

3. 四环素类抗生素 可导致牙齿黄染及牙釉质发育不良,不可用于8岁以下小儿。

4. 喹诺酮类抗菌药 对骨骼发育可能产生不良影响,该类药物避免用于18岁以下未成年人。

## 五、妊娠期使用抗菌药物的注意事项

妊娠期选择抗菌药物时除应考虑抗感染治疗的一般原则外,还应考虑药物对胎儿的影响、妊娠期妇女药代动力学变化等因素。妊娠期使用抗菌药物应注意:避免不必要的用药,选择其风险/效果之比最小的药物。在必须用药时，要告知患者对继续妊娠可能引起的风险。

1. 胎儿有致畸或明显毒性作用者，如四环素类、喹诺酮类等，妊娠期避免应用。

2. 对母体和胎儿均有毒性作用者，如氨基糖苷类、万古霉素、去甲万古霉素等，妊娠期避免应用；确有应用指征时，须在血药浓度监测下使用，以保证用药安全有效。

3. 药物毒性低，对胎儿及母体均无明显影响，也无致畸作用者，确有使用抗菌药指征时，妊娠期可选用。可选用药物有：青霉素类、头孢菌素类等、β-内酰胺类和磷霉素等。

常用抗菌药物对妊娠的影响分类见表 5-4。妊娠期抗菌药物选用见表 5-5。

**表 5-4　常用抗菌药物对妊娠影响的分类**

| A 类 | B 类 | C 类 | D 类 | X 类 |
|---|---|---|---|---|
| 青霉素类、头孢菌素类、两性霉素 B、阿奇霉素、克林霉素、克霉唑、红霉素、美罗培南、甲硝唑、呋喃妥因（分娩时禁用）、制霉菌素、乙胺丁醇、磷霉素、特比萘芬 | 氯霉素、环丙沙星、克拉霉素、氨苯砜、醋氨苯酚、呋喃妥因、灰黄霉素、亚胺培南、氟康唑、伊曲康唑、酮康唑、咪康唑、甲氧苄啶、（去甲）万古霉素、氟胞嘧啶、磺胺、利福平、异烟肼、吡嗪酰胺、金刚烷胺、更昔洛韦、干扰素、拉米夫定、阿昔洛韦、喹诺酮类、乙硫乙酰胺、膦甲酸钠、利福喷汀 | 氨基糖苷类、四环素类 | 奎宁、利巴韦林 |

附：美国 FDA 划分的药物对妊娠的影响（按其危险性分为 5 类）。

A 类：孕妇的对照试验未发现对妊娠头 3 个月的胎儿有危害，也没有发现对妊娠其他阶段的胎儿有不良影响，估计药物对胎儿的危险性极小。

B 类：动物试验未发现药物对胎儿产生危害，但目前尚无孕妇对照试验来证实药物对胎儿的安全性，但或者在动物试验中发现药物对胎儿会产生危害（降低母体生育能力除外），但在孕妇的对照试验中未发现药物对胎儿产生危害，包括妊娠头 3 个月和以后的妊娠阶段。

C 类：动物研究发现对胎儿有不良作用（致畸、杀胚或其他作用），但未在孕妇中做对照研究；或者孕妇或动物试验的结果不可靠。本类药物只能在其可能带来的益处胜过对胎儿的危险时才能使用。

D 类：有明确证据表明对人类胎儿有危害，但尽管如此，若用药对孕妇的益处大于损害仍然可以使用，例如存在危及生命的或严重的疾病时，没有更安全的药物可供使用，或虽有安全药物但使用无效。

X 类：动物或人类的研究均发现药物导致的胎儿异常，或根据人类和动物用药经验，有危及胎儿的证据，孕妇使用此类药物的风险明显大于可能获得的任何效益。故妊娠或可能受孕的妇女禁用此类药物。

**表 5-5　妊娠期抗菌药物选用参考**

| 妊娠早期避免应用 | 妊娠后期避免应用 | 妊娠全过程避免应用 | 权衡利弊后谨慎应用 | 妊娠全过程可予应用 |
|---|---|---|---|---|
| TMP | 磺胺药 | 四环素类、红霉素酯化物、氨基糖苷类、喹诺酮类、异烟肼、磺胺药+TMP、碘苷、阿糖腺苷 | 氨基糖苷类、异烟肼、氟胞嘧啶、氟康唑、（去甲）万古霉素 | 青霉素类、头孢菌素类、其他β-内酰胺类、磷霉素、林可霉素类、大环内酯类（除酯化物） |
| 甲硝唑 | 氯霉素 | | | |
| 乙胺嘧啶 | | | | |
| 利福平 | | | | |
| 金刚烷胺 | | | | |

## 六、哺乳期妇女抗菌药物的使用

哺乳期患者接受抗菌药物后，药物可自乳汁分泌，通常母乳中药物含量不高，不超过哺乳期患者每日用药量的1%；少数药物乳汁中分泌量较高，如氟喹诺酮类、四环素类、大环内酯类、氯霉素、磺胺甲噁唑、甲氧苄啶、甲硝唑等。青霉素类、头孢菌素类等β-内酰胺类和氨基糖苷类等在乳汁中含量低。然而无论乳汁中药物浓度如何，均存在对乳儿潜在的影响，并可能出现不良反应，如氨基糖苷类抗生素可导致乳儿听力减退，氯霉素可致乳儿骨髓抑制，磺胺甲噁唑等可致核黄疸、溶血性贫血，四环素类可致乳齿黄染，青霉素类可致过敏反应等。因此治疗哺乳期患者时应避免选用氨基糖苷类、喹诺酮类、四环素类、氯霉素、磺胺药等。哺乳期患者应用任何抗菌药物时，均宜暂停哺乳。因此，必须使用抗菌药物时，须使用最安全的药物，并调整用药与哺乳时间，如哺乳结束后立即用药，或在婴儿较长睡眠前用药，可使婴儿可能接触药物的量降至最低。

## 七、老年人使用抗菌药物时的注意事项

老年人的生理病理状态与青壮年人不同，如组织器官萎缩、生理功能减退、重要脏器功能储备降低、往往患有多种原发疾病等，自身生理调节能力下降，对疾病及药物的耐受能力降低。老年人易患感染性疾病，尤其是严重的细菌性感染，且临床表现往往不典型，病情变化较快，并发症较多，易引起多器官功能衰竭，药物疗效较年轻人差，病死率高。抗菌药物在老年人体内的吸收、分布、代谢和排泄等药代动力学过程均可发生变化，其中以药物排泄过程的影响最大。

由于老年人组织器官呈生理性退行性变，免疫功能减退，在应用抗菌药物时需注意以下事项。

1. 老年人肾功能呈生理性减退，主要经肾排出的抗菌药物按常用量给药时，易导致药物在体内积蓄，血药浓度增高，出现药物不良反应。老年患者尤其是高龄患者接受主要自肾排出的抗菌药物时，应按轻度肾功能减退情况减量给药，可用正常治疗量的2/3～1/2。青霉素类、头孢菌素类和其他β-内酰胺类的大多数品种，即属此类情况。

2. 老年患者宜选用毒性低并具杀菌作用的抗菌药物，青霉素类、头孢菌素类等；β-内酰胺类为常用药物；毒性大的氨基糖苷类、万古霉素、去甲万古霉素等药物应尽可能避免应用，有明确应用指征时在严密观察下慎用，同时应进行血药浓度监测，据此调整剂量，使给药方案个体化，以达到用药安全、有效的目的。

（孙建业）

# 第六章

# 衣原体感染

## 第一节　肺炎衣原体肺炎

## 一、概述

肺炎衣原体肺炎（CP）是由肺炎衣原体（Cpn）引起的急性肺部炎症，同时累及上下呼吸道，可引起咽炎、喉炎、扁桃体炎、鼻窦炎、支气管炎和肺炎。人群聚集处，如家庭、学校、兵营以及公共场所中易于流行，但3岁以下的儿童患病极少。肺炎衣原体病呈散发流行，临床症状轻者能自愈。主要以青少年支气管炎、肺炎、鼻窦炎为主，并能引发呼吸道以外的其他疾病，如肝炎、心内膜炎、脑膜炎、结节性红斑等，并能诱发动脉粥样硬化和冠心病，是艾滋病、白血病患者继发感染的主要原因之一。因此，越来越引起人们的重视。在我国北京、四川、湖南、广东部分地区进行的调查也发现了肺炎衣原体感染，表明肺炎衣原体感染在我国也比较普遍。

### （一）病原学

衣原体是一类体积较小（直径0.2~1.5μm）、介于立克次体与病毒之间的微生物，属于衣原体目、衣原体科、衣原体属，由3个种组成，即沙眼衣原体、鹦鹉支原体和肺炎衣原体。肺炎衣原体是20世纪80年代新发现的一种衣原体种，主要引起呼吸道和肺部感染。

肺炎衣原体属于衣原体科、嗜肺炎衣原体新复合群属。该属含3个生物型：即TWAR生物型、考拉树袋熊生物型和马生物型。TWAR是肺炎衣原体的代表种。肺炎衣原体形态不一，原体致密呈球状，直径0.2~0.4μm。网状体直径约0.51μm，是衣原体的增殖型，没有感染力。

### （二）流行病学

1. 传染源　为患者及无症状病原携带者，而后者数量多且不易察觉，故其在本病的传播上更重要。人是肺炎衣原体唯一的宿主。

2. 传播途径　经呼吸道传播。人群密集时，肺炎衣原体可通过气溶胶传播。患者之间传播间隔期平均为30天，在密集人群中流行可持续6个月。感染的潜伏期为几周，比其他呼吸道疾病要长。

3. 人群易感性及免疫力　人群普遍易感，隐性感染率高，儿童血清抗肺炎衣原体IgG

抗体阳性率较低大约10%，10岁以后迅速上升，且持续多年，许多国家统计成人半数以上血清中可检出抗-肺炎衣原体IgG抗体，其阳性率男性高于女性，亦可有健康病原携带者。但感染后免疫力差，抗体滴度可迅速下降，以后再次感染又出现高滴度抗体，故认为本病不仅感染十分普遍，且再感染及反复发作相当常见。

4. 流行特征　本病的发生及流行，热带国家地区高于北部发达国家，有的地区5~14岁年龄组发病率高于成年人。发病可有散发和流行交替出现的周期性，散发发病3~4年后，可有2~3年的流行期，此间可发生短期暴发。本病可在家庭、学校或军队中流行，在美国、英国、芬兰、挪威、丹麦及瑞典等国家均有本病流行或暴发流行的报道。我国1963年即有此病原体感染，其感染的广泛性及致病多样性引起人们的极大关注。肺炎衣原体常在儿童和成人中产生上呼吸道和下呼吸道感染。现仅知人是该衣原体宿主，感染方式可能为人与人之间通过呼吸道分泌物传播。年龄<3岁儿童极少受染，年龄>8岁儿童及年老体弱、营养不良、慢性阻塞性肺病（COPD）、免疫功能低下者易被感染，尤其是，人群聚集处易于流行。经血清流行病学调查，证实成人中至少有40%已受到该衣原体感染，大部分为亚临床型。老年人可再次受到感染。

### （三）临床表现

绝大多数感染肺炎衣原体的人几乎没有症状，在人群中的流行，似有每2~10年出现一次发病高峰的规律，但没有明显的季节性特征。在医院内的流行，多由环境污染造成传播，特别是在免疫受损或被抑制患者易于感染发病。肺炎衣原体病潜伏期一般为1~3周。感染以隐性感染和亚临床感染为主，但是也有相当一部分人表现出显性感染。肺炎衣原体感染的临床表现主要有以下几方面。

1. 呼吸道感染　急性呼吸系统感染是其主要表现，如咽炎、喉炎、鼻窦炎、中耳炎、支气管炎及肺炎，以肺炎最常见，占50%以上，支气管炎次之。老年人以肺炎多见，年龄<20岁的青少年，则多为支气管炎及上呼吸道感染。常以发热、全身不适、咽痛及声音嘶哑起病，上呼吸道症状可自行消退，数日后出现咳嗽等下呼吸道感染体征，此时体温多已正常，使得本病过程显示一种双病程的表现。亦可引起支气管炎、支气管哮喘，原有支气管哮喘的患者感染肺炎衣原体后，可加重病情。还可引起咽炎、鼻窦炎及中耳炎，此多与肺炎及支气管炎同时存在。病变一般均较轻，但即使应用抗生素治疗，病情恢复较慢，咳嗽及全身不适等症状可持续数星期至数月。病情严重者可因基础疾病加重或因发生并发症如细菌感染而死亡。

2. 伤寒型　少数患者表现为高热、头痛、相对缓脉及肝脾大，易并发心肌炎、心内膜炎和脑膜炎，重症患者出现昏迷及急性肾衰竭，表现类似重型伤寒。

3. 肺炎衣原体感染与动脉硬化、冠心病及急性心肌梗死之发病的相关性　据统计50%的慢性冠心病及68%急性心肌梗死患者血清中，可检出抗肺炎衣原体抗体（IgG和IgA），对照组仅17%。用肺炎衣原体单克隆抗体免疫组化染色或用PCR法，在冠状动脉或主动脉的硬化斑中，可检出肺炎衣原体抗原或其DNA，证实在病灶内存在病原体，而在正常动脉组织中未检出。在电镜下观察亦发现在硬化的冠状动脉壁上，可见大小和形态与肺炎衣原体相似的梨状物。Gloria等报道用单克隆抗体免疫荧光法，分别在主动脉和冠状动脉硬化的标本中检出肺炎衣原体抗原，阳性率分别为13%和79%，正常主动脉为4%。故认为肺炎衣原体感染与动脉硬化的发生相关，是发生冠心病的危险因素，对冠心病患者应注意除外肺炎衣原体感染，并认为防治肺炎衣原体感染有可能减少冠心病的发生。其机制可能为衣原体脂多糖（LPS）与低密度脂蛋白结合，使脂蛋白变化而具有对血管内皮细胞的免疫原性或毒性，经修饰的脂蛋白与低密度脂蛋白结合的抗体在体外可导致泡沫细胞的形成，这恰恰是动脉粥样硬化的第一步。目前同时发现有肾衰竭的冠心病患者，其肺炎衣原体的感染率更高，且更易促进心血管病的进展。

4. 腹主动脉瘤　有吸烟史的慢性支气管炎老年人常合并腹主动脉瘤。对经手术的患者进行免疫组化分析，发现患者动脉瘤处可检测到 CP 的 LPS，约 67% 的患者血中可检测到这种抗原。同时进行衣原体 PCR 检测，发现大多数人呈阳性结果，电镜证实动脉瘤血管壁上可找到 CP 并发现其具有溶解蛋白的作用，推测 CP 可能通过产生蛋白酶溶解动脉壁而造成动脉瘤。

5. 其他　肺炎衣原体可引起虹膜炎、肝炎、心内膜炎、脑膜炎及结节性红斑等，是艾滋病、恶性肿瘤或白血病等疾病发生继发感染的重要病原体之一。另发现在一些疾病如恶性肿瘤、脑血管病、肾功能不全、帕金森综合征、肝硬化及糖尿病患者，均可检出较高阳性率的肺炎衣原体抗体，两者间的确切关系尚不明确。近年来发现，肺炎衣原体感染在 COPD 中常见（65%），重症患者更高。且发现 COPD 患者肺炎衣原体特异性抗体阳性率明显高于健康人群。尤其是年龄>50 岁的 COPD 患者，4% 以上的急性发作与肺炎衣原体感染有关。

### （四）实验室检查

肺炎衣原体过去称为台湾急性呼吸道病原体。该病原体与鹦鹉热和沙眼衣原体有相同的属特异性抗原，而其他特异性抗原血清学特征却不同。通常 DNA 杂交试验和限制性核酸内切酶分析确认其为不同于沙眼和鹦鹉热衣原体的第 3 种衣原体。

1. 血常规　血白细胞计数多正常，重症患者可升高；可有中性或嗜酸性粒细胞增多；血沉多增快。

2. 病原学检查　病原学检查是确诊本病的可靠方法。临床诊断不常用。

（1）直接涂片：涂片后用 Giemsa 或免疫荧光单克隆抗体染色，检测肺炎衣原体包涵体及原体，方法简便，但阳性率低。

（2）组织培养法：鸡胚卵黄囊接种因检出阳性率低已少用。可用细胞培养法，取咽拭子或采集下呼吸道标本，用 HEP-2 细胞（喉癌细胞）或 HeLa229 细胞培养 24 小时，再用肺炎衣原体特异性单克隆抗体染色，检测特异性包涵体。方法较繁杂，且较其他衣原体检出率低。

3. 免疫学检查　免疫学检查是常用的诊断方法。

（1）直接免疫荧光法：用肺炎衣原体单克隆抗体染色，直接免疫荧光法检测肺炎衣原体抗原，方法特异敏感且快速简便。

（2）微量免疫荧光（MIF）法：检测肺炎衣原体抗体，特异性 IgM 滴度≥1 ∶ 16 和（或）IgG≥1 ∶ 512或双份血清滴度 4 倍以上升高者，均可诊断急性感染。如 IgM≤1 ∶ 16 或 IgG≤1 ∶ 512，则为既往感染。本方法特异性敏感性均较高，且可用于区分原发感染和再感染，是目前最常用且最敏感的血清学方法。但要排除血循环中类风湿因子的影响。

（3）补体结合抗体检测：可作为回顾性诊断依据。滴度≥1 ∶ 64 和（或）双份血清滴度 4 倍以上升高者，均可诊断急性感染，但不能用于早期诊断，亦不能区分为哪种衣原体感染。

4. PCR 法 PCR 法检测肺炎衣原体 DNA，敏感性更高，且可和其他种衣原体区分，其特异性敏感性高于其他方法。据统计，PCR 法检出率为 50%～55%，而直接免疫荧光法及涂片法分别为 24%～27% 和 6%～10%。用连接聚合酶链反应（LCR）检测，可进一步提高灵敏性及检出率，但尚未在临床应用。据报告，PCR-EIA 法是一种快速、简便的酶免疫测定法，能提高 PCR 对肺炎衣原体 DNA 的扩增检测效率，优于 PCR 法，更优于培养法。

5. 其他辅助检查 X 线胸片检查无特异性，多为单侧下叶浸润，表现为节段性肺炎，严重者呈广泛双侧肺炎，有时呈网状、云雾状、粟粒状或间质浸润。可有少到中量积液。原发感染者多为肺泡渗出改变，再感染者表现为肺泡渗出和间质混合型。

### （五）诊断

本病缺乏特异性临床表现，与病毒性肺炎、支原体肺炎及鹦鹉热衣原体肺炎、沙眼衣原体肺炎、严重急性呼吸综合征（SARS）等其他肺炎难以鉴别，故对肺炎及上述临床表现者，尤其是对用 β 内酰胺类抗生素无效者，应考虑本病，需做病原学或血清学检测来确诊。包括病原体分离、血清学方法和特异性核酸检测。

## 二、治疗原则和目标

肺炎衣原体病的治疗原则与一般肺炎的治疗原则大致相同。

## 三、常规治疗方案

### （一）一般治疗

注意加强护理和休息，保持室内空气新鲜，并保持适当室温及湿度。保持呼吸道通畅，经常翻身更换体位。烦躁不安可加重缺氧，故可给予适量的镇静药物。供给热量丰富并含有丰富维生素、易于消化吸收的食物及充足的水分。

### （二）抗生素治疗

1. 大环内酯类抗生素 衣原体肺炎的抗生素应首选红霉素，用量为 50mg/（kg·d），分 3～4 次口服，连用 2 周。重症或不能口服者，可静脉给药。眼泪中红霉素可达有效浓度，还可清除鼻咽部沙眼衣原体，可预防沙眼衣原体肺炎的发生。红霉素使用时应注意以下事项：红霉素为抑菌剂，属时间依赖性，故给药应按一定时间间隔进行，以保持体内药物浓度；红霉素片应整片吞服，幼儿可服用对酸稳定的酯化红霉素；与 β-内酰胺类药物联合应用，一般认为可发生降效作用；本品可阻挠性激素类的肝肠循环、与口服避孕药合用可使之降效；红霉素在酸性输液中破坏降效，一般不应与低 pH 的葡萄糖输液配伍，在 5%～10% 葡萄糖输液 500mL 加入 5% 碳酸氢钠注射液 0.5mL 使 pH 升高到 6 左右，再加红霉素乳糖酸盐，则有助稳定；肝、肾功能不全者，孕妇、哺乳期妇女慎用。

除了首选药物红霉素外，大环内酯类还有如罗红霉素、阿奇霉素、克拉霉素等亦可用于肺炎衣原体肺炎。

其中罗红霉素用量为 5～8mg/（kg·d），分 2 次于早晚餐前服用，连用 2 周。如在第 1 个疗程后仍有咳嗽和疲乏，可用第 2 个疗程。应注意禁忌与麦角胺及双氢麦角碱配伍，肝、肾功能不全者，孕妇、哺乳期妇女慎用。

阿奇霉素是一种氮环内酯类抗生素，结构与大环内酯类抗生素相似。口服吸收很好，最高血清浓度为 0.4mg/L。能迅速分布于各组织和器官。对衣原体作用强。治疗结束后，药物可维持有效浓度 3~4 天。$t_{1/2}$ 为 12~14 小时，1 次/天日服，疗程短。以药物原型经胆汁排泄。与抗酸药物的给药时间至少间隔 2 小时。尚未发现与茶碱类、口服抗凝血药、卡马西平、苯妥英钠和地高辛等有相互作用。儿童（体重 10kg 以上）第 1 天 10mg/kg，以后 4 天每天每次 5mg/kg，1 次顿服，其抗菌作用至少维持 10 天。其使用时需要注意的问题有：①对阿奇霉素、红霉素或其他任何一种大环内酯类药物过敏者禁用。②进食可影响阿奇霉素的吸收，故需在饭前 1 小时或饭后 2 小时口服。③轻度肾功能不全患者（肌酐清除率>40mL/min）不需作剂量调整，但阿奇霉素对较严重肾功能不全患者中的使用尚无资料，给这些患者使用阿奇霉素时应慎重。④由于肝胆系统是阿奇霉素排泄的主要途径，肝功能不全者慎用，严重肝病患者不应使用。用药期间定期随访肝功能。⑤用药期间如果发生过敏反应（如血管神经性水肿、皮肤反应、Stevous-Jonson 综合征及毒性表皮坏死等），应立即停药，并采取适当措施。⑥治疗期间，若患者出现腹泻症状，应考虑假膜性肠炎发生。如果诊断确立，应采取相应治疗措施，包括维持水、电解质平衡、补充蛋白质等。

克拉霉素（甲红霉素）体外对肺炎衣原体作用良好，治疗肺炎衣原体感染与红霉素同样有效。用量为成人每 12 小时 250~500mg，儿童 10~15mg/（kg·d），分 2~3 次服用。疗程 7~14 天。注意事项：①本品对大环内酯类药物过敏者，妊娠、哺乳或严重肝功能低下者禁忌。②某些心脏病（心律失常、心动过缓、Q-T 间期延长、缺血性心脏病、充血性心力衰竭等）患者及水、电解质紊乱患者，也应列为禁忌。③肝、肾功能严重损害者、孕妇、哺乳期妇女应慎用。

大环内酯类的主要不良反应包括：①胃肠道反应，腹泻、恶心、呕吐、胃绞痛、口舌疼痛、胃纳减退等，其发生率与剂量大小有关。②过敏反应表现为药物热、皮疹、嗜酸性粒细胞增多等，发生率为 0.5%~1%，过敏性休克极为少见。③肝功能损害，可见 ALT 及 AST 升高，胆汁淤积性黄疸极为少见。

2. 氟喹诺酮类药物　氟喹诺酮类抗菌药属化学合成药，其抗菌谱广，对衣原体等胞内病原有效。原则上不用于儿童，以免影响骨关节发育。常用品种中口服的以氧氟沙星与左氧氟沙星为较好品种，因其生物利用度高，不良反应发生率低；与茶碱、咖啡因和华法林等药物的相互作用不明显。其中左氧氟沙星为氧氟沙星的左旋异构体，其抗菌作用比氧氟沙星略强；口服吸收率高达 100%；不良反应更少。氧氟沙星的用法用量：成人一次 0.3g，2 次/天，疗程 7~14 天。左氧氟沙星的用法用量：成人一次 0.5~0.8g，1 次/天，疗程 7~14 天。静脉使用以环丙沙星作用为强，且价格低廉，其常用剂量为：成人每日 1~1.5g，分 2~3 次使用，疗程 7~14 天。常用品种中以环丙沙星与左氧氟沙星的抗菌作用为突出，依诺沙星和培氟沙星的血药浓度高于环丙沙星，但不良反应或药物相互作用较明显，故临床应用应予注意。莫西沙星等新品种作用强，细菌不易产生耐药，常用剂量为成人一次 400mg，1 次/天，连续给药 7~10 天。但应注意相应的血糖波动、QT 时间延长等不良反应。另外，洛美沙星、氟罗沙星、妥舒沙星和司帕沙星等对革兰阴性菌的作用与环丙沙星相似或稍次，洛美沙星和氟罗沙星的消除半衰期长，一日只需服药 1~2 次；妥舒沙星和司帕沙星对革兰阳性菌和厌氧菌的作用均更强。然而，氟罗沙星不良反应的发生率高（>10%），以消化道和神经系统反应为主；洛美沙星与司帕沙星的光敏皮炎较突出；这些都限制了临床应用。

（1）氟喹诺酮类的不良反应

A. 胃肠道反应：腹部不适或疼痛、腹泻、恶心或呕吐。

B. 中枢神经系统反应：可有头昏、头痛、嗜睡或失眠。

C. 过敏反应：皮疹、皮肤瘙痒，偶可发生渗出性多形性红斑及血管神经性水肿。光敏反应较少见。

D. 偶可发生：①癫痫发作、精神异常、烦躁不安、意识混乱、幻觉、震颤。②血尿、发热、皮疹等间质性肾炎表现。③静脉炎。④结晶尿，多见于高剂量应用时。⑤关节疼痛。⑥少数患者可发生血清氨基转移酶升高、血尿素氮增高及周围血常规白细胞降低，多属轻度，并呈一过性。⑦QT 时间延长、心律失常等。

（2）注意事项

A. 本品大剂量应用或尿 pH 在 7 以上时可发生结晶尿。为避免结晶尿的发生，宜多饮水，保持 24 小时排尿量在 1 200mL 以上。

B. 肾功能减退者，需根据肾功能调整给药剂量。

C. 应用本品时应避免过度暴露于阳光，如发生光敏反应或其他过敏症状需停药。

D. 肝功能减退时，如属重度（肝硬化腹腔积液）至药物清除减少，血药浓度增高，肝、肾功能均减退者尤为明显，均需权衡利弊后应用，并调整剂量。

E. 原有中枢神经系统疾患者，例如癫痫及癫痫病史者均应避免应用，有指征时需仔细权衡利弊后应用。

F. 偶有用药后跟腱炎或跟腱断裂的报告，特别是在老年患者和使用激素治疗的患者中，一旦出现疼痛或炎症，患者需要停止服药并休息患肢。

G. 莫西沙星像其他喹诺酮类和大环内酯类抗生素一样在有些患者可能引起 QT 间期延长。因为缺乏相关的临床资料，该药应避免用于 QT 间期延长的患者，患有低钾血症患者或接受Ⅰa 类（如：奎尼丁，普鲁卡因胺）或Ⅲ类（如：胺碘酮，索托洛尔）抗心律失常药物治疗的患者，在使用莫西沙星时要慎重。莫西沙星与下列药合用不排除有延长 QT 间期的效应：西沙比利，红霉素，抗精神病药和三环类抗抑郁药。所以，应慎重与这些药物合用。因为临床资料有限，莫西沙星在致心律失常的条件（如：严重的心动过缓或急性心肌缺血）存在时应慎用。QT 间期延长的数量随着药物浓度的增加而增加。所以不应超过推荐剂量。

H. 有报道在使用包括莫西沙星的广谱抗生素中出现伪膜性肠炎，因此，在使用莫西沙星治疗中如患者出现严重的腹泻时，需要考虑这个诊断，在这种情况下需立即采取足够的治疗措施。

孕妇及哺乳期妇女用药：动物实验未证实喹诺酮类药物有致畸作用，但对孕妇用药进行的研究尚无明确结论。鉴于本药可引起未成年动物关节病变，故孕妇禁用，哺乳期妇女应用本品时应暂停哺乳。

儿童用药：本品在婴幼儿及年龄<18 岁青少年的安全性尚未确定。但本品用于数种幼龄动物时，可致关节病变。因此不宜用于年龄<18 岁的小儿及青少年。

老年患者用药：老年患者常有肾功能减退，因本品部分经肾排出，需减量应用。

药物相互作用：①尿碱化剂可减低本品在尿中的溶解度，导致结晶尿和肾毒性。②喹诺酮类抗菌药与茶碱类合用时可能由于与细胞色素 P450 结合部位的竞争性抑制，导致茶碱类的肝消除明显减少，血消除半衰期（$t_{1/2}$）延长，血药浓度升高。出现茶碱中毒症状，如恶心、呕吐、震颤、不安、激动、抽搐和心悸等。本品对茶碱的代谢虽影响较小，但合用时仍应测定茶碱类血药浓度和调整剂量。③本品与环孢素合用，可使环孢素的血药浓度升高，必须监测环孢素血浓度，并调整剂量。④本品与抗凝药华法林合用时虽对后者的抗凝作用增强较小，但合用时也应严密监测患者的凝血因子时间。⑤丙磺舒可减少本品自肾小管分泌约50%，合用时可因本品血浓度增高而产生毒性。⑥本品可干扰咖啡因的代谢，从而导致咖啡因消除减少，血消除半衰期（$t_{1/2}\beta$）延长，并可能产生中枢神经系统毒性。⑦含铝、镁的制酸药、铁剂均可减少本品的口服吸收，不宜合用。⑧本品与非类固醇消炎药布洛芬合用时，偶有抽搐发生，因此不宜与布洛芬合用。

### （三）支持治疗

对病情较重、病程较长、体弱或营养不良者应输鲜血或血浆，或应用丙种球蛋白治疗，以提高机体抵抗力。

## 四、预后

预后较好。重症未经治疗者病死率可达 20%～40%，经抗生素治疗后病死率降低至 1%。

## 五、预防

1. 合理地服用奏效的抗生素，务期尽快地达到根治，以防病程迁延，转为慢性或长期带菌。
2. 讲究集体和个人卫生，应强化对环境公共卫生的管理和监督。
3. 目前尚无疫苗。

（李妍霞）

# 第二节　沙眼衣原体感染

## 一、概述

沙眼衣原体感染是由沙眼衣原体引起的一组感染性疾病，可引起沙眼及包涵体结膜炎，但主要是引起泌尿生殖系统感染，如尿道炎、输卵管炎、子宫内膜炎、附睾炎及性病淋巴肉芽肿。是西方国家最常见的性传播疾病。在我国的性病患者中，沙眼衣原体抗体阳性率高达27.6%，北京地区达55.8%。此外亦可引起婴幼儿肺炎。

### （一）病原学

沙眼衣原体是一种微生物，目前发现它有 15 个血清型，不同的血清型能引起不同的疾病。分为 3 个生物型，即小鼠生物型、沙眼生物型和性病淋巴肉芽肿生物型。后两者与人类疾病有关。用间接微量免疫荧光试验，沙眼生物型又分 A、B、Ba、C、D、Da、E、F、G、H、I、Ia、J、K 14 个血清型，LGV 生物型又有 L1、L2、L2a、L3 4 个血清型。

沙眼衣原体具有特殊的染色性状，不同的发育阶段其染色有所不同。成熟的原体以吉姆萨染色为紫色，与蓝色的宿主细胞质呈鲜明无比。始体以 Giemsa 染色呈蓝色。沙眼衣原体对革兰染色虽然一般反应为阴性，但变化不恒定。沙眼包涵体在上皮细胞胞质内，很致密，如以 Giemsa 染色，则呈深紫色，由密集的颗粒组成。其基质内含有糖原，以卢戈液染色呈棕褐色斑块。

## （二）流行病学

人类是沙眼衣原体的自然宿主。

1. 传染源　患者及无症状病原携带者为传染源。

2. 传播途径

（1）通过眼-手-眼传播，如共用毛巾或游泳池内接触等传播。

（2）产妇可经产道传给新生儿，亦可能有宫内传播。

（3）成人可经性行为传染，引起泌尿生殖系感染。

3. 人群易感性和免疫力　人群普遍易感，孕妇感染率高，据 1 154 例孕妇调查，其中 21% 可检出沙眼衣原体抗体，尤以年龄<20 岁和初产妇感染率高。

4. 流行情况　本病分布广泛，亚洲、非洲及中南美洲为多发地区，全世界约有 4 亿患者。我国及东南亚地区为地方性流行区。发病年龄以 18~30 岁多发。

## （三）发病原理

衣原体感染人体后，首先侵入柱状上皮细胞并在细胞内生长繁殖，然后进入单核-巨噬细胞系统的细胞内增殖。由于衣原体在细胞内繁殖，导致感染细胞死亡，同时尚能逃避宿主免疫防御功能，得到间歇性保护。衣原体的致病机制是抑制被感染细胞代谢，溶解破坏细胞并导致溶解酶释放，代谢产物的细胞毒作用，引起变态反应和自身免疫。

当人体感染产生特异性的免疫，但是这种免疫力较弱，持续时间短暂。因此，衣原体感染容易造成持续、反复感染，以及隐性感染。细胞免疫方面，大部分已治愈的衣原体患者，给予相应的抗原皮内注射时，常引起迟发型变态反应。这种变态反应可用淋巴细胞进行被动转移。此种免疫性很可能是 T 细胞所介导。体液免疫方面，在衣原体感染后，在血清和局部分泌物中出现中和抗体。中和抗体可以阻止衣原体对宿主细胞的吸附，也能通过调理作用增强吞噬细胞的摄入。

## （四）临床表现

1. 沙眼　由衣原体沙眼生物变种 A、B、Ba、C 血清型引起。主要经直接或间接接触传播，即眼-眼或眼-手-眼的途径传播。当沙眼衣原体感染眼结膜上皮细胞后，在其中增殖并在胞质内形成散在型、帽型、桑葚型或填塞型包涵体。该病发病缓慢，早期出现眼睑结膜急性或亚急性炎症，表现流泪、有黏液脓性分泌物、结膜充血等症状与体征。后期移行为慢性，出现结膜瘢痕、眼睑内翻、倒睫、角膜血管翳引起的角膜损害，以致影响视力，最后导致失明。据统计沙眼居致盲病因的首位。1956 年，我国学者汤飞凡等人用鸡胚卵黄囊接种法，在世界上首次成功地分离出沙眼衣原体，从而促进了有关原体的研究。

2. 包涵体包膜炎　由沙眼生物变种 D~K 血清型引起。包括婴儿及成人两种。前者系婴儿经产道感染，引起急性化脓性结膜炎（包涵体脓漏眼），不侵犯角膜，能自愈。成人感染可因两性接触，经手至眼的途径或者来自污染的游泳池水，引起滤泡性结膜炎又称游泳池结膜炎。病变类似沙眼，但不出现角膜血管翳，亦无结膜瘢痕形成，一般经数周或数月痊愈，无后遗症。

3. 泌尿生殖道感染　经性接触传播，由沙眼生物变种 D~K 血清型引起。男性多表现为尿道炎，不经治疗可缓解，但多数转变成慢性，周期性加重，并可合并附睾炎、直肠炎等。女性能引起尿道炎、宫颈炎等，输卵管炎是较严重并发症。该血清型有时也能引起沙眼衣原体性肺炎。

4. 性病淋巴肉芽肿　由沙眼衣原体 LGV 生物变种引起。LGV 主要通过两性接触传播，是一种性病。男性侵犯腹股沟淋巴结，引起化脓性淋巴结炎和慢性淋巴肉芽肿。女性可侵犯会阴、肛门、直肠，出现会阴-肛门-直肠组织狭窄。

### （五）呼吸道感染

由肺炎衣原体及鹦鹉热衣原体引起。肺炎衣原体引起急性呼吸道感染，以肺炎多见，也可致气管炎、咽炎等。鹦鹉热原为野生鸟类及家畜的自然感染，也可经呼吸道传给人，发生呼吸道感染和肺炎。

## 二、诊断

多数衣原体引起的疾病可根据临床症状和体征及实验室检查确诊。

实验室检查：目前实验室检查衣原体的方法有衣原体细胞培养法、衣原体细胞学检查法以及衣原体酶免疫检查法。其中以衣原体细胞培养法最敏感、最可靠。

1. 直接涂片镜检　沙眼急性期患者取结膜刮片，Giemsa 或碘液及荧光抗体染色镜检，查上皮细胞胞质内有无包涵体。包涵体结膜炎及性病淋巴肉芽肿，也可从病损局部取材涂片，染色镜检，观察有无衣原体或包涵体。

2. 分离培养　用感染组织的渗出液或刮取物，接种鸡胚卵黄囊或传代细胞，分离衣原体，再用免疫学方法鉴定。

3. 血清学试验　主要用于性病淋巴肉芽肿的辅助诊断。常用补体结合试验，若双份血清抗体效价升高 4 倍或以上者，有辅助诊断价值。也可用 ELISA、凝集试验。

4. PCR 试验　设计不同的特异性引物，应用多聚酶链式反应可特异性诊断沙眼衣原体，具有敏感性高，特异性强的特点，现被广泛应用。

## 三、治疗

治疗沙眼衣原体感染多采用口服抗生素，可选用多西环素（强力霉素）每次 100mg，2 次/天，首次剂量加倍，连续服 7 天；或红霉素每次 0.5 克，4 次/天，连服 7 天；或米诺环素（美满霉素）每次口服 100mg，2 次/天，连服 10 天。孕妇用药可选红霉素，服药剂量、方法同前。

感染沙眼衣原体后在生活中要明确两点，既要积极治疗，又不要再将病原体传染别人。

1. 积极治疗是患者首先要重视的　由于服药方便，服药疗程亦不很长，因此患者只要予以重视即能完成治疗。患者的配偶应该同时参加检查和治疗。治疗后需要复查以确认是否痊愈。

2. 患病期间禁止性生活，直到痊愈为止。

3. 平时注意个人卫生　外阴部保持清洁干燥，每日换洗内裤。由于沙眼衣原体不耐高温，所用手巾、内裤可以煮沸消毒。个人的盆具个人使用，浴盆洗后及时消毒，不乱用别人的物品，以免造成疾病传播。

4. 红霉素可以用于孕妇的沙眼衣原体感染，安全性较好，因此孕妇患者也应该积极治疗，以防感染胎儿。

## 四、预防

沙眼衣原体感染是近年来才发现的性病。因此，在生活中提高人们对沙眼衣原体的认识，自觉地进行自我防护，才会降低整个社会的发病率。

1. 杜绝不洁性生活  无论是对沙眼衣原体感染，还是对其他性病，都是非常重要的，也只有这样才能从根本上防患于未然。

2. 要注意个人卫生，尤其是外出的时候  个人的洗浴用品、毛巾独自使用；不穿借别人的内衣、泳衣；外出期间不洗盆塘；尽量不要用坐式马桶；上厕所前洗手，可以减少接触感染的机会。

3. 配偶患沙眼衣原体感染期间要禁止性生活。现代医学有许多药物可以治疗沙眼衣原体感染，而且用药方便，患者只需坚持治疗就会很快恢复健康。治疗应在夫妻之间同时进行，妇女患病可能没有明显症状，不要因为没有症状就拒绝治疗而成为隐性传染者。

4. 孕妇如果感染沙眼衣原体可以用红霉素治疗。治疗后按医嘱定期复查，确认痊愈后才能从阴道分娩。

**（李妍霞）**

# 第三节　鹦鹉热

又名鸟热，系鹦鹉热衣原体引起的急性传染病，为鸟类和家禽常见的传染病。最初因本病多见于玩赏鹦鹉者故名，以后发现除鹦鹉外，鸽、家鸡、鸭、莺类等 140 多种禽类可有此病的隐性感染。19 世纪即发现人也可受染而发生急性发热，并曾在苏联、美、英、捷克、丹麦等十余个国家暴发流行。

## 一、病因

病原体为鹦鹉热衣原体（C. psittasi）。为一种寄生和繁殖于细胞内的微生物，呈圆形，性质介于病毒和细菌之间，直径 0.2~0.3μm，不含糖原，因此碘染色阴性。在许多种细胞培养系统中生长发育良好，直径可达 0.5~0.7μm。可用 Hela 细胞、猴肾细胞、L 细胞及 McCoy 细胞培养，或在鸡胚卵黄囊中培养。易感动物较多，动物接种常用小白鼠。鹦鹉热衣原体抵抗力弱，60℃ 10 分钟或 37℃ 48 小时可灭活；0.1%甲醛溶液、0.5%苯酚溶液 24 小时及紫外线照射均可灭活。但耐低温，-70℃贮存多年仍有感染性。

## 二、流行病学

1. 传染源  传染源为病鸟或病原携带鸟（鹦鹉、鸥、白鹭、海燕等）、家禽（鸽、小鸡、鸭、鹅）及其含菌的血液、内脏、分泌物或排泄物、羽毛及尘埃等。人感染后持续携带病原体可达 10 年之久，患病者的痰液，尤其是重危患者死亡前所排出的病原体有传播性。禽类和鸟类的养殖场、宰杀车间、羽绒加工厂、买卖市场等，尤其是鸽类养殖处均可成为传染源。

2. 传播途径  主要传播途径为飞沫经呼吸道直接传播，病鸟或患者排泄物污染尘埃经呼吸道或破损的皮肤或黏膜亦可引起间接传播。战时敌人可将鹦鹉热衣原体用作细菌武器。

3. 易感人群　人群普遍易感，多见于饲养家禽、鸟类者或禽类标本制作者，隐性感染、亚临床感染及轻症患者相当多见，可同时有大批人员受感染，以致引起较大规模流行。感染后不能产生持久免疫力，易复发及再感染。

4. 流行特征　本病在世界各地分布广泛，我国1987年前后有北京养鸽场发生鸽群鹦鹉热的报道，有人认为本病是养禽人的"职业病"。本病无明显季节性，患者无年龄和性别差异。

## 三、发病机制

病原体进入呼吸道后，在局部单核-吞噬细胞系统中繁殖，经血播散至肺和其他器官，进入网状内皮细胞系统并大量复制形成衣原体血症，可引起血管炎和血管栓塞，从而导致皮肤损害。

## 四、临床表现

1. 潜伏期　1~2周（3~45天）。

2. 肺炎　症状轻重不一，轻者无明显症状或似流行性感冒，重者可致死亡。大多表现为非典型肺炎，有持续高热、咳嗽、胸闷胸痛、呼吸困难，后期肺部可有湿性啰音或肺实变征。尚可有消化道症状、心肌炎、心内膜炎及心包炎，以及头痛、失眠、嗜睡、谵妄等神经精神症状。

肺部X线检查呈多样性变化，可为片状、云絮状、结节状或粟粒状阴影，由肺门向外呈楔形或扇形扩大，亦可呈大叶炎症。特点是肺部X线表现明显而症状相对较轻。

3. 皮肤损害　伤寒样或中毒败血症型患者除发热、头痛及全身疼痛外，可有相对脉缓及肝脾肿大，由于发生广泛性血管损伤而出现似伤寒的玫瑰疹，有的患者发生结节性红斑或多形红斑。

本病病程长，如不治疗热程可达3~4周，甚至长达数月。肺部阴影消失慢，如治疗不彻底，可反复发作或转为慢性。

## 五、实验室检查

急性期白细胞总数正常或稍低，可有一过性蛋白尿，血沉增快，近半数患者出现肝功能异常。急性期取血、痰、咽拭子接种于小鼠腹腔或鸡胚卵黄囊内进行组织培养，动物接种可检测出特异性包涵体及（或）病原体，痰涂片行姬姆萨染色，在上皮细胞内可检出包涵体。血清微量免疫荧光法、补体结合试验或血凝抑制试验对本病有诊断价值。

肺部X线检查呈多样性变化，为片状、云絮状、结节状或粟粒状，示两肺浸润灶，由肺门部向外呈楔形或扇形扩大，下叶较多。有时可见肺实变表现，但临床上肺部体征较少。

## 六、诊断和鉴别诊断

患者有接触鸟禽史。结合临床表现、肺部X线检查及实验室检查可确诊。必要时对可疑鸟禽进行病原学检查。

## 七、治疗

首选四环素或红霉素类，用法同沙眼衣原体泌尿生殖系疾病。用药 24~48 小时后发热及症状可缓解，但应继续治疗 7~14 天。孕妇及其他不能使用四环素者可用红霉素、罗红霉素、阿奇霉素、甲基红霉素、新氟喹诺酮类药物等替代，亦可用氯霉素或青霉素。严重患者的给糖皮质激素制剂。磺胺药无效。

## 八、预后

未经治疗病死率约为 20%，抗生素治疗后降至 2% 左右。

## 九、预防

1. 患病后难以产生持久的免疫力，故通常不进行疫苗预防注射。

2. 加强卫生宣教。发现患者立即隔离，彻底治疗，对患者的分泌物和排泄物进行消毒处理。

3. 防止衣原体传入，可在饲料及饮水中加入四环素，于禽鸟类运输前、运输途中及到达目的地后给药 4~5 天。彻底消毒和处理病鸟病禽。

4. 严格执行养禽场和鸟类集市贸易以及运输过程的检疫制度。尽量减少与患病禽鸟的接触。

（李妍霞）

# 第七章

# 支原体感染

## 第一节　概论

支原体感染是由支原体引起的一种传染病。支原体是一类没有细胞壁只有细胞膜的原核细胞微生物，为目前发现的最小最简单的细胞，也是唯一一种没有细胞壁的原核细胞。支原体细胞中唯一可见的细胞器是核糖体。

支原体广泛寄居于自然界，种类繁多，由于各种属支原体在生物学特性上的不同，对各种有机体的致病性也各有不同。即便是同一种属的支原体，因结构上的细微差异，生物学特性即会有所不同，而其致病性亦会有所差异。

在微生物学上支原体归属于硬壁菌门，柔膜体纲，支原体目，其下分4个科。①支原体科：它们生长时需固醇类。该科有2个属，一是支原体属，包括100种，近来根据DNA测序、PCR扩增和16SrRNA分析将附红细胞体属也归入此属；二是脲原体属，包括5个种。②无胆甾原体科：它们生长时无须固醇类。③螺原体科：它们生长时需固醇类，被认为是植物和昆虫的支原体。④厌氧原体科。

迄今发现支原体属有70个种，其中14个种可对人致病。主要有肺炎支原体、人型支原体、生殖支原体、发酵支原体和溶脲脲原体，在临床上可引起呼吸道及泌尿生殖系感染。此外，支原体感染和其他疾病的发生可能有关，如可从类风湿关节炎患者的关节滑膜液中分离出发酵支原体。英国圣乔治（St. George）医院检测几种关节炎患者的关节液，结果发现有90%风湿性和非风湿性关节炎中发酵支原体阳性，且发现支原体感染对内分泌系统的某些功能亦有直接作用和介导作用。近年来从艾滋病患者的尿、淋巴细胞培养液及血清中分离出3种支原体，即发酵支原体无名株、穿透支原体及梨支原体，国外学者认为这3种支原体能促使无症状的HIV阳性者进展为有症状的艾滋病。

支原体感染在人群中广泛存在及传播，尤其在性病中是极其重要的病原体。据报道，在西方国家人群感染率为10%~70%，尤其在性乱者、同性恋、妓女、淋病及其他性病患者中发病率高。我国亦有本病发生。

临床上可有2种支原体混合感染，如人型支原体和溶脲脲原体混合感染引起人泌尿系感染。支原体亦可和其他病原体如病毒或细菌混合感染，如肺炎支原体与呼吸道病毒的混合感染，远远超过单独支原体感染；在艾滋病患者中支原体的检出率亦高于健康人群。在混合感染时，一种病原体对另一种病原体有活化作用，如对HIV及其他致肿瘤病毒的复制有促进作用，故混合感染时病情更严重。

支原体的病原学特点：①支原体是介于细菌与病毒间的一种最小的原核细胞微生物，拥有高（A-T）含量（67%~76%）小基因组（580~2 200kb），为一环状双链DNA，使用通用的终止密码子UGA。同时它也具有RNA。以二分裂法进行繁殖。大小为0.2~0.3μm，形态呈多形性，可为球形、杆状及丝状等。革兰染色阴性，Giemsa（吉姆萨）染色呈淡紫色。②菌体仅有细胞膜，共3层，内外层为蛋白质和多糖的复合物，中层为脂质（图7-1）。细胞膜中胆固醇含量较多，约占36%，对保持细胞膜的完整性具有一定作用。凡能作用于胆固醇的物质（如两性霉素B、皂素等）均可引起支原体膜的破坏而使支原体死亡。无一般细菌具有的细胞壁。故对影响细胞壁合成的抗生素均耐药，而对膜蛋白和胞质蛋白合成的抑制剂敏感。③可在人工培养基上生长，有氧或无氧均可生长，但生长缓慢，需1~2周或以上。而且营养要求高，如必须在含有20%马血清和酵母浸出液的琼脂培养基上生长。对数生长期细胞数可达$10^7$cfu/mL。反复传代后生长快。除无胆甾原体外其生长一般需要胆固醇，对pH的适应较宽，最适pH为7.6~8。而解脲脲原体则需pH6~6.5，且生长后可分解尿素产生$NH_3$，使pH上升而迅速死亡，故不易传代。平皿上菌落圆形、隆起、呈颗粒状，直径10~100μm。菌落能吸收豚鼠红细胞，产生过氧化氢溶血素，可迅速而完全地溶解哺乳动物红细胞。半固体培养基中呈砂粒状菌落。④亦可在鸡胚绒毛尿囊膜上或细胞培养中生长。⑤不同种类支原体的生化反应可利用葡萄糖或精氨酸，但一般来说能分解葡萄糖的支原体则不能利用精氨酸，能利用精氨酸的则不能分解葡萄糖，如肺炎支原体可利用葡萄糖，人型支原体可利用精氨酸。而穿透支原体及梨支原体等少数两者均可利用。解脲脲原体不能利用葡萄糖或精氨酸，但可利用尿素作能源。⑥对热抵抗力差，45℃ 30分钟或55℃ 5~15分钟可灭活，对常用酸性消毒剂如苯酚、甲酚皂溶液及脂溶性消毒剂敏感，冷冻干燥可长期保存。对青霉素、醋酸铊有抵抗力，生长受四环素、红霉素等抑制。对亚甲蓝有耐受性，能还原亚甲蓝。

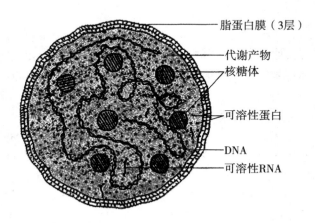

脂蛋白膜（3层）
代谢产物
核糖体
可溶性蛋白
DNA
可溶性RNA

**图7-1 支原体结构图**

支原体致病性与免疫力特点：它不侵入机体组织与血液，而是在呼吸道或泌尿生殖道上皮细胞黏附并定居后，通过不同机制引起细胞损伤，如获取细胞膜上的脂质与胆固醇造成膜的损伤，释放神经（外）毒素、磷酸酶及过氧化氢等。还可通过免疫反应引起全身各部位病理损伤。巨噬细胞、IgG 及 IgM 对支原体均有一定的杀伤作用。呼吸道黏膜产生的 SIgA 抗体已证明有阻止支原体吸附的作用。在儿童中，致敏淋巴细胞可增强机体对肺炎支原体的抵抗力。

肺炎支原体可引起非典型肺炎，人型支原体、生殖道支原体和溶脲脲原体可引起泌尿生殖系感染。溶脲脲原体感染与男性不育、女性不孕及尿路结石形成有关。

（许子度）

# 第二节 支原体肺炎

## 一、概述

支原体肺炎是肺炎支原体（MP）引起的急性呼吸道感染伴肺炎，约占各种肺炎的 10%，严重的支原体肺炎可导致死亡。

### （一）病原学

支原体是介于细菌和病毒之间的一组原核细胞型微生物，迄今已发现的支原体约 150 种，自人体分离的致病支原体主要有肺炎支原体、解脲脲原体、人型支原体及发酵支原体等。其中肺炎支原体是主要引起呼吸系统疾病的病原体。解脲脲原体及人型支原体主要引起泌尿生殖系统疾病。发酵支原体 incognitus 株能引起严重致死性疾病及呼吸窘迫综合征。解脲脲原体可引起非淋菌性尿道炎及盆腔炎。

支原体是已知的能独立生活的最小原核生物，能通过细菌滤器，直径为 125～150nm，与黏液病毒的大小相仿，无完整细胞壁，故对作用于细胞壁的 β-内酰胺类抗生素全部不敏感，仅有由 3 层膜组成的细胞膜，呈球形、杆状、丝状等多种形态，革兰染色阴性，可在无细胞的培养基上生长与分裂繁殖，对大环内酯及四环素类药物敏感。在 20% 马血清和酵母的琼脂培养基上生长良好，初次培养于显微镜下可见典型的呈圆屋顶形桑葚状菌落，多次传代后转呈煎蛋形状。支原体能发酵葡萄糖，具有血吸附作用，溶解豚鼠、羊的红细胞，对亚甲蓝（美蓝）、醋酸铊、青霉素等具抵抗力，耐冰冻，37℃时只能存活几小时。

### （二）发病机制和病理

肺炎支原体是引起人类急性下呼吸道感染和肺炎的常见病原体，也是呼吸道感染暴发流行的常见原因。它导致的疾病与一般细菌、病毒引起的呼吸道感染从症状上难以鉴别，近年人群中肺炎支原体感染的发病率有显著上升的趋势。

肺炎支原体通过呼吸道传播，健康人吸入急性肺炎支原体感染者或患者咳嗽、打喷嚏时喷出的口、鼻分泌物，可引起肺部感染，肺炎支原体在纤毛上皮之间生长，不侵入肺实质，通过细胞膜上的神经氨酸受体位点，吸附于宿主的呼吸道上皮细胞表面，抑制纤毛活动和破坏上皮细胞，同时释放有毒代谢产物如过氧化氢，导致纤毛运动减弱、细胞损伤，其致病性还可能与患者对病原体或其代谢产物的过敏反应有关。尽管肺炎支原体可引起任何器官、黏膜或浆膜的病变，却很难以从非呼吸道部位分离出来。由肺炎支原体引起的严重病变几乎都发生在免疫功能正常的人，而免疫低下的患者，肺炎支原体很少引起严重的病变。肺炎支原体可刺激 T 细胞，并激活 B 细胞，近 40% 的肺炎支原体感染患者出现循环免疫复合物，这些循环免疫复合物以及肺炎支原体感染产生的多种自身组织抗体（包括肺、脑、肝、肾和平滑肌等）可引起相应靶器官的损伤及炎症反应。

支原体肺炎肺部病变呈片状或融合性支气管肺炎或间质性肺炎，伴急性支气管炎、细支气管炎。支气管及细支气管内有黏液甚至脓性分泌物，管壁水肿、增厚、有浸润斑，支气管黏膜细胞可有坏死和脱落，并有中性粒细胞浸润，肺泡内可含少量渗出液，并可发生灶性肺不张、肺实变和肺气肿，肺泡壁和间隔有中性粒细胞和大单核细胞浸润，重症可见弥漫性肺泡坏死和透明膜病变，胸膜可有纤维蛋白渗出和少量渗液。

### （三）流行病学

肺炎支原体感染广泛存在于世界各地，分布以温带为主。平时散在发病，每隔 3~7 年可发生一次地区性流行，流行时发病率增加 3~5 倍。本病全年均有发生，寒冷季节发病率较高，主要是冬季室内活动增多，接触较频繁。受气候、环境的不同，支原体发病高峰有明显季节差异，各地的流行年份也有所不同。国内有学者报道河南省支原体肺炎以 1 月份为发病高峰季节；佳木斯地区春季发生率最高；北京市 11~12 月份感染率高；青岛市 1997 年和 2000 年为流行年，上海市 2002 年 10 月至 2003 年 6 月、深圳市 2004 年冬季到 2005 年秋季曾发生支原体感染流行，持续时间长达 1 年，其与文献报告的 MP 肺炎流行时间长、间歇性长、可持续 1 年的特点一致。肺炎支原体是导致 40 岁以下人群、特别是少年儿童发生非典型肺炎的重要病原之一，以 5~9 岁最高。年龄<5 岁小儿少见。但近几年大量资料显示，本病发病年龄有明显前移的倾向，复旦大学儿科医院报道年龄<3 岁婴幼儿占 64.6%，吉林大学第一医院儿科检测 43 例 MP 感染中 30 例为年龄<3 岁婴幼儿占 69.8%，河南新乡新华医院检测 1 385 例儿童支原体患者中年龄<3 岁者占 70%。

肺炎支原体感染的潜伏期为 2~3 周，本病传染源为急性期患者及痊愈后支原体携带者，健康人很少携带。患者痊愈后肺炎支原体可在咽部存在 1~5 个月。本病通过飞沫传播，存在于呼吸道分泌物中的肺炎支原体随飞沫通过空气以气溶胶微粒形式散播给密切接触者，传染性较小，流行病学观察本病需要长时间密切接触才能发病，常以家庭、学生宿舍、军队新兵营房及监狱为流行单位，家庭中流行时，学龄前儿童是首发病例，继发病例多在 2~3 周发病。肺炎支原体生长缓慢，潜伏期长及痊愈后带菌时间久。

## 二、临床表现

起病缓慢，潜伏期 2~3 周，病初有全身不适，乏力、头痛。2~3 天后出现发热，常达 39℃ 左右，可持续 1~3 周，可伴有咽痛和肌肉酸痛。

病变从上呼吸道开始，有充血、单核细胞浸润，向支气管和肺蔓延，呈间质性肺炎或斑片融合性支气管肺炎。一般起病缓渐，有乏力、咽痛、咳嗽、发热、食欲缺乏、肌痛等临床表现，半数病例无症状。支气体肺炎可在 3~4 周自行消散。儿童可并发鼓膜炎和中耳炎，伴有血液（急性溶血、血小板减少性紫癜）或神经（周围性神经炎、胸膜炎等）等并发症或雷诺现象（受冷时四肢间歇苍白或发绀并感疼痛）时，则病程延长。

咳嗽为本病突出的症状，一般于病后 2~3 天开始，初为干咳，后转为顽固性剧咳、常有黏稠痰液偶带血丝，体温恢复正常后可能仍有咳嗽，少数病例可类似百日咳样阵咳，可持续 1~4 周。肺部 体征多不明显，甚至全无。少数可听到干、湿性啰音，但多很快消失，故体征与剧咳及发热等临床表现不一致，此为本病特点之一。婴幼儿起病急，病程长，病情较重，表现为呼吸困难、喘憋、喘鸣音较为突出，肺部啰音比年长儿多。部分患儿童可患有溶血性贫血，脑膜炎、心肌炎、格林巴利综合征等肺外表现。

## 三、诊断

1. 流行病学史 好发于儿童及青少年，常有家庭、学校或军营的小流行发生，有本病接触史者有助于诊断。

2. 临床表现 发病缓慢，早期有畏寒、发热，常伴有咽痛、头痛、肌痛等症状，多为中等度发热，突出症状为阵发性刺激性咳嗽，可有少量黏痰或脓性痰，也可有血痰，部分患者无明显症状，肺部检查多数无阳性体征，部分患者可有干、湿性啰音，不符合一般细菌性肺炎，青霉素类或头孢类抗生素治疗无效。

3. 实验室检查

（1）血白细胞计数正常或减少，少数可＞（10～15）×10⁹/L，分类有轻度淋巴细胞增多、红细胞沉降率增速。

（2）血清学检查：红细胞冷凝集试验阳性（滴定效价 1：32 以上），持续升高者恢复期效价 4 倍以上增加有诊断意；链球菌 MG 凝集试验阳性（滴定效价 1：40 或以上），后一次标本滴度较前者增高达 4 倍或以上诊断意义更大；血清抗体的检测补体结合试验、酶联免疫吸附试验、间接血凝试验、间接荧光抗体测定患者血清支原体特异性 IgM 或 IgG，血清支原体特异性 IgM 阳性有诊断价值，间接荧光抗体、酶联免疫吸附试验 IgG 出现晚、存在时间长适用于流行病学调查，补体结合试验方法简单，发病第 2 周抗体效价可能增长 4 倍以上，并且可持续存在 4～6 个月，2～3 年内逐步降至正常，故不仅有诊断价值，也可用于流行病血调查，部分国家已将此列为呼吸道病原检测的常规项目。

（3）病原学检查

A. 痰液、支气管吸出分泌物鼻或咽拭子、胸腔积液等培养分离出肺炎支原体可确诊，但所需时间长，无助于早期诊断。

B. PCR 技术：目前多利用肺炎支原体 16SrRNA 或 Pl 基因为目标基因进行扩增，具有特异性、灵敏度高、快速、简便的特点。

（4）X 线检查：肺部病变早期肺部显示纹理增加及网织状阴影，呈片状或融合性支气管肺炎或间质性肺炎，肺部有形态多样化的浸润阴影，以肺下野斑片状淡薄阴影多见，肺门处密度较深，严重时肺泡内可含少量渗出液，并可发生灶性肺不张、肺实变和肺气肿、胸腔积液。

诊断肺炎支原体肺炎的主要依据：①急性肺部感染具有感冒样症状，阵发性呛咳以及较轻的全身症状。②X 线检查肺纹理增多以及沿增多的肺纹理出现的不规则斑片状实变阴影，多数改变集中于肺门附近，下叶为多，且明显异常的肺部 X 线表现与相对较轻的症状和肺部体征不成比例。③血清学检测阳性，肺炎支原体抗原直接检测和特异性核酸检测阳性有诊断意义。④痰及咽拭子等标本中分离出肺炎支原体。⑤青霉素及头孢类抗生素治疗无效，而大环内酯类抗生素治疗有效。

此病早期诊断极易误诊，需与下列疾病相鉴别：肺炎链球菌肺炎、葡萄球菌肺炎、肺炎克雷白菌肺炎、军团菌肺炎、病毒性肺炎、厌氧微生物肺炎和过敏性肺炎等。

## 四、治疗原则

早期使用适当抗生素可减轻症状，缩短病程，对于减少并发症的产生具有至关重要的作用。肺炎支原体无细胞壁，青霉素或头孢菌素类等抗生素无效，大环内酯类抗生素仍是肺炎支原体感染的首选药物，罗红霉素、阿奇霉素治疗效果佳，不良反应少。喹诺酮类（如左氧氟沙星、加替沙星和莫西沙星等）、四环素类也用于肺炎支原体肺炎的治疗。疗程一般2~3周。若继发细菌感染，可根据痰病原学检查结果选用针对性的抗生素治疗；对剧烈呛咳者，应适当给予镇咳药。

## 五、常规治疗

采取综合治疗措施，包括一般治疗、对症治疗、抗生素的应用、肾上腺皮质激素，以及肺外并发症的治疗等5个方面。

1. 一般治疗　隔离。由于支原体感染可造成小流行，且患者病后排支原体的时间较长，可达1~2个月之久。婴儿时期仅表现为上呼吸道感染症状，在重复感染后可发生肺炎。同时在感染支原体期间容易再感染其他病毒，导致病情加重迁延不愈。因此，对患者或有密切接触史的小儿，应尽可能做到隔离，以防止再感染和交叉感染。

护理上要保持室内空气新鲜，供给易消化、营养丰富的食物及足够的液体。保持口腔卫生及呼吸道通畅，经常给患者翻身、拍背、变换体位，促进分泌物排出，必要时可适当吸痰，清除黏稠分泌物。对病情严重有缺氧表现者，应及时给氧以提高动脉血氧分压，改善因低氧血症造成的组织缺氧。

2. 对症处理　加强祛痰治疗，目的在于使痰液变稀薄，易于排出，否则易增加合并细菌感染机会。除加强翻身、拍背、吸痰外，可选用氨溴索（沐舒坦）、溴己新（必嗽平）、乙酰半胱氨酸（痰易净）等祛痰剂口服，也可予糜蛋白酶5mg+NS 20mL雾化吸入。由于咳嗽是支原体肺炎最突出的临床表现，频繁而剧烈的咳嗽将影响患者的睡眠和休息，可适当给予镇静剂如水合氯醛，成人每次常用0.25克/次，小儿常用剂量为每次8mg/kg，或苯巴比妥，成人每次15~30mg，小儿每次按2mg/kg给药，也可酌情给予小剂量待因镇咳。

对喘憋严重者，可选用支气管扩张剂，如氨茶碱口服，成人0.1~0.2克/次，儿童按每次2~4mg/kg给药，每8小时1次；亦可用布地奈德1mg+NS 20mL（儿童）雾化吸入，每天2~3次；也可予地塞米松雾化吸入，儿童按每次0.1~0.2mg/kg次计算，年龄>1岁的儿童也可予布地奈德1mg+特布他林2.5mg雾化吸入。

## 六、抗生素的应用

β-内酰胺类抗生素如青霉素类、头孢菌素类通过抑制细菌细胞壁的合成而产生抗菌作用，由于支原体无细胞壁。因此，β-内酰胺类抗生素对支原体肺炎无效。故临床高度怀疑支原体感染时，不应选用此类药，而选用能抑制蛋白质合成的抗生素，包括大环内酯类、四环素类和喹诺酮氯霉素类等。此外，尚有林可霉素、克林霉素、万古霉素及磺胺类如复方磺胺甲噁唑等可供选用。

1. 大环内酯类抗生素　支原体肺炎的治疗首选用大环内酯类抗生素如红霉素、交沙霉素、螺旋霉素、麦迪霉素、吉他霉素等。其中又以红霉素为首选，该药使用广泛，疗效肯定。常用剂量为 0.5g，每 6 小时 1 次，口服治疗，重症可考虑红霉素乳糖酸盐静脉给药，8 岁以下儿童按 30～50mg／（kg·d）给药，分次口服，疗程一般主张不少于 2 周，停药过早易于复发。交沙霉素的胃肠道反应轻，其他不良反应少，效果与红霉素相仿，成人用量 1.2～1.8g／d，分次口服。

大环内酯类的新产品，如罗红霉素及克拉霉素（甲红霉素）、阿奇霉素等，口服易耐受、穿透组织能力强，能渗入细胞内，半衰期长。临床上常用阿奇霉素治疗。阿奇霉素是一种半合成、对酸稳定的 15 元环含氮大环内酯类衍生物，在大环内酯类抗生素中，它对肺炎支原体的作用最强。在多种组织中浓度为同期血清浓度 10～100 倍，清除半衰期为 2～3 天，每天只需给药一次；同时，阿奇霉素还具特异性聚集的特点，即感染组织浓度高于非感染组织，吞噬细胞内浓度比细胞外浓度大 50 倍以上。常用剂量成人 0.5g，1～2 次／天，儿童 0.125～0.25g，1 次／天，口服；亦可按 10mg／（kg·d）静脉给药，可取得较好疗效。

采用吉他霉素（柱晶白霉素）治疗本病效果较好，该药无明显不良反应，比较安全，口服量为 20～40mg／（kg·d），分 4 次服用；静滴量为 15～20mg／（kg·d）。

2. 四环素类抗生素　为广谱抑菌剂，高浓度时具有杀菌作用。除了常见的革兰阳性菌、革兰阴性菌以及厌氧菌外，多数立克次体属、支原体属、衣原体属、非典型分枝杆菌属、螺旋体也对其敏感。具有对胃酸稳定，组织细胞内浓度高且持久，半衰期长，口服吸收良好，体内分布广的特点。成人四环素 500mg，4 次／天，口服；8 岁以上儿童按 30～40mg／（kg·d），分 3～4 次服用，疗程 3 周，适用于对红霉素耐药者。强力霉素（多西环素）和米诺环素等半合成四环素的抗菌作用强于四环素，口服吸收率高而不良反应较少。

3. 氟喹诺酮类　氟喹诺酮类属于合成抗菌药，通过抑制 DNA 旋转酶，阻断 DNA 复制发挥抗菌作用。环丙沙星、氧氟沙星、莫西沙星等药物在肺及支气管分泌物中浓度高，能穿透细胞壁，半衰期长达 6～7 小时。抗菌谱广，对支原体有很好的治疗作用。前者 10～15mg／（kg·d），分 2～3 次口服，也可分次静滴；后者 10～15mg／（kg·d），分 2～3 次口服，疗程 2～3 周。

4. 氯霉素和磺胺类　因为治疗支原体感染的疗程较长，而氯霉素类、磺胺类抗菌药物毒不良反应较多，不宜长时间用药，故临床上较少用于治疗支原体感染。

# 七、特殊治疗

1. 目前认为支原体肺炎是机体免疫系统对支原体做出的免疫反应，对急性期病情发展迅速、严重的支原体肺炎或肺部病变迁延而出现肺不张、肺间质纤维化、支气管扩张或胸腔积液，可应用肾上腺皮质激素。予甲泼尼龙 2mg／（kg·d）静滴；地塞米松 0.3～0.6mg／（kg·d）静滴；应用激素时注意排除结核等感染，疗程 3～5 天。

2. 对于重症患者及有严重并发症的患者也可予丙种球蛋白治疗，每天 0.4g／kg，连用 5～7 天，对控制病情有较好的作用。

3. 对于重症支原体肺炎，可考虑联合应用抗生素，支原体对影响 DNA、RNA 或蛋白质合成或细胞膜完整性的抗生素均敏感，由于喹诺酮类抗生素及四环素的不良反应，在儿科的应用受到了限制。近年来出现对大环内酯类抗生素耐药的支原体肺炎，利福平的短期应用不良反应较少，可予利福平每天 10～20mg／kg，分 1～2 次口服，疗程 1～2 周，与大环内酯类抗生素合用的疗效较单用大环内酯类抗生素为好。

# 八、抗菌药物治疗的不良反应和处理

1. 大环内脂类抗生素不良反应

（1）胃肠道反应：胃肠道反应是大部分此类药物口服后表现最迅速和最直观的不良反应，可引起恶心、呕吐、食欲降低、腹痛、腹泻等，停药后可减轻症状。可采取避免空腹用药，若反应严重但又必须使用此类药物，可在用药前半小时口服蒙脱石（思密达）或用药时加用维生素 $B_6$，以减轻症状而不影响疗效。

（2）局部刺激：注射给药可引起局部刺激，故此类药物不宜用于肌内注射，静脉注射可引起静脉炎，故滴注液应稀释至 0.1% 以下，且静滴速度不宜过快。如出现局部疼痛、静脉炎可予硫酸镁湿敷。

（3）对前庭的影响：静脉给药时可发生如耳鸣、听觉障碍症状，停药或减量后可恢复。故静脉滴注时不宜量大或长时间用药。

（4）过敏反应：主要表现为药热、药疹等，应及时停药，并给予抗过敏治疗，如予氯雷他定 10mg，1 次/天口服；维生素 C 2.0g+生理盐水 100mL，1 次/天静滴；葡萄糖酸钙 20mL+生理盐水 20mL，1 次/天静脉慢推；过敏严重的患者可予糖皮质激素治疗。

（5）对肝脏的毒害：在正常剂量时对肝脏的毒害较小，长期大量应用可引起胆汁郁积，肝酶升高等，一般停药后可恢复，但红霉素酯化物对肝脏的毒性更大，应避免使用。出现肝功能异常应立即停药，根据实际情况给予甘草酸二胺（甘利欣）针剂 30mL+5% GS 250mL，1 次/天静滴、还原型谷胱甘肽针剂 1.2+10% GS 100mL，1 次/天，静滴、思美泰针剂 1.0+5% GS 250mL，1 次/天静滴、对于疗效不理想的患者可予糖皮质激素治疗及血浆置换。

（6）对中枢神经系统的不良反应：有报道静脉克拉霉素和阿奇霉素发生神经系统不良反应，包括幻觉、烦躁、焦虑、头晕、失眠、噩梦或意识模糊。停药后症状逐渐减轻至消失。

（7）部分药物易透过胎盘如克拉霉素、阿奇霉素等，因此孕妇和哺乳妇女均须慎用，哺乳妇宜暂停哺乳。

（8）其他：本类药物可抑制茶碱的正常代谢，故不宜和茶碱类药物合用，以防茶碱浓度升高而引起中毒、甚至死亡。必须使用时应到医院进行茶碱血药浓度监测，以防意外。

大剂量红霉素的应用偶可引起耳鸣和暂时性听觉障碍，一般发生于静脉给药或有肾功能减退和（或）肝脏损害者。婴幼儿口服无味霉素后可出现增生性幽门狭窄，口服红霉素后也有出现假膜性肠炎者。一旦患者出现上述不良反应，应立即停药，并给予对症、支持治疗。

应用红霉素期间尿中儿茶酚胺、17-羟类固醇有增高现象，血清叶酸和尿雌二醇有降低情况。

2. 四环素的不良反应　其不良反应较多，尤其是四环素对骨骼和牙生长的影响，即使是短期用药，四环素的色素也能与新形成的骨和牙中的钙相结合，使乳牙黄染。故不宜在 7 岁以前儿童时期应用。

## 九、肺炎支原体感染的肺外表现

支原体肺炎患者除呼吸系统的表现外，有时还可伴发多系统、多器官的损害，并发症的发生与免疫机制有关。因此，除积极治疗肺炎、控制支原体感染，根据病情使用激素治疗外，还应针对不同并发症采用不同的对症处理办法。

1. 血液系统损害 较常见溶血性贫血，多见于退热时，或发生于受凉时，患者可表现为血红蛋白减少、溶血和微血管内血流淤滞，血清 Coombs 试验阳性，网织红细胞明显增高，血沉加快。此外也可出现血小板减少、白细胞计数减少甚至出现类白血病反应，还可致传染性单核细胞增多综合征和冷球蛋白血症等。肺炎支原体引起溶血性贫血的机制与机体免疫功能紊乱、产生高冷凝集素血症有关，冷凝集素破坏红细胞，首先在身体周围部分温度降低时凝集红细胞，然后激活补体，通过直接溶解或肝、脾中的巨噬细胞吞噬，使红细胞膜破裂而产生血管内溶血。合并溶血性贫血时病情比较凶险，治疗上首先要保温，要加强抗生素治疗和对症支持治疗，可用糖皮质激素抑制免疫，以控制溶血，对重症患者可输洗涤红细胞，并进行血浆置换，将患者血液循环中有致病作用的抗原、自身抗体、异常蛋白等去除，疗效较好。

2. 骨骼及肌肉系统损害 多见非特异性肌痛及游走性关节痛；肌红蛋白尿，肌痛等。在关节痛及关节炎中，主要是多个大、中关节的多关节症状，多呈游走性，小关节受累少见，但一般无局部红肿及功能障碍，预后良好。治疗上关节剧痛者予富马酸福莫特罗治疗，也可予双氯氟酸钠（扶他林）、阿司匹林治疗。

3. 消化系统损害 可有食欲不振、恶心、呕吐、腹痛、腹泻、便秘，多发生于发病早期，部分患者肝脏轻至中度肿大，肝功能异常，可有 AST、ALT 升高，偶尔可引起急性胰腺炎，表现为剧烈腹痛、呕吐及血清淀粉酶增高等。治疗上主要予以必要的对症处理，肝功能受损者可予甘草酸二胺（甘利欣）针剂 30mL，静脉点滴，1 次/天，还原型谷胱甘肽针剂 1.2g，静脉点滴，1 次/天，降酶、保肝治疗，如并发胰腺炎应予禁食、生长抑素及甲磺酸加贝酯抑制胰酶分泌、制酸、抗感染、对症、支持治疗。

4. 皮肤损害 可表现有红斑，斑丘疹，水疱或大疱，斑点，丘疹，荨麻疹及紫癜等，但以斑丘疹和疱疹为多见。大多发生在发热期和肺炎期，持续 1~2 周，皮肤损害的发病机制尚不清楚。通常不用特殊处理，必要时可予皮炎平、曲安奈德等含激素的药膏外涂，剧痒者加炉甘石洗剂外涂。

5. 中枢神经系统损害 可见多发性神经根炎、脑膜脑炎、小脑共济失调及精神障碍、脑干炎、脑梗死、脊髓炎等，其中脑炎比例最高。患者出现头痛头晕，嗜睡，惊厥，有些患者以此为首发症状就诊，误诊为病毒性脑炎；多数患者脑脊液除压力增高外，无明显异常；部分患者，蛋白轻度增高，白细胞计数轻度增高，以淋巴细胞为主。上述表现与 MP 直接侵犯、神经毒素介导的损害、免疫机制介导的损害有关。治疗上应积极控制原发病，颅内压升高者予甘露醇降低颅内压，应及早使用激素，无效者可用大剂量丙种球蛋白及血浆置换治疗。

6. 心血管系统病变 偶有心肌炎及心包炎、心律失常等。患者出现胸闷、心悸，心音低钝，心律不齐等，年长患者多见，心电图示窦性心动过速、窦性心动过缓，传导阻滞ST-T 改变；心肌酶谱 LDH、AST、CPK、CPK-MB 升高，可能由于 MP 直接侵袭和（或）免疫损伤所致。治疗重在控制支原体肺炎，给予维生素 C、ATP、辅酶 A、1，6 二磷酸果糖等心肌保护药物，绝大多数患者可随病情好转而恢复正常，出现心力衰竭患者可在严密观察下予强心剂如地高辛治疗。

7. 出血性耳鼓膜炎　是鼓膜及其邻近外耳道的急性炎症，多为单侧性。患者突感剧烈耳痛、耳闷胀感或轻度听力障碍，检查可见鼓膜及邻近外耳道皮肤充血，常于鼓膜后上方出现一个或多个红色或紫色的血疱。治疗上要清洁外耳道，2%~5%酚甘油滴耳；同时全身应用抗生素预防细菌感染，耳痛剧烈者口服止痛剂；疱疹破溃后定时清洁外耳道，局部可滴用1%氧氟沙星滴耳液或 1%小檗碱（黄连素）液，以防止感染；大疱未破或耳痛甚剧者可无菌下以针挑破疱疹，但应严格避免刺破鼓膜全层；另外局部应用超短波、红外线照射可促进液体吸收，加速血疱消退。

8. 肾脏损害　支原体感染还可引起泌尿系统损害，出现血尿、蛋白尿、水肿及血压增高等临床表现，但肾功能正常。可能与 MP 感染后产生相应组织的自身抗体，形成免疫复合物，造成基底膜屏障损伤有关；也可能与 MP 直接损害肾脏有关；这种一过性肾功能损害预后良好，可随着病情改善而好转，极少转为慢性肾损害。轻者无须特殊治疗，予以低盐、低脂和低蛋白饮食，保持安静休息既可；较重者需在严格饮食调理基础上给予利尿剂等对症治疗，病情亦可迅速缓解，极少数患者出现急性肾衰竭，可予透析治疗。

9. 其他损害　可引起淋巴结炎、过敏性紫癜、反复鼻血等，治疗可参考相关教科书。

# 十、预后和预防

一般预后良好，病死率通常<0.1%。预后与患者年龄、一般健康情况、有无并发症有关。近年来由于多能早期治疗，病死率显著降低，但新生儿和幼婴患本病时易发生窒息、细菌性肺炎、脑病等并发症，病死率高，预后差，佝偻病患儿感染百日咳，病情多较重。老年人机体防御功能功能减退，抵抗力下降，特别是合并有慢性心肺、肝、肾等疾病的老年患者易出现低氧血症、肺水肿和严重的细菌感染，治疗不及时可危及生命。

预防支原体肺炎传染，一般应采取以下措施。

1. 加强体育锻炼，增强体质，提高抵抗力。

2. 注意手部的清洁卫生，各种室内场所包括家里、办公室、教室等，平时要注意清洁和通风。

3. 在咳嗽或打喷嚏时用手绢或纸掩住口鼻，尽量减少飞沫向周围喷射。

4. 婴幼儿和免疫功能较差的成人应尽量避免到人员密集的公共场所。

5. 在支原体肺炎流行期间可给接触患者的儿童口服红霉素 20~40mg/（kg·d），分 3~4 次口服，连服 3 天。

6. 肺炎支原体疫苗　目前预防支原体肺炎主要依赖于支原体灭活疫苗，灭活疫苗可以使 90%的受免机体产生较强的抗体，但是预防发病的保护率却比较低，其中在灭活过程中抗原表位丧失可能是不能产生有效免疫保护性的一个原因。Linchevski 等总结了 6 项临床研究，发现肺炎支原体灭活疫苗仅能降低 40%的发病率，提示需进一步加强疫苗的研究。近年来，人们开始研究用基因疫苗预防肺炎支原体感染，动物实验取得较好的效果。

（许子度）

# 第三节　泌尿生殖系支原体感染

## 一、概述

1. 病原体简介　泌尿生殖系支原体感染受到广泛重视，尤以解脲支原体和人型支原体与人类许多泌尿生殖系感染有关，作为非淋病性尿道炎、前列腺炎、附睾炎、不育症及妇女上、下生殖道炎症的主要病原体。近年来，非淋病性尿道炎发病率明显上升。临床上治疗泌尿生殖道支原体感染是防治性传播疾病的重要课题。在性传播疾病中，性活跃期是主要发病阶段人群，这段年龄时期，人口外出多，流动性大，性的要求强烈易发生性乱而感染。在成年人的泌尿生殖道中解脲支原体和人型支原体感染率主要与性活动有关，也就是说，与性交次数的多少、性交对象的数量有关，不管男女两性都是如此。据统计女性的支原体感染率更高些，说明女性的生殖道比男性生殖道更易生长支原体。另外，解脲支原体的感染率要比人型支原体的感染率为高。

2. 致病性与免疫性　支原体，一般为表面感染，大多不侵入血液，而是在泌尿生殖道上皮细胞黏附并定居后，通过不同机制引起细胞损伤，如获取细胞膜上的脂质与胆固醇造成膜的损伤，释放神经（外）毒素、磷酸酶及过氧化氢等。巨噬细胞、IgG 及 IgM 对支原体均有一定的杀伤作用。

支原体在一定条件下能引起泌尿生殖系统感染和不育症。致病机制可能与其侵袭性酶和毒性产物有关。各种血清型解脲支原体都能产生 IgA 蛋白酶，可降解 IgA 形成 Fab 和 Fc，破坏泌尿生殖道黏膜表面 IgA 的局部抗感染作用，有利于支原体黏附于泌尿生殖道黏膜的表面而致病。解脲支原体有黏附精子作用，阻碍精子的运动。产生神经氨酸酶样物质干扰精子和卵子的结合，且与人精子膜有共同抗原，对精子可造成免疫损伤而致不育。

3. 临床特点　感染后潜伏期为 1~3 周。

（1）非淋菌性尿道炎：典型的急性期症状，表现为尿道刺痛，不同程度的尿急及尿频、排尿刺痛，特别是当尿液较为浓缩的时候明显。尿道口轻度红肿，分泌物稀薄，量少，为浆液性或脓性，多需用力挤压尿道才见分泌物溢出，男性务必尿道口红肿外翻，犹似金鱼嘴状，此常为重要改变，常于晨起尿道口有少量黏液性分泌物或仅有痂膜状物封口，或见污秽裤裆。亚急性期常合并前列腺感染，患者常出现会阴部胀痛、腰酸、双股内侧不适感或在做提肛动作时有自会阴向股内侧发散的刺痛感。

（2）盆腔炎：女性患者多见以子宫颈为中心扩散的生殖系炎症。多数无明显自觉症状，少数重症患者有阴道坠感。感染局限在子宫颈，宫颈黏膜充血肿胀，宫颈糜烂，水肿显著，触之易出血，或表面糜烂黄白色分泌物量多，常有腥味。当感染扩及尿道时，尿频、尿急是引起患者注意的主要症状，尿道口潮红、充血、挤压尿道可有少量分泌物外溢，通常不痒，但可有灼热之感，但很少有压痛出现。

（3）肾盂肾炎：以人型支原体为主，10%的肾盂肾炎可培养出支原体，还可以引起慢性肾盂肾炎急性发作。

（4）并发症：解脲支原体和人型支原体是人类泌尿生殖道常见的致病性病原体，与慢性前列腺炎、附睾炎、精囊炎、男性不育、女性不孕、习惯性流产、早产、死胎、异位妊娠等有关。

4. 实验室检查　支原体实验室检测方法有：形态学检查、支原体培养、抗原检测、血清学方法和分子生物学方法。实验室诊断的最好方法是分离培养、检测支原体抗原或核酸成分。注意采集新鲜标本（精液、前列腺液、阴道分泌物、尿液等）立即接种，若不能立即接种，应将标本放 4℃ 冰箱保存，在 12 小时内接种。支原体可以在特殊的培养基上接种生长，用此法配合临床进行诊断。另外，尿白细胞酯酶测试亦为常用方法，其中以支原体培养方法有肯定意义。

5. 诊断和鉴别诊断　诊断尿道炎，尿道须有炎症性渗出物。凡拭子取尿道或宫颈管分泌物涂片未能检到奈瑟氏淋球菌，且能排除滴虫或其他微生物感染，而在普通油镜下，可见多量白细胞，平均每视野可有 10 个以上，或尿沉渣涂片，白细胞数目平均每视野 15 个以上者即有临床意义，当然男性还应排除肾盂肾炎，膀胱炎。

泌尿生殖系统致病性支原体客观存在，而不少情况属于携带或共生。因此，临床诊断泌尿生殖道支原体致病意义时，临床医师需认真、慎重而行之。绝非患者偶然尿道刺痛 1~2 次或单纯尿口潮红即能肯定诊断，如果仅某项阳性结果，谨慎诊断。

## 二、治疗原则和目标

1. 治疗原则　早期诊断、早期治疗，及时、足量、规则用药，不同病情采用不同的治疗方案。

2. 治疗目标　支原体对常用大环内酯类、四环素类、林可霉素类及喹诺酮类等抗菌药物出现不同程度的耐药，因此在治疗支原体感染时，不能仅凭经验用药，必须作支原体的体外药敏试验分析，以便为治疗提供可靠依据，从而达到满意的治疗效果，减少耐药菌株的发生。另外还应根据国内不同地区因为支原体耐药情况采用不同，采用不同的抗生素的治疗方案。

## 三、常规治疗

由于支原体无细胞壁，对青霉素等及其他作用于细胞壁的抗生素则耐药，只是对干扰蛋白质胞质合成的某些抗生素敏感。

目前治疗支原体主要选用四环素类（包括四环素、多西环素、米诺环素等）、大环内酯类（包括红霉素、阿奇霉素、克拉霉素、罗红霉素、交沙霉素等）和喹诺酮类（包括氧氟沙星、左氧氟沙星、司帕沙星、加替沙星、莫西沙星等）药物。药物剂量与疗程可参与支原体肺炎的治疗。

## 四、特殊治疗

1. 孕妇、哺乳期妇女禁用四环素类药物以及喹诺酮类药物，可以选用大环内酯类药物，建议用红霉素或阿奇霉素。

2. 年龄<14 岁者禁用多稀环素，年龄<18 岁者禁用喹诺酮类药物。儿童（体重<45kg）可用红霉素每天 50mg/kg，4 次/天口服，或克林霉素每天 10~20mg/kg，1 次/天。

3. 对患者进行健康教育与咨询，以提高患者接受治疗的依从性，加强随访复查工作，患者的性伴侣也要接受同样的检查或治疗。治疗期间避免性生活。

## 五、药物敏感性和耐药问题

目前，随着抗生素长期大量的应用，支原体对抗生素的耐药非常普遍，已有对各种抗生素耐药菌株的报道，有的还显现出多重耐药。不同文献报道的支原体药物敏感性即耐药情况各不相同。不同地区、不同年份，病原体对抗菌药物的敏感性及耐药性都在不断变化。临床应根据药敏试验结果选择最有效的抗生素进行规则用药，以控制耐药菌株的产生；另一方面，进一步研究其耐药机制、不断监测本地区的药敏情况对合理用药也是非常必要的。避免超大剂量、不必要的多种药物连用等滥用抗生素的情况。特别要提醒的是，有条件的地区应根据本地的药敏监测结果选择有效的抗生素。

## 六、持续感染或治疗失败者的再治疗

泌尿道支原体感染治疗失败的原因包括患者的依从性差，药物的生物利用度低，患者乱投医或自行用药采取错误剂量方案及治疗量不足，抗生素的滥用，忽视对性伴的诊治，假阳性诊断，混合感染，外生殖道残留病原体再感染，慢性迁延，耐药菌株的产生等。因此，对持续感染或治疗失败的患者，要找出具体原因，给予针对性治疗。有时可考虑联合用药，国内有报道大环内酯类与喹诺酮类联合取得较为明显的疗效。

## 七、治愈标准和预后

治愈的标准是患者的自觉症状消失，无尿道分泌物，尿沉渣无白细胞。在判断治愈时一般可不做病原微生物培养。绝大多数非淋病性尿道炎和宫颈炎患者经过及时、正规、有效的治疗，一般预后良好，无严重的后遗症及并发症。

## 八、预防

作为社会一级预防，应开展性病艾滋病防治宣传，进行健康教育和性教育，包括性成熟前的教育，推迟开始性生活的年龄，坚持一夫一妻制，避免非婚性行为。更应强调二级预防，尽早发现和有效治疗有传染性的性病感染者，使其缩短传染期。应通知和治疗性伴，以防再感染。并且在高危人群中筛查性病，发现患者，及时给予治疗，消灭传染源。有效的二级预防可以减少并发症及严重后果，作为个人预防应提倡使用避孕套。

（许子度）

# 第八章

## 感染与发热

### 第一节　概论

发热是大部分感染性疾病最常见的临床表现。病原体及其产物作为外源性致热原侵入机体，刺激体温调节中枢将体温调定点调高，使产热大于散热引起体温上升。

#### 一、发热的概念和分类

正常人的体温受体温调节中枢所调控，并通过神经、体液因素使产热和散热过程呈动态平衡，保持体温在相对恒定的范围内。当机体在致热原作用下或其他原因引起体温调节中枢的功能障碍时，体温调定点上移，体温升高超出正常范围，称为发热。发热不是独立的疾病，大多数情况下，发热是人体对致病因子的一种病理生理反应，目的是增强炎症反应、抑制病原体生长，创造一个不利于感染发生的病理生理环境。在整个病程中，体温的变化特点对于疾病诊断、评价疗效和预后评估，都具有重要的参考价值。发热常见的临床分类如下：

##### （一）热度

按体温的高低可将发热分为：低热 37.3～38℃，中等度热 38.1～39℃，高热 39.1～41℃，超高热>41℃。低热多见于慢、轻症疾病，高热多为急、重症感染，但是热度高低并不是衡量疾病轻重的最重要指标。

##### （二）热程

可划分为短、中、长程三种，通常将<1 个月、1～3 个月、>3 个月作为划分界限。一般来说，热程短，伴随有高热、寒战等中毒症状者，有助于感染性疾病的诊断；热程中等，伴随渐进性消耗、衰竭者，以结核和恶性肿瘤多见；热程长，无毒血症状，发作与缓解交替出现，则有利于结缔组织病的诊断。

##### （三）常见热型及其临床意义

热型对于疾病的诊断及鉴别有重要意义，临床上不同的疾病常可以表现为不同的热型。需要注意的是抗生素、解热药或糖皮质激素的应用，使某些疾病的特征性热型变得不典型或不规则。临床上常见的热型有稽留热、弛张热、间歇热、回归热、波浪热和不规则热。

#### 二、发热的原因

发热的病因可分为感染性和非感染性。感染性发热是由外源性致热原引起，过程可以是急性、亚急性或慢性，亦可以是全身性或局部性感染所致。外致热原是外来致热物质的总称，其病原体可以是病毒、细菌、支原体、立克次体、螺旋体、真菌和寄生虫等。患者除发热外，还伴随有全身毒血症状。

1. 细菌　细菌感染后，不论是局部或全身性，均可出现发热。①G⁺细菌，主要包括葡萄球菌、链球菌、肺炎球菌、白喉杆菌和枯草杆菌等。这类细菌的整个菌体及代谢产物均是外致热原，如葡萄球菌释放的可溶性外毒素、A族链球菌产生的致热外毒素以及白喉杆菌释放的白喉毒素等。②G⁻细菌，典型菌群有大肠杆菌、伤寒杆菌、淋球菌、脑膜炎球菌和痢疾志贺菌等。G⁻细菌的全菌体和细胞壁中的肽聚糖是外致热原，最为重要的发热激活物是细胞壁中的脂多糖，为内毒素的主要成分。③分枝杆菌，典型的菌群为结核杆菌，是目前临床上常见的引起中长期发热的原因。其全菌体和细胞壁中的肽聚糖、多糖和蛋白质都具有致热作用。

2. 病毒　绝大多数的病毒感染均可引起发热，如流感病毒、出血热病毒、麻疹病毒、柯萨奇病毒和重症急性呼吸综合征冠状病毒等。病毒或所含成分能引起发热和炎症反应。

3. 真菌　常见的真菌感染有组织胞浆菌、球孢子菌、念珠菌、曲霉菌、隐球菌以及毛霉菌等。深部的真菌感染多伴有发热，常规抗生素治疗效果不佳。

4. 螺旋体　常见的有钩端螺旋体、梅毒螺旋体和回归热螺旋体等。钩端螺旋体产生的溶血毒素和细胞毒因子等可作为外致热原，引起高热、恶寒、全身酸痛等症状。

5. 原虫　原虫感染是人体寄生虫病，临床常见的有疟原虫、阿米巴滋养体、利什曼原虫等。原虫的代谢产物和崩溃的虫体可成为致热原。

非感染性发热可由多种原因引起，机制复杂，热程一般较长。常见的病因有各种组织损伤和无菌性炎症、变态反应、结缔组织病、肿瘤、调节体温的中枢神经系统功能失常及机体产热、散热障碍等。

# 三、感染性发热的机制

## （一）致热原

致热原是一类能引起人体和动物发热的物质，可分为外源性和内源性两大类。引起感染性发热的病原体及其释放的毒素是最常见的致热原。

1. 外源性致热原　细菌及其毒素、病毒、真菌、衣原体、支原体、立克次体、螺旋体、原虫、炎性渗出物及无菌性坏死组织、抗原抗体复合物等均属于外源性致热原。外源性致热原多为大分子物质，结构复杂，不能通过血脑屏障直接作用于体温调节中枢，而是通过激活血液中的中性粒细胞、嗜酸性粒细胞和单核-吞噬细胞系统，使其产生并释放内源性致热原，通过下述机制引起发热。

2. 内源性致热原　又称白细胞致热原，是从宿主细胞内衍生的致热物质，体外细胞培养显示其主要来源于大单核细胞和吞噬细胞，如白介素（IL-1）、肿瘤坏死因子（TNF-$\alpha$）和干扰素（IFN-$\alpha$）等，可通过血-脑脊液屏障直接作用于体温调节中枢的体温调定点，使调定点（温阈）上升，体温调节中枢必须对体温加以重新调节发出冲动，并通过垂体内分泌因素使代谢增加或通过运动神经使骨骼肌阵缩（临床表现为寒战），使产热增多；另一方面可通过交感神经使皮肤血管及竖毛肌收缩，停止排汗，散热减少。这一综合调节作用使产热大于散热，体温升高引起发热。

## （二）发热的机制

感染性发热时病原微生物作为外源性致热原激活巨噬细胞、淋巴细胞、单核细胞等致热原细胞合成、释放 EP。EP 经下丘脑终板血管区或血脑屏障到达下丘脑体温调节中枢，刺激合成前列腺素 $E_2$、cAMP 或增高 $Na^+/Ca^{2+}$ 比值，使体温调定点上移，通过神经、体液调节机制，促使皮肤血管收缩，减少散热；骨骼肌紧张、收缩，增加产热，从而使体温升高至调定点相适应的水平，此时人体即表现为发热（图 8-1）。

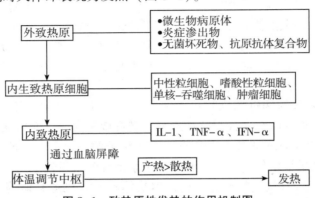

图 8-1　致热原性发热的作用机制图

## （三）发热时机体功能变化

发热对各组织器官皆能产生一定影响，体温上升时机体可有下列功能变化：

1. 中枢神经系统　发热使神经系统兴奋性增高，在体温上升期和高热持续期，交感神经的紧张性增高，患者可有烦躁不安、头昏、头痛、失眠等症状。特别是当体温达 40~41℃时，患者可出现幻觉、谵妄，甚至发生昏迷和抽搐等。在小儿因其神经系统尚未完全发育成熟，高热易引起热惊厥。身体虚弱者或某些感染伴发热时，患者的神经系统可能会处于抑制状态，出现淡漠、嗜睡、昏迷等症状。

2. 心血管系统　发热时交感-肾上腺系统功能增强，加之血温升高对窦房结的刺激，患者的心血管系统功能有所增强，表现为心跳加快，心肌收缩力加强，心排血量增加，血流加快等，心血管紧张性亦增高，血压也可略见升高。一般情况下，体温每升高 1℃，心率约增加 20 次/分，儿童心率可增加更多。在一定范围内（≤150 次/分），心率加快可以增加心输出量，满足组织对血液的需求，具有代偿意义；当心率>150 次/分时，心输出量反而下降，心率过快和心肌收缩力加强，还会增加心脏负担，对有心脏潜在性病灶或心肌劳损的患者，则易诱发心力衰竭，应给予特别注意。

3. 呼吸系统　发热时因血温升高和酸性代谢产物增加，可刺激呼吸中枢，使 $CO_2$ 生成增多，引起呼吸加深加快，此时会有更多热量伴随呼吸运动排出，利于散热。但通气过度时，因 $CO_2$ 排出过多，患者发生呼吸性碱中毒。若持续体温过高，使大脑皮质和呼吸中枢抑制，反而会使呼吸变浅、变慢或不规则。

4. 消化系统　发热时由于交感神经兴奋，会使消化液分泌减少及胃肠蠕动减弱，致消化吸收障碍。唾液分泌减少可致舌和口腔黏膜干燥，有利于细菌和其他病原体的侵袭和生长，而引起舌炎、齿龈炎等；胃液分泌量减少及胃肠蠕动减弱，使食物在胃内滞留发酵；胃内分解产物也会刺激胃黏膜，使患者食欲低下、恶心及呕吐；胰液、胆汁分泌量不足及肠道蠕动减慢，可致脂肪和蛋白质消化吸收不良，食糜在肠道滞留发酵、产气，所以发热患者常有便秘和腹胀感，应给予患者多糖、多维生素类的清淡饮食。

5. 泌尿系统　发热早期因交感神经兴奋，肾血管收缩，肾血流量下降，患者会出现功能性少尿，尿比重相对升高。高热持续期可致肾小管上皮细胞水肿，患者尿中可出现蛋白和管型。体温下降期，患者尿量可逐渐增加，尿比重也逐渐降至正常。

6. 代谢变化　发热时分解代谢大为增强，耗氧量增加。体温升高 1℃，基础代谢率提高 13%。由于交感-肾上腺系统的兴奋和垂体-肾上腺皮质分泌增多，糖代谢增强，肝糖原、肌糖原大量分解，使患者血糖升高，甚至出现糖尿。发热时氧供应相对不足，无氧糖酵解增强，ATP 生成减少而乳酸生成增多，患者常出现肌肉酸痛。蛋白质和脂肪分解也显著增加，引起氮质、酮体等代谢产物积聚。高热期间通过呼吸加快和体表的蒸发，水的丢失增多。在退热期由于出汗和利尿的增强，有大量水和电解质排出。发热患者的维生素消耗量增加，长期发热患者易出现维生素的缺乏。

## 四、发热的伴随症状

多数疾病发热时常伴随其他的临床症状及体征：

1. 寒战　常见于大叶性肺炎、败血症、急性胆囊炎、急性肾盂肾炎、流行性脑脊髓膜炎、钩端螺旋体病、药物热、急性溶血或输血反应等。

2. 结膜充血　常见于麻疹、肾综合征出血热、斑疹伤寒、钩端螺旋体病等。

3. 单纯疱疹　口唇单纯疱疹多出现于急性发热性疾病，常见于大叶性肺炎、流行性脑脊髓膜炎、间日疟、流行性感冒等。

4. 淋巴结肿大　常见于传染性单核细胞增多症、风疹、淋巴结结核、局灶性化脓性感染、丝虫病、白血病、淋巴瘤、转移癌等。

5. 肝脾大　常见于传染性单核细胞增多症、病毒性肝炎、肝及胆道感染、布氏菌病、疟疾、结缔组织病、白血病、淋巴瘤及黑热病、急性血吸虫病等。

6. 出血　发热伴皮肤黏膜出血可见于重症感染及某些急性传染病，如肾综合征出血热、病毒性肝炎、斑疹伤寒、败血症等，也可见于某些血液病，如急性白血病、严重型再生障碍性贫血、恶性组织细胞病等。

7. 关节肿痛　常见于败血症、猩红热、布氏菌病、风湿热、结缔组织病、痛风等。

8. 皮疹　常见于麻疹、猩红热、风疹、水痘、斑疹伤寒、风湿热、结缔组织病、药物热等。

9. 昏迷　先发热后昏迷者常见于流行性乙型脑炎、斑疹伤寒、流行性脑脊髓膜炎、中毒性菌痢、中毒等；先昏迷后发热者见于脑出血、巴比妥类中毒等。

## 五、区别感染性和非感染性发热

感染性发热的特点如下：①起病较急，常伴有发冷或寒战。②常有全身乏力、头痛等感染中毒症状。③有一个或多个组织器官炎症的表现。如呼吸道症状：咽痛、流涕、咳嗽等，消化道症状：恶心、呕吐、腹泻等，中枢神经系统感染表现：头痛、呕吐、颈强直等脑膜刺激征等。④外周血常规异常改变，细菌感染时常伴有白细胞和（或）中性粒细胞比例增高，急性病毒感染时白细胞计数下降，淋巴细胞百分比上升。⑤C-反应蛋白测定，急性病毒性感染时常为阴性，化脓性细菌感染、风湿热等呈阳性。⑥病原学检测对于感染性疾病的诊断有重要意义。

非感染性发热的特点：①热程超过 1 个月，热程越长，诊断非感染性发热可能性越大。②虽长期发热但是一般情况好，无明显中毒症状。③常伴随贫血、无痛性淋巴结肿大及肝脾大。

## 六、感染性发热的诊断思路

感染性发热的病因虽然极为复杂，但如能详细询问病史，进行全面的体格检查以及必要的实验室和辅助检查，则大多数发热病因可查明。

### （一）详细询问病史

感染性疾病与病原体、易感宿主以及环境因素相关，对确诊或疑似感染的患者应反复追溯病史尤其是流行病学史，需特别注意外科手术史、输血史、职业史、动物接触史、旅游史以及个人卫生习惯等重要的参考因素，如屠宰场及畜牧业工作者是布氏菌病的高危人群。

### （二）临床症状和体征

热程长短与热型对于不同病原体导致的感染性疾病的诊断有参考意义。此外，感染性发热疾病常伴发其他的症状和体征，发热过程中是否伴有寒战、结膜充血、皮疹、呼吸道症状、胃肠道症状、神经系统症状、肝脾肿大、出血现象等均有重要参考价值，可按照症状、体征做出相应诊断。

### （三）实验室及辅助检查

结合临床表现有选择地进行辅助检查。常规检查包括血、尿常规、生化检查、影像学检查等，必要时可行组织学活检、骨髓穿刺等特殊检查。病原学和免疫学检查有助于明确感染的病原体，此外分子生物学检测以其灵敏、特异、快速的特点已逐步应用于临床诊断，如荧光定量 PCR 技术检测病毒定量，T-SPOT 对结核杆菌感染进行辅助诊断，DNA 芯片技术检测耐药基因等。

## 七、感染性发热的处理原则

### （一）病原治疗

感染性发热时，首先要明确病因，确定诊断，然后针对病因选择有效的药物进行抗感染治疗。

### （二）对症支持治疗

体温过高或患者出现明显不适、头痛、意识障碍和惊厥等症状时，应及时退热，物理降温是主要的措施，当其效果欠佳时可给予药物降温，常为非甾体类解热镇痛药。同时应加强对高热或持久发热患者的护理和支持治疗，补充液体、热量，保持水电解质平衡。

（申　婷）

# 第二节　传染性单核细胞增多症

传染性单核细胞增多症是主要由 EB 病毒原发感染所致的急性疾病。典型临床三联征为发热、咽峡炎和淋巴结肿大，可合并肝脾大，外周淋巴细胞及异型淋巴细胞增高。病程常呈自限性。多数预后良好，少数可出现噬血综合征等严重并发症。

## 一、病原学

EBV 是 1964 年 Epstein 和 Barr 等首先从非洲儿童恶性伯基特淋巴瘤组织体外培养的淋巴瘤细胞系中发现的一种新的人类疱疹病毒，1968 年确定为本病的病原体。EBV 结构与疱疹病毒相似，完整的病毒颗粒由类核、膜壳、壳微粒、包膜所组成，电镜下呈球形，直径 150~180nm，病毒核酸为 170kb 的双链 DNA，主要侵犯 B 淋巴细胞。EBV 对生长要求极为特殊，仅在非洲淋巴瘤细胞、传染性单核细胞增多症患者的血液、白血病细胞和健康人脑细胞等培养中繁殖，因此病毒分离困难。

EBV 基因组编码 5 个抗原蛋白：衣壳抗原（VCA）、早期抗原（EA）、膜抗原（MA）、EBV 核抗原（EBNA）和淋巴细胞检出的膜抗原（LYDMA）。VCA 可产生 IgM 和 IgG 抗体，IgM 抗体在早期出现，持续 1~2 个月，提示新近感染，IgG 出现稍迟，可持续数年，不能别既往或新近感染。EA 是 EBV 进入增殖周期初期时形成的抗原，其 IgG 抗体于发病后 3~4 周达高峰，持续 3~6 个月，是新近感染或 EBV 活跃增殖的标志。EBNA、LYDMA 和 MA 的 IgG 抗体均于发病后 3~4 周出现，持续终身，是既往感染的标志。

## 二、流行病学

本病世界各地均有发生，通常呈散发性，一年四季均可发病，以秋末和春初为主。亦可引起流行。

### （一）传染源

人是 EBV 的贮存宿主，患者和 EBV 携带者为传染源。病毒在口咽部上皮细胞内增殖，唾液中含有大量病毒，排毒时间可持续数周至数月。EBV 感染后长期病毒携带者，可持续或间断排毒达数年之久。

### （二）传播途径

主要经口密切接触而传播（口-口传播），飞沫传播并不重要。偶可通过输血传播。

### （三）易感人群

本病多见于儿童和少年。西方发达国家发病高峰为青少年，我国儿童发病高峰在学龄前和学龄儿童，体内出现 EBV 抗体，但常无嗜异性抗体。15 岁以上青年中部分呈现典型发病，EBV 病毒抗体和嗜异性抗体均阳性。10 岁以上 EBV 抗体阳性率为 86%，发病后可获得持久免疫力。

## 三、发病机制和病理解剖

其发病原理尚未完全阐明。EBV 进入口腔后先在咽部淋巴组织内复制，导致渗出性咽扁桃体炎，局部淋巴管受累、淋巴结肿大，继而侵入血液循环产生病毒血症，进一步累及淋巴系统的各组织和脏器。B 细胞表面有 EBV 受体，EBV 感染 B 细胞后，在 B 细胞内将其基因上的各不同片断所编码的特异抗原表达在 B 细胞膜上，继而引起 T 细胞的强烈免疫应答，直接破坏携带 EBV 的 B 细胞。患者血中的大量异常淋巴细胞就是这种具有杀伤能力的细胞毒性 T 淋巴细胞（CTL）。因此，CTL 细胞在免疫病理损伤形成中起着重要作用。它一方面杀伤携带 EBV 病毒的 B 细胞，另一方面破坏许多组织器官，导致临床发病。EBV 可引起 B 细胞多克隆活化，产生非特异性多克隆免疫球蛋白，其中有些免疫球蛋白对本病具特征性，如 Pawl-Bunnell 嗜异性抗体。

本病基本病理特征为淋巴组织的良性增生，淋巴结肿大，无化脓。淋巴细胞及单核-巨噬细胞高度增生，胸腺依赖副皮质区的 T 细胞增生最为显著。肝、脾、肾、骨髓、中枢神经系统均可受累，主要为异常的多形性淋巴细胞浸润。

## 四、临床表现

潜伏期儿童 9~11 天，成人通常为 4~7 周。起病急缓不一，症状呈多样性，约 40% 有全身不适、头痛、畏寒、鼻塞、食欲缺乏、恶心、呕吐、轻度腹泻等前驱症状。本病病程 2~3 周，少数可延至数月。发病期典型表现有：

1. 发热　除极轻型病例外，均有发热，体温 38.5~40.0℃ 不等，无固定热型，部分患者伴畏寒、寒战，热程不一，数天至数周，也有长达 2~4 个月者，热渐退或骤退，多伴有出汗。病程早期可有相对缓脉。

2. 淋巴结肿大　70% 患者有明显淋巴结肿大，在病程第一周内即可出现，浅表淋巴结普遍受累，以颈部淋巴结最为常见，腋下、腹股沟次之，纵隔、肠系膜淋巴结偶尔亦可累及。直径 1~4cm，中等硬度，无粘连及明显压痛。肠系膜淋巴结受累可引起腹痛等症状，常在热退后数周消退。

3. 咽峡炎　半数以上患者有咽痛及咽峡炎症状，患者咽部、扁桃体、腭垂充血肿胀，少数扁桃体上有溃疡，被覆较厚的奶油色分泌物，在 24~36 小时融合或消失，一般不侵及咽部黏膜。咽和鼻黏膜充血及水肿，严重的咽部水肿可引起吞咽困难及气道阻塞。

4. 肝、脾大　大约 10% 病例肝大，多在肋下 2cm 以内，ALT 升高，部分患者有黄疸，半数患者有轻度脾大，有疼痛及压痛，偶可发生脾破裂。

5. 皮疹　约 10% 的病例出现皮疹，呈多形性，有斑丘疹、猩红热样皮疹、结节性红斑、荨麻疹等，偶呈出血性。多见于躯干部，常在起病后 1~2 周内出现，3~7 天消退，无色素沉着及脱屑。

6. 其他　患者可出现神经症状，表现为急性无菌性脑膜炎、脑膜脑炎、脑干脑炎、周围神经炎等，临床上可出现相应的症状。偶见心包炎、心肌炎、肾炎或肺炎。

## 五、实验室检查

### （一）血常规

血常规改变是本病的特征之一。早期白细胞总数可正常或偏低，以后逐渐升高，一般为（10~20）×10^9/L，亦有高达（30~50）×10^9/L 者，异型淋巴细胞增多可达 10%~30%。异型淋巴细胞超过 10% 或其绝对数超过 $1.0×10^9/L$，具有诊断价值。异型淋巴细胞多在病后数天出现，通常持续 2 周。其他病毒性疾病也可出现异常淋巴细胞，但百分比一般低于 10%。此外，常见血小板计数减少。

### （二）血清学检查

1. EB 病毒抗体测定　EBV 感染的血清学反应复杂多样。原发性 EBV 感染过程中首先产生针对衣壳抗原 IgG 和 IgM（抗 CA-IgG/IgM）；随后，抗早期抗原（EA）抗体出现，IgG 抗体于发病后 3~4 周达高峰，持续 3~6 个月，是新近感染或 EBV 活跃增殖的标志。在恢复期，抗核抗原抗体产生。抗 CA-IgG 和抗 NA-IgG 可持续终身。CA-IgM 抗体阳性是原发 EB 病毒感染的诊断依据。但有的病例抗 CA-IgM 产生延迟，甚至持续缺失或长时间存在，给诊断造成一定困难。机体在受到病原体入侵时首先产生低亲和力抗体，随着感染的继续和进展，抗体亲和力升高。因此低亲和力抗体的检出提示原发性急性感染。

2. 嗜异性凝集试验　患者血清中常含有属于 IgM 的嗜异性抗体，可与绵羊或马红细胞凝集。该抗体在病程第 1~2 周出现，持续约 6 个月。检测效价高于 1：64 有诊断意义，若效价上升 4 倍以上则意义更大。本病的嗜异凝集素可被牛红细胞吸附而不被豚鼠肾细胞吸附，而正常人及其他疾病时血中嗜异凝集素则均可被牛细胞和豚鼠肾细胞吸附，可资鉴别。

3. 病毒核酸检测　Real-time PCR 检测标本中的 EBV DNA 有较高的敏感性和特异性。患者外周血中 EBV 病毒载量在 2 周内达到峰值，随后很快下降，病程 3 周左右后消失。EBV DNA 阳性提示机体存在活动性 EBV 感染，但不能判断是原发感染还是既往感染再激活。

## 六、并发症

约 30% 患者可并发咽峡部溶血性链球菌感染。急性肾炎的发生率可高达 13%，临床表现与一般肾炎相似。脾破裂发生率约 0.2%，通常多见于疾病的 10~21 天内。约 6% 的患者发生心肌炎。

## 七、诊断

主要依据临床表现、特异性血常规、EBV 抗体、EBV 核酸检测等进行诊断，嗜异性凝集试验也是诊断方法之一。有局部流行时，流行病学资料有重要参考价值。

## 八、鉴别诊断

注意与巨细胞病毒（CMV）、腺病毒、甲型肝炎病毒、风疹病毒等所致的单核细胞增多相区别。其中以 CMV 所致者最常见，免疫抑制治疗患者中更需鉴别。本病也需与急性淋巴细胞性白血病相鉴别，骨髓细胞学检查有确诊价值。儿童中本病尚需与急性感染性淋巴细胞增多症鉴别，后者多见于幼儿，大多有上呼吸道症状，淋巴结肿大少见，无脾大。

## 九、预后

本病预后大多良好。病程一般为 1~2 周，可有复发。病死率为 1% 以下，死因主要为脾破裂、脑膜炎、心肌炎等。先天性免疫缺陷者感染本病后，病情迅速恶化而死亡。

## 十、治疗

本病多为自限性，预后良好。主要为抗病毒治疗及对症治疗。早期应用更昔洛韦有明确的疗效，阿昔洛韦、干扰素等抗病毒制剂亦有一定治疗作用。抗菌药物仅用于咽或扁桃体继发链球菌感染时，一般采用青霉素 G，疗程 7~10 天；避免使用氨苄西林或阿莫西林等，出现多形性皮疹的机会显著增加。重型患者，如咽喉严重病变或水肿时，有神经系统并发症及心肌炎、溶血性贫血、血小板减少性紫癜等并发症时，应用短疗程肾上腺皮质激素可明显减轻症状。小儿重症患者可联合使用抗病毒制剂及人免疫球蛋白 200~400mg/（kg·d），能有效改善症状，缩短病程。脾破裂若能及时确诊，迅速处理常可获救。

## 十一、预防

本病尚无有效的预防措施。急性期应呼吸道隔离，其呼吸道分泌物宜用漂白粉、氯胺或煮沸消毒。目前研究者正在努力开发 EBV 疫苗。

（申　婷）

# 第三节　巨细胞病毒感染

巨细胞病毒（CMV）感染是由人巨细胞病毒（HCMV）引起的先天或后天获得性感染。CMV 在人群中感染非常广泛，特别是近年来器官移植和艾滋病患者增多，CMV 感染问题越来越突出，已日益受到重视。CMV 感染大多呈亚临床型，显性感染者则有多样化的临床表现，严重者可导致全身性感染而死亡。本病的特征性病变是受感染细胞体积增大呈巨细胞化，胞核和胞浆内出现包涵体，故又名巨细胞包涵体病。此种病变细胞可见于全身组织、脏器，引起相应症状。

## 一、病原学

HCMV 是双链 DNA 病毒，归属于人疱疹病毒科 β 亚科，直径约为 300nm，呈球形，其病毒壳体为二十对称体，含有 162 个子粒。由双层含脂糖蛋白外膜所包被，其基因组为 240kb 的线性双链 DNA 分子，含有约 200 种蛋白的编码基因。DNA 分子具有 4 种分子异构型。CMV 对宿主或组织培养细胞有明显的种属特异性，HCMV 只能感染人，且仅能在人胚成纤维细胞中增殖及分离、培养。病毒在细胞培养中增殖缓慢，复制周期长为 36~48 小时。CMV 对外界抵抗力差，不耐热，亦不耐酸，65℃加热 30 分钟，紫外线照射 5 分钟及乙醚等均可使之灭活。

## 二、流行病学

### （一）传染源

患者及隐性感染者是本病主要的传染源，可长期或间歇自鼻咽分泌物、尿液、精液、阴道分泌物、乳汁或血液中排出病毒。CMV 感染可常年发生，无季节性。

### （二）传播途径

1. 先天性感染　妊娠母体感染 HCMV 后，可通过胎盘将病毒传给胎儿引起先天性感染。母体感染后可产生抗体，再次生育胎儿被感染的机会减少，但不能完全阻止垂直传播的发生。

2. 后天获得性感染　包括围生期新生儿经产道或母乳感染。密切接触感染，主要通过飞沫或经口感染，常经玩具传播给其他儿童。经输血、器官移植感染。通过感染者的宫颈和阴道分泌物经性交传播。

## （三）易感人群

人群普遍易感。HCMV 感染在全世界均常见，不同国家及不同经济状况感染率不同。机体的易感性取决于年龄、免疫功能、生理及营养状态等因素。年龄越小，易感性越高，症状也越重。HCMV 为细胞内感染，血中虽有抗体，也不能避免细胞内此病毒的持续存在，故初次感染后，HCMV 很难被宿主完全清除，病毒往往以潜伏感染的形式持续存在。HCMV 有不同的毒株，抗体不能保护患者免受不同株的再感染。

# 三、发病机制和病理

## （一）发病机制

HCMV 主要通过与细胞膜融合或经吞饮作用进入宿主细胞，可广泛存在于受染患者全身各器官组织内。感染可以直接导致受染宿主细胞损伤，此外，还可通过免疫病理机制产生致病效应。巨细胞病毒主要侵犯上皮细胞，全身各主要脏器、腺体及神经系统均可受累。受染细胞变性，体积增大呈巨细胞化，然后崩解，导致局部坏死和炎症。脑组织坏死后可发生肉芽肿及钙化。健康人中 HCMV 感染多呈隐性状态，不出现任何症状，或仅为流感样和单核细胞增多症状。但是如果感染者免疫功能缺损，潜伏的病毒可被激活。

HCMV 对感染者的体液免疫影响较小，主要致细胞免疫功能抑制。HCMV 可以在单核吞噬细胞、T 细胞、B 细胞等中复制，从而引起淋巴细胞的多种免疫功能受损。HCMV 感染的免疫抑制作用主要是被病毒感染的单核细胞和 CD8$^+$T 细胞的功能异常所致。单核吞噬细胞在抗 HCMV 免疫中起着枢纽作用，不但可以直接吞噬、杀伤病毒，更重要的是可以处理、提呈抗原，分泌细胞因子，调控和扩大免疫反应。当 HCMV 感染后，单核吞噬细胞功能受到影响，HCMV 感染巨噬细胞引起其吞噬功能降低，细胞内氧自由基产生减少，Fc 受体、补体受体的表达发生改变，且其抗原提呈功能降低，产生 IL-1 降低，对 IL-1 及 IL-2 的反应亦降低。NK 细胞、CTL 细胞是抗 CMV 的重要效应细胞。在 CMV 复制早期，感染性病毒体产生前，它们能裂解感染细胞，使病毒在细胞间扩散。NK 细胞有拮抗 CMV 扩散的作用，NK 细胞能在 CMV 感染早期出现，有限制扩散、使感染局限的作用。

## （二）病理改变

HCMV 感染后的特征性病理改变为巨细胞及细胞内包涵体的形成。HCMV 主要侵犯上皮细胞，受染细胞体积明显增大至 20~40μm，细胞质内出现嗜碱性包涵体，直径约 2~4μm。继之在细胞核中央出现嗜酸性包涵体，呈圆形或椭圆形，直径约 10~15μm。嗜酸性包涵体周围有一透亮晕环与核膜分开，酷似猫头鹰眼，称为"猫头鹰眼细胞"。经免疫组化染色显示核内包涵体为 HCMV-DNA 阳性。在巨细胞周围通常有浆细胞、淋巴细胞和网状细胞浸润。

# 四、临床表现

临床表现多样化，依感染程度不同，感染时间不同，感染对象不同而异。

## （一）先天性感染

人类巨细胞病毒感染是最常见的先天性感染。可导致流产、死胎、早产。先天性 HCMV 感染的新生儿中，约 90% 出生时无明显症状；5% 于出生时或出生后不久出现典型的巨细胞包涵体病征，HCMV感染可使胎儿泌尿系统、中枢神经系统以及肝、脾等受累。胎儿出生后可出现呼吸道感染、肝脾肿大、神经系统受累等全身症状，有较高死亡率。幸存者会遗留不同程度的智力低下、运动落后、语言表达能力障碍、瘫痪、畸形等后遗症。

### （二）获得性感染

1. 婴儿HCMV感染　出生时经产道或哺乳感染。大部分婴儿没有症状或症状较轻，临床有异常表现者占15%~33%，多数可有轻至中度的黄疸，肝大、肝功能异常，是婴儿肝炎综合征常见的病因之一。偶可发生间质性肺炎。

2. 儿童HCMV感染　呈自限性，临床表现一般较轻，部分病儿有发热、皮疹、颈部淋巴结肿大、肝大、ALT及AST轻至中度的升高。血常规异型淋巴细胞增高与EBV感染相似而嗜异性凝集试验阴性。少数病儿有肺炎、肠炎、心肌炎，偶见多发性神经炎。

3. 成人HCMV感染　大多数成人为隐性感染，但也可表现为类似传染性单核细胞增多症，并伴有发热、头痛、喉痛、肌痛、肝脾肿大。据统计约8%的单核细胞增多症可能是HCMV引起，而且临床上和EB病毒引起的单核细胞增多症无法鉴别，需借助于实验室诊断。偶有患者出现转氨酶及胆红素轻中度至明显升高，提示存在肝内胆汁淤积。典型的细胞内包涵体是组织学诊断的标志，可与其他嗜肝病毒导致的肝脏损害鉴别。

### （三）其他类型感染

1. 输血后单核细胞增多症　多于输血后1~8周后出现症状，特别是心脏手术后，有发热、乏力、嗜睡、脾大、贫血等表现。实验室检查见异常淋巴细胞增多。与自然途径感染所致的HCMV单核细胞增多症呈同样的良性过程。

2. 器官移植后HCMV感染　潜伏期一般2周~5个月，平均4周。多于接受器官移植后4~8周，平均6周发病。器官移植后HCMV感染的发病率为32%~73%。肾移植后HCMV的感染率可高达60%~90%。临床表现有较大的差异，可仅出现轻度临床症状至严重多器官损害，甚至造成死亡，约2/3患者有不同程度的发热，同时出现全身不适、食欲减退、恶心、肌肉酸痛和关节痛。HCMV是导致器官移植患者术后感染的主要原因之一。60%~100%的肾脏、心脏、肝脏移植患者术后伴发HCMV感染并有很高死亡率。HCMV感染程度和器官接受者和捐赠者的抗HCMV抗体滴度密切相关。HCMV原发感染患者病情远较继发感染患者凶险。抗HCMV抗体阴性患者从抗HCMV抗体阳性患者获得器官往往导致原发感染。而器官移植在两个抗HCMV抗体阳性人之间进行常导致继发感染。

3. 免疫缺陷患者HCMV感染　各种免疫缺陷患者尤以艾滋病患者及长期大量应用糖皮质激素、细胞毒免疫抑制剂及全身放化疗的患者最常见。HCMV感染常导致间质性肺炎、全消化道炎、视网膜炎、脑炎及各种巨细胞病毒性疾病。其临床表现严重并且危险性大，有时可发展为致命性肺炎，难与呼吸窘迫综合征相区别，典型的X线表现为双侧间质性肺炎。

## 五、实验室检查

### （一）一般检查

白细胞计数升高，淋巴细胞数量增多，并出现异形淋巴细胞，少数患者血常规可正常。婴幼儿患者常伴贫血、血小板数减少；累及肝脏导致CMV肝炎的患者出现肝功能异常。

## （二）病原学检查

1. 病毒分离　是诊断 HCMV 感染最特异的方法。采集患者尿液、唾液、血液或活检组织标本接种到人胚成纤维细胞进行体外培养、分离病毒可确诊该病。但该方法敏感性较差，检测周期长，临床难以推广应用。

2. 病毒抗原检测　检测 HCMV PP65 抗原不仅能缩短病毒检测的窗口期，而且也能反映体内的病毒载量，对监测无症状活动性感染或新发感染，评估患者传染性和疗效等具有重要意义，被国际公认为早期诊断 HCMV 活动性感染的首选实验室诊断指标。目前，临床检测 HCMV PP65 抗原的常用方法为免疫荧光技术，其敏感性和特异性可达 80%~85%。

3. HCMV 核酸检测　利用 PCR 技术进行 HCMV 基因检测，可提供病毒在患者体内存在的直接证据；其灵敏度很高，可在数小时内做出检测报告，已成为临床诊断 CMV 感染或带毒状态的重要手段。

## （三）血清特异性抗体检测

检测 HCMV 特异性 IgM 和 IgG 抗体。IgM 抗体的检测结果作为判断 HCMV 近期感染或者活动性感染的依据，血清 IgG 抗体为 HCMV 既往感染的指标。但是抗体产生存在一定的时间窗，且受机体免疫状态等因素的影响较大，存在假阳性及假阴性。

# 六、诊断

根据流行病学资料、临床症状和体征以及实验室检查结果的综合分析进行诊断，但确诊则需要结合特异性的实验室检查。

## （一）流行病学

注意患儿是否有早产、先天性畸形等情况。注意患者发病前是否有输血、器官移植或骨髓移植，或免疫抑制治疗等情况。

## （二）临床特点

新生儿出现原因不明的黄疸、肝脾大、严重紫癜、贫血、呼吸或消化道症状或有不明原因脑眼损害；儿童或成人原因不明的发热，淋巴细胞分类>50%，以及异型淋巴细胞 10% 以上，嗜异性凝集反应阴性，均应高度怀疑本病。值得注意的是 HCMV 感染时也有淋巴细胞数不高或无异常淋巴细胞出现者。对器官移植后、输血后、恶性肿瘤患者出现难治性肺炎时应考虑 HCMV 感染的可能。

## （三）实验室检查

病原学和血清学检查结果阳性有助于确定诊断。外周血抗 HCMV IgM 阳性结果表明有活动性感染，对于婴幼儿患者可诊断该病，但由于成人人群中 HCMV 抗体检出率很高因此诊断意义有限。从受检者的血、尿、唾液或组织标本中分离出 HCMV 或检测到 CMV 核酸、pp65、病毒包涵体（需排除其他病毒感染）等即可诊断为 HCMV 感染，新生儿结合抗 HCMV IgM 结果可诊断为宫内感染或产时感染。

# 七、鉴别诊断

先天性 HCMV 感染应与新生儿弓形虫、风疹、单纯疱疹病毒感染、新生儿败血症等鉴别；后天获得性 HCMV 感染应与 EB 病毒所致的传染性单核细胞增多症、病毒性肝炎、肺炎等鉴别。主要依靠病原学和血清学检查确诊及鉴别。

## 八、治疗

### （一）抗病毒治疗

1. 更昔洛韦（GCV）　是目前抗 HCMV 的首选药物。在 HCMV 感染的细胞中，更昔洛韦可以磷酸化为有活性的 GCV，GCV 不仅能竞争性抑制三磷酸脱氧鸟苷与病毒 DNA 聚合酶结合，还可以直接插入病毒 DNA 链中，抑制 HCMV-DNA 的合成。GCV 5mg/（kg·12h），14~21 天，继以 5~6mg/（kg·d），6~7 天，维持治疗以及用于 AIDS 患者 HCMV 视网膜炎的治疗。GCV 的主要不良反应是骨髓抑制，常表现为中性粒细胞减少、贫血、血小板减少等。用粒细胞集落刺激因子可以改善上述不良反应。

2. 膦甲酸（FOS）　常用于不能耐受 GCV 治疗或 GCV 治疗失败的患者，并已获准用于 AIDS 患者并发 HCMV 视网膜炎的治疗。FOS 是一种非竞争性 HCMV-DNA 聚合酶抑制剂，并能抑制 HIV-1 反转录酶的活性。FOS 60mg/（kg·8h），共 3 周，继以 90mg/（kg·d）维持治疗，可延缓视网膜的进展。主要不良反应为肾毒性、电解质紊乱、明显的胃肠道症状等。

3. 西多福韦（CDV）　为脱氧胞苷酸类似物，不需要病毒酶激活，除了具有抗 HCMV 的作用外，对腺病毒及单纯疱疹病毒也具有抗病毒活性。推荐用法为 5mg/kg 静脉注射，每周 2 次诱导治疗；继以 5mg/kg，每周 1 次的维持治疗。主要的不良反应为肾脏毒性，在静脉用药之前进行水化处理同时合并应用丙磺舒，可明显改善其不良反应。

### （二）丙种球蛋白

静脉注射丙种球蛋白抗 HCMV 效果不明显，器官移植时丙种球蛋白与更昔洛韦联合应用，可以增加预防 CMV 感染的效果，该法用于成人骨髓移植、肾移植较肝移植效果好。高效价 CMV 免疫球蛋白可以通过对病毒表面包装糖蛋白的相互作用，中和病毒感染力，减轻组织损害。

### （三）免疫治疗

转移因子可提高机体细胞免疫能力，增加 NK 细胞和 T 淋巴细胞杀灭病毒的能力。有研究显示单克隆抗体联合更昔洛韦治疗也可增强其抗病毒疗效。

### （四）中药治疗

冬虫夏草、黄芪、大蒜素对 HCMV 具有一定的抑制作用。

## 九、预后

取决于患者的年龄和机体的免疫状况。新生儿和免疫缺陷者，容易发生重症或全身感染，预后较差。

## 十、预防

### （一）控制传染源

对 HCMV 感染患者的分泌物及排泄物应彻底消毒。加强卫生宣传教育，养成良好的个人卫生及公共卫生习惯。

## （二）切断传播途径

严格掌握输血的适应证及献血员的筛选。器官或组织移植前对机体进行 HCMV 血清学检查。高效价 HCMV-IgG 可以降低 HCMV 感染的发病率，特别是 HCMV 抗体阴性的患者需接受 HCMV 抗体阳性的供体器官移植时。亦有报告接受器官移植后应用更昔洛韦至术后 100天与对照组相比 HCMV 感染率明显要低，表明对抗病毒剂作为预防术后 HCMV 感染有效。

## （三）保护易感人群

由于 HCMV 的传染源广泛且多为隐性感染者，传播途径复杂不易控制，因此预防的重点在于疫苗的研制，保护易感人群。目前研制的疫苗主要是减毒和亚单位疫苗。Towne 减毒活疫苗是最早研制并应用于临床的 HCMV 疫苗，免疫后可以预防血清阴性的肾移植受者发生 HCMV 疾病，但不能阻止移植后的感染以及母婴之间的垂直感染。由重组 HCMV 包膜糖蛋白 B（gB）与 MF59 佐剂组成的亚单位疫苗以及 HCMV DNA 疫苗的评估为近期的研究热点。HCMV gB 疫苗的应用已进入Ⅲ期临床试验，对该疫苗预防育龄期妇女 HCMV 感染的能力进行评估；两价 HCMV DNA 疫苗Ⅱ期临床试验的结果将提供该疫苗在器官移植受者中的安全性和免疫原性资料。

（申　婷）

# 第四节　伤寒与副伤寒

## 一、伤寒

伤寒是由伤寒杆菌引起的一种急性肠道传染病。临床特征为持续发热、表情淡漠、相对缓脉、玫瑰皮疹、肝脾肿大和白细胞减少等。重症患者可出现肠出血、肠穿孔等严重并发症。

## （一）病原学

伤寒杆菌属沙门菌属 D 组，革兰染色阴性，在（0.6~1）μm×（2~3）μm 之间。伤寒杆菌于普通培养基中即可生长，但于含胆汁的培养基中则更易生长。伤寒杆菌具有脂多糖菌体抗原（O 抗原）和鞭毛抗原（flagellar，H 抗原），可刺激机体产生特异性、非保护性 IgM与 IgG 抗体。此外，该菌还有多糖毒力抗原（Vi 抗原），Vi 抗原的抗原性较弱，当伤寒杆菌从人体中清除，Vi 抗体也随之消失。伤寒杆菌不产生外毒素，但其菌体裂解所释放的内毒素在发病机制中起重要作用。

## （二）流行病学

1. 传染源　带菌者或患者为伤寒的唯一传染源。带菌者有以下几种情形：①伤寒患者在潜伏期已经从粪便排菌，称潜伏期带菌者。②恢复期仍然排菌但在 3 个月内停止者，称暂时带菌者。③恢复期排菌超过 3 个月者，称慢性带菌者。原先有胆石症或慢性胆囊炎等胆道系统疾病的女性或老年患者容易变为慢性带菌者，少数患者可终身排出细菌，是伤寒不断传播甚至流行的主要传染源。典型伤寒患者在病程 2~4 周排菌量最大，每克粪便含菌量可达数十亿个，传染性强。而轻型患者由于难以被及时诊断、隔离，向外界环境排菌的可能性大，具有重要的流行病学意义。

2. 传播途径　伤寒杆菌通过粪-口途径感染人体。水源被污染是本病最重要的传播途径，常可引起暴发流行。食物被污染是传播伤寒的主要途径，有时可引起食物型的暴发流行。日常生活密切接触是伤寒散发流行的传播途径；苍蝇和蟑螂等媒介可机械性携带伤寒杆菌引起散发流行。

3. 人群易感性　未患过伤寒和未接种过伤寒疫苗的个体，均属易感。伤寒发病后可获得较稳固的免疫力，第二次发病少见。伤寒和副伤寒之间没有交叉免疫。

4. 流行特征　伤寒可发生于任何季节，但以夏秋季多见。发病以学龄期儿童和青年多见。在发达国家，由于建立完善的卫生供水系统和污水处理设施，从20世纪60年代起，伤寒的发病率维持在低水平。伤寒杆菌没有动物储存宿主，随着慢性带菌率不断下降，在发达国家最终将被控制。但是，伤寒在发展中国家仍然是一种常见的消化道传染病。

### （三）发病机制和病理

人体摄入伤寒杆菌后是否发病取决于所摄入细菌的数量、致病性以及宿主的防御能力。例如，当胃酸的 pH 小于 2 时伤寒杆菌很快被消灭。伤寒杆菌摄入量达 $10^5$ 以上才能引起发病，超过 $10^7$ 或更多时将引起伤寒的典型疾病经过。而非特异性防御机制异常，如胃内胃酸减少和原先有幽门螺旋杆菌感染等有利于伤寒杆菌的定位和繁殖，此时引起发病的伤寒杆菌数量也相应降低。临床观察提示被激活的巨噬细胞对伤寒杆菌的细胞内杀伤机制起重要作用，巨噬细胞吞噬伤寒杆菌、红细胞、淋巴细胞及细胞碎片，称为"伤寒细胞"。伤寒细胞聚集成团，形成小结节，称为"伤寒小结"或"伤寒肉芽肿"，具有病理诊断意义。

伤寒的发病过程和病理变化与伤寒杆菌在不同时间段于人体内的位置密切相关。未被胃酸杀灭的部分伤寒杆菌将到达回肠下段，穿过黏膜上皮屏障，侵入回肠集合淋巴结的单核吞噬细胞内繁殖形成初发病灶；进一步侵犯肠系膜淋巴结经胸导管进入血液循环，形成第一次菌血症。此时，临床上处于潜伏期。伤寒杆菌被单核-巨噬细胞系统吞噬、繁殖后再次进入血液循环，形成第二次菌血症。伤寒杆菌向肝、脾、胆、骨髓、肾和皮肤等器官组织播散，肠壁淋巴结出现髓样肿胀、增生、坏死，临床上处于初期和极期（相当于病程第 1~3 周）。在胆道系统内大量繁殖的伤寒杆菌随胆汁排到肠道，一部分随粪便排出体外，一部分经肠道黏膜再次侵入肠壁淋巴结，使原先致敏的淋巴组织发生更严重的炎症反应，可引起溃疡形成，临床上处于缓解期（相当于病程第 3~4 周）。在极期和缓解期，当坏死或溃疡的病变累及血管时，可引起肠出血；当溃疡侵犯小肠的肌层和浆膜层时，可引起肠穿孔。随着机体免疫力的增强，伤寒杆菌在血液和各个脏器中被清除，肠壁溃疡愈合，临床上处于恢复期。

伤寒杆菌释放脂多糖内毒素可激活单核吞噬细胞释放白细胞介素-1 和肿瘤坏死因子等细胞因子，引起持续发热、表情淡漠、相对缓脉、休克和白细胞减少等表现。

### （四）临床表现

潜伏期长短与伤寒杆菌的感染量以及机体的免疫状态有关，波动范围为 3~60 天，通常为 7~14 天。

1. 典型伤寒的临床表现

（1）初期：为病程的第 1 周。起病缓慢，最早出现的症状是发热，发热前可伴有畏寒，寒战少见；热度呈阶梯形上升，在 3~7 天后逐步到达高峰，可达 39~40℃。还可伴有全身疲倦、乏力、头痛、干咳、食欲减退、恶心、呕吐胃内容物、腹痛、轻度腹泻或便秘等表现。右下腹可有轻压痛。部分患者此时已能扪及增大的肝脏和脾脏。

（2）极期：为病程的第2~3周。出现伤寒特征性的临床表现。

A. 持续发热：体温上升到达高热以后，多呈稽留热型。如果没有进行有效的抗菌治疗，热程可持续2周以上。

B. 神经系统中毒症状：由于内毒素的致热和毒性作用，患者表现为表情淡漠、呆滞、反应迟钝、耳鸣、重听或听力下降，严重患者可出现谵妄、颈项强直（虚性脑膜炎的表现）、甚至昏迷。儿童可出现抽搐。

C. 相对缓脉：成年人常见，并发心肌炎时，相对缓脉不明显。

D. 玫瑰疹：大约一半以上的患者，在病程7~14天可出现淡红色的小斑丘疹，称为玫瑰疹。直径2~4mm，压之褪色，多在10个以下，主要分布在胸、腹及肩背部，四肢罕见，一般在2~4天内变暗淡、消失，可分批出现。有时可变成压之不褪色的小出血点。

D. 消化系统症状：大约半数患者可出现腹部隐痛，位于右下腹或呈弥漫性。便秘多见。仅有10%左右的患者出现腹泻，多为水样便。右下腹可有深压痛。

F. 肝脾大：大多数患者有轻度的肝脾增大。

（3）缓解期：为病程的第4周。体温逐步下降，神经、消化系统症状减轻。应注意的是，由于本期小肠病理改变仍处于溃疡期，还有可能出现肠出血、肠穿孔等并发症。

（4）恢复期：为病程的第5周。体温正常，神经、消化系统症状消失，肝脾恢复正常。

由于积极推行预防接种以及多数患者能得到及时诊断和有效的抗菌治疗，目前具典型临床表现患者已不多见。

2. 其他类型　根据所感染伤寒杆菌的数量和毒力，患者的发病年龄，机体免疫状态，是否存在基础疾病以及使用有效抗菌药物的早晚等因素，除典型伤寒之外，还有以下各种临床类型。

（1）轻型：见于儿童，或者发病初期使用有效抗菌药物以及曾经接受过伤寒菌苗预防的患者。全身毒血症状轻，病程短，1~2周可恢复健康。由于临床特征不典型，容易出现漏诊或误诊。

（2）暴发型：急性起病，毒血症状严重，高热或体温不升，常并发中毒性脑病、心肌炎、肠麻痹、中毒性肝炎或休克等。如果能及时诊断，进行有效的病原对症治疗，仍有治愈的可能。

（3）迁延型：常见于原先有慢性乙型肝炎、胆道结石或慢性血吸虫病等消化系统基础疾病的患者。起病初期的表现与典型伤寒相似，但发热可持续5周以上至数月之久，呈弛张热或间歇热，肝脾大明显。

（4）逍遥型：起病初期症状不明显，患者能照常生活，甚至工作，部分患者直至发生肠出血或肠穿孔才被诊断。

3. 特殊临床背景下以及病程发展阶段中伤寒的特点

（1）小儿伤寒：年龄越小临床表现越不典型。一般起病比较急，呕吐和腹泻等胃肠症状明显，热型不规则，便秘较少。多数患儿无相对缓脉，玫瑰疹较少见，肝脾大明显。外周白细胞计数可不减少。容易并发支气管炎或肺炎，肠出血和肠穿孔少见。

（2）老年伤寒：发热通常不高，多汗时容易出现虚脱。病程迁延，恢复期长。并发支气管肺炎和心力衰竭多见，病死率较高。

（3）再燃：部分患者于缓解期，体温还没有下降到正常时，又重新升高，持续 5~7 天后退热，称为再燃。此时血培养可再次出现阳性，可能与伤寒杆菌菌血症尚未得到完全控制有关。有效和足量的抗菌药物治疗可减少或杜绝再燃。

（4）复发：大约 10%~20% 用氯霉素治疗的患者在退热后 1~3 周临床症状再度出现，称为复发。此时血培养可再获阳性结果，与病灶内的细菌未被完全清除，重新侵入血流有关。少数患者可有 2 次以上的复发。

### （五）实验室检查

**1. 常规检查**

（1）外周血常规：白细胞计数一般在（3~5）×10⁹/L，中性粒细胞减少，可能与骨髓的粒细胞系统受到细菌毒素的抑制、粒细胞的破坏增加和分布异常有关。嗜酸性粒细胞减少或消失，病情恢复后逐渐回升到正常，复发时再度减少或消失。嗜酸性粒细胞计数对诊断和评估病情均有重要的参考意义。血小板计数突然下降，应警惕出现溶血尿毒综合征或弥散性血管内凝血等严重并发症。

（2）尿常规：从病程第 2 周开始可有轻度蛋白尿或少量管型。

（3）粪便常规：腹泻患者大便可见少许白细胞。并发肠出血可出现潜血试验阳性或肉眼血便。

**2. 细菌学检查**

（1）血培养：病程第 1~2 周阳性率最高，可达 80%~90%，第 2 周后逐步下降，第 3 周末 50% 左右，以后迅速降低。再燃和复发时可出现阳性。

（2）骨髓培养：在病程中出现阳性的时间和血培养相仿。由于骨髓中的单核吞噬细胞吞噬伤寒杆菌较多，伤寒杆菌存在的时间也较长，所以，骨髓培养的阳性率比血培养稍高，可达 80%~95%。对血培养阴性或使用过抗菌药物诊断有困难的疑似患者，骨髓培养更有助于诊断。

（3）粪便培养：病程第 2 周起阳性率逐渐增加，第 3~4 周阳性最高，可达 75%。

（4）尿培养：初期多为阴性，病程第 3~4 周的阳性率仅为 25% 左右。

（5）其他：十二指肠引流液培养有助于带菌者的诊断，但操作不便，一般很少使用。玫瑰疹刮取液培养在必要时亦可进行。

**3. 血清学检查**　肥达试验（Widal test），其原理是采用伤寒杆菌菌体抗原（O）、鞭毛抗原（H）、副伤寒甲、乙、丙杆菌鞭毛抗原共五种，采用凝集法分别测定患者血清中相应抗体的凝集效价。多数患者在病程第 2 周起出现阳性，第 3 周阳性率大约 50%，第 4~5 周可上升至 80%，痊愈后阳性可持续几个月。评价结果时，应注意以下特点：

（1）伤寒流行区的正常人群中，部分个体有低效价的凝集抗体存在，故此，当 O 抗体效价在 1：80 以上，H 抗体效价在 1：160 以上；或者 O 抗体效价有 4 倍以上的升高，才有辅助诊断意义。

（2）伤寒和副伤寒甲、乙杆菌之间具有部分 O 抗原相同，能刺激机体产生相同的 O 抗体，所以，O 抗体升高只能支持沙门氏菌感染，不能区分伤寒或副伤寒。

（3）伤寒和副伤寒甲、乙、丙 4 种杆菌的 H 抗原不同，产生不同的抗体。在没有接种过伤寒、副伤寒菌苗或未患过伤寒、副伤寒的情况下，当某一种 H 抗体增高超过阳性效价时，提示伤寒或副伤寒中某一种感染的可能。

（4）伤寒、副伤寒菌苗预防接种之后，O 抗体仅有轻度升高，持续 3~6 个月后消失。而 H 抗体明显升高可持续数年之久；并且可因患其他疾病出现回忆反应而升高，而 O 抗体不受影响。因此，单独出现 H 抗体升高，对伤寒的诊断帮助不大。

（5）试验必须动态观察，一般 5~7 天复查 1 次，效价逐渐升高，辅助诊断意义也随着提高。

（6）除伤寒、副伤寒甲、乙、丙之外的其他沙门菌属细菌也具有 O 和 H 两种抗原，与伤寒或副伤寒甲、乙、丙患者的血清可产生交叉反应。

（7）少数伤寒、副伤寒患者肥达试验效价始终不高或阴性，尤其以免疫应答能力低下的老弱或婴幼儿患者为多见。有些患者早期应用抗菌药物治疗，病原菌清除早，抗体应答低下，也可出现阴性，故此，肥达试验阴性不能排除本病。相反，如结核病、结缔组织病等疾病在发热病程中出现肥达试验阳性，也不能因此而误诊为伤寒。

（8）伤寒、副伤寒患者的 Vi 抗体效价一般不高。但是，带菌者常有高水平的 Vi 抗体，并且持久存在，对慢性带菌者的调查有一定意义，效价大于 1∶40 时有诊断参考价值。

## （六）并发症

1. **肠出血** 为常见的严重并发症。多出现在病程第 2~3 周，发生率 2%~15%。成人比小儿多见，常有饮食不当、活动过多，腹泻以及排便用力过度等诱发因素。大量出血时，常表现为体温突然下降，头晕、口渴、恶心和烦躁不安等症状；体检可发现患者有面色苍白、手足冰冷、呼吸急促，脉搏细速、血压下降等休克体征。

2. **肠穿孔** 为最严重的并发症。发生率 1%~4%。常发生于病程第 2~3 周，穿孔部位多发生在回肠末段，成人比小儿多见。穿孔可发生在经过病原治疗，患者的病情明显好转的数天内。穿孔前可有腹胀、腹泻或肠出血等前兆。临床表现为右下腹突然疼痛，伴恶心、呕吐，以及四肢冰冷、呼吸急促、脉搏细速、体温和血压下降等休克表现（休克期）。经过 1~2 小时后，腹痛和休克症状可暂时缓解（平静期）。但是，不久体温迅速上升，腹痛持续存在并加剧；出现腹胀，腹壁紧张，全腹压痛和反跳痛，肠鸣音减弱或消失，移动性浊音阳性等腹膜炎体征；白细胞较原先升高，腹部 X 线检查可发现膈下有游离气体（腹膜炎期）。

3. **中毒性肝炎** 常发生在病程第 1~3 周。发生率约 10%~50%。体检可发现肝脏肿大和压痛。血清丙氨酸氨基转移酶（ALT）轻至中度升高，仅有部分患者血清胆红素轻度升高，发生肝功能衰竭少见。

4. **中毒性心肌炎** 常出现在病程第 2~3 周。患者有严重的毒血症状，主要表现为脉搏增快、血压下降、第一心音低钝、心律失常。心肌酶谱异常。心电图检查可出现 P-R 间期延长、ST 段下降或平坦、T 波改变等异常。

5. **支气管炎及肺炎** 支气管炎常见于初期、肺炎多发生在极期。多数患者为继发性细菌感染所致，少数为伤寒杆菌所引起。

6. **溶血性尿毒综合征** 与伤寒杆菌的内毒素诱发肾小球微血管发生凝血、促使红细胞破裂，导致肾血流受阻有关。常发生在病程第 1~3 周。临床表现为进行性贫血、黄疸加深，接着出现少尿、无尿，严重时可发展为急性肾衰竭。

7. **其他并发症** 包括急性胆囊炎、骨髓炎、肾盂肾炎、脑膜炎和血栓性静脉炎等。孕妇可发生流产或早产。

## （七）诊断

1. 流行病学特点　当地的伤寒疫情特点，既往是否进行过伤寒菌苗预防接种，是否有过伤寒史，最近是否与伤寒患者或疑似患者有接触史，以及夏秋季发病等流行病学资料均有重要的诊断参考价值。

2. 临床症状及体征　持续发热1周以上，伴全身中毒症状，表情淡漠、食欲下降、腹胀；胃肠症状，腹痛、腹泻或便秘；以及相对缓脉，玫瑰皮疹和肝脾大等体征。如并发肠穿孔或肠出血对诊断更有帮助。

3. 实验室依据　血和骨髓培养阳性有确诊意义。外周血白细胞数减少、淋巴细胞比例相对增多，嗜酸性粒细胞减少或消失。肥达试验阳性有辅助诊断意义。

## （八）鉴别诊断

伤寒病程第1周临床症状缺乏特征性，需与其他急性发热性疾病相鉴别，如病毒性上呼吸道感染、细菌性痢疾、疟疾等。伤寒病程1~2周以后，临床特征逐渐得以表现，需与长期发热性疾病进行鉴别，如革兰阴性杆菌败血症、血行播散性结核病等。

1. 病毒性上呼吸道感染　患者有高热、头痛、白细胞减少等表现与伤寒相似。可借助患者起病急、咽痛、鼻塞、咳嗽等明显呼吸道症状明显，没有表情淡漠、玫瑰皮疹、肝脾大，病程不超过1~2周等临床特点与伤寒相鉴别。

2. 细菌性痢疾　患者有发热、腹痛、腹泻等表现与伤寒相似。可借助患者腹痛以左下腹为主，伴里急后重、排脓血便，白细胞升高，大便可培养到痢疾杆菌等临床特点与伤寒相鉴别。

3. 疟疾　患者有发热、肝脾大、白细胞减少与伤寒相似。可借助患者寒战明显、体温每日波动范围较大，退热时出汗较多，红细胞和血红蛋白降低，外周血或骨髓涂片可找到疟原虫等临床特点与伤寒相鉴别。

4. 革兰阴性杆菌败血症　患者高热、肝脾大、白细胞减少等表现与伤寒相似。可借助患者可有胆道、泌尿道或呼吸道等原发性感染灶存在，寒战明显，弛张热多见，常有皮肤瘀点、瘀斑，血培养找到相应的致病菌等临床特点与伤寒相鉴别。

5. 血行播散性结核病　患者有长期发热、白细胞降低与伤寒相似。可借助患者常有结核病史或结核患者接触史，发热不规则、伴有盗汗，结核菌素试验阳性，X线胸部照片可见粟粒性结核病灶等临床特点与伤寒相鉴别。

## （九）治疗

目前对氯霉素敏感的伤寒菌株或者耐氯霉素的菌株都有特效抗菌药物，在伤寒和副伤寒病原治疗中起到决定性的作用。

1. 一般治疗

（1）消毒和隔离：患者入院以后应按照肠道传染病常规进行消毒隔离。临床症状消失后，每隔5~7天送粪便进行伤寒杆菌培养，连续2次阴性才可解除隔离。

（2）休息：发热期患者应卧床休息，退热后2~3天可在床上稍坐，退热后1周才由轻度活动逐渐过渡至正常活动量。

（3）护理：观察体温、脉搏、血压和大便性状等变化。注意口腔和皮肤清洁，定期更换体位，预防褥疮和肺部感染。

（4）饮食：发热期应给予流质或无渣半流饮食，少量多餐。退热后饮食仍应从稀粥、软质饮食逐渐过渡，退热后 2 周才能恢复正常饮食。饮食的质量应包括足量的糖类、蛋白质和各种维生素，以补充发热期的消耗，促进恢复。过早进食多渣、坚硬或容易产气的食物有诱发肠出血和肠穿孔的危险。

2. 对症治疗

（1）降温措施：高热时可进行物理降温，使用冰袋冷敷和（或）25%～30%乙醇四肢擦浴。发汗退热药，如阿司匹林有时可引起低血压，以慎用为宜。

（2）便秘：可使用生理盐水 300～500mL 低压灌肠。无效时可改用 50%甘油 60mL 或液状石蜡 100mL 灌肠。禁用高压灌肠和泻剂。

（3）腹胀：饮食应减少豆奶、牛奶等容易产气的食物。腹部使用松节油涂擦，或者肛管排气。禁用新斯的明等促进肠蠕动的药物。

（4）腹泻：应选择低糖低脂肪的食物。酌情给予小檗碱（黄连素）0.3g，口服，每日 3 次，一般不使用鸦片制剂，以免引起肠蠕动减弱，产生腹中积气。

（5）肾上腺皮质激素：仅用于出现谵妄、昏迷或休克等严重毒血症状的高危患者，应在有效足量的抗菌药物配合下使用，可降低死亡率。可选择地塞米松，2～4mg 静脉滴注，每日 1 次。或者氢化可的松，50～100mg 静脉滴注，每日 1 次。疗程一般 3 天。使用肾上腺皮质激素有可能掩盖肠穿孔的症状和体征，在观察病情变化时应给予重视。

3. 病原治疗 自 1948 年以来，氯霉素治疗伤寒已有 50 余年的历史，曾被作为治疗伤寒的首选药物。20 世纪 50 年代已发现耐氯霉素的伤寒菌株；有些伤寒菌株则呈现多重耐药性。尽管如此，至今世界许多地区氯霉素的应用仍然相当有效。伤寒杆菌耐氯霉素的基因多数位于质粒，少数位于染色体，或者两者兼有。多重耐药伤寒杆菌株的形成机制尚需作进一步研究才能阐明。

第三代喹诺酮类药物具有口服吸收良好，在血液、胆汁、肠道和尿路的浓度高，能渗透进入细胞内作用于细菌 DNA 螺旋酶影响 DNA 合成发挥杀菌的药效，与其他抗菌药物无交叉耐药性，对氯霉素敏感的伤寒菌株、氯霉素耐药的伤寒菌株均有良好的抗菌活性等优点。故此，90 年代后，国内外许多报道推荐第三代喹诺酮类药物为治疗伤寒的首选药物。但随着第三代喹诺酮类药物的广泛应用，已报道伤寒菌株对第三代喹诺酮类药物出现耐药，耐药机制与伤寒杆菌 DNA 螺旋酶 83 和 87 位发生点突变有关。相反，在一些地区由于近年对氨苄西林、庆大霉素和复方磺胺甲噁唑等抗菌药物的应用减少，伤寒杆菌对这些抗菌药物的敏感性有所恢复。

第三代头孢菌素的抗菌活性强，对伤寒杆菌的最小抑菌浓度多≤0.25μg/mL，而且胆汁浓度高，不良反应少。尽管有报道称第三代头孢菌素治疗伤寒的退热时间比第三代喹诺酮类药物稍长，但是，在治疗氯霉素敏感的伤寒菌株、氯霉素耐药的伤寒菌株以及多重耐药的伤寒菌株中都能获得满意的疗效，治愈率达 90%以上，复发率低于 5%。

所以，目前在没有伤寒药物敏感性试验的结果之前，伤寒经验治疗的首选药物推荐使用第三代喹诺酮类药物，儿童和孕妇伤寒患者宜首先应用第三代头孢菌素。治疗开始以后，必须密切观察疗效，尽快取得药物敏感性试验的结果，以便决定是否需要进行治疗方案的调整。

（1）第三代喹诺酮类药物

A. 诺氟沙星：每次 0.2~0.4g，口服 3~4 次；疗程 14 天。

B. 左旋氧氟沙星：每次 0.2~0.4g，口服 2~3 次；疗程 14 天。

C. 氧氟沙星：每次 0.2g，口服 3 次；疗程 14 天。对于重型或有并发症的患者，每次 0.2g，静脉滴注，每日 2 次，症状控制后改为口服，疗程 14 天。

D. 环丙沙星：每次 0.5g，口服 2 次；疗程 14 天。对于重型或有并发症的患者，每次 0.2g，静脉滴注，每日 2 次，症状控制后改为口服，疗程 14 天。

其他第三代喹诺酮类药物有培氟沙星、洛美沙星和司氟沙星等均有令人满意的临床疗效。

（2）第三代头孢菌素

A. 头孢噻肟：每次 2g，静脉滴注，每日 2 次；儿童，每次 50mg/kg，静脉滴注，每日 2 次，疗程 14 天。

B. 头孢哌酮：每次 2g，静脉滴注，每日 2 次；儿童，每次 50mg/kg，静脉滴注，每日 2 次，疗程 14 天。

C. 头孢他啶（头孢噻甲羧肟）：每次 2g，静脉滴注，每日 2 次；儿童，每次 50mg/kg，静脉滴注，每日 2 次，疗程 14 天。

D. 头孢曲松：每次 1~2g，静脉滴注，每日 2 次；儿童，每次 50mg/kg，静脉滴注，每日 2 次，疗程 14 天。

（3）氯霉素：用于氯霉素敏感株。每次 0.5g 口服，每日 4 次；重型患者，每次 0.75~1g，静脉滴注，每日 2 次；体温正常后，剂量减半，疗程 10~14 天。新生儿、孕妇和肝功能明显异常的患者忌用；注意骨髓抑制的不良反应，外周白细胞少于 $0.25 \times 10^9$/L 时停药，更换其他抗菌药物。

（4）氨苄西林：用于敏感菌株的治疗。每次 4~6g，静脉滴注，每日 1 次，疗程 14 天。使用之前需要做皮肤过敏试验。如果出现皮疹应及时停药，更换其他抗菌药物。

（5）复方磺胺甲噁唑（SMZ-TMP）：用于敏感菌株的治疗。2 片/次，口服，每日 2 次，疗程 14 天。

4. 带菌者的治疗　氯霉素在胆汁的浓度较低，一般仅是血浓度的 25%~50%，大部分经肝脏与葡萄糖醛酸结合为无抗菌活性的代谢产物，不适宜用于伤寒杆菌慢性带菌者的治疗。可选择下列治疗措施：

（1）氧氟沙星或环丙沙星：氧氟沙星，每次 0.2g，口服，每日 2 次；或者环丙沙星，每次 0.5g，口服，每日 2 次，疗程 4~6 天。

（2）氨苄西林或阿莫西林：氨苄西林每次 4~6g，静脉滴注，每日 1 次，使用前必须做皮肤过敏试验；或者阿莫西林，每次 0.5g，口服，每日 4 次；可联合丙磺舒，每次 0.5g，口服，每日 4 次，疗程 4~6 天。

（3）合并胆石或胆囊炎的慢性带菌者：病原治疗无效时，需作胆囊切除，以根治带菌状态。

5. 复发治疗　病原治疗的抗菌药物与伤寒初治相同。

6. 并发症的治疗

（1）肠出血：①绝对卧床休息，密切监测血压和大便出血量。②暂时禁食。③如果患者烦躁不安，应给地西泮（安定），每次 10mg，肌内注射，必要时 6~8 小时可重复 1 次；或者苯巴比妥，每次 0.1g，肌内注射，必要时 4~6 小时可重复 1 次。④补充血容量，维持水、电解质和酸碱平衡。⑤止血药，维生素 $K_1$ 每次 10mg，静脉滴注，每日 2 次。卡巴克络，每次 10mg，肌内注射，每日 2 次。酚磺乙胺（止血敏），每次 0.5g，静脉滴注，每日 2 次。⑥按照出血情况，必要时给予输血。⑦内科止血治疗无效，应考虑手术治疗。

（2）肠穿孔：①局限性穿孔者应给予禁食，使用胃管进行胃肠减压；除了对原发病给予有效的抗菌药物治疗之外，应加强控制腹膜炎症，如联合氨基糖苷类、第三代头孢菌素或碳青霉烯类等抗菌药物，警惕感染性休克的发生。②肠穿孔并发腹膜炎的患者，应及时进行手术治疗，同时加用足量有效的抗菌药物控制腹膜炎。

（3）中毒性心肌炎：①严格卧床休息。②保护心肌药物，高渗葡萄糖、维生素 $B_1$、腺苷三磷酸和 1，6-二磷酸果糖等。③必要时加用肾上腺皮质激素。④如果出现心力衰竭，应给予洋地黄和利尿剂维持至症状消失。

（4）溶血性尿毒综合征：①足量有效的抗菌药物控制伤寒杆菌的原发感染。②肾上腺皮质激素，如地塞米松或泼尼松龙。③输血，碱化尿液。④小剂量肝素低分子右旋糖酐进行抗凝。⑤必要时进行血液透析，促进肾功能的恢复。

（5）肺炎、中毒性肝炎、胆囊炎和 DIC：取相应的内科治疗措施进行治疗。

### （十）预后

伤寒的病死率在抗菌药物问世之前大约为 12%，使用氯霉素治疗之后下降至 4% 左右。尽管在发展中国家已有抗菌药物供应，仍然有病死率超过 10% 的报道，伤寒住院患者的死亡率在巴基斯坦、越南大约为 2%，而巴布亚新几内亚和印度尼西亚则高达 30%~50%。相反，发达国家病死率已下降至 1% 以下。

### （十一）预防

1. 控制传染源　患者应按肠道传染病隔离。体温正常后的第 15 天才解除隔离。如果有条件，症状消失后 5 天和 10 天各做尿、粪便培养，连续二次阴性，才能解除隔离。慢性携带者应调离饮食业，并给予治疗。接触者医学观察 15 天。

2. 切断传播途径　应做好水源管理、饮食管理、粪便管理和消灭苍蝇等卫生工作。要避免饮用生水，避免进食未煮熟的肉类食品，进食水果前应洗净或削皮。

3. 保护易感人群　对易感人群进行伤寒、副伤寒甲、乙三联菌苗预防接种，皮下注射 3 次，间隔 7~10 天，剂量分别为 0.5mL、1.0mL、1.0mL；免疫期为 1 年。每年可加强 1 次，1.0mL，皮下注射。伤寒 Ty21a 活疫苗，第 1、3、5 和 7 天各口服 1 个胶囊。以上疫苗仅有部分免疫保护作用。因此，已经进行免疫预防的个体，仍然需要注意饮食卫生。

## 二、副伤寒

副伤寒是副伤寒甲、乙、丙杆菌引起的一组细菌性传染病。

副伤寒的临床疾病过程和处理措施与伤寒大致相同，以下为副伤寒与伤寒不同的临床特点：

### （一）副伤寒甲、乙

副伤寒甲分布比较局限，副伤寒乙呈世界性分布。我国成人的副伤寒以副伤寒甲为主，儿童以副伤寒乙较常见。副伤寒甲、乙患者肠道病变表浅，范围较广，可波及结肠。潜伏期比较短，2~15天，一般为8~10天。起病常有腹痛、腹泻、呕吐等急性胃肠炎症状，2~3天后减轻，接着体温升高，出现伤寒样症状。体温波动比较大，稽留热少见，热程短，副伤寒甲大约3周，副伤寒乙2周左右。皮疹出现比较早，稍大、颜色较深，量稍多可遍布全身。副伤寒甲复发率比较高，肠出血、肠穿孔等并发症少见，病死率较低。

### （二）副伤寒丙

可表现为脓毒血症型、伤寒型或急性胃肠炎型，以脓毒血症型多见。临床表现比较复杂。起病急，寒战、体温迅速上升，热型不规则，热程1~3周。出现迁徙性化脓病灶时，病程延长，以肺部、骨骼及关节等部位的局限性化脓灶为常见。肠出血、肠穿孔少见。局部化脓病灶抽脓可检出副伤寒丙杆菌。

副伤寒甲、乙、丙的治疗与伤寒相同，当副伤寒丙出现脓肿形成时，应进行外科手术排脓，同时加强抗菌治疗。

（申　婷）

# 第五节　人感染猪链球菌病

人感染猪链球菌病是由猪链球菌感染人而引起的人畜共患性疾病。本病主要经皮肤的伤口而感染，猪是主要传染源。临床表现为发热、寒战、头痛、食欲下降等感染中毒症状，重症患者可合并中毒性休克综合征和链球菌脑膜炎综合征。

## 一、病原学

猪链球菌属链球菌科，革兰染色阳性，无芽孢，有荚膜，呈球形或卵圆形、链球菌科有30个以上的菌属，依据细菌荚膜多糖抗原的差异，将猪链球菌分为35个血清型，即1~34型和1/2型，其中1/2型为同时含有1型和2型抗原的菌株。迄今为止，文献报道感染人的猪链球菌分别是2型、1型和14型，尤以2型为常见。

猪链球菌在羊血平皿上为α溶血，而在马血平皿上为β溶血。适宜的培养基为血培养瓶及血平皿，培养温度37℃、时间18~20小时。新分离的猪链球菌，形态较典型，链长可达20多个菌体；二代培养后细菌形态不典型，甚至变为革兰阴性球杆菌，不成链。因此在诊断、研究时，对刚分离到的细菌形态进行观察十分重要。猪链球菌对环境理化因素的抵抗力差，对常见消毒剂都敏感。猪链球菌的主要毒力因子包括荚膜多糖、溶菌酶释放蛋白、细胞外蛋白因子以及溶血素等。其中溶菌酶释放蛋白及细胞外蛋白因子是猪链球菌2型的两种重要毒力因子。

## 二、流行病学

### （一）传染源

猪是主要传染源，尤其是感染猪链球菌的病（死）猪是本病的主要传染源，目前尚无证据表明该病能在人与人间传播。

### （二）传播途径

主要因接触被猪链球菌感染的生猪和未加工的猪肉制品，经破损皮肤伤口或眼结膜而感染。是否能通过呼吸道，借助气溶胶由病猪而感染人仍有待进一步研究。

### （三）人群易感性

人群普遍易感。直接接触感染的病猪、死猪或猪肉制品的人群为高危人群，且有皮肤破损者更易感染。免疫功能缺陷的人群感染猪链球菌，往往病情较重。

### （四）流行特征

本病的流行特征尚不完全清楚，人感染猪链球菌病常伴随猪群中链球菌病的暴发而高度散发，多数病例集中于夏季，可能与高温潮湿的环境密切相关。从事猪的养殖或者是参与猪的屠宰、加工、配送、销售及烹调的人员均属高危人群，尤其是宰杀病（死）猪者危险性更大。

## 三、发病机制和病理

猪链球菌经破损皮肤或黏膜进入人体，首先在血液中迅速生长和繁殖，引起菌血症，大量繁殖的细菌随血液循环进入人体的各器官、组织并释放毒素，致使机体发生严重的中毒反应，引起败血症。细菌毒素损伤血管内皮细胞，致使血液处于高凝状态，并发弥散性血管内凝血，导致全身性微循环障碍，多器官功能衰竭。

人感染猪链球菌主要有两种严重的临床表现形式：中毒性休克综合征（TSS）和链球菌脑膜炎综合征（SMS）。

TSS 的特征是败血症休克合并 DIC，病理表现为全身多器官、组织实质细胞变性、坏死，大量中性粒细胞浸润，间质内血管明显充血、出血，毛细血管内微血栓形成。主要受累器官的表现为：①皮肤、黏膜（胃肠道、呼吸道及泌尿生殖道）与浆膜出现瘀点和瘀斑，心、肝、肾、肾上腺、食管和肠道等脏器出血。②肺充血水肿，灶性和片状出血，以及毛细血管内微血栓形成。③急性肺炎。④肝脏轻度肿大，肝细胞点状、灶性或片状坏死。⑤肾脏充血、出血，肾小球毛细血管内数量不等的微血栓形成。⑥心肌纤维变性、点状坏死及炎细胞浸润，间质血管充血伴多灶性出血。⑦浆膜腔积液，如胸腔、心包腔和腹腔积液等。⑧有的病例可见皮肤有伤口，常见于手臂与足等处。病变以肺、肾脏和心脏为甚，而脑和脑膜的病变不明显。

SMS 的主要病理表现是化脓性脑膜炎，脑膜血管充血明显，并有大量中性粒细胞浸润，而其他脏器的病理改变轻微。因脑脊髓膜血管高度扩张充血，蛛网膜下隙增宽，大量中性粒细胞、纤维蛋白及液体渗出导致脑脊液量增加，而引起颅内高压，患者可有头痛、喷射状呕吐以及病理反射阳性等症状和体征。因颅神经受累，患者可有不同程度的听力障碍，甚至永久性耳聋。

## 四、临床表现

潜伏期数小时~7天，一般为2~3天。潜伏期长短与感染病原体的毒力、数量以及机体免疫力等因素有关。一般来说，潜伏期越短，病情越重。

急性起病，轻重不一，表现多样。突起畏寒和发热，多为高热、伴全身不适、头痛。部分患者出现恶心、呕吐、腹痛、腹泻。皮肤出血点、瘀点、瘀斑。血压下降，脉压缩小，很快出现休克等。

根据临床表现的不同，临床分为四种类型。

1. 普通型　起病较急，畏寒、发热伴全身不适、厌食、头痛、肌肉酸痛、头晕、乏力，部分患者有恶心、呕吐、腹痛、腹泻等表现，但患者无休克、昏迷和脑膜炎的表现。

2. 休克型　表现为急起畏寒或寒战、高热，数小时内出现呼吸困难、心慌、部分患者出现恶心、呕吐、腹痛、腹泻，四肢发冷、面色青灰、口唇发绀、头昏或意识改变、血压下降、脉压缩小、少尿等休克表现即链球菌中毒性休克综合征，病情进展快，很快转入多器官衰竭，伴有下列两项或两项以上：①肾功能不全。②凝血功能障碍，或弥散性血管内凝血。③肝功能不全。④急性呼吸窘迫综合征。⑤全身皮肤黏膜瘀点、瘀斑，或眼结膜充血。⑥软组织坏死，筋膜炎，肌炎，坏疽等。

3. 脑膜炎型　发热、畏寒、全身不适、乏力、明显头痛，伴呕吐。重者出现昏迷。脑膜刺激征阳性，脑脊液呈化脓性改变。

4. 混合型　兼有休克型和脑膜炎型表现。

其他少见的感染类型有感染性心内膜炎、关节炎、肺炎或支气管肺炎。

# 五、实验室检查

## （一）一般实验室检查

1. 血常规　外周血白细胞总数增高，一般在（10～30）×10$^9$/L或更高，少数出现类白血病反应（但重症患者发病早期可以正常，甚至降低），中性粒细胞比例增高。严重患者血小板降低，继发DIC者血小板可以严重降低。出血倾向明显者可伴贫血。

2. 尿常规　蛋白（+），部分患者酮体阳性。

3. 生化检测　部分患者肝、肾功能异常。

4. 脑脊液　化脓性脑膜炎患者表现为，颅内压增高，脑脊液外观混浊，白细胞数明显升高，蛋白增高，糖和氯化物明显降低。

5. 血气分析　严重患者多出现代谢性酸中毒、呼吸性碱中毒及Ⅰ型呼吸衰竭。晚期可出现呼吸性酸中毒及Ⅱ型呼吸衰竭。

6. DIC指标　出现DIC的患者，3P试验阳性、D-二聚体增高、血小板降低。

## （二）病原学检查

猪链球菌的实验室检测主要是对细菌培养所获得的菌株分离后进行生化鉴定、血清分型以及特异性基因检测。目前尚无成熟的特异性抗体检测方法。

1. 标本采集及病原体分离　采集患者的血液、脑脊液或尸检标本，直接接种于猪链球菌最佳培养基进行培养及分离鉴定。如条件所限，不能立即接种，应4℃保存或冷藏送检，争取及时培养。感染部位的脓液、瘀点、瘀斑、脑脊液直接涂片检查出革兰阳性球菌有一定参考价值。

2. PCR基因鉴定　挑取分离纯化的菌落或选择平板上湿润的可疑菌落，利用特异引物进行PCR扩增。对已经大量使用抗菌药物治疗的患者，可将采集标本直接进行PCR法检测，确认猪链球菌种特异性基因（16S rRNA），以及特有的毒力基因，若为阳性者则作为确诊病例。

## 六、诊断

### (一) 诊断依据

综合患者的流行病学史、临床表现和实验室检查结果进行诊断，并应注意排除与本病表现相似的其他疾病。

1. 流行病学史 起病前 7 天内有与病猪、死猪等家畜直接接触史，尤其是皮肤黏膜破损者宰杀病猪、死猪，切洗加工或销售病猪肉，埋葬病猪、死猪等。

2. 临床表现 急性起病，有畏寒、发热等全身感染中毒症状。伴有 TSS 或 SMS 表现，或同时存在 TSS 和 SMS 表现。

3. 实验室检查 外周血白细胞计数增高，以中性粒细胞为主；细菌培养阳性或特异性基因检测阳性。

### (二) 诊断标准

1. 疑似病例 发病前 7 天内有与病猪、死猪等家畜直接接触史，具有急性全身感染中毒表现；或在上述流行病学资料基础上，外周血白细胞总数及中性粒细胞比例增高。

2. 临床诊断病例 具有上述流行病学史，出现 TSS 或 SMS 表现，或同时存在 TSS 和 SMS 表现。

3. 确诊病例 疑似病例或临床诊断病例无菌部位标本培养分离出猪链球菌和（或）特异性基因检测阳性。

## 七、鉴别诊断

本病应与其他可致发热、瘀点、瘀斑、休克、多器官功能损害等表现的疾病相鉴别。主要与以下疾病相鉴别：如其他病原菌所致的败血症、感染性休克及爆发型流行性脑脊髓膜炎等疾病，尤其是其他链球菌或葡萄球菌感染引起的 TSS 相鉴别。还应注意与肾综合征出血热，全身炎症反应综合征，夏季发病的脑炎型还应同乙型脑炎等疾病鉴别。主要依据流行病学史、临床表现，尤其是病原学检查进行鉴别。后期应注意排除其他严重感染所致的多器官功能损害综合征或多器官功能衰竭。

## 八、治疗

本病起病急骤，病情发展迅速，早期诊断治疗对预后影响显著。

### (一) 一般治疗

卧床休息。密切观察病情变化，特别注意血压、神志等变化。早期给予持续导管吸氧，病情进展者可改用面罩给氧。维持机体内环境的平衡和稳定，包括水、电解质、酸碱、能量平衡；补充维生素，据病情可给予新鲜血浆和白蛋白等支持治疗。根据病情需要，定期或持续监测血压和动脉血氧饱和度（$SaO_2$）。定期复查血常规、尿常规、血电解质、肝肾功能和 X 线胸片等。

### (二) 对症治疗

发热体温>38.5℃者可给予物理降温，慎重使用解热镇痛药；有恶心、呕吐等消化道症状的患者，应禁食，静脉补液，保证水、电解质补充；烦躁和局部疼痛患者，给予镇静剂和镇痛剂。

## （三）病原治疗

早期、足量使用有效的广谱抗菌药物是防止休克发生、降低病死率的关键。猪链球菌对大多数的抗菌药物敏感，但不同地区的菌株敏感性有差异。

1. 可选青霉素，每次 320 万~480 万 U，静脉滴注，每 8 小时 1 次，疗程 10~14 天。

2. 可选择第三代头孢菌素，头孢曲松钠 2.0g，静脉滴注，每 12 小时 1 次；或头孢噻肟 2.0g，静脉滴注，每 8 小时 1 次。也可选择其他第三代及第四代头孢菌素。治疗脑膜炎时尤其应注意药物在脑脊液中是否能够达到有效的杀菌浓度。

3. 有病原培养报告的患者，可根据药敏结果调整治疗。

4. 治疗 2~3 天效果不佳者，应考虑调整抗菌药物。

## （四）其他治疗

1. 休克型患者　在抗菌治疗的基础上应积极抗休克治疗。包括：扩充血容量；根据酸中毒的严重程度，补给碳酸氢钠溶液；在积极扩容基础上，血压仍无上升的患者，可使用血管活性药物（多巴胺），根据血压调整剂量。在充分扩容基础上，仍存在微循环障碍患者（四肢凉、口唇发绀、甲床发绀），可应用 654-2；心率加快、升压效果不好的患者，可以使用洋地黄类强心药物。注意维护重要脏器的功能。

2. 脑膜炎型患者　应尽早应用有效抗菌药物，尽早发现颅内高压，给予脱水治疗，减轻脑水肿及预防脑疝，可用 20% 的甘露醇 1~2g/kg，每 4~6 小时 1 次。严重患者在注射甘露醇的间歇可以使用呋塞米 20~100mg，或 50% 葡萄糖注射液 40~60mL，静脉注射。并可应用地塞米松 10~20mg，每天 1~2 次静脉注射。对抽搐惊厥患者，可以使用苯巴比妥钠或安定，必要时 10% 水合氯醛口服或灌肠。

3. 糖皮质激素的使用　应用糖皮质激素的目的是抑制机体异常的免疫病理反应，减轻全身炎症反应，从而改善休克和脑膜炎的症状。应用指征如下：①经过积极的补液治疗，仍需血管活性药物维持血压。②有明显脑膜刺激征或脑水肿表现者。推荐药物为琥珀酸氢化可的松每日 200~300mg，分 2~3 次静脉给药，连续应用 7 天后，逐渐减量。

4. 呼吸支持治疗　重症患者应监测 $SaO_2$ 变化，$SaO_2$ 低于 90%~94% 是呼吸衰竭的早期表现，及早给予鼻导管吸氧或面罩吸氧治疗，改善不佳者，应及时考虑机械通气。

5. DIC 的处理　治疗原则包括原发病治疗（抗生素），输注新鲜血浆或血小板支持替代治疗，必要时肝素抗凝治疗。

6. 急性肾功能衰竭的防治　积极扩容，纠正低血压，保证肾脏灌注，同时避免肾毒性药物，防止肾功能损害。当尿量明显减少者可使用利尿剂。少尿或血肌酐>442μmol/L，可实施连续性肾脏替代治疗（CRRT）。

7. 应激性溃疡的预防　存在休克、应用激素等危险因素的患者，可应用抑酸剂和胃黏膜保护剂预防应激性溃疡。

8. 听力障碍的治疗　部分患者，特别是脑膜炎型患者会出现听力障碍，因此在早期治疗期间应注意避免使用耳毒性药物。一旦出现听力障碍，可给予改善微循环的药物以及钙离子拮抗剂，有条件的可行高压氧治疗。

# 九、预后

早期诊断、及时积极治疗多数患者可以治愈。2 型猪链球菌感染的病死率可达 12%~

26%，我国人感染猪链球菌报告病例的病死率为 9.09%~18.27%。普通型预后良好，但休克型和脑膜/脑炎型病死率高，休克型病死率最高，可达 75%~80%，是 2 型猪链球菌感染患者死亡的主要原因。部分患者可留下后遗症（如感知性耳聋或复视）。

## 十、预防

人感染猪链球菌病的预防应以疫情监测、严格控制传染源、切断传播途径等综合性防治措施为主。

### （一）管理传染源

严禁屠宰、加工、贩卖病（死）家畜及其制品。应在当地有关部门的指导下，对病家畜及死家畜进行消毒、焚烧、深埋等无害化处理。

### （二）切断传播途径

提倡在处理猪肉或猪肉加工过程中戴手套以预防猪链球菌感染，对疫点和疫区做好消毒工作，对病（死）猪家庭的环境应进行严格消毒处理。对患者家庭环境及患者的排泄物、分泌物、呕吐物等应进行消毒处理。对直接接触感染病（死）猪或猪肉制品的人员，开展为期 1 周的医学观察，一旦出现发热应立即就诊。接诊可疑不明原因发热患者必须询问流行病史，如发现有病（死）猪接触史，应在积极治疗的同时，立即向当地疾病预防控制机构报告。

### （三）保护易感人群

1. 个人防护　对猪链球菌病进行宣传教育，使生猪屠宰、加工、销售等从业人员或其他相关人员认识到接触病、死猪的危害，并做好自身防护。特别是从事动物疫情处理的工作人员及从事人感染猪链球菌病例调查、采样、临床救治、检验和消毒工作的医务人员均应采取严格的个人防护措施，严防发生感染。

2. 药物预防　对直接接触感染的病（死）猪或猪肉制品的人员可用阿莫西林进行预防性服药，每次 0.5g，每天 3 次，连服 3 天。

目前尚无有效的疫苗，因此尚不能对人进行免疫预防。

（申　婷）

# 第六节　鼠疫

鼠疫是鼠疫耶尔森菌引起的烈性传染病，主要流行于鼠类、旱獭及其他啮齿动物，属于自然疫源性疾病。临床主要表现为高热、淋巴结肿痛、出血倾向、肺部特殊炎症等。人群之间主要通过带菌的鼠蚤为媒介，经人的皮肤传入引起腺鼠疫；经呼吸道传入发生肺鼠疫，均可发展为败血症。传染性强，病死率高，属国际检疫传染病和我国法定的甲类传染病。我国有 12 种类型鼠疫自然疫源地，分布于 19 个省区，近十年人间鼠疫病例数逐年增多，以腺鼠疫为主，需引起高度重视。

## 一、病原学

鼠疫耶尔森菌亦称鼠疫杆菌，属肠杆菌科，耶尔森氏菌属，革兰染色阴性。外观为两端钝圆，两极浓染的椭圆形小杆菌。长 1~1.5μm，宽约 0.5~0.7μm，有荚膜，无鞭毛、无芽孢。在普通培养基上生长，培养的适宜温度为 28~30℃，酸碱度为 pH 6.9~7.2。

细菌的抗原成分：①荚膜 FI 抗原，分为两种，一种是多糖蛋白质（F-I），另一种为蛋白质（F-IB）。抗原性较强，特异性较高，有白细胞吞噬作用，可通过凝集试验、补体结合试验或间接血凝试验检测。②毒力 V/W 抗原，为菌体表面抗原，V 抗原可使机体产生保护性抗体，W 抗原为脂蛋白，不能使机体产生有保护力的抗体。V/W 抗原结合物有促使产生荚膜，抑制吞噬作用，与细菌的侵袭力相关。

鼠疫杆菌产生两种毒素，一种为鼠毒素或外毒素（毒性蛋白质），对小鼠和大鼠有很强毒性。另一种为内毒素，能引起发热、DIC、组织器官内溶血、中毒休克、局部及全身施瓦茨曼反应。较其他革兰阴性菌内毒素毒性强。

本菌对外界抵抗力较弱，对光、热、干燥及一般消毒剂均敏感。日光直射 4~5 小时即死，加热 55℃ 15 分钟或 100℃ 1 分钟、5% 苯酚、5% 甲酚皂、0.1 升汞、5%~10% 氯胺均可将病菌杀死。但在潮湿、低温与有机物内存活时间则较久，在痰和脓液中可存活 10~20 天，在蚤粪中可存活 1 个月，在尸体中可存活数周至数月。

## 二、流行病学

### （一）传染源

鼠疫为典型的自然疫源性疾病，自然感染鼠疫的动物都可作为鼠疫的传染源，主要是鼠类和其他啮齿动物。黄鼠属和旱獭属为主要储存宿主。褐家鼠、黄胸鼠是次要储存宿主，却是人间鼠疫的主要传染源。各型患者均为传染源，以肺型鼠疫最为重要。

### （二）传播途径

1. 动物和人间鼠疫的传播　主要以鼠蚤为媒介，构成"啮齿动物–鼠蚤–人"的传播方式。鼠蚤叮咬是主要传播途径。

2. 经皮肤传播　少数可因直接接触患者的痰液、脓液或病兽的皮、血、肉经破损皮肤或黏膜受染。

3. 呼吸道飞沫传播　肺鼠疫患者痰中的鼠疫耶尔森菌可借飞沫构成人–人之间的传播，造成人间的大流行。

### （三）人群易感性

人群对鼠疫普遍易感，无性别年龄差别，存在一定数量的隐性感染。病后可获持久免疫力。预防接种可获一定免疫力，可降低易感性。

### （四）流行特征

1. 流行情况　人间鼠疫耶尔森菌感染以非洲、亚洲、美洲发病最多。亚洲主要在越南、尼泊尔、缅甸、印度、俄罗斯和蒙古有流行或病例发生。我国近年有 19 个省区发生鼠疫疫情，发病最多的是滇西黄胸鼠疫源地和青藏高原喜马拉雅旱獭疫源地。

2. 流行性　本病多由疫区通过交通工具向外传播，形成外源性鼠疫，引起流行。

3. **人间鼠疫与鼠间鼠疫的关系**　人间鼠疫流行，均发生于动物间鼠疫之后。人间鼠疫多由野鼠传至家鼠，由家鼠传染于人引起。

4. **季节性**　与鼠类活动和鼠蚤繁殖情况有关。人间鼠疫多在 6~9 月。肺鼠疫多在 10 月以后流行。

5. **隐性感染**　职业感染性差异与接触传染源的机会和频次有关。

## 三、发病机制和病理解剖

鼠疫耶尔森菌经皮肤侵入后，首先在局部被中性粒细胞和单核巨噬细胞吞噬，迅速经由淋巴管至局部淋巴结繁殖，引起原发性淋巴结炎（腺鼠疫）。鼠疫耶尔森菌的组织破坏性和抗吞噬作用使其易进入血液循环，形成败血症。鼠疫耶尔森菌可经血液循环进入肺组织，引起"继发性肺鼠疫"。由呼吸道排出的鼠疫耶尔森菌通过飞沫传入他人体内，则引起"原发性肺鼠疫"。不同于大多数细菌，鼠疫杆菌通过一系列逃避天然免疫系统成分的作用而致感染。逃逸过程与其 pCD1 质粒编码的 Ⅲ 型分泌系统 T3SS 和分泌的 6 种毒力蛋白 Yops（YopE、YopJ、YopH、YopO、YopT、YopM）密切相关。这 6 种毒力蛋白分别从破坏细胞骨架、诱导细胞凋亡、抑制细胞因子分泌、抵抗细胞吞噬及破坏肌动蛋白微丝等多方面干扰宿主细胞的正常免疫功能，实现逃逸体内免疫反应而导致持续感染。

鼠疫的基本病理改变为淋巴管、血管内皮细胞损害和急性出血坏死性炎症。腺鼠疫为淋巴结的出血性炎症和凝固性坏死。肺鼠疫肺部病变以充血、水肿、出血为主。发生鼠疫败血症时，全身各组织、脏器均可有充血、水肿、出血及坏死改变，多浆膜腔发生血性渗出物。

## 四、临床表现

潜伏期：腺鼠疫 2~5 天。原发性肺鼠疫数小时至 3 天。曾经接受预防接种者，可长达 9~12 天。

临床上有腺型、肺型、败血症型及轻型等。鼠疫的主要表现为发病急剧、寒战、高热、体温骤升至 39~41℃，呈稽留热。剧烈头痛，有时出现中枢性呕吐、呼吸急促，心动过速，血压下降。重症患者早期即可出现血压下降、意识不清、谵妄等。

### （一）腺鼠疫

最为常见，除具有鼠疫的全身表现以外，受侵部位所属淋巴结肿大为其主要特点。好发部位依次为腹股沟淋巴结、腋下、颈部及颌下淋巴结，多为单侧。淋巴结肿大出现于发热的同时，表现为迅速地弥漫性肿胀，典型的表现为淋巴结明显触痛而坚硬，与皮下组织粘连，失去移动性，周围组织显著水肿，可有充血和出血。由于疼痛剧烈，患者常呈被动体位。

### （二）肺鼠疫

根据传播途径不同，肺鼠疫可分为原发性和继发性两种类型。原发肺鼠疫起病急骤，寒战高热，在起病 24~36 小时内可发生剧烈胸痛、咳嗽、咳大量泡沫粉红色或鲜红色血痰；呼吸急促并呼吸困难；肺部仅可闻及少量散在湿啰音或轻微的胸膜摩擦音，较少的肺部体征与严重的全身症状常不相称。X 线胸片检查呈支气管肺炎改变。

继发性肺鼠疫是在腺鼠疫或败血症型鼠疫症状基础上，病情突然加剧，出现原发性肺鼠疫呼吸系统表现。

### （三）败血症型鼠疫

亦称暴发型鼠疫。为最凶险的一型，病死率极高。亦可分为原发性和继发性两种类型。继发性者病初有肺鼠疫、腺鼠疫或其他类型的相应表现而病情进一步加重。主要表现为寒战高热或体温不升、神志不清，谵妄或昏迷，进而发生感染性休克。病情进展异常迅猛，常于1~3天死亡。因皮肤广泛出血、瘀斑、发绀、坏死，故死后尸体呈紫黑色，俗称"黑死病"。原发败血症型鼠疫少见。

### （四）轻型鼠疫

又称小鼠疫，发热轻，局部淋巴结肿大，轻度压痛，偶见化脓。血培养可阳性。多见于流行初、末期或预防接种者。

### （五）其他类型鼠疫

如皮肤鼠疫、肠鼠疫、眼鼠疫、脑膜炎型鼠疫、扁桃体鼠疫等，均少见。

## 五、实验室检查

### （一）常规检查

1. 血常规　外周血白细胞总数大多升高，常达（20~30）×$10^9$/L以上。初为淋巴细胞增高，以后中性粒细胞显著增高，红细胞、血红蛋白与血小板减少。

2. 尿常规　有蛋白尿及血尿。尿沉渣中可见红细胞、白细胞和细胞管型。

3. 粪常规　粪便潜血可阳性。

4. 凝血功能　肺鼠疫和败血症型鼠疫患者在短期即可出现弥漫性血管内凝血，表现为纤维蛋白原浓度减少（<2.0g/L），凝血酶原时间和部分凝血激酶时间明显延长，D-二聚体和纤维蛋白原降解产物明显增加。

5. 脑脊液　脑膜炎型病例可表现为压力升高，外观混浊，白细胞常大于4×$10^9$/L，中性粒细胞为主，蛋白明显增加，葡萄糖和氯化物明显下降，脑脊液鲎试验阳性。

### （二）细菌学检查

1. 涂片检查　用血、尿、粪及脑脊液作涂片或印片，革兰染色，可找到$G^-$两端浓染的短杆菌。阳性率约为50%~80%。

2. 细菌培养　动物的脾、肝等脏器或患者的淋巴结穿刺液、脓、痰、血、脑脊液等，接种于普通琼脂或肉汤培养基可分离出鼠疫耶尔森菌。

### （三）血清学检查

1. 间接血凝法（IHA）　用FI抗原检测患者或动物血清中FI抗体。FI抗体持续1~4年，常用于流行病学调查及回顾性诊断。

2. 酶联免疫吸附试验（ELISA）　较IHA更为敏感。适合大规模流行病学调查。

3. 荧光抗体法（FA）　用荧光标记的特异性抗血清检测可疑标本，可快速准确诊断。特异性、灵敏性较高。

### （四）分子生物学检测

主要有DNA探针和聚合酶链反应（PCR），检测鼠疫特异性基因，近来应用较多。环介导等温扩增技术（LAMP）作为一种新型基因检测方法，具有快速、敏感、特异的优点，为鼠疫耶尔森菌的检测提供了新的发展方向。

## 六、诊断

对 10 天内到过鼠疫流行区，有与可疑鼠疫动物或患者接触史。起病急骤，病情迅速恶化的高热患者，且具有下列临床表现之一者，应做出鼠疫的疑似诊断。

1. 起病急剧，高热，白细胞剧增，在未用抗生素或仅用青霉素类抗生素情况下，病情迅速恶化，在 48 小时内进入休克或更严重的状态。

2. 急性淋巴结炎，淋巴结肿胀，剧烈疼痛并出现强迫体位。

3. 出现重度毒血症、休克综合征而无明显淋巴结肿胀。

4. 咳嗽、胸痛、呼吸急促、咳痰带血或咯血。

5. 重症结膜炎伴有严重上下眼睑水肿。

6. 剧烈头痛、昏睡、颈部强直、谵语妄动、脑压高、脑脊液浑浊。

7. 未接种过鼠疫菌苗，FI 抗体效价在 1 ：20 以上者。

本病应先做出疑似诊断，以便早期治疗，提高治愈率。对疑似诊断病例在获得明确病原学诊断依据前或该区域有人间鼠疫流行，亦可对继发病例做出疑似鼠疫的诊断。

## 七、鉴别诊断

### （一）腺鼠疫

1. 急性淋巴结炎　常继发于其他感染病灶，受累区域的淋巴结肿大、压痛，常有淋巴管炎，全身症状较轻。

2. 丝虫病淋巴结肿大　本病急性期，淋巴结炎与淋巴管炎常同时发生，数天后可自行消退，全身症状轻微，夜间血液涂片检查可找到微丝蚴。

### （二）肺鼠疫

1. 大叶性肺炎　临床特点为咳铁锈色痰；肺部可有肺实变体征，痰液培养可获相应病原体诊断。

2. 炭疽　发病后多出现低热、疲劳和心前区压迫等，持续 2~3 天后突然加重。而肺鼠疫病例临床表现重，进展快。

### （三）败血症型鼠疫

应及时检测疾病的病原或抗体，并根据流行病学、症状体征与其他原因所致败血症、钩端螺旋体病、流行性出血热、流行性脑脊髓膜炎等相鉴别。

## 八、预后

以往的病死率极高，近年来，由于抗生素的及时应用，病死率降至 10% 左右。

## 九、治疗

凡确诊或疑似鼠疫患者，均应迅速组织严密的隔离，就地治疗，不宜转送。

### （一）一般治疗与护理

1. 严格的隔离消毒患者 病区内必须做到无鼠无蚤。入院时对患者做好卫生处理（更衣、灭蚤及消毒）。病区、室内定期进行消毒，患者排泄物和分泌物应用含氯石灰或甲酚皂液彻底消毒。

2. 饮食与补液 急性期应卧床休息，给予患者流质饮食，或葡萄糖和生理盐水静脉滴注，维持水、电解质平衡。

### （二）病原治疗

治疗原则是早期、联合、足量、应用敏感的抗菌药物。

1. 腺鼠疫 链霉素成人首次 1g，以后 0.5~0.75g，每 4 小时或每 6 小时肌内注射（2~4g/d）。治疗过程中可根据体温下降至 37.5℃ 以下，全身症状和局部症状好转逐渐减量。患者体温恢复正常，全身症状和局部症状消失，按常规用量继续用药 3~5 天。疗程一般为 10~20 天，链霉素使用总量一般不超过 60g。腺体局部按外科常规进行对症治疗。

2. 肺鼠疫和败血症型鼠疫 链霉素成人首次 2g，以后 1g，每 4 小时或每 6 小时肌内注射（4~6g/d）。全身症状和呼吸道症状显著好转后逐渐减量。疗程一般为 10~20 天，链霉素使用总量一般不超过 90g。儿童参考剂量为每 12 小时 30mg/kg。

3. 皮肤鼠疫 按一般外科疗法处置皮肤溃疡，必要时局部滴注链霉素或敷磺胺软膏。

4. 有脑膜炎症状的患者 在特效治疗的同时，辅以氯霉素治疗，成人 50mg/（kg·d），儿童（>1 岁）每 6 小时 50mg/（kg·d），静脉滴注，疗程 10 天，注意氯霉素的骨髓毒性等不良反应。

亦可选用氨基糖苷类、氟喹诺酮类、第三代头孢菌素及四环素等。

### （三）对症治疗

高热者给予冰敷、酒精擦浴等物理降温措施。发热>38.5℃，或全身酸痛明显者，可使用解热镇痛药。儿童禁用水杨酸类解热镇痛药。烦躁不安或疼痛者用镇静止痛剂。注意保护重要脏器功能，有心衰或休克者，及时强心和抗休克治疗。有 DIC 者在给予血小板、新鲜冰冻血浆和纤维蛋白原等进行替代治疗的同时给予肝素抗凝治疗。中毒症状严重者可适当使用肾上腺皮质激素。

## 十、预防

### （一）管理传染源

应灭鼠、灭蚤，监控鼠间鼠疫。加强疫情报告。严格隔离患者，患者和疑似患者应分别隔离。腺鼠疫隔离至淋巴结肿大完全消散后再观察 7 天。肺鼠疫隔离至痰培养 6 次阴性。接触者医学观察 9 天，曾接受预防接种者应检疫 12 天。患者的分泌物与排泄物应彻底消毒或焚烧。死于鼠疫者的尸体应用尸袋严密包扎后焚化。

### （二）切断传播途径

加强国际检疫与交通检疫，对来自疫区的车、船、飞机进行严格检疫并灭鼠灭蚤。对可疑旅客应隔离检疫。

### （三）保护易感者

1. 加强个人防护 参与治疗或进入疫区的医护人员必须穿防护服和高筒靴、戴面罩、厚口罩、防护眼镜、橡皮手套等。

2. 预防性服药 药物可选用四环素、多西环素、磺胺、环丙沙星等。必要时可肌内注射链霉素进行预防性治疗，疗程均为7天。

3. 预防接种 主要对象是疫区及其周围的人群，参加防疫工作人员及进入疫区的医务工作者。非流行区人员应在鼠疫菌苗接种10天后方可进入疫区。

（陈丽明）

# 第七节 布鲁菌病

布鲁菌病简称布病，是布鲁菌引起的一种人畜共患地方性传染病，在农牧区多见。因许多野生动物是布鲁菌的宿主，故本病属自然疫源性疾病。我国将其列为乙类传染病。布鲁菌病主要因布鲁菌经皮肤破损处接触、进食未消毒受染动物乳及乳制品或吸入含菌尘埃而引起。临床表现以波浪热、多汗、骨关节炎、神经痛、肝脾大、睾丸肿痛为特征，可累及多器官或多系统，易转成慢性感染和复发，骨关节病变是最常见并发症，脑膜炎和心内膜炎是致死的主要原因。本病需长疗程抗菌药物联合治疗。布鲁菌被列为生物恐怖活动的B类病原体，应受到高度重视。

## 一、病原学

布鲁菌属α-变形细菌亚门，为革兰染色阴性多形球杆菌，不活动、无芽孢，能在多种哺乳动物的细胞内生存。其内毒素含有A抗原和M抗原，可依此区分菌种。布鲁菌专性需氧，营养要求高，培养生长缓慢。1985年布鲁菌专门委员会根据布鲁菌的自然宿主、代谢特点、培养特性及抗原性，将其分为6个菌种和19个生物亚型，分别称为：羊种，也称马耳他种，有1~3个生物型；牛种有1~7和9生物型；猪种有1~5个生物型；犬种、绵羊附睾种、沙林鼠种均有1个生物型。1994年后在世界各地又陆续发现了几种新的布鲁菌，分别是：田鼠种布鲁菌、鳍种布鲁菌、鲸种布鲁菌和未分型的布鲁菌种。到目前为止，已发现至少10个菌种，其中羊种、牛种、猪种和犬种对人类有致病性，尤以羊种布鲁菌最强。近年已从人布鲁菌病的脑肉芽肿组织中分离出鳍种和鲸种布鲁菌，提示这两种新发现的布鲁菌对人类有潜在的致病性。因布鲁菌有较强的致病性，美国CDC已将其列为B类生物恐怖致病菌。布鲁菌是胞内寄生菌，主要感染巨噬细胞和生殖道上皮细胞并在细胞内生长繁殖，在血液、骨髓和生殖道细菌含量最多，是导致病畜流产的主要原因。

布鲁菌在外界环境中抵抗力较强，在干燥土壤、皮毛和乳制品中可存活数周至数月，在水中可生存5天至4个月。但布鲁菌对光、热、常用化学消毒剂等均敏感。日照10~20分钟、湿热60℃ 10~20分钟、3%漂白粉液数分钟即可将其杀灭。

## 二、流行病学

### （一）传染源

目前已发现许多家畜及野生动物是布鲁菌的宿主。与人类关系密切的宿主有羊、牛、猪、犬、骆驼、鹿等动物均可成为人类的传染源。海洋型布鲁菌感染人已有报道，但鲸鱼、海豚是否为传染源尚无定论。虽然已证实有人传人的可能，但作为传染源意义不大。

## （二）传播途径

布鲁菌从动物传播到人类的主要传播途径有：

1. 经皮肤黏膜接触感染 破损皮肤黏膜直接接触受染动物或其排泄物而感染，是农牧民、兽医、屠宰场、皮毛加工厂工人最常见的感染途径。

2. 经消化道感染 进食未消毒的病畜生乳及乳制品，可经消化道感染。

3. 经呼吸道传播 吸入含菌的气溶胶，可经呼吸道感染。

4. 其他 罕见但有可能发生的感染途径，如母婴传播、性接触传播和医源性传播。孕妇感染布鲁菌在分娩或哺乳时致新生儿感染；从布鲁菌患病者的血液和精液中检出布鲁菌，提示有性接触感染的可能；经输血及血制品、骨髓干细胞移植而感染布鲁菌的医源性传播途径在流行区不容忽视。

## （三）易感人群

人群普遍易感，但接触病畜的农牧民、兽医、屠宰场工人、肉贩及接触布鲁菌的实验室人员是患布鲁菌病的高危职业。病后有一定的免疫力，可发生再感染。

## （四）流行病学特征

布鲁菌病在全球分布，以羊种布鲁菌流行占绝对优势，其次为牛种菌，猪种和犬种菌仅见于少数地区。WHO 估计每年约 50 万人患病，是流行最广的人畜共患疾病，尤以地中海、阿拉伯半岛、印度、中亚、非洲和中南美洲的农牧区为多。男性多于女性，成人多于儿童，农牧区多于城市，与接触病畜机会多有关。我国布鲁菌病多见于西北、华北和东北等农牧区，南方地区可见散在发病病例，多于接触羊、牛及其产品等有关。一年四季均有发病，但发病高峰多在春末夏初或夏秋之间，与羊产羔季节有关。发达国家和地区已基本消灭或控制本病，但部分发展中国家的发病率仍在增加。20 世纪 90 年代后，我国因畜间防控措施的缺失而导致人和家畜的布鲁菌病患病率剧增。

# 三、发病机制和病理

## （一）致病机制与免疫应答

布鲁菌经皮肤或黏膜侵入人体，在局部淋巴结生长繁殖并被巨噬细胞吞噬，未被消灭的细菌在此处增殖形成感染灶，经大量生长繁殖后冲破淋巴结屏障进入血液循环，随血流侵及全身各组织脏器中继续生长繁殖并释放内毒素引起菌血症和毒血症。当机体免疫系统消灭大多数细菌，症状减轻或缓解，随后布鲁菌在肝、脾、骨髓、淋巴结形成新的感染灶，在细胞内繁殖后释放入血再次引起菌血症而发热，如此反复出现菌血症形成典型的波状热表现。在慢性期，布鲁菌主要局限于各器官组织中而引起局部病变，可导致难治性并发症。因布鲁菌寄生于细胞内，抗菌药物不易进入，加之细菌逃避宿主免疫清除作用，可能是难以根治的原因之一。

布鲁菌感染后的免疫应答机制尚未阐明。研究表明机体的固有免疫和特异性细胞免疫应答在抵抗布鲁菌感染中起主要作用。在固有免疫中，巨噬细胞的吞噬作用、抗原提呈、信号传导、Th1 型细胞因子的产生和模式识别受体的活化，CD4$^+$T 细胞和 CD8$^+$T 细胞的增殖活化、分泌 TNF-$\alpha$、TNF-$\gamma$、IL-1、IL-12 等细胞因子或诱导受染细胞凋亡等均起重要作用。目前研究已证明清除细胞内布鲁菌主要取决于 Th1 型细胞应答、$\gamma\delta$T 细胞应答和巨噬细胞的功能。布鲁菌感染后在第一周出现 IgM 抗体，第二周转为 IgG 抗体。随着疾病恢复，抗体缓慢下降，约 2~3 年消失。持续升高的 IgG 抗体预示慢性感染或复发。

### （二）病理改变

布鲁菌感染后可累及全身所有组织器官，以单核巨噬细胞系统增生为主。在急性期为菌血症及内毒素引起单核巨噬细胞系统弥漫性增生，表现为肝、脾、淋巴结肿大。慢性期则细菌和机体变态反应引起由上皮样细胞、巨噬细胞、浆细胞、淋巴细胞等组成的肉芽肿，在肝、脾、淋巴结及骨髓中明显，猪种布鲁菌可引起化脓性肉芽肿。布鲁菌病主要累及骨关节、肝、脾、神经系统、泌尿生殖系统以及全身其他器官。骨关节受累主要表现为关节炎、脊椎炎等，神经系统受累可引起神经炎、神经根炎，侵及脑组织可引起脑膜炎、脑炎等。心脏受累可引起心内膜炎、心肌炎等。生殖系统受累引起睾丸炎、附睾炎、输卵管炎、子宫内膜炎等。

## 四、临床表现

不论何种途径感染，其临床表现相同。布鲁菌感染可引起隐性感染、亚临床和临床症状。根据病程，可将布鲁菌病分为急性和慢性，我国 CDC 提出的临床分期为：病程在 6 个月内为急性期，超过 6 个月则诊断为慢性期。

### （一）急性期

潜伏期数日或数月，平均 2~4 周。起病缓慢，表现为发热、多汗、乏力、全身不适、骨关节疼痛，少数男性患者出现睾丸肿痛等。发热以波状热（间歇热型）为特征，但不规则热型或弛张热型较多见。多汗尤以夜间或凌晨退热时大汗淋漓并伴有酸臭味为本病突出特征。多数患者有全身肌肉痛及多发性关节痛，骶髂关节、髋关节、膝关节、肩关节、肘关节等大关节痛，呈游走性，其中以骶髂关节炎最常见，部分老年患者表现为脊柱炎或脊椎炎。骨关节病变是最常见的并发症。多有肝、脾大，淋巴结肿大主要见于颈部及腋下。腰骶神经病变，以坐骨神经痛较多见。部分男性患者可有睾丸肿痛，多为单侧，乃睾丸炎或附睾炎所致。女性可患卵巢炎，输卵管炎、子宫内膜炎等。孕期感染约半数出现流产。其他表现有厌食、恶心、腹痛、腹泻、便秘等消化道症状；累及肺部可出现肺部炎症、胸膜粘连、肺部结节病变等；累及肾脏可有间质性肾炎、肾盂肾炎等；眼睛受累可引起虹膜睫状体炎、角膜炎、眼内炎、脉络膜炎、视神经炎等。少数患者可出现皮疹。

### （二）慢性期

病程超过 6 个月，即为慢性期。多因急性期未及时得到诊治或治疗不彻底，或无急性期直接演变成慢性期。主要表现为低热、疲乏、盗汗、全身不适、消瘦、精神抑郁、失眠、头痛骨关节痛、肌痛等全身症状。临床表现无特征性，易误诊。慢性期还可表现为局部感染的症状，约半数以上表现为骨关节病变如骶髂关节炎，严重者可致关节畸形和功能障碍，部分患者可有脊柱受累，以腰椎最多见，表现为脊柱炎等。布鲁菌累及神经系统可引起脑膜炎、脑炎或脑肉芽肿，以及脊髓炎、神经根炎、脱髓鞘神经系病变及颅神经受累的表现等；累及心脏以心内膜炎多见，主要侵犯主动脉瓣，严重者引起心功能不全的表现和体征。

## 五、实验室检查和其他辅助检查

### （一）血常规和生化检查

白细胞正常或轻度减少，淋巴细胞相对或绝对增高。可有贫血，血小板减少或全血细胞减少。血沉增快，C-反应蛋白增加，少数患者降钙素原轻度升高。部分患者可有肝酶升高。累及心脏可有心肌酶增高。合并有脑膜炎者的脑脊液压力升高，白细胞计数升高，以淋巴细胞为主，蛋白升高等类似结核性脑膜炎改变。

### （二）病原学检查

1. 细菌培养　细菌培养是确诊布鲁菌病的金标准，但阳性率依赖于疾病期和培养技术。可采集血液、骨髓、关节液、脑脊液、尿液、淋巴组织等标本送菌培养。因布鲁菌生长缓慢，多在培养 7~21 天后出现阳性结果，阳性率约 20%~50%。对阳性克隆菌还须经进一步鉴定菌种和生物型，耗时费力。现用持续监测自动血培养系统（BACTEC 或 BacT/Alert）已明显缩短培养时间和提高菌培养的阳性率。急性期血液、骨髓、关节液的阳性率较高，尤以病程初期 2 周内阳性率最高，而慢性期阳性率较低，骨髓培养的阳性率高于血培养。

2. PCR 技术检测布鲁菌　目前应用 PCR 技术发展出多种检测布鲁菌基因序列和基因分型方法，如多重 PCR 技术、实时 PCR 技术等对组织、分泌物及菌培养标本检测布鲁菌特异性基因序列，其敏感性和特异性很高。此外，PCR-限制性多态性分析技术、多变区八寡聚核苷指纹印记（HOOF-Prints）技术、多位点可变数量串联重复序列分析（MLVA）技术等可用于布鲁菌种和基因分型鉴定，但因技术复杂，需要设备条件，很难在临床上推广应用。

3. 血清学检查　血清特异性抗体检测是临床最常用的诊断方法。常用的有血清试管凝集试验（SAT）、虎红平板凝集试验（RBPT）、库姆试验（Coombs' test）、补体结合试验（CFT）和酶联免疫吸附试验（ELISA）等方法。虎红平板凝集试验为定性试验，在急性期具有一定的特异性和较好的敏感性，操作简便，但对慢性期及并发症患者的假阳性较高，故适用于快速大样本筛查，不能用于确诊。血清试管凝集试验为定量试验，检测布鲁菌总抗体，是目前国内最常用的检查方法，具有操作简便、特异性和灵敏性好的优点。在病程第 1 周即可出现阳性，第 2~3 周达强阳性。病程在 1 年内或在半年内曾接种布鲁菌疫苗者，滴度≥1：100 为阳性或病程超过 1 年而滴度≥1：50 为阳性。双份血清间隔 2~3 周抗体滴度 4 倍以上增高更具诊断价值。急性期和慢性期特异性达 90% 以上，但慢性期的敏感性较低。血清凝集试验可出现假阳性和假阴性结果，判断时须注意。布病-抗人免疫球蛋白试验（Coombs 试验）用于检测布鲁菌不完全抗体，滴度≥1：400 为阳性，对慢性期布鲁菌病，尤其是血清凝集试验阴性者可提高诊断率。补体结合试验（CFT）≥1：16 为阳性，出现得晚，特异性较高，适用于血清凝集试验阴性的慢性期及并发症患者。因 2-巯基乙醇（2-mercaptoethanol，2-ME）可破坏 IgM 抗体，故用 2-ME 试验检测 IgG，可用于鉴别近期自然感染与菌苗免疫引起的抗体阳性。ELISA 抗体滴度≥1：320 为阳性，可分别定量检测布鲁菌特异性 IgG、IgM 和 IgA 型抗体水平，其特异性和灵敏性均优于凝集试验和其他方法，尤适用于疾病诊断和血清学调查。血清 IgG 抗体持续升高预示向慢性化发展。

### （三）其他辅助检查

骨关节 X 线检查可判断骨关节病变；CT 或核磁扫描检查头颅、脊柱和骨关节有助于发现脑、颅神经、脊柱和关节病变；心脏超声检查有助于诊断心脏并发症；腹部 B 超检查可判断有无肝脾大及腹部并发症。淋巴结活检行病理检查有助于诊断和鉴别诊断淋巴结病变。

## 六、诊断

有持续数日或数周发热、多汗、肌肉和关节痛、乏力、肝脾肿大或淋巴结肿大、睾丸肿痛等症状和体征，有与家畜或畜产品接触职业史或进食生牛、羊乳及乳制品史，尤应考虑本病。从患者体液标本中分离到布鲁菌可确诊，或血清学检查阳性或 PCR 检测出布鲁菌特异性核酸有诊断价值。

我国 CDC 于 2012 年颁布的布鲁菌病诊断标准为：①流行病学接触史，发病前与家畜或畜产品、布鲁菌培养物等有密切接触史，或生活在布病流行区的居民。②有发热、乏力、多汗、肌肉和关节疼痛，或伴有肝、脾、淋巴结肿大或睾丸肿大等表现。③实验室检查，试管凝集试验、补体结合试验、抗人免疫球蛋白试验、ELISA 中的任何一项及以上阳性和（或）分离到布鲁菌即可确诊为布鲁菌病。

有流行病学史和临床表现，免疫学检查初筛试验阳性可诊断为疑似病例。

有流行病学史，符合确诊病例的免疫学和病原学检查标准，无临床表现可诊断为隐性感染。

## 七、鉴别诊断

布鲁菌病临床表现无特殊性，易与其他长期发热的感染性疾病或自身免疫性疾病混淆，需要仔细鉴别。本病主要与败血症、伤寒和副伤寒、黑热病、疟疾、结核病、传染性单核细胞增多症等传染性疾病鉴别，上述传染病均有各自的临床特征，血清学及病原学检查可确诊。亦应与风湿热、成人 Still 病、系统性红斑狼疮病、淋巴瘤等非传染性疾病鉴别。

## 八、治疗

### （一）急性期

1. 一般治疗与对症治疗　注意休息，补充营养，高热量、多维生素及易消化饮食。高热者可用物理方法降温，持续不退者可给予退热剂治疗。维持水及电解质平衡。有睾丸肿痛者可酌情用糖皮质激素。

2. 抗菌治疗　抗菌治疗以消灭体内细菌，是缓解症状、缩短病程及减少并发症和复发的主要措施。布鲁菌为革兰染色阴性胞内菌，需用能进入细胞内的抗菌药物，须早期联合用药，足够疗程，以减少复发。

（1）标准抗菌治疗方案：WHO 推荐的标准治疗方案，四环素每 6 小时 500mg 或多西环素 200mg/d，疗程 6 周联合链霉素 1g/d，肌内注射，2~3 周，或联合庆大霉素 5mg/（kg·d），肌内注射，疗程 7 天，或联合利福平 600~900mg/d，疗程 6 周，为一线用药，均有较好疗效。荟萃分析和前瞻性随机对照试验显示，四环素或多西环素与链霉素或庆大霉素联合是治疗无并发症布鲁菌病的首选方案。多西环素联合利福平方案，亦可作为一线治疗方案，但复发率略高于前者。

若因疗效不佳或有不良反应，多西环素或利福平可与复方新诺明（SMZ+TMP）、妥布霉素、喹诺酮类药物联合。

（2）复发者抗菌治疗方案：对复发者可再次用一线抗菌药物治疗并延长疗程，或更换或再加用1种抗菌药物的"三联方案"治疗，如多西环素、利福平、氨基苷类或氟喹诺酮类药物联合治疗。

（3）儿童和孕妇抗菌治疗方案：孕期可单用利福平或与复发新诺明联合治疗。复方新诺明是儿童布鲁菌病的首选方案，儿童禁用四环素类药物，慎用氨基苷类和氟喹诺酮类药物。

## （二）慢性期

慢性期仍以抗菌治疗为主，联合对症治疗或菌苗治疗。菌苗治疗因不良反应多而现少用。抗菌治疗方案同急性期，需延长2~3个疗程。

## （三）并发症的治疗

对于布鲁菌脑膜炎、心内膜炎、脊椎炎等并发症治疗，推荐多西环素联合2~3种抗菌药物，根据治疗应答决定疗程。有骨关节炎、脊椎炎并发症者需治疗6月以上。多西环素透过血脑屏障优于四环素，可与复方新诺明或利福平联合，亦可与脑脊液中浓度较高的第三代头孢菌素联合治疗脑膜炎。对合并心内膜炎者在联合抗菌药物治疗基础上，行换瓣手术治疗，可明显改善预后。有脓肿者亦需手术治疗。

# 九、预后

布鲁菌病病死率很低，若诊治不及时易发展成慢性及出现并发症。合并神经系统并发症约5%，合并心内膜炎并发症约2%，布鲁菌性脑膜炎和心内膜炎占病死率的80%，是布鲁菌病死亡的主要原因。

# 十、预防

采取控制和消灭病畜为主的综合性预防措施。

1. 控制传染源　控制和消灭病畜是消除人类布鲁菌病的根本措施。家畜定期检疫和消毒，治疗或捕杀染菌家畜。限制流行区家畜转运至非流行区，并对来自流行区的家畜及畜产品加强检疫，防止布鲁菌病在畜间扩散。对健康家畜接种疫苗可减少染菌机会，但畜用布鲁菌疫苗对人类有致病性，须注意。

2. 切断传播途径　加强饮食卫生，严格实施畜产品及乳制品的卫生监督，禁止带菌畜产品及乳制品交易。保护水源，防止被动物粪便及排泄物污染。勿进食未消毒煮熟的肉类或乳制品。

3. 保护易感人群　对高危职业人群和农牧区居民进行健康教育，接触病畜及畜产品时做好个人防护。职业暴露或接触病畜及受染畜产品后可口服多西环素联合利福平3~6周药物预防。目前尚无人用布鲁菌疫苗。

（陈丽明）

# 第八节　钩端螺旋体病

钩端螺旋体病简称钩体病，是由致病性钩端螺旋体引起的急性动物源性传染病。该病呈世界范围流行。人体通过皮肤和黏膜直接接触宿主动物的尿液或间接接触被尿液污染的疫水而感染。鼠类、猪和犬是主要传染源。临床特点为高热、全身酸痛、乏力、眼结合膜充血、淋巴结肿大，重者可出现黄疸、肾衰竭、肺弥漫性出血及脑膜脑炎。

## 一、病原学

钩体由菌体、轴丝和外膜组成。菌体细长，有 12~18 个规则致密的螺旋，长 6~20μm，宽约 0.1μm，一端或两端弯曲呈钩状。在暗视野显微镜或相差显微镜下，可见钩体沿长轴旋转运动。轴丝为钩体运动器官，亦为支持结构。外膜具有抗原性和免疫原性，外膜抗体为保护性抗体。钩体革兰染色阴性，镀银染色呈黑色，现可用免疫组化和免疫荧光显微镜观察。

钩体是需氧菌，在含兔血清的培养基内，pH 7.2~7.4 28℃条件下需 1~2 周方能生长。也可用幼龄豚鼠和金芳地鼠腹腔接种分离。钩体对外界抵抗力较弱，干燥环境下数分钟死亡，对一般常用的消毒剂均无抵抗力，易被漂白粉、稀盐酸、70%乙醇或肥皂水等灭活。但在潮湿及弱碱环境中生存较久，在河沟及田水中能存活数日至月余。

钩体的抗原结构复杂。全世界已发现 25 个血清群，250 多个血清型，并有新的群和型不断发现。我国已发现 19 个血清群，74 个血清型。常见的有波摩那群、黄疸出血群、犬群、秋季热群、澳洲群、七日热群和流感伤寒群等。我国雨水洪水型主要由波摩那群引起，黄疸出血群毒力最强，为稻田型的主要菌群。钩体的型别与毒力及致病性相关，某些含内毒素样物质的钩体具有很强的致病性。

## 二、流行病学

### （一）传染源

有 100 多种哺乳动物可感染钩体，成为储存宿主。主要的传染源为鼠类、猪和犬，其他动物包括牛、羊和马等。黑线姬鼠是稻田型钩体病的主要传染源。鼠类所带钩体主要为黄疸出血群。鼠感染钩体后呈隐性经过，带菌率高，带菌时间长，甚至终生带菌。钩体由尿排出污染水、土壤及食物。猪主要携带波摩那群，是洪水型和雨水型的主要传染源。犬带钩体主要是犬群，其毒力较低，所致病情较轻，是造成雨水型流行的主要传染源。人尿为酸性，不适宜钩体生存，故人作为传染源的可能性小。

### （二）传播途径

钩体病传播方式主要为间接接触传播。带钩体的宿主动物排尿污染周围环境（如水或土壤），钩体通过皮肤，尤其是破损的皮肤或黏膜侵入人体引起感染。在饲养或屠宰家畜过程中，可因直接接触病畜的尿液、血液而感染。进食被钩体污染的食物或水，钩体可侵入消化道黏膜。偶见钩体经胎盘感染胎儿。

### （三）人群易感性

人群对钩体病普遍易感。新入疫区的人易感性高，病情也较重。病后对同型钩体产生特异性免疫，但对其他型钩体仍可感染，因此可出现第二次感染。钩体的免疫应答以体液免疫为主，血清型特异性抗体可保持多年。

## （四）流行特征

1. 地区分布　本病分布广泛，遍布世界各地，热带及亚热带地区较为严重，如亚洲、非洲及南美大陆地区。我国除新疆、甘肃、宁夏、青海外，其他地区均有本病散发或流行，以西南和南方各省多见。

2. 季节分布　主要流行于夏秋季（6～10月）。在南方产稻区，常在收割季节短期内突发大量病例，成为局部流行或大流行。洪水型的发生集中在暴雨发生洪水后，短期出现成批病例流行。

3. 年龄、性别分布　青壮年为主，农村儿童亦易感染。男性发病高于女性。

4. 职业分布　主要为农民、牧民、渔民、兽医、屠宰工人、下水道工人、矿工和野外工作者等。

5. 流行形式　主要分为稻田型、洪水型及雨水型三个类型。

# 三、发病机制和病理解剖

钩体经皮肤、黏膜侵入人体，经淋巴管或直接进入血流繁殖，并释放溶血素、细胞毒因子及内毒素样物质等致病物质，引起全身毒血症状群，形成起病早期的钩体败血症。起病3～7日，钩体广泛侵入肝、肾、肺、脑等实质器官，造成中期多个器官损伤。多数患者为单纯性败血症，内脏损害轻。少数患者有较重的内脏损害，出现肺出血、黄疸、肾衰竭、脑膜脑炎等严重表现。发病一周后，血中出现特异性IgM抗体，继之出现IgG抗体。随着钩体血症逐渐消除，体液免疫在抗感染中起重要作用。起病后数日或数月为恢复期或后发症期，机体对钩体毒素产生迟发型变态反应，可出现后发热、眼后发症、反应性脑膜炎和闭塞性脑动脉炎。

钩体病病情轻重与钩体血清型和人体免疫状态有关。毒力强的钩体可引起黄疸、肾衰竭、肺出血或其他严重表现；毒力弱者则很少引起严重表现。初入疫区和缺乏免疫力者病情较重；久居疫区者病情多较轻。本病临床表现复杂，病情轻重不一。同一血清型可引起不同的临床表现，不同血清型也可引起相同的临床表现。按受累的主要靶器官不同，可将钩体病分为不同的临床类型。

钩体病的基本病变是全身毛细血管感染中毒性损伤。病理解剖的特点是器官功能障碍的严重程度与组织形态变化轻微的不一致性。肝脏可有肿大，肝细胞变性、肿胀、坏死；炎性细胞浸润，以单核细胞和中性粒细胞为主；胆小管内胆汁淤积。肾脏肿大，肾小管退行性变与坏死；肾间质水肿，可见单核、淋巴细胞浸润和小出血灶。肺肿胀，呈弥漫性点片状出血。光镜下可见肺毛细血管广泛充血，支气管腔和肺泡充满红细胞。电镜下可见肺泡毛细血管和肺泡上皮细胞缺口，缺口处可见毛细血管修复。钩体毒素作用于肺毛细血管，使内皮细胞损伤及功能受损，导致肺微循环障碍，同时血液内凝血因子降低，形成肺弥漫性出血。脑膜及脑实质有血管损伤和炎性浸润，表现为脑膜炎和脑炎。骨骼肌，特别是腓肠肌肿胀、横纹消失、出血与炎性细胞浸润。心肌呈点状出血，灶性坏死及间质炎。

# 四、临床表现

潜伏期 2~20 天，平均 10 天。

钩体病临床表现复杂，轻重差异很大。典型的临床经过可分为 3 期：早期、中期和后期。

## （一）早期（钩体败血症期）

1. 发热 急起发热，多呈稽留热，部分患者呈弛张热，1~2 天体温达 39℃ 以上。热程 1 周左右，长者 10 天。伴畏寒、寒战、头痛。

2. 肌肉疼痛 全身肌肉酸痛，尤以腓肠肌、股四头肌、腰肌为著。外观无任何红肿迹象。重者疼痛剧烈，甚至拒按。

3. 乏力 全身酸软无力，甚至难以下床站立和行动。

4. 眼结合膜充血 发病第 1 天即可出现，随后迅速加重，整个结膜呈红色或粉红色，重者结膜下出血，但无疼痛、畏光，也无分泌物。

5. 表浅淋巴结肿大与压痛 于发病第 2 天即可出现。主要为双侧腹股沟淋巴结，其次为腋窝淋巴结。常如黄豆大小，个别大似鸽卵，质软，有压痛，但无红肿和化脓。

少数患者可有咽部疼痛和充血，扁桃体肿大，腭黏膜小出血点；食欲缺乏，恶心，呕吐，腹痛，腹泻，肝脾轻度肿大等。

以上表现持续时间长短不一，短者 3~5 天，重者达 10 天左右。

## （二）中期为脏器损害期

此期发生于病程的 3~10 天，为症状明显阶段，其表现因临床类型而异。

1. 流感伤寒型 60%~80% 钩体病属于此型，无明显脏器损害，表现与早期相同，经治疗或自然缓解，病程一般 5~10 天。

2. 黄疸出血型 此型也称外耳病，是 1886 年由德国医师外耳首次报道的一种以发热伴黄疸、出血及急性肾损害为特征的疾病。

（1）黄疸：出现于病程 4~5 天，于病程 10 天左右达高峰。伴肝大、压痛，少数患者出现脾大。黄疸程度与肝细胞坏死并无直接关系。

（2）出血：表现为鼻出血，皮肤瘀点、瘀斑，腹膜后出血，心包膜出血和脑出血等。重者出现消化道大出血、休克或死亡。少数患者在黄疸高峰期出现肺弥漫性出血而死亡。

（3）肾脏损害：轻者尿中可见白细胞、红细胞、蛋白、管型；重症患者出现急性肾衰竭，表现为少尿、酸中毒、高氮质血症、低钾血症、低镁血症等。肾衰竭是黄疸出血型主要的死亡原因。患者如能存活，肾功能多可恢复正常。

（4）其他症状：包括无菌性脑膜炎、葡萄膜炎、胆囊炎和胰腺炎等。

3. 肺出血型 为本病病死率最高的一型。起病初期与流感伤寒型相似，但 3~4 天后病情加重而出现不同程度的肺出血。

（1）轻度肺出血型：痰中带血或咯血，无脓痰。肺部可闻及少量湿性啰音。胸片见肺纹理增粗或见散在点、片状阴影。

（2）肺弥漫性出血型：又称肺大出血型。来势凶猛、发展迅速，很容易发生呼吸衰竭。依据病情过程分为 3 期。

A. 先兆期：患者气促、心慌、烦躁。呼吸心率加快。双肺可闻及散在湿啰音。胸片示肺部散在点片状阴影，或小片状融合。如能及时诊断和治疗，病情尚易逆转。

B. 出血期：患者极度烦躁、气促、发绀、咯血，有窒息感。呼吸心率更快。心音减弱并有奔马律，双肺较多湿啰音。胸片示双肺广泛点片状阴影或大片融合。救治难度很大。

C. 垂危期：如果病情继续恶化，患者神志模糊，甚至昏迷，显著发绀，呼吸不规则或减慢，双肺满布湿啰音；大量咯血，以至口鼻涌血，迅即窒息而亡。少数患者咯血不多或无咯血，仅在人工呼吸或死亡后搬动时才从口鼻涌出大量血液。

4. 脑膜脑炎型　起病后 2~3 日，出现剧烈头痛、呕吐、颈强直，克氏征与布氏征阳性等脑膜炎表现，以及嗜睡、神志不清、谵妄、瘫痪、抽搐与昏迷等脑炎表现。重者可发生脑水肿，脑疝与呼吸衰竭。脑脊液压力增高，蛋白增多，糖正常或稍低，氯化物正常，白细胞一般在 $500×10^6/L$ 以下，以淋巴细胞为主。约半数病例脑脊液可分离出钩体。单纯脑膜炎者预后较好，脑膜脑炎者病情较重，预后差。

### （三）后期

为恢复期或后发症期。少数患者在退热后可再次出现症状和体征，称钩体后发症。一般认为是由机体感染钩体后诱发变态反应所致。

1. 后发热　钩体病经治疗或自愈后 3~4 天，再度发热，38℃左右，经 1~3 天自行缓解。此时无钩体血症，不需抗生素治疗。

2. 眼后发症　多发生于波摩那群感染。退热后 1 周至 1 月出现。主要为葡萄膜炎、虹膜睫状体炎或脉络膜炎，也可有虹膜表层炎、球后视神经炎或玻璃体浑浊等。其中葡萄膜炎病情较重，迁延持久。

3. 反应性脑膜炎　少数患者在后发热时可出现脑膜炎症状与体征，但脑脊液钩体培养阴性，预后良好。

4. 神经系统后发症　以闭塞性脑动脉炎较严重。在钩体病急性期热退后 2~5 个月，个别可在 9 个月后，发生闭塞性脑动脉炎、蛛网膜下腔出血、脊髓炎、周围神经炎等。临床表现为偏瘫、失语、可为短暂的反复发作。多由波摩那群引起，常系隐性感染，因而诊断困难。脑脊液蛋白轻度增多，白细胞轻至中度增加，脑脊液钩体补体结合试验阳性。脑血管造影显示脑基底部多发性动脉狭窄。其发生机制除与迟发性变态反应有关外，亦有人认为系钩体直接损害脑血管所致。

## 五、实验室检查

### （一）一般检查

血常规白细胞总数和中性粒细胞轻度增高或正常。重型者可有中性粒细胞核左移，血小板减少。约 70% 患者尿常规有轻度蛋白尿，镜检可见红细胞、白细胞及管型。血沉增快。血生化检查显示血清胆红素及转氨酶升高，血尿素氮及肌酐升高。凝血功能显示凝血因子时间延长及 D-二聚体阳性。

### （二）血清学检查

1. 显微凝集试验　检测血清中的特异性抗体，一般在病后 1 周出现阳性，15~20 天达高峰，可持续多年。一次凝集效价≥1 ∶ 400，或早期、后期双份血清效价增高 4 倍以上有诊断意义。此法是目前国内外最常用的钩体血清学诊断方法。

2. 酶联免疫吸附试验（ELISA） 近年国外已较广泛应用此法检测血清及脑脊液中钩体 IgM 型抗体，但敏感性及特异性较低。

### （三）病原学检查

1. 病原体培养 发病 1 周内抽血或脑脊液，第 2 周取尿液进行培养。通常 2~4 周后才能生长，阳性率为 20%~70%。由于培养时间长，对指导治疗价值不大。

2. PCR 检测 于病程的 7~10 天采集患者的血液、脑脊液，病程 2~3 周采集尿液进行 PCR 检测钩体的 DNA。目前仅用于实验室研究，临床尚未开展。

## 六、诊断

### （一）流行病学资料

在流行地区，夏秋季节，易感者在近期有疫水或病畜接触史。

### （二）临床表现

急起发热，全身酸痛，腓肠肌疼痛与压痛，眼结膜充血，腹股沟淋巴结肿大；或并发黄疸、肺出血、肾损害、脑膜脑炎；或在青霉素治疗过程中出现赫氏反应。

### （三）实验室检查

血清学检查或病原学检查阳性可确诊。

## 七、鉴别诊断

根据临床类型的特点进行鉴别。
1. 流感伤寒型应同流感、伤寒、革兰阴性败血症等鉴别。
2. 黄疸出血型同病毒性肝炎、肾综合征出血热、急性溶血性贫血等鉴别。
3. 肺出血型应与大叶性肺炎、肺结核、支气管扩张等鉴别。
4. 脑膜脑炎同病毒性脑膜炎、结核性脑膜炎、化脓性脑膜炎等鉴别。

## 八、预后

本病各型预后悬殊。轻者多可自愈。初入疫区和缺乏免疫力者病情较重；少数并发肺弥漫性出血、肾衰竭、肝衰竭与重度脑炎者病死率较高。

## 九、治疗

### （一）一般治疗

早期卧床休息，给予易消化、高热量饮食，保持水、电解质和酸碱平衡，高热者予物理降温。

### （二）病原治疗

抗菌药物能缩短发热期，加速症状消退，阻断器官损害的发生，因此要尽早使用。如临床考虑钩体病，即使血清学或病原学结果未回，也应立即经验性使用抗菌药物治疗。钩体对多种抗菌药物敏感，如青霉素、三代头孢菌素、四环素类等。

1. 青霉素  为治疗钩体的首选药物。常用 40 万 U 肌内注射，每 6~8 小时一次，疗程 7 天，或至退热后 3 天。由于青霉素首剂后易发生赫氏反应，因此，有人主张青霉素以小剂量肌内注射开始，首剂为 5 万 U，4 小时后 10 万 U，逐渐过渡到 40 万 U。或在应用青霉素的同时静滴氢化可的松 200mg，以预防赫氏反应。

赫氏反应是部分钩体病患者在青霉素治疗后发生的加重反应。发生的原因与青霉素使钩体大量裂解，释放毒素有关。一般在首剂青霉素注射后半小时至 4 小时发生，表现为突然出现寒战、高热、气促、心慌，原有症状加重，部分患者出现低血压或休克。赫氏反应恢复较快。偶可诱发肺弥漫性出血，需高度重视。尽早使用镇静剂及肾上腺糖皮质激素。安定 10mg 静推或苯巴比妥钠 100mg 肌内注射，必要时 2~4 小时重复一次。氢化可的松 100~200mg 静推或静滴，一天 2~3 次。心率超过 140 次/分，可使用强心剂毛花苷 C0.2mg 加 10% 葡萄糖 10mL 静脉缓慢注射。

2. 三代头孢菌素  头孢曲松 1g，每天静滴一次；头孢噻肟 1g，每 6 小时静滴一次，疗程 7 天。

3. 四环素类  赫氏反应强烈者可选择四环素 0.5g，每 6 小时口服一次；多西环素 0.1g，每 12 小时口服一次，疗程 7 天。

### （三）对症治疗

1. 黄疸出血型  加强护肝、解毒、止血等治疗，可参照病毒性肝炎的治疗。如有肾衰竭者，应进行透析治疗，持续血液滤过较腹膜透析更为有效。

2. 肺弥漫性出血型  采取保持呼吸道通畅、镇静、解毒、止血、强心为主的综合措施。应立即吸出呼吸道血凝块，必要时气管插管或切开。酌情应用镇静剂，如氯丙嗪 25mg 或异丙嗪 50mg 肌内注射，使患者保持镇静。及早应用氢化可的松 200~300mg 加入 5% 葡萄糖中静滴，每日可用至 400~600mg，热退后或主要症状明显减轻时立即减量。使用止血药物，如维生素 K、氨甲苯酸等，无心血管疾病者可用垂体后叶素 5~10U 溶于 20mL 葡萄糖中，缓慢静推。根据心脏情况可将毒毛花苷 K 0.25mg 或毛花苷 C0.2~0.4mg 加入 10% 葡萄糖 10~20mL 静推。血压偏低者应慎用升压药，以免促进肺出血，随着病情控制，血压可自行恢复正常。

3. 脑膜脑炎型  主要应进行降颅内压治疗，可选择 20% 甘露醇 250mL 静滴，每 6~8 小时一次；必要时加呋塞米 20mg 静推，每 8~12 小时一次；地塞米松 10mg 静推，每天 1~2 次。

### （四）后发症的治疗

钩体后发症为机体免疫反应所致，无需抗菌药物治疗，轻症者常可自行缓解。

1. 后发热和反应性脑膜炎  一般采取简单对症治疗，短期即可缓解。

2. 葡萄膜炎  采用 1% 阿托品或 10% 去氧肾上腺素滴眼扩瞳，眼部热敷，局部可的松滴眼或结膜下注射。严重者可口服肾上腺糖皮质激素。

3. 闭塞性脑动脉炎  多采用大剂量青霉素和肾上腺糖皮质激素，辅以维生素 $B_1$、维生素 $B_6$、维生素 $B_{12}$ 及血管扩张剂，如尼莫地平、氟桂利嗪等。如有瘫痪，可行针灸、推拿治疗。

# 十、预防

采取综合性预防措施。灭鼠、管理好家畜和预防接种是控制钩体病流行和减少发病的关键措施。

## （一）控制传染源

1. 灭鼠　鼠类是钩体病的主要宿主和传染源。疫区应因地制宜，采取各种有效办法消灭田间鼠类，同时也应尽力消灭家鼠。

2. 家畜的管理　对猪、牛、马等限制放养，提供圈养。对家畜排出的粪便及尿液严格管理，避免流入水沟、池塘、稻田。消灭野犬，拴养家犬，进行检疫。

## （二）切断传播途径

1. 改造疫源地　开沟排水，消除死水，治理烂泥田。在许可的情况下，收割水稻前 1 周放干田中积水。兴修水利防止洪水泛滥。

2. 环境卫生和消毒　对于牲畜饲养场所、屠宰场等应搞好环境卫生和消毒工作。

3. 加强个体防护　流行地区和流行季节避免在池沼和水塘中捕鱼、游泳、嬉水、涉水，减少不必要的疫水接触。工作需要时，可穿长筒橡皮靴，戴胶皮手套。防止皮肤破损，减少感染机会。

## （三）保护易感染人群

1. 预防接种　疫区居民、部队及参加收割、防洪、排涝等可能与疫水接触的人员，在流行季节前 1 个月接种与本地区流行血清型相同的钩体多价菌苗。成人第一次皮下注射1mL，第二次 2mL，间隔时间为 7 天。全程注射后人体产生的免疫力可持续 1 年左右。以后每年仍需同样注射。有心、肾疾患、结核病及发热患者不予注射。

2. 药物预防　对进入疫区工作的高危人群，可口服多西环素 0.2g，每周一次预防。对高度怀疑已受钩体感染但无明显症状者，可每天肌内注射青霉素 80 万~120 万 U，连续3 天。

（陈丽明）

# 第九节　回归热

回归热是由回归热螺旋体（包柔螺旋体）引起的急性虫媒传染病。临床特点是阵发性高热伴全身疼痛、肝脾大，重症有黄疸和出血倾向，短期热退呈无热间歇，数天后又反复发热，发热期与间歇期交替反复出现，故称回归热。根据传播媒介昆虫的不同，又分为虱传（流行性）回归热及蜱传（地方性）回归热。我国流行的主要是虱传回归热。

## 一、病原学

回归热螺旋体为疏螺旋体属，以虱为传播媒介的包柔螺旋体仅有一种，为回归热包柔螺旋体。以蜱为传播媒介的包柔螺旋体有 10 余种，亚洲和中国为波斯包柔螺旋体及拉迪什夫包柔螺旋体等。两种回归热的包柔螺旋体，在形态上难以区分，呈纤细的疏螺旋体，两端尖锐。长 5~20μm，宽 0.2~0.5μm，有3~10 个粗而不规则的螺旋。暗视野中可见弯曲、旋转的螺旋活动。在电镜下其由柱形菌体、轴缘和外膜三部分组成。回归热包柔螺旋体革兰染色阴性，吉姆萨染色呈紫红色，较红细胞着色略深。回归热包柔螺旋体在普通培养基上不能生长，须用含有血液、腹腔积液或组织（兔肾）碎片的培养基，微需氧环境，37℃，2~3天螺旋体即可生长繁殖，但不易传代保存。在鸡胚绒毛尿囊膜上生长良好。

回归热包柔螺旋体具内毒素样活性。含有类属抗原和特异性抗原。其最大的特点是体表抗原极易变异。

回归热包柔螺旋体对低温抵抗力较强。在离体组织中，0~8℃环境下存活7天；在凝血块中0℃至少可存活100天。但对热、干燥和一般消毒剂均敏感。在56℃时30分钟即可杀灭。

## 二、流行病学

### （一）传染源

患者是虱传回归热的唯一传染源，以人-体虱-人的方式传播。鼠类等啮齿动物既是蜱传回归热的主要传染源又是贮存宿主，患者亦可为蜱传回归热传染源。

### （二）传播途径

体虱是虱传回归热的主要媒介。虱吸吮患者血液5~6天后，螺旋体即自胃肠道进入体液中大量繁殖，但不进入唾腺、卵巢及卵。不经卵垂直传播。人被虱叮咬后因抓痒将虱体压碎，螺旋体自体腔内逸出，随皮肤创面进入人体，也可因污染手指接触眼结膜或鼻黏膜而导致发病。

蜱的寿命远较虱为长，蜱的体腔、唾腺和粪便内均含有病原体。当蜱刺螫吸血时可直接将病原体从皮肤创口注入人体，其粪便和体腔内（压碎后）的病原体也可经皮肤破损处侵入体内。

患者血液在发作间歇期仍具传染性，故输血亦可传播本病。

### （三）易感者

人群普遍易感，且发病率在性别、年龄间无明显差别。患病后的免疫力不持久，约1年后可再感染。

### （四）流行特征

虱传回归热分布于世界各地。冬春季流行。新中国成立后，我国已很少有本病报道。不良卫生条件、居住拥挤等为发生本病的社会条件。蜱传回归热散发于世界各国的局部地区，以热带、亚热带地区为著。发病以春、夏季（4~8月）为多，国内主要见于南疆、山西等地。

## 三、发病机制和病理解剖

回归热的发热和中毒症状与螺旋体血症有关。其发作及间歇之"回归"表现与机体免疫反应和螺旋体体表抗原变异有关。螺旋体通过皮肤、黏膜到达淋巴及血液循环。皮损局部可出现皮疹和痒感。在血循环中迅速生长繁殖，产生大量包括内毒素样物质等在内的代谢产物，导致发热和毒血症症状。当人体针对螺旋体产生以免疫球蛋白为主的特异性抗体如溶解素、凝集素、制动素等后，螺旋体即在单核-吞噬细胞系统内被吞噬和溶解，并从外周血中消失，高热骤退，转入间歇期；但血中病原体并未完全被杀灭，故仍具传染性。少数抗原性发生变异的螺旋体隐匿于肝、脾、骨髓、脑及肾脏等脏器中，逃避了机体的免疫清除，经繁殖达一定数量后再次入血，引起发热等临床症状，但较前次为轻。每次回归发作，螺旋体的抗原性均有变异，变异的抗原性又导致新的免疫应答，如此多次反复，引起发热间歇表现的回归热。复发次数越多，产生特异性免疫范围越广，病原体抗原变异范围越加有限直至其抗原变异不能超越特异免疫作用的范围时，终将螺旋体消灭。

螺旋体及其代谢产物能破坏红细胞和损伤小血管内皮细胞以及激活补体、活化凝血因子等。导致溶血性黄疸、贫血、出血性皮疹及严重的腔道出血。

病变主要见于脾、肝、肾、心、脑、骨髓等，以脾的变化最为显著。脾大，质软，有散在的梗死、坏死灶及小脓肿，镜检可见吞噬细胞、浆细胞等浸润和单核-吞噬细胞系统增生。肝脏时有增大，可见散在的坏死灶、出血、弥漫性充血和混浊肿胀性退行性变。心脏有时呈弥漫性心肌炎。肾脏混浊肿胀、充血。肺出血。脑充血水肿，有时出血。

## 四、临床表现

### (一) 虱传回归热

潜伏期为 7~8 天，个别可长达 3 周。

1. 前驱期 1~2 天，有畏寒、头痛、关节肌肉疼痛、精神不振、全身乏力及眩晕等前驱症状。

2. 发热期 多数患者起病急骤，最初有畏寒、寒战，数小时后体温达 38℃ 左右，伴有剧烈头痛及四肢、背部肌肉疼痛。1~2 天内迅速高达 40℃ 左右，呈稽留热，少数为弛张型或间歇型。剧烈头痛及全身肌肉骨骼疼痛为本病突出症状，尤以腓肠肌为著。部分患者可有鼻出血。高热期间还可出现谵妄、抽搐、神志不清等症状。严重者可有呕血、黑便等出血症状。面部及眼结膜充血、呼吸次数增加、肺底闻及啰音、脉快，可有奔马律及室性期前收缩，心脏扩大及心力衰竭也非罕见。约半数以上的病例脾脏明显增大，约 2/3 的病例肝大伴压痛，重症病例可出现黄疸。淋巴结可肿大。皮肤有时出现一过性点状出血性皮疹。少数病例可发生 DIC。高热一般持续 6~7 天。后体温下降，并伴有大量出汗，呈虚脱状态。血中螺旋体也常于退热前消失。

3. 间歇期 随着体温骤降，出汗甚多，患者除感觉虚弱外，症状减退或消失，但皮肤苍白，体温常低于 37℃，甚或低至 35℃。约经 4~8 天逐渐恢复正常体温。

4. 复发期 经 7~9 天的无热间歇期后，患者先出现低热，体温下降后又复上升，初发期的各种症状又重复出现。复发期发热的期限大致和第一次无热期相近，如以后再次复发，则发热期逐渐缩短而无热间歇期则愈见延长。一般在体温重复上升之前，血中即可再次出现螺旋体，但其数量常较初发期为少。

我国南方所见的虱传回归热病例大多只发作一次。其他地区的患者复发次数一般 1~2 次的为最多。亦有报道未经治疗的虱传回归热患者，复发次数平均为 5~8 次。

### (二) 蜱传回归热

潜伏期 4~9 天。临床表现与虱传回归热基本相同，但较轻。发病前在蜱叮咬的局部有炎症改变，初为斑丘疹，伤口有出血或小水疱，伴痒感，局部淋巴结可肿大。肝、脾增大较虱传回归热为少且缓慢。复发次数较多，大多发作 2~4 次。

## 五、实验室检查

### （一）外周血常规

虱传回归热患者白细胞多增高，在（10~20）×10⁹/L，中性粒细胞比例增加，间歇期恢复正常或偏低。蜱传回归热白细胞多正常。发作次数多者贫血常较严重，血小板可减少。

### （二）尿液和脑脊液

尿液中常有少量蛋白、红细胞、白细胞及管型。少数患者的脑脊液压力可稍增高，蛋白质和淋巴细胞增多。

### （三）血生化试验

血清 ALT 升高，严重者血清胆红素上升，有达 170μmol/L 者。

### （四）病原学检查

1. 暗视野检查　在发热期采血涂片暗视野检查，可查到螺旋体。在滚动的红细胞附近很易发现活动的螺旋体。

2. 涂片检查　用血液、骨髓或脑脊液同时涂厚片或薄片，吉姆萨或瑞特染色可查到红色或紫色螺旋体。

3. 动物接种　取血 1~2mL 接种小鼠腹腔，逐日尾静脉采血，1~3 天内即可检出螺旋体。

## 六、并发症

最常见的并发症为支气管肺炎。还可有虹膜睫状体炎、中耳炎、关节炎，偶见脑炎、脑膜炎及脾破裂出血等。

## 七、诊断

根据典型临床表现，结合是否有体虱或野外作业和蜱叮咬史等流行病学资料，应考虑本病诊断。凡在流行地区和流行季节，有体虱或蜱叮咬，又有不规则间歇发热者，均应考虑有本病之可能。确诊有赖于查获病原螺旋体。国内已消灭本病多年，应警惕首发病例被忽略。

## 八、鉴别诊断

回归热应与布氏菌病、斑疹伤寒、钩端螺旋体病、疟疾、伤寒和肾综合征出血热等疾病相鉴别。一经复发，诊断较易确定。

## 九、预后

取决于治疗早晚、年龄及有无并发症。病死率 2%~6%，蜱传回归热病死率略低。儿童患者预后良好。本病痊愈后免疫力维持时间不长，一年以后可再次感染。

## 十、治疗

### （一）一般治疗及对症治疗

卧床休息，给予高热量流质饮食，补充足量液体和所需电解质，毒血症状严重者，可适当应用肾上腺皮质激素。

### （二）病原治疗

四环素为首选药物，成人每天 2g，分 4 次服，热退后减量为每天 1.5g，疗程 7~10 天。红霉素或氯霉素与四环素疗效相当。在应用抗生素治疗过程中，可能发生赫氏（Herxheimer）反应，需及时采用肾上腺皮质激素治疗。

## 十一、预防

本病最有效的预防措施是消灭体虱、改善个人卫生条件，流行区野外作业时须穿防护衣。

### （一）管理传染源

患者必须住院隔离及彻底灭虱。隔离至体温正常后 15 天。接触者灭虱后医学观察 14 天。

### （二）切断传播途径

灭虱、蜱及鼠。

### （三）保护易感者

主要为个人防护，灭虱时要穿防护衣，在野外作业时必须穿防蜱衣，必要时可口服多西环素或四环素以防发病。

（陈丽明）

## 第十节　黑热病

黑热病（Kala-azar）即内脏利什曼病（visceral leishmaniasis，VL），是由利什曼原虫侵入人体内脏引起的地方性寄生虫病。本病经白蛉叮咬传播，以长期不规则发热、进行性脾大，消瘦、全血细胞减少及血浆球蛋白增高为临床特征，诊断依赖病原学和血清学检查。利什曼病可分为内脏利什曼病和皮肤利什曼病，在世界各地分布，但以亚洲、南美洲和非洲高发，我国曾经广泛流行，现仅局限在新疆、甘肃、四川、山西、陕西、内蒙古等荒漠半荒漠地区。

## 一、病原学

利什曼原虫为细胞内寄生的鞭毛虫，属鞭毛纲。目前已知有 20 余种利什曼原虫寄生于人体并致病，其中杜氏利什曼原虫、婴儿利什曼原虫、热带利什曼原虫、硕大利什曼原虫、巴西利什曼原虫等是引起人类内脏利什曼病、皮肤利什曼病常见的病原体。我国主要分布利杜氏利什曼原虫和婴儿利什曼原虫。

利什曼原虫生活史有前鞭毛体和无鞭毛体两个时期。前鞭毛体寄生于白蛉的消化道内，无鞭毛体则寄生于哺乳动物的细胞内。前鞭毛体呈锥形，前端较宽，后端较尖细，大小（1.5~3.5）μm×（15~20）μm，核位于中部，动基体在前部，自前部顶端伸出体外一根细长鞭毛，使前鞭毛体具有运动活泼的特点。无鞭毛体也称利杜体，呈椭圆形，虫体很小，大小为（3~5）μm×（2~4）μm，常见于巨噬细胞内，瑞氏染色后胞质呈蓝色，内有较大的红色圆形核，细小杆状动基体位于核旁，着色较深。

当雌性白蛉叮吸患者或受感染动物时，无鞭毛体被吸入胃内，经3~4天发育成熟为前鞭毛体，活动力增强，以二分裂法繁殖，7天后具有感染性的前鞭毛体大量聚集在白蛉口腔及喙部。当白蛉叮吸健康人或动物血时，前鞭毛体即随白蛉唾液进入其体内。前鞭毛体在皮肤叮咬处被粒细胞和巨噬细胞吞噬，大多数被粒细胞吞噬消灭，部分被巨噬细胞吞噬的前鞭毛体，鞭毛脱落变成无鞭毛体，即利杜体。进入巨噬细胞内的利杜体在纳虫空泡中不但能生存和大量繁殖，而且可逃避宿主的免疫清除作用。随着利杜体的大量分裂繁殖，最终导致巨噬细胞破裂，释放出的利杜体又被附近其他巨噬细胞吞噬，如此反复引起单核-巨噬细胞系统不断增生。

利什曼前鞭毛体上有补体受体1（CR1）、补体受体3（CR3）、纤连蛋白受体以及巨噬细胞表面的甘露糖受体，其在鞭毛体与巨噬细胞的结合、附着中起着重要作用，尤其是鞭毛体利用CR3进入巨噬细胞内，其配体不激活细胞内的吞噬泡中的氧化酶活性及呼吸爆破机制，有利于鞭毛体在细胞内生存。前鞭毛体与IgG结合后可与巨噬细胞表面的Fc受体结合，促进细胞的吞噬作用。

巨噬细胞即使原虫的寄生靶细胞，又是杀灭原虫的主要效应细胞。巨噬细胞被不同的信号途径活化将产生不同的临床结局。目前研究发现，利什曼原虫感染巨噬细胞后有两种截然不同的信号活化途径。利什曼原虫感染后激活由Th1细胞因子介导的途径，则巨噬细胞产生一氧化氮合成酶，水解精氨酸产生NO，可迅速杀灭侵入细胞内的病原体。若巨噬细胞激活由Th2细胞因子（IL-4、IL-10、IL-13、TGF-β等）介导的途径，这些细胞因子对巨噬细胞有负性调节作用，可明显抑制巨噬细胞的杀灭细胞内病原体功能，从而有利于侵入的病原体在细胞内生存和繁殖。因此，利什曼原虫在体内的生存、繁殖、扩散取决于原虫的毒力与宿主的免疫功能。利什曼原虫编码精氨酸酶及精氨酸转运子，与抑制和破坏巨噬细胞内的杀虫活性机制有关。此外，在感染的早期阶段，宿主、原虫和媒介因素促进中性粒细胞浸润及改变粒细胞功能，使其有利于前鞭毛体在宿主的感染以及扩散至其他巨噬细胞。随后，利什曼原虫进一步诱导宿主免疫功能失调和复杂化，导致利什曼原虫持续感染并引起组织损伤。

机体感染利什曼原虫后即产生保护性免疫应答，也产生致病性的免疫应答。感染结局和疾病表现与利什曼原虫种类、免疫应答类型、宿主营养状态和免疫力等因素有关。如黑热病的病原体主要是杜氏利什曼原虫和婴儿利什曼原虫，偶见热带利什曼原虫。皮肤利什曼病多由硕大利什曼原虫、热带利什曼原虫及巴西利什曼原虫感染所致。杜氏利什曼原虫主要感染肝脏的库普弗细胞或脾脏、骨髓的巨噬细胞，而硕大利什曼原虫主要感染皮肤的炎性单核巨噬细胞和树突状细胞。利什曼原虫感染后产生以细胞免疫为主的应答，则出现保护性免疫应答，表现为无症状、隐性感染或自愈，当感染者免疫功能低下时可复发。合并感染HIV可因细胞免疫受损而使得感染复发或疾病进展加快、加重至严重感染。

## 二、流行病学

### （一）传染源

患者、病犬及某些野生动物（如狼、狐、鼠等）为主要储存宿主，是本病的传染源。不同地区传染源可不同。我国平原地区以患者为主要传染源，称为"人源型"，病原体是杜氏利什曼原虫；西北丘陵地区以带虫犬或浣熊貉为主要传染源，称为"犬源型"，病原体是婴儿利什曼原虫；在内蒙古、新疆的荒漠地区，以野生动物如大沙鼠等为主要传染源，称为"自然疫源型"或"野生动物源型"。

### （二）传播途径

主要通过感染利什曼原虫的雌性白蛉叮刺人而感染。中华白蛉、长管白蛉、吴氏白蛉和亚历山大白蛉是我国黑热病的主要传播媒介，其中以中华白蛉分布最广，长管白蛉仅见于新疆，吴氏白蛉主要分布于西北荒漠地区，亚力山大白蛉分布于新疆和甘肃荒漠地区。此外，偶可经吞食受染动物而感染，或经破损皮肤黏膜、胎盘、输血及共用注射器等方式感染。在欧洲吸毒者中感染利什曼原虫多以共用注射器途径传播。

### （三）易感人群

人群普遍易感，易感性随年龄增加而降低，10岁以下儿童或新进入疫区的外来人易受感染，病后有持久免疫力。人感染利什曼原虫后多无症状，仅少数人发病，回顾性和前瞻性分析显示在流行区无症状或亚临床感染者较黑热病多6~10倍。营养不良可促进本病发展，患有艾滋病、使用免疫抑制剂及接受器官移植者等免疫力低下者不仅易患本病，而且病情较免疫力正常者更严重。

### （四）流行特征

利什曼病分布较广，波及全球98个国家，约3.5亿人受威胁，1 200万人患病，每年新增皮肤利什曼病100万~150万例，新增黑热病30万例，其中半数为儿童。每年全球因利什曼病死亡7万余人，损失240万伤残调整生命年（DALYs）。黑热病以南亚、西亚、地中海、东非及拉丁美洲为多。我国目前主要流行于新疆、甘肃、四川、内蒙古等省、自治区。本病为人畜共患的地方性寄生虫病，可在人间传播，亦在动物间传播。我国黑热病有人源型、犬源型和动物源型三种类型。人源型以平原地区年龄较大的儿童和青少年居多，现基本绝迹；犬源型多见于10岁以下的儿童，现少见；动物源型见于新疆和内蒙古荒漠地区，以2岁以内的婴儿多见。发病无季节性。社会经济、居住环境、气候变化、人群迁徙及营养状况均影响本病流行。

## 三、发病机制和病理

当受染白蛉叮咬人时，将前鞭毛体注入皮下组织，多数被中性粒细胞消灭，少数被巨噬细胞所吞噬。前鞭毛体进入巨噬细胞内并在吞噬溶酶小体中脱鞭毛演变成无鞭毛体（利杜体），通过二分裂繁殖，最后胀破巨噬细胞释放出大量无鞭毛体，又被其他单核-巨噬细胞所吞噬，如此反复，导致机体单核巨噬细胞系统大量增生，以肝、脾、骨髓、淋巴结等增生为主，脾大最常见。因浆细胞大量增加，故血浆球蛋白增高。

黑热病主要病变为脾脏显著肿大，被膜增厚，在淋巴生发中心含利杜体的巨噬细胞大量增生，浆细胞增生，可因脾内血流受阻、小动脉受压，出现脾梗死。后期因纤维组织增生而使脾脏变硬及脾功亢进。肝脏轻、中度肿大，巨噬细胞增生，内含利杜体。肝细胞肿块、脂肪变性，含有利杜体的库普弗细胞增生，重者可形成肝硬化。骨髓增生活跃，以巨噬细胞增生明显，可查见大量利杜体；有核红细胞增加，巨核细胞正常或减少，血小板显著减少，系脾功能亢进所致。淋巴结肿大，以巨噬细胞增生为主，同时浆细胞增多。扁桃体、肺、肾、胰腺、肠道等淋巴样组织内亦见含利杜体的巨噬细胞增生。肾小球血管基底膜上可见免疫复合物（IgG、IgM 和 C3）沉积，提示可致免疫复合物性肾病。

皮肤利什曼病在疾病早期，皮损处巨噬细胞增生及空泡化，内含大量原虫，淋巴细胞和浆细胞浸润，皮肤表层水肿，纤维组织增生，表皮坏死以及严重的假性上皮瘤增生，毛细血管肿胀和增生，形成结节样改变。随着原虫被清除，含原虫的巨噬细胞坏死，小血管破坏，角质形成细胞凋亡，以及皮肤基底层液化及溃疡形成，周边有大量淋巴细胞浸润。最后由朗汉斯巨细胞和少量上皮样细胞取代，逐渐形成疤痕。

## 四、临床表现

潜伏期长短不一，平均 2 个月至 1 年以上，短者 10 天，长至 9 年。被白蛉叮咬后皮肤出现淡褐色小丘疹，无痛感，常被忽略。

### （一）黑热病典型临床表现

1. 发热　发热为本病主要症状，起病缓慢，症状轻而不典型。长期不规则发热为多，部分（1/2~1/3）病例体温在 1 日内有 2 次升高，即双峰热型。少数可急性起病，突起发热，寒战但不剧烈，可定期发作类似于疟疾。发热虽持续较久，但全身中毒症状不明显，能坚持一般劳动。伴乏力、食欲缺乏、消瘦和咳嗽等。

2. 脾、肝及淋巴结肿大　脾脏呈进行性肿大，甚至可达盆腔。若脾内栓塞或出血，可引起脾区疼痛和压痛。肝脏轻度或中度肿大、边缘锐利，质地柔软及表面光滑。偶有黄疸和腹腔积液。淋巴结肿大少见，无压痛。

3. 贫血及营养不良　病程晚期表现精神萎靡、头发稀疏、面色苍白、水肿及皮肤干燥粗糙，面部、手、足及腹部皮肤色素沉着（故称黑热病 "black sickness"）。因贫血出现心悸、气短，重症可出现心脏扩大和心力衰竭。因血小板减少可有鼻出血、牙龈出血、瘀点、瘀斑等。儿童在疾病晚期可出现水肿，甚至恶病质。

### （二）黑热病后皮肤利什曼病（PKDL）

是黑热病的并发症，以无痛性皮肤斑丘疹、斑块状或结节样皮疹为特征，多发生于在面部、躯干及身体其他部位。在皮损组织中可查到利杜体，提示 PKDL 是潜在的传染源。在黑热病临床治愈后的 6 月至 1 年及以上出现。主要见于苏丹和印度。

### （三）HIV 与利什曼原虫感染

近年来，艾滋病合并利什曼原虫感染，其临床表现复杂多样，有内脏利什曼病的表现如肝脾大、发热等，还有腹泻、呕吐、咳嗽、出血、水肿等表现；或合并皮肤利什曼病可出现严重的播散性皮肤利什曼病或弥漫性皮肤利什曼病表现。可因利什曼原虫的寄生部位不同而出现各种症状。利什曼病是确定 HIV 相关的机会性感染疾病之一。HIV 感染者导致发生黑热病及弥漫性皮肤利什曼病的风险增加数百倍，而黑热病又可促进 HIV 的复制及影响抗逆转录病毒治疗效果。

## 五、实验室检查

### （一）血常规及血清蛋白

全血细胞减少，白细胞减少明显，严重者可发生粒细胞缺乏症。血红蛋白中度减少；血小板降低明显。血清球蛋白明显增加，而白蛋白常有减少，白/球蛋白比例倒置。

### （二）病原学检查

组织穿刺染色镜检：从利什曼原虫丰富的脾脏、肝脏、骨髓、淋巴结等组织穿刺标本染色后检出利什曼原虫是确诊本病的金标准。脾脏穿刺涂片染色阳性率高达 93%～99%，但有出血风险而少采用；骨髓穿刺液涂片作姬姆萨或瑞氏染色找利杜体，阳性率为 53%～86%；淋巴结穿刺液涂片染色阳性率53%～65%。将血液或组织穿刺标本培养后涂片染色可提高检出率。

### （三）血清学检测

1. 间接荧光抗体试验（IFAT）检测抗体　抗利什曼抗体在感染早期出现，治愈后 6～9 个月消失。若抗体持续存在，提示可能复发。IFAT 的敏感性（96%）和特异性（98%）好，需要一定的实验室条件，限制其临床应用。

2. ELISA　已广泛用于血清学诊断黑热病。抗体的滴度与疾病的活动直接相关，若持续阳性可用于预测临床复发。敏感性和特异性取决于应用的抗原，如用动基体相关蛋白重组抗原 rK39 作为检测抗原检测该抗体的滴度，敏感性达 100%，特异性为 96%。

3. 免疫印迹技术　检测抗利什曼的抗体，较 IFTA、ELISA 敏感，但试剂昂贵且检测费时，偶尔用于诊断黑热病。

4. 直接凝集试验（DAT）　检测血清抗利什曼原虫 IgG 抗体，该方法的敏感性为 94.8%且特异性达 85.9%，而且操作简便、价格廉价，适用于基层应用。但约 50%治愈者 DAT 可持久阳性，流行区 20%～30%的健康人群呈阳性，故不能用于药物疗效考核，亦不能区别现症感染抑或既往感染。

5. 免疫层析条带试验　用动基体蛋白 K39 作为抗原，将其固定在载玻片上，滴入指血或血清孵育，15 分出现目标条带为阳性。此方法具有快速、灵敏和特异性好的优点，缺点同 DAT 方法。其敏感性和特异性有地域和人群差异。

6. 乳胶凝集试验（LAT）　用无鞭毛体的 A2 抗原检测血清中的抗体，是快速诊断方法，其敏感性和特异性同 DAT。

7. 检测尿中利什曼原虫抗原　抗原水平与体内利什曼原虫载量相关，此诊断方法优于检测抗体方法，检测抗原较抗体的特异性高。黑热病的尿中可检测到无鞭毛体多肽片段（72～75kDa 和 123kDa）或热稳定的糖基化的 5～20kDa 抗原，有效的抗利什曼药物治疗 3 周后抗原消失，若持续阳性则预示复发。亦适用于无抗体的黑热病患者，其敏感性和特异性均高达 96%以上。

### （四）分子诊断技术

用 PCR 技术从血液或骨髓穿刺标本中检测利什曼原虫 DNA 的敏感性高，尤其对无症状感染者和抗体阴性的 HIV 合并黑热病者具有诊断价值。实时 PCR 可定量检测原虫可用于疗效评价，检测利什曼原虫 DNA 可鉴定原虫种类。

## 六、诊断和鉴别诊断

1. 诊断　有白蛉叮咬史或在白蛉活动季节（5~9 月）在流行区居住或逗留史；缓慢起病，长期不规则发热、消瘦、进行性脾大、贫血症状等；外周全血细胞减少、贫血、血小板减少及血浆球蛋白显著增高应考虑本病。进一步在骨髓、脾穿刺涂片，或肝组织中找到利杜体或培养检出前鞭毛体可确诊。血清特异性抗原或抗体检测阳性有助于诊断。既往有或现患黑热病患者出现 PKDL 典型皮疹可临床诊断，皮损处查见利杜体可确诊。

2. 鉴别诊断　本病需与有长期发热、脾大及白细胞降低的疾病鉴别，如结核病、伤寒、布鲁菌病、败血症、疟疾、恶性组织细胞病、淋巴瘤、慢性血吸虫病、亚急性细菌性心内膜炎等疾病相鉴别。

## 七、预后

预后取决于早期诊断和早期治疗及有无并发症。如未予治疗，于 2~3 年内因肺炎、败血症、结核病、腹泻、出血、营养不良等并发症而死亡。自采用葡萄糖酸锑钠治疗以来，病死率减少，治愈率达 95% 以上。少数可复发。合并 HIV 感染者病情进展快、临床症状重及治疗效果差，预后不佳。

## 八、治疗

### （一）一般治疗

注意休息与补充营养，纠正营养不良。贫血者补充铁剂及叶酸，必要时输血或输注粒细胞、血小板。杀虫治疗后脾亢未减轻者可考虑脾切除。

### （二）病原治疗

1. 锑剂治疗　首选葡萄糖酸锑钠（斯锑黑克），疗效迅速而显著，不良反应少。有六日疗法：总剂量成人 90~130mg/kg，儿童 150~170mg/kg，平分 6 份，每日 1 次肌内注射或葡萄糖液稀释后静脉缓慢注射。三周疗法：适用于感染严重或体弱者，总剂量成人 150mg/kg，儿童 200mg/kg，平分 6 次，每周 2 次，肌内注射或稀释后静脉注射。重复治疗：感染严重一个疗程未愈或复发者，可增加剂量重复治疗，在 6 日疗法剂量基础上加大 1/3 量。

用药期间严密监测临床表现和实验室检查指标，有中度异常时应暂停治疗。部分人用药期间有发热、恶心呕吐、腹痛、腹泻等不良反应，一般不影响治疗。有心脏病、肾功能不全和肝病者慎用。本品可引起自发性流产，妊娠妇女禁用。

2. 非锑剂药物

（1）喷他脒：剂量为 4mg/kg，新鲜配制成 10% 溶液肌内注射，每日或间日 1 次，10~15 次为一个疗程，治愈率 70% 左右。

（2）两性霉素 B：对锑剂耐药及喷他脒疗效不佳时可加用或换用，每日剂量自 0.1mg/kg 开始渐增至 0.5~1mg/kg，静脉滴注，每日或隔日一次，总量 1.5~2g。对肾脏毒性大，可并用小剂量糖皮质激素，若出现蛋白尿即应停药。现多用脂质体两性霉素 B 注射液，具有用量小、不良反应少的优点，现已成为地中海国家的一线治疗药物。免疫功能正常者推荐脂质体两性霉素 B 剂量按 3mg/（kg·d）分别在第 1 天至第 5 天、第 14 天、第 21 天给药。对免疫力低下者推荐按 4mg/（kg·d）于第 1~5 天、第 10 天、第 17 天、第 24 天、第 31 天和第 38 天给药。合并艾滋病患者复发后可再次用脂质体两性霉素 B 治疗。

（3）巴龙霉素：氨基糖苷类抗菌药物，11mg/（kg·d）肌内注射，疗程 21 天。

（4）米替福新：十六烷磷酸胆碱，对锑剂耐药的利什曼原虫有效。推荐剂量成人 100mg/d ［约为 2.5mg/（kg·d）］，疗程 28 天。有致畸作用，孕妇和哺乳期妇女禁用。

规范化治疗后 1 年无复发可视为治愈。合并 HIV 感染、应用免疫抑制剂、器官移植等免疫功能低下时可复发。

## 九、预防

应采取以管理传染源为主的综合预防措施。

### （一）管理传染源

及早发现，及时诊断和治疗患者。对犬类严格管理，发现病犬及时捕杀。

### （二）消灭传播媒介

在居住地及周围用杀虫剂如美曲磷酯（敌百虫）、菊酯类（溴氰菊酯、氯菊酯、氯氰菊酯、三氟氯氰菊酯等）喷洒消灭白蛉，发现及清除白蛉滋生地等措施均可减少传播媒介。

### （三）加强宣教和个人防护

教育流行区居民及外来旅游者，做好个人防护，居住地用纱窗及蚊帐避虫。到野外工作时扎紧衣裤，或用邻苯二甲酸二甲酯涂抹暴露皮肤，以减少或避免白蛉叮咬。疫苗尚在研制中。

（陈丽明）

# 第九章

## 感染与出血

## 第一节　概论

出血是常见临床症状，可以表现为皮肤、黏膜的出血点、瘀点、瘀斑，也可以表现为深部组织和内脏出血。导致出血的原因包括遗传性与获得性因素。其发病机制分为血管异常、血小板数量或功能异常以及凝血机制障碍等。许多感染性疾病伴有出血症状，如伤寒、细菌性腹泻、肺结核、流行性脑脊髓膜炎、钩端螺旋体病、阿米巴病、肠道寄生虫病以及各种病毒性出血热等。本章将主要介绍常见的以发热和出血为主要临床表现的病毒感染性疾病。

### 一、出血的类型

出血的临床类型常因发病机制的不同而异。

#### （一）皮肤黏膜下出血

皮肤、黏膜下出血是伴有出血症状的感染性疾病最常见、最易发现的症状和体征，其表现因出血程度、范围及出血部位不同而呈现下列类型。

1. 出血点　指皮肤上直径2mm以内的出血，多如针头大小，通常不高出皮面，按压不退色。早期呈暗红色，1~2周内完全吸收。出血点可散在分布全身各部位，以四肢较多见，躯干下部较常见。

2. 紫癜　为直径3~5mm的皮下出血，不高出皮面，压制不退色，其性质、特点、部位及临床意义与出血点相同。

3. 瘀斑　为直径5mm以上的皮下片状出血，分布部位与出血点、紫癜相同。单发及多发小片状瘀斑，一般提示为血管或血小板疾病；大片瘀斑常见于严重血小板减少或功能缺陷及严重凝血功能障碍。

4. 血疱　口腔黏膜血疱常为重症血小板减少的表现。

5. 鼻出血和牙龈出血　血小板数量或功能异常以及其他凝血功能异常者常见。

6. 眼结膜下出血　血小板数量或功能异常以及其他凝血功能异常者常见。

#### （二）深部组织出血

深部组织出血常见于较深皮下、肌肉、关节腔及浆膜腔等部位。常见于凝血机制障碍。

1. 血肿　较深部皮下、肌肉及其他软组织出血。血肿较大时可引起胀痛，压迫邻近组织器官引起疼痛及功能障碍等。

2. 关节出血　常见于负重关节如膝、踝、肘、腕及髋关节等。早期可见关节肿胀、疼痛，关节穿刺可抽出不易凝固的陈旧性血液。反复关节出血可导致关节永久性畸形及严重功能障碍。

3. 浆膜腔出血　主要见于腹腔、胸膜、心包及睾丸鞘膜出血。

4. 眼底出血　多见于严重血小板减少及严重血管病变者。

## （三）内脏出血

内脏出血临床可表现为咯血、呕血、便血、血尿、引导出血及中枢神经系统出血，出血量较大。除相应器官、系统症状外，还可伴有失血引起的循环障碍，甚至休克等症状。

## 二、常见伴出血表现的感染病临床特点

常见伴出血表现的感染病临床特点见表 9-1。

表 9-1　常见伴出血表现的感染病临床特点

|  | 肾综合征出血热 | 登革热 | 发热伴血小板减少综合征 | 埃博拉出血热 |
|---|---|---|---|---|
| 病原学 | 汉坦病毒 | 登革病毒 | 发热伴血小板减少综合征病毒 | 埃博拉病毒 |
| 传播途径 | 呼吸道、消化道、直接接触等 | 蚊虫 | 蜱 | 直接接触 |
| 出血类型 | 皮肤黏膜下、内脏出血 | 皮肤黏膜下、内脏出血 | 皮肤黏膜下、内脏出血 | 皮肤黏膜下、内脏出血 |
| 出血时间 | 多发于发热期、低血压休克期、少尿期 | 病程第 5~8 天 | 病程极期 | 病程极期 |
| 发病机制 | 血管损伤、血小板减少和功能异常、凝血机制异常 | 血管损伤、血小板减少和功能异常、凝血机制异常 | 血小板减少和功能异常、凝血机制异常 | 血管损伤、血小板减少和功能异常、凝血机制异常 |
| 实验室检查 | 白细胞增高、出现异形淋巴细胞，血小板减少；凝血功能异常 | 白细胞减少、血小板减少；凝血功能异常 | 白细胞减少、血小板减少；凝血功能异常 | 早期白细胞减少，7 日后增高，出现异形淋巴细胞，血小板减少；凝血功能异常 |

## 三、出血的诊断

根据患者的病史及体检，判断是否存在血管损伤、血小板减少和功能异常、凝血机制异常的病因，有选择性地进行实验室检查和其他必要的辅助检查。

## （一）筛选试验

包括毛细血管脆性试验、血小板计数、出血时间、凝血时间、部分活化的凝血酶时间、凝血酶原时间、凝血酶时间等。

## （二）确诊试验

1. 血管异常包括毛细血管镜检查和 vWF 测定等。

2. 血小板异常血小板黏附和聚集试验等。

3. 凝血异常包括各种凝血因子的抗原及活性测定、凝血酶生成及纠正试验等。

4. 抗凝异常包括抗凝血酶Ⅲ抗原及活性或凝血酶-抗凝血酶复合物、蛋白 C、狼疮抗凝物测定等。

5. 纤溶异常包括鱼精蛋白副凝试验、纤维蛋白原降解产物、D-二聚体、纤溶酶原测定等。

## （三）特殊检查

对感染导致的出血，尽早进行病原学检查，将有助于明确诊断。

## 四、伴有出血表现的感染病的治疗原则

出血发病机制各异，应根据不同病因及发病机制给予相应治疗措施。

### （一）一般治疗

包括支持治疗、对症治疗等。

### （二）出血的治疗

根据出血的可能机制，可以给予减低血管脆性和通透性的药物、促进血小板生成药物、增强血小板功能药物治疗。必要时可以补充维生素 K、输注血小板、血浆和凝血因子等血液制品。对于药物治疗无效或脾亢所致血小板明显减少，可考虑做脾切除术以减少血小板破坏场所。

### （三）病原治疗

如果明确了病原，应尽早进行病原特异性治疗。

（樊启辉）

# 第二节　肾综合征出血热

肾综合征出血热（HFRS）又称流行性出血热（EHF），是由汉坦病毒属病毒引起的以啮齿类动物为主要传染源的自然疫源性疾病。本病的主要临床特征为发热、出血、低血压休克及肾脏损害。

本病既往在我国、日本、朝鲜、韩国和俄罗斯远东地区称为"流行性出血热"，在欧洲国家称为"流行性肾病"。1982 年 WHO 建议统称为肾综合征出血热，但目前政府公文和新闻媒体仍沿用流行性出血热这一疾病名称。

## 一、病原学

汉坦病毒为负链 RNA 病毒。1976 年由韩国李镐汪教授等首先发现，其原型株定名为汉滩病毒，已归于布尼亚病毒科汉坦病毒属。

该属病毒外观为球形或卵圆形，直径为 78～240nm（平均约 120nm），表面包有囊膜，

内质在电镜下呈颗粒丝状结构。病毒基因组为单股负性 RNA，含大（L）、中（M）、小（S）三个片段，分别编码 RNA 聚合酶、两种囊膜糖蛋白（glycoprotein 1.2，G1、G2）及核衣壳蛋白（NP）。不同型别毒株 L、M 和 S 片段的碱基数有一些差别，其中汉滩病毒76～118 株分别由 6 533nt、3 616nt 和 1 696nt 组成。目前已知病毒的中和抗原、血凝抗原和型特异性抗原位点主要存在于 G1 和 G2 上，而 NP 含有病毒的组特异性抗原。

多种传代、原代人及动物的细胞都可用于汉坦病毒的培养，最常用的细胞为 Vero-E6 和 CV-7 细胞。病毒对培养细胞的致病变作用较弱，对有些细胞甚至无明显致病变作用。

将病毒接种于 1～3 日龄小白鼠乳鼠脑内，可引起致死性感染；除猕猴及黑猩猩外，大多数成年灵长类动物对本病毒不易感。

依据病毒抗原反应性和基因结构的不同，本属病毒可分为至少 20 余种抗原性明显不同的血清型，代表性的型别有汉坦病毒（HTNV）、汉城病毒（SEOV）、普马拉病毒（PUUV）、希望山病毒（PHV）、多布拉伐-贝尔格莱德病毒（DOBV）、辛诺柏病毒（SNV）等。每个型的汉坦病毒还可进一步分为不同的亚型。上述型别的病毒中，SNV 对人高度致病，可以引起汉坦病毒肺综合征（HPS），病死率达 50% 以上；HTNV 和 DOBV 所致疾病重症较多，病死率为 3%～10%；SEOV 多致中、轻型病例，病死率不足 1%；PUUV 仅引起轻症患者。

我国疫区主要流行传播的汉坦病毒为 HTNV（血清Ⅰ型）和 SEOV（血清Ⅱ型），近年在某些省区发现了 PUUV。HTNV 主要引起重型出血热，黑线姬鼠、大林姬鼠为疫区主要的宿主动物。SEOV 在我国主要引起轻型出血热，褐家鼠、实验用大白鼠为主要的宿主动物。

汉坦病毒为有囊膜病毒，因此使用一般的脂溶剂和消毒剂如氯仿、丙酮、β-丙内酯、乙醚、酸（pH<3.00）、苯酚、甲醛等均很容易将其灭活。此外，加热 60℃ 10 分钟、100℃ 1 分钟、钴 60 照射（>105 拉德）及紫外线（10～15 分钟）也可将其灭活。

## 二、流行病学

### （一）宿主动物和传染源

全球约有 224 种陆栖脊椎动物能自然感染或携带汉坦病毒，其中包括哺乳纲、鸟纲、爬行纲和两栖纲。中国已检出自然感染或携带汉坦病毒的脊椎动物有 74 种，其中啮齿类动物是汉坦病毒的主要宿主动物，如鼠科姬鼠属的黑线姬鼠、大林姬鼠和黄喉姬鼠，家鼠属的褐家鼠和大白鼠，仓鼠科䶄属林䶄和棕背䶄等，其他类群动物可能系继发感染。

### （二）传播途径

本病系多途径传播：

1. 接触传播　通过含病毒的动物尿、粪、呕吐物及血液、组织液等经显性或非显性破损的皮肤黏膜侵入机体。

2. 呼吸道传播　带病毒动物的排泄物、分泌物在外界形成气溶胶，经呼吸道吸入感染。

3. 消化道传播　摄入污染的饮水或食物可经消化道感染。

4. 虫媒传播　国内研究认为带毒的恙螨和革螨可通过叮咬人体将本病传染给人，但尚未得到国际公认。

5. 人-人传播　已报道在南美国家的一些疫区，参与诊治和护理 HPS 患者的医护人员及患者家属可以感染罹患同类疾病，但是在 HFRS 疫区目前尚无同类报道。

6. **母婴垂直传播**　已报道汉坦病毒可经胎盘自感染的母体传染胎儿（宫内感染）。孕妇感染和母婴传播虽然在人类并不多见，但可致孕妇死亡、胎儿早产、畸形或死胎。疫区带毒孕鼠的宫内传播对于疫源地的维持具有重要意义。

### （三）人群易感性和免疫性

人群对本病普遍易感，发病以男性青壮年为主。隐性感染率一般为 1.30%～5.18%，二次发病者罕见。发病后第 3～5 日可从部分患者外周血中检出抗汉坦病毒 IgM 抗体，第 2 周达高峰，可持续 2～3 个月；IgG 抗体多于病后第 1 周末方可检出，高峰在第 2～3 周后，以后滴度逐渐下降，部分人可保持终生。

### （四）流行特征

本病为世界性分布，主要流行于亚欧大陆。我国为疫情最严重的国家，其次为俄罗斯和某些欧洲国家及朝鲜半岛，非洲和美洲仅有少数病例报告。目前全国 34 个省（自治区、直辖市、特区）中除青海省和西藏自治区外，其余 32 个省（自治区、直辖市、特区）均有 HFRS 的疫源地或疫区存在，其中陕西、黑龙江、吉林、辽宁、山东、河北、湖南等省近年的年发病数占全国发病总数的 80% 以上。据不完全统计，截至 2010 年末，全世界累计报告病例达 1 893 555 例。中国报告的病例数已达 1 585 942 例，占全球总病例数的 83.75%，死亡累计近 5 万人。我国自 2005 年以来，报告 HFRS 病例数逐年减少，至"十一五"末年发病数已降至 1 万左右。2012 年发病有所上升，全国报告病例数 13 300 余例。

本病多呈高度散发，共同生活的家庭成员很少同时发病。近年国内的流行类型主要有3 种：①野鼠型（乡村型、重型、姬鼠型），主要分布于农作物区、垦区和林区，散发为主，局部地区还可呈点状暴发；流行季节为秋末和冬季，有些地区 5～6 月间有一次发病小高峰，呈双峰型。②家鼠型（城市型、轻型、褐家鼠型），主要分布在城镇和市郊居民区及近郊村镇，暴发为主，也有点状散发；流行季节主要为 3～6 月份。③混合型，同一疫区上述两型并存，具备两型的特点，一年有两次发病高峰（3～6 月、10 月～次年 1 月）。

## 三、发病机制

汉坦病毒经各种途径侵入人体后，可在一些特定的细胞如血管内皮细胞、单核吞噬细胞中大量增殖，目前认为汉坦病毒的细胞嗜性可能与上述细胞包括血小板和血管内皮细胞表面的特定病毒受体有关，近年的研究表明在汉坦病毒与内皮细胞相互作用中，细胞整合素受体起到了关键性作用，此外汉坦病毒感染可能还存在其他的细胞受体或协同受体。

感染机体发病与否及发病轻重与侵入病毒的数量、型别和毒力及人体的免疫应答状况包括 HLA 型别等遗传背景密切相关。目前多认为本病的发病机制可能与病毒直接作用和免疫损伤有关，且越来越多的证据支持"汉坦病毒致病是免疫介导的病理反应"这一观点。

### （一）病毒直接作用

临床诊治中早已注意到，本病各主要临床病征如微血管损伤、血小板减少及肾脏损害等在发病早期（3 病日前）甚至在发病时即已出现，且主要临床表现如微血管损伤、血小板减少、血尿素氮升高、尿蛋白及少尿等现象的出现以及达高峰及消失时间等大多一致；绝大多数患者（89.2%）早期分度与最终分型相符，提示 HFRS 发病机制的特点为原发性损伤，病程为自限性经过。此外多数病例起病早期临床病理表现已很明显，但免疫测定尚无明显异常。病理研究也已证明，一些患者新鲜活检标本及急性期死亡患者的尸检标本可检出病毒抗原或核酸，同时伴有相应部位不同程度的病理改变如组织变性、坏死、出血等，且病毒抗原分布多的部位病理损伤也重。体外培养也已观察到，某些汉坦病毒毒株对常用传代细胞有致细胞病变效应。以上结果均表明，汉坦病毒的直接致病变作用可能是机体发病的始动环节或重要因素。

### （二）免疫病理反应

近年的研究大多认为，免疫因素在本病的发病中可能具有相当重要的作用。提出免疫发病学说者认为：①HFRS 好发于中青年人，且临床中青年患者重危型较多，这固然可能与中青年接触病原微生物的机会多，感染机会可能较大有关，但也说明免疫应答的强弱与发病轻重有密切关系，即免疫致病可能在 HFRS 发病中具有重要的地位。②动物实验业已证明，缺乏免疫力的裸鼠无论年龄长幼，均对汉坦病毒易感，引起致死性感染；而幼龄小鼠（7 日龄大小）病死率反而高于新生乳小鼠（≤24 小时龄），表明免疫缺陷和免疫病理损害在 HFRS 发病过程中起重要作用。③临床观察到的与Ⅰ型和Ⅲ型变态反应有关的免疫检测指标的消长，均与临床病情发展、病期的演进等密切相关，二者之间似有必然联系。

近年随着免疫学检测技术的发展，已观察到汉坦病毒的感染可引发人体强烈而迅速地免疫应答和炎症反应，通常自发热期末即出现明显的免疫异常，主要表现为体液免疫反应亢进，补体激活，特异性细胞免疫增强及免疫调控机能异常和紊乱。

## 四、病理

本病的基本病理改变为全身小血管和毛细血管的广泛损害，血管内皮细胞呈节段性肿胀变性、疏松甚至管壁发生纤维蛋白样坏死和破裂崩解，造成管腔高度扩张、充血淤血，管腔内可见血栓形成，管壁脆性增加，通透性增高，引起血浆大量渗出和出血及各组织器官的充血、出血、变性甚至坏死。上述病变在肾脏、脑垂体前叶、肾上腺皮质、右心房内膜下和皮肤黏膜等处尤为显著。严重的渗出和水肿，各脏器和体腔都有不同程度的水肿和积液，以后腹膜、肺及其他组织疏松部最严重；少尿期可并发肺水肿和脑水肿。炎性细胞浸润以淋巴细胞、单核细胞和浆细胞为主，但不明显。

由于病毒的作用和免疫病理损伤造成全身小血管和毛细血管的广泛损伤，引起血管活性物质和炎性介质的释放，导致一系列的病理生理过程。

### （一）有效循环血量减少和休克

1. 低血压休克　病程早期于热退前后常发生低血压休克，主要由于血管壁损伤，通透性增加，血浆大量渗出，血容量骤减所致，此种休克又称为"感染中毒性失血浆性低血容量性休克"。

2. DIC　本病患者多不同程度发生 DIC，由于血管损伤及各种致病因子的作用，使凝血系统被激活，引起微血管内广泛纤维蛋白沉积及血小板凝集，形成弥散的微血栓，血栓形成中大量凝血因子消耗，纤溶系统激活引起严重出血，并由于微血栓的栓塞继发脏器损害及功能障碍等综合征。DIC 引起的病理生理学变化及主要临床特点是低血压休克、出血及栓塞症状。

3. 心肌损伤 汉坦病毒可以直接造成心肌损伤，此外病程中心肌缺血、酸中毒及神经体液的调节失衡等均可造成心肌收缩力下降，心输出量减低，加重低血压休克。

## （二）出血

本病出血的原因比较复杂，依不同病期而异，且往往是多因素参与。发热期出血是由于血管壁受损和血小板减少所致，后者可能与修补血管壁的消耗和骨髓巨核细胞成熟障碍有关。休克以后的出血加重，主要由于 DIC 导致的内脏微血栓形成，消耗性凝血障碍和继发性纤溶亢进等。少尿期尿毒症对凝血功能和血小板的影响以及自体分流等也是出血的重要原因。病程急性期血中肝素类物质增加可进一步加重上述诸因素所致的出血。

## （三）急性肾衰竭

本病急性肾衰竭主要是因为有效循环血量减少、肾血流量不足，导致肾小球滤过率下降所致。水钠潴留、肾素-血管紧张素增加、肾小球微血栓形成和抗原抗体复合物引起的基底膜损伤也是肾小球滤过率下降的重要原因。肾小管的变性坏死、肾间质出血、水肿的压迫和肾小管腔被肾脱落细胞和蛋白凝块阻塞等可进一步加重少尿。

# 五、临床表现

本病潜伏期 4~46 日，一般为 7~14 日。典型病例起病急骤，无明显前驱症状。

HFRS 的典型临床表现是发热、出血和肾脏损害三类主要症状及发热、低血压休克、少尿、多尿和恢复期五期经过。非典型和轻症患者临床表现差异较大，可无低血压休克、出血或肾脏损害，五期经过可不明显。重症患者五期中前二、三期可以重叠。少数暴发型患者发热期明显缩短，并迅即出现休克和急性肾衰竭。

## （一）发热期

起病急，主要表现为感染中毒症状、毛细血管和小血管中毒症状及肾脏损伤的症状体征。

1. 感染中毒症状 典型病例有畏寒、寒战、高热，体温在 38~40℃之间，热型多为弛张热、稽留热或不规则热，一般持续 4~7 日。通常热度越高病情越重，发生低血压休克和少尿的机会越多。部分患者伴头痛、腰痛、眼眶痛（三痛）及全身四肢关节酸痛。头痛以两颞部和前额部为主，重者或为全头痛，性质以胀痛为主。腰痛轻者仅感两侧肾区胀痛及肾区叩击痛，重者剧痛不敢平卧和翻身，局部拒按。如在低血压休克期或少尿期突发剧烈腰痛应警惕有否并发肾破裂。眼眶痛以眼眶胀痛为主，眼球活动时尤甚。

大多数患者有明显的消化道症状，表现为食欲减退，重者有恶心、呕吐、呃逆等消化道症状。部分患者有腹痛、腹泻，腹痛剧烈者可出现腹肌紧张、腹部压痛和反跳痛，易误诊为外科急腹症。少数患者尚可出现兴奋、谵妄、烦躁不安和嗜睡等神经精神症状，极少数重危患者可出现抽搐、昏迷及脑膜刺激征。

2. 充血和出血 于第 2~3 病日，半数患者眼球结膜及颜面部、颈部和上胸部皮肤出现显著的充血潮红（三红），似酒醉貌。黏膜出血多见于软腭、悬雍垂及咽后壁，表现为网状、点状或为出血斑，但扁桃体不肿大。眼球结合膜也可见点状或斑片状出血。皮肤出血好发于双侧腋下及前胸和肩背部，多为出血点或搔抓样、条索样出血斑点，针刺部位也可见到瘀斑。患者早期束臂试验可呈阳性。重症患者有鼻出血、咯血、呕血、便血及血尿等。

3. 渗出与水肿　水肿多见于眼球结合膜，为本病早期特有的表现。轻者眼球转动或用手挤压上、下眼睑时可见球结膜出现涟漪状波纹或皱褶，中度水肿球结膜呈水疱状，明显突出于角膜平面，重度水肿是指隆起的球结合膜呈胶冻样或鲜荔枝肉样，突出于眼裂平面。中重度球结膜水肿常伴有眼睑和颜面部水肿，甚至出现渗出性腹水、渗出性胸腔积液和心包积液。球结合膜水肿不仅具有重要的诊断意义，而且提示毛细血管和小血管损伤严重，血浆明显渗出，发生低血压休克的可能性较大。

4. 肾脏损伤　肾脏损害在本期第 2~4 病日即可出现，表现为蛋白尿、血尿和少尿倾向。早期蛋白尿为 "+~++"，重症患者可达 "+++~++++"，甚至尿中排出膜状物，镜检可出现透明管型、颗粒管型或蜡样管型。

部分患者尤其是家鼠型 HFRS 疫区的患者，可有黄疸、肝脾大和肝功能异常。

发热期一般持续 4~6 日，临床病情轻重与此期的体温高低成正比，即体温越高，热程越长，病情越重。个别暴发型患者发热期可短于 3 日。

### （二）低血压休克期

发热 4~6 病日后，体温徐退或骤退，但其他症状反而加重，部分患者出现低血压或休克，持续时间数小时至数日不等。低血压休克主要表现为：①血压下降与心率、脉搏增快。根据血压和脉压水平分为低血压倾向、低血压和休克，其动脉收缩压分别 ≤13.3kPa（100mmHg）、≤ 12.0kPa（90mmHg）和 ≤9.3kPa（70mmHg）；脉压分别 ≤4.0kPa（30mmHg）、≤3.5kPa（26mmHg）及 ≤2.7kPa（20mmHg）。心率增快，脉搏细速或扪不清，浅表静脉塌陷，伴呼吸浅快。②面色与口唇苍白或发绀，肢端发凉，皮肤发花。③意识障碍。初为烦躁不安，继之可出现谵妄、嗜睡、昏睡、昏迷。④少尿或无尿。⑤中心静脉压（CVP）降低<0.8kPa（6mmHg）。

此期患者的渗出体征特别突出，出血倾向也十分明显，常合并 DIC 和纤维蛋白溶解亢进。低血压休克期多不超过 24 小时，短则十几分钟，长则 72 小时以上。一般认为休克出现越早，持续时间越长，病情越重。

部分患者经积极的抢救治疗仍呈低血压休克，可谓"难治性休克"，预后差，是本病死亡的主要原因之一。

### （三）少尿期

少尿期为本病的极期，与低血压休克期常无明显界限，两期也可重叠发生或完全缺失。轻、中型患者常无低血压休克期而直接由发热期进入少尿期。本期一般出现于第 5~8 病日，持续时间约 3~5 日，长者可达 2 周以上。

1. 少尿或无尿和氮质血症　少尿或无尿为本病急性肾衰竭最突出的表现。按照 1997 年原卫计委颁布的"全国流行性出血热防治方案"，24 小时尿量在 500~1 000mL 为少尿倾向，少于 500mL 为少尿，少于 50mL 为无尿。近年倾向于按照肾脏病学界的定义，以 24 小时尿量少于 400mL 为少尿，少于 100mL 为无尿。

急性肾衰竭常伴发不同程度的尿毒症、酸中毒、水中毒和水电解质平衡失调。临床可见厌食、恶心、呕吐、腹胀、口干舌燥，常出现顽固性呃逆，查体可见面部和下肢水肿，部分患者可伴肺水肿、胸水和腹水。此外血尿素氮（BUN）和肌酐（Cr）多明显升高。

2. 肾性脑病　为代谢性脑病之一，多见于 BUN>50mmol/L 或 Cr>1 500μmol/L 的肾衰竭患者。临床表现有头昏、头痛、嗜睡、烦躁、谵妄以至抽搐、昏迷。重者可出现锥体束征、踝阵挛和扑翼样震颤等体征。

3. 出血倾向和贫血　虽然进入少尿期几日后外周血血小板计数多明显回升甚至超过健康水平，但皮肤、黏膜出血在本期往往加重，常伴有呕血、咯血、便血和血尿。少尿期持续超过 1 周的患者多有轻重不等的贫血和高血压。

4. 高血容量综合征　高血容量综合征在本病患者出现率较高，可能与发热末期和低血压休克期外渗于组织间隙和浆膜腔内的液体大量回吸收于血管内有关，休克期扩容液体过多的患者更易出现高血容量。临床可见此类患者面容胀满、体表静脉充盈怒张、脉洪大、血压增高、脉压增大、心音亢进及血液稀释，严重者易合并心力衰竭、肺水肿及脑水肿。

5. 电解质和酸碱平衡紊乱　本病少尿期急性肾衰竭时较少合并代谢性酸中毒。酸中毒刺激呼吸中枢可使呼吸深大，重者呈 Kussmaul 呼吸，以排出较多的二氧化碳。酸中毒可使心肌收缩力下降，加重高血钾，诱发 DIC。低血钠和高血钾在本期也较为常见，但前者多为稀释性低钠，高血钾多不超过 6.5mmol/L，二者可有相应的临床、生化和心电图表现，应注意监测。

6. 并发症　低血压休克期处置不当（如扩容液量过多）或少尿无尿持续超过 1 周以上易合并各种严重的并发症如大出血、严重感染、心力衰竭、肺水肿和脑水肿、急性呼吸窘迫综合征（ARDS）等。

### （四）多尿期

少尿期后尿量逐渐增多进入多尿期。24 小时尿量多于 400mL（或者 500mL）至 2 000mL 这一增尿阶段也称为少尿期移行阶段。每日尿量超过 3 000mL 为多尿，但尿量增至每日 2 000mL 即开始进入多尿期。少数患者 24 小时尿量可达 5 000~10 000mL。本期多出现于第 9~14病日，大多持续 1~2 周，少数可长达数月之久。轻症患者可无低血压休克和少尿期而直接进入多尿期，也有极少数患者特别是家鼠型患者可无多尿期。

少尿期的各种临床表现在多尿早期仍可延续，特别是营养失衡、电解质紊乱、严重感染和出血等。大量排尿如不及时补充水和电解质极易发生脱水、低血钾和低血钠，甚至发生二次休克（失水性休克）而引至继发性肾衰竭，重者可危及生命。

### （五）恢复期

多数患者病后第 3~4 周开始恢复。一般以尿量减至每日 2 000mL 左右且 BUN 和 Cr 降至正常为进入恢复期的标志。此期肾脏的尿浓缩稀释功能渐好转，精神、食欲和体力亦逐渐恢复。少数重症患者恢复时间较长，需 1~3 月或更久，患者仍感衰竭、无力、头晕、头痛、食欲缺乏、腰痛、持续多尿及夜尿增多等，检查可见轻、中度蛋白尿，排低比重尿，高血压及轻、中度贫血。个别患者可演化为慢性肾衰竭。

家鼠型出血热临床表现较轻，发热期较短，腰痛、眼眶痛及球结膜水肿多不明显，低血压休克及肾脏损伤轻或无，因此五期经过多不全，同时并发症少，病死率多在 1% 以下。

小儿出血热起病多急剧，热型不规则，热度较高。但全身中毒症状轻，可出现脑膜刺激症状；消化道症状明显；缺乏典型的"三红"，头痛、腹痛为主，较少出血倾向和低血压休克，肾脏损害轻，病死率低。

老年出血热临床表现不典型，中低热多，少数患者无明显发热。低血压休克出现早，发生率高。肾脏损伤多严重，少尿及无尿发生率高。常并发消化道大出血、脑出血、肺水肿、肺部感染和中枢神经系统并发症。重型及危重型病例多，病死率高。

本病按病情轻重可分为 4 型：①轻型，体温 39℃ 以下，中毒症状轻，有皮肤黏膜出血点，尿蛋白 "+~++"，无少尿和休克。②中型，体温 39~40℃，中毒症状较重，球结膜水肿明显，皮肤黏膜有明显瘀斑，有低血压和少尿，尿蛋白 "++~+++"。③重型，体温 40℃ 以上，有中毒症状和外渗症状或出现神经症状，可有皮肤瘀斑和腔道出血，有明显休克，少尿达 5 日或无尿 2 日以内。④危重型，在重型基础上出现难治性休克、重要脏器出血、严重肾损害（少尿 5 日以上，无尿 2 日以上）或其他严重并发症如心力衰竭、肺水肿、继发严重感染、脑水肿或脑出血甚至多器官功能障碍综合征（MODS）等。

## 六、实验室检查

### （一）常规检查

血、尿常规在本病的早期诊断中具有非常重要的价值。

1. 血常规　白细胞总数自第 2~4 病日开始升高，低血压休克期及少尿期达高峰，多在（15~30）×$10^9$/L，少数重症患者达（50~100）×$10^9$/L；中性粒细胞同时增多，核左移，重型尚可见晚、中、早幼粒细胞，呈现类白血病反应。异型淋巴细胞早在第 1~2 病日即可出现，且逐日增多，至 4~5 达高峰；一般为 5%~14%，15% 以上多属危重患者。红细胞和血红蛋白自发热期末开始上升，低血压休克期达高峰（血红蛋白多在 150g/L 以上），至少尿期下降，其动态变化可用于判断血液浓缩和稀释的情况，指导治疗。血小板计数第 2 病日即开始减少，在低血压和少尿期降至最低水平（10~60）×$10^9$/L，并有异型和巨型血小板出现，个别危重型患者血小板计数 ≤5.0×$10^9$/L。少尿后期血小板数量即开始恢复，往往有短期增生亢进现象，可高达 500×$10^9$/L 以上。

2. 尿常规　肾脏损伤是本病的早期特征，在第 2~3 病日即开始出现蛋白尿，并迅速进展，可在 1 日内由 "+" 突增至 "+++~++++"，往往至多尿后期和恢复期方转为阴性。部分患者可见尿中红细胞或出现肉眼血尿，肾损比较严重的患者可查见尿透明管型、颗粒管型和膜状物。

### （二）血液生化检查

1. 尿素氮和肌酐　血尿素氮和肌酐于发热末期或低血压休克初期即可升高，少尿期和多尿早期达高峰，以后逐渐下降，升高程度和速度与病情成正比。

2. 酸碱测定　HFRS 的血气变化随各期而异，类型较为复杂。发热期和低血压早期以呼吸性碱中毒为主；休克和少尿期以代谢性酸中毒为主，有时可伴呼碱；多尿期以代谢性碱中毒为主，低钾性碱中毒尤为常见。

3. 电解质　发热期和低血压休克期血钾往往偏低，少尿期可上升为高血钾，多尿期又复陷低。血钠和氯化物在全病程均降低，以休克和少尿期最显著。

4. 肝功能　少数危重型或家鼠型疫区患者肝功化验可出现明显异常，主要表现 ALT、AST 升高，个别患者总胆红素也增高，重型和危重型患者多有血清白蛋白以及凝血酶原活动度明显降低，临床类似重型肝炎。

## （三）凝血功能检查

出现 DIC 时可见血小板计数减少（一般低于 $50\times10^9$/L），纤维蛋白原降低和凝血酶原时间延长，血浆鱼精蛋白副凝固试验（3P 试验）阳性，进一步检查凝血酶凝固时间、纤维蛋白降解产物及 D-二聚体等可判定继发性纤溶是否存在。

## （四）免疫学检查

细胞免疫方面，外周血淋巴细胞亚群检测可见 $CD4^+$/$CD8^+$ 细胞比值下降或倒置。体液免疫方面，血清 IgM、IgG、IgA 及 IgE 普遍增高，总补体和补体 C3 和 C4 下降，可检出特异性循环免疫复合物。

## （五）特异性检查

1. 病毒抗体测定　本病特异性 IgM 和 IgG 抗体出现较早，多于 3~5 病日即可检出，持续时间长（IgM 抗体可保持 2 个月以上），为检测抗体特别是单份血清 IgM 抗体进行早期诊断提供了条件。单纯检测特异性 IgG 抗体需双份血清（第 1 份血样最好采自起病第 1 周内，第二份血样应间隔 1 周以上采集）阳性且效价递增 4 倍以上方有诊断价值。常用的检测方法有间接免疫荧光法、酶联免疫吸附试验（ELISA）等。近年国内已生产了胶体金或称为滴金免疫试剂盒用于抗汉坦病毒 IgM 和 IgG 抗体的检测，5 分钟即可判读结果，灵敏度接近 ELISA，但特异性略差。

2. 病毒抗原的检测　用免疫酶染色法可检测外周血白细胞内的病毒抗原，但操作方法比较烦琐，实际工作中很少应用。

3. 病毒核酸的检测　采用反转录聚合酶链反应技术（RT-PCR）可从早期（10~15 病日前）患者外周血的血清、血浆、白细胞或血凝块研磨物中检出汉坦病毒 RNA。

# 七、诊断和鉴别诊断

## （一）诊断

1. 流行病学史　流行季节，在发病前 2 个月内，有疫区野外作业史及留宿史，或与鼠类等宿主动物或其排泄物的直接或间接接触史，或食用过未经充分加热的鼠类污染的食物史。相当多的患者没有明确的鼠类直接或间接接触史。

2. 临床表现　主要依据三类症状体征和五期经过，即以短期发热和"三痛"为主的感染中毒症状，以充血（三红）、渗出和出血为主的体征及肾脏损害的表现。典型患者应具备发热、低血压（休克）、少尿、多尿和恢复期五期经过，非典型患者注意有无多尿期（尿量 >3 000mL/d）。对于轻症或非典型病例的诊断常需借助于实验室检查。

3. 实验室检查　如早期血液常规化验出现"三高一低"（即外周血 WBC 增高，异型淋巴细胞比率增高，血红蛋白增高和血小板计数减低），且尿蛋白"++"以上，结合临床可以拟诊本病。确定诊断有赖于检出血清抗汉坦病毒 IgM 阳性或双份血抗汉坦病毒 IgG 阳性且效价递增 4 倍以上。发病 15 日内应用 RT-PCR 检出血清致病性汉坦病毒 RNA 阳性具有重要诊断价值，确定诊断应参考血清学检测结果并结合临床加以综合判断。

## （二）鉴别诊断

典型患者诊断并不困难，进入少尿期或多尿期后可问及明显的病程分期，且易于检出特异性血清抗体。发热期主要应与其他发热性疾病如上呼吸道感染、流行性感冒、流行性脑脊髓膜炎和败血症等进行鉴别。低血压休克期应与急性中毒性细菌性痢疾、休克型肺炎等进行鉴别。出血倾向严重者应与急性白血病、过敏性和血小板减少性紫癜等进行鉴别。肾损伤为主的出血热应与肾脏疾病如原发性急性肾小球肾炎、急性肾盂肾炎及肾病等相鉴别。少数有剧烈腹痛伴明显腹膜刺激征者应排除外科急腹症。

# 八、治疗

本病目前尚无特效疗法，主要针对各期的病理生理变化，进行综合性预防性治疗。抓好"三早一就"（早发现、早休息、早治疗和就近在有条件的地方治疗），把好三关（休克、少尿及出血关），对减轻病情、缩短病程和改善预后具有重要意义。

## （一）发热期治疗

1. 一般治疗　早期卧床休息，避免搬运，给予营养丰富、易于消化的饮食。高热者可予物理降温，慎用发汗退热药物。静脉补入适量平衡盐和葡萄糖等液体，每日按 1 000~1 500mL 给予，发热期末每日静脉液体入量可增至 1 500~2 000mL，平衡盐液（如复方醋酸钠液）或生理盐水的用量可增至总量的 1/3 甚至 1/2，并及时根据体温、血压、尿量及血液浓缩情况予以调整。渗出体征明显者，应及时加用胶体液如低分子右旋糖酐、羟乙基淀粉（706 代血浆）、新鲜或冻干血浆等，以预防低血压休克的发生。

2. 抗渗出治疗　可选用钙剂、甘露醇和肾上腺糖皮质激素等。

3. 抗出血治疗　可给予维生素 C、酚磺乙胺（止血敏）、卡巴克络（安络血）及肾上腺糖皮质激素等。

4. 抗病毒治疗　本病早期（3~5 病日前）及时给予抗病毒治疗，具有减轻病情、缩短病程的显著作用。抗病毒治疗可选用利巴韦林、α-干扰素和抗汉坦病毒单克隆抗体。利巴韦林具有广谱抗病毒作用。宜早期应用，按每日 15~30mg/kg，分两次加入 10% 葡萄糖250mL 中静滴，成人可以利巴韦林 400~600mg 溶于 10% 葡萄糖液 250mL 内静滴，每日 2次，疗程 3~7 日。本品对红细胞生成有抑制作用，停药后可缓解恢复；可致胎儿畸形，故孕妇忌用；大剂量应用可致心肌损害，对呼吸道疾病患者可致呼吸困难、胸痛等。

若选用 α-干扰素宜 500 万单位肌注，每日 1 次，疗程 3~5 日。

5. 免疫调控治疗　根据Ⅲ型和Ⅰ型变态反应可能参与 HFRS 发病机制的研究，可试用环磷酰胺及 HFRS 特异性转移因子和特异性免疫核糖核酸等药物治疗，同时认为联合抗过敏疗法对于本病患者具有明显的疗效。

## （二）低血压休克期治疗

本病休克的发生率约为 5%~20%，常见于野鼠型 HFRS 疫区。

1. 基础治疗　①严禁转运和搬动，宜就地抢救。②严密监测血压、心率、呼吸、神志和出血情况，注意患者保暖，记 24 小时出入量。③保持患者呼吸道畅通，常规吸氧。④建立和保持静脉通路畅通，根据抢救需要及时建立多路静脉通道。⑤寒冷季节输入的液体应加温到 25℃ 左右。⑥保持病室清洁卫生，积极预防和治疗其他病原体的感染。

2. 扩充血容量（液体复苏治疗）

（1）液体种类首选复方醋酸钠液、生理盐水或糖盐水等晶体液，胶体液可选用低分子右旋糖酐、羟乙基淀粉、血浆和白蛋白注射液等。

（2）补液量依据临床经验，一般低血压倾向、低血压和休克时每日输入液量分别为3 000mL、4 000mL和5 000mL左右。按公式计算，每日补液总量＝出量（尿量+排泄量）+2.4×体温升高度数（℃）×体重（kg）+1 000（mL）。也可依据血红蛋白量进行计算，即血红蛋白每上升10g/L，相当于丢失血浆300mL，约需补液1 000~1 200mL。

（3）补液原则与速度可以参照"先快后慢、先晶后胶、晶三胶一、胶不过千"的原则施行。为了保证液体能及时快速输入，可建立2个以上静脉通道或用9号以上针头穿刺大的浅部或深部静脉，以便快速或加压输注。发生休克时首批500mL液体应在30分钟内滴（注）入，并在其后的60~90分钟内快速输入1 000mL，以后根据血压、脉压、血红蛋白量、末梢循环、组织灌注及尿量的动态变化，决定滴速和用量。一般先输入晶体液，后给予胶体液。晶体液与胶体液的比例为3：1~5：1左右，渗出严重的患者可以加大胶体液特别是血浆的比例。注意低分子右旋糖酐24小时用量不宜超过1 000mL，否则易加重血液的低凝状态，导致大出血。有条件时大部分胶体液应补入血浆或新鲜全血，将有助于提高血浆胶体渗透压，稳定血压，使休克逆转。

扩容是否足量，可观察是否达到了下列指标：①收缩压达12.0~13.3kPa（90~100mmHg）。②脉压4.0kPa（30mmHg）以上。③心率100次/分左右。④尿量25ml/h以上。⑤微循环障碍缓解。⑥红细胞、血红蛋白和血细胞比容接近正常。有监护条件的HFRS危重型低血压休克的患者，可监测中心静脉压（CVP），使之达到8~12mmHg；对于进行机械通气或存在心室顺应性改变的患者推荐维持在12~15mmHg；平均动脉（MAP）维持≥65mmHg；尿量≥0.5mL/（kg·h）；中心静脉血氧饱和度（或上腔静脉 $ScvO_2$）≥70%，或混合静脉血氧饱和度（$SvO_2$）≥65%。

3. 纠正酸中毒　低血压休克多伴有代谢性酸中毒，可选用5%碳酸氢钠静滴，用量可根据血气结果或经验确定，24小时不宜超过800mL。

4. 强心药物的应用　对老幼患者和心肺功能不全的患者，或大量快速输液可能出现心力衰竭肺水肿的患者，可酌用毛花苷丙（西地兰）0.4mg（儿童0.02~0.03mg/kg）或毒毛旋花苷K 0.125~0.25mg（儿童0.005~0.01mg/kg），加入葡萄糖液中静脉缓慢推注，必要时12小时后重复1次全量或半量注射。

5. 血管活性药物的应用　经快速补液、纠酸、强心等处理血压回升仍不满意者，可酌情选用多巴胺100~200mg/L、间羟胺（阿拉明）100~200mg/L及去甲基肾上腺素、多巴酚丁胺等静滴。对于所谓低排（心功不全心输出量低）高阻（外周血管阻力高）的患者，也可谨慎选用山莨菪碱、东莨菪碱或异丙基肾上腺素等扩张外周血管的药物。

6. 肾上腺糖皮质激素　可酌用氢化可的松200~300mg/d稀释后静滴或地塞米松10~15mg/d静推，也可应用甲基泼尼松龙治疗。

7. DIC或继发性纤溶的治疗　应根据临床和实验室检查结果给予DIC患者抗凝治疗，按1mg/kg体重予肝素稀释后静滴，必要时可重复1次。应用时最好同时监测试管法凝血时间，肝素用量以凝血时间不超过25~30分钟为宜，肝素过量时可用等量硫酸鱼精蛋白对抗。继发性纤溶可予氨甲苯酸（止血芳酸）、6-氨基己酸或氨甲环酸（止血环酸）治疗，氨甲苯酸予以0.2~0.4克/次稀释后静滴，2~4次/日，氨基己酸4.0~6.0克/次，静脉滴注，1~3次/日。

### （三）少尿期治疗

稳定机体内环境、促尿利尿和防治严重并发症是本期的治疗原则。

1. 稳定机体内环境　主要是维持水、电解质和酸碱平衡，应严格限制液体入量，每日补液量为前一日尿量和吐泻量加 500~800mL，近年随着血透治疗的普及，少尿期的补液量可适度放宽。静脉补入液体应以高渗糖为主，并限制含钾药剂的应用。HFRS 患者少尿期低钠血症多为稀释性低钠，一般无需补钠治疗。本病少尿期较少出现严重高钾血症，必要时可临时推注 10% 葡萄糖酸钙或静脉滴注高渗葡萄糖和正规胰岛素（每 4g 糖加用 1 单位胰岛素）。有条件时应及时进行血液透析以降低过高的血钾浓度。

重度酸血症可酌用碳酸氢钠，但应注意 1mL 5% 碳酸氢钠中的钠量相当于 3.8mL 生理盐水，少尿或无尿患者不宜过多使用。

注意维持热量及氮质平衡。每日糖量不低于 150~200g，以保证所需的基本热卡。也可辅以 10% 脂肪乳 250~500mL/d 静滴。酌用胰岛素、ATP 和辅酶 A 等。

2. 促进利尿　一般应在血压稳定 12~24 小时后开始。首选 20% 甘露醇 125mL 静推或快速静滴，若无效即选用呋塞米（速尿）20~40 毫克/次加入液体中滴注/推注，若仍未排尿可加大剂量至 100~200 毫克/次，每日 2~5 次。其他髓袢利尿药；如布美他尼（丁脲胺）、托拉塞米（特苏尼）也可应用。

对于高血容量综合征除加强利尿治疗外，应争取早期血液透析超滤脱水或行导泻治疗，若无上述条件或因消化道出血不宜导泻者，可考虑放血疗法，通常 1 次可从外周或深部静脉穿刺放血 200~400mL。

3. 导泻　无血透或其他透析条件时可采用导泻治疗。多予 20% 甘露醇口服，100~150 毫升/次，2~4 次每天；50% 硫酸镁、番泻叶等也可选用。对于导泻治疗中排便次数较多的患者应注意并发水电解质紊乱。

4. 血液净化治疗　可酌情选用血液透析或连续性肾脏替代疗法。

5. 并发症的治疗

（1）继发感染的治疗：控制继发感染应强调早期预防、早期诊断和早期治疗。早期预防包括加强病室的清洁及消毒，限制陪护和探视，注意饮食卫生，严格无菌操作，合理使用广谱抗生素和激素等。基础治疗措施包括严密观察体温、呼吸及血常规，适时抽送局部标本或血培养，加强营养和支持治疗，定时输注新鲜血浆及白蛋白。抗生素的选择应以肾毒性较低的药物为主，此类药物包括大多数青霉素类、头孢菌素（尤其是第三代及第四代头孢菌素）及喹诺酮类药物，应避免使用氨基糖苷类等肾毒性药物，以免诱发或加重肾脏损害。具体药物的选用应按照抗生素使用的一般原则进行，可参照相关文献。

（2）肺部并发症：如原发性肺水肿、肺部感染、尿毒症肺等的治疗及心脏并发症的治疗可参考相关资料。

### （四）多尿期治疗

移行期及多尿早期的治疗原则同少尿期，对于尿量迅速增加的患者，应防止发生严重脱水、低血容量性休克、低血钾、低血钠及非酮症性高渗性昏迷，适时补足液体及电解质，逐渐增加蛋白及高热量饮食，对于不能进食的患者可静脉输注脂肪乳、复方氨基酸或肾脏必需氨基酸及血浆等。多尿中后期可予六味地黄丸和金匮肾气丸口服，以促进肾功能的恢复。

### （五）恢复期治疗

主要应加强营养，补充高蛋白、高热量和高维生素饮食，逐渐增加活动量，可选服参苓白术散、十全大补汤和六味地黄丸等补益中药。同时测定尿常规、血常规及肾脏功能，了解肾脏损伤及贫血等的恢复情况。

## 九、预防

应采取"环境治理、灭鼠防鼠、预防接种、个人防护"的综合性防治对策，以灭鼠防鼠和预防接种为主，对高发病区高发人群及其他疫区的高危人群应大力推行疫苗接种。

### （一）加强疫情监测

搞好对疫区人、鼠间疫情动态、流行因素及发展趋势、主要传播途径和感染场所、疫区类型变化和主要疫源地变动趋势的监测。对新发生患者进行个案流行病调查，对诊断进行血清学核实，对防治措施效果进行研究评价。在掌握流行动态、流行因素的基础上，开展对疫情的预测预报。

### （二）消灭传染源

鼠类是本病的主要传染源，减少和消灭鼠类是预防肾综合征出血热行之有效的措施。应协助防疫部门查清当地疫区和宿主动物的种类、鼠类密度和带毒率。高发疫区及有条件的地区应组织专业灭鼠队灭鼠。机械、药物和生态灭鼠方法中应以药物毒杀为主。灭家鼠可用 0.02%～0.03% 的敌鼠钠盐或杀鼠灵，也可用磷化锌 1% 或 1%～2% 灭鼠优。灭野鼠可用 2% 磷化锌 0.5%～1.0% 敌鼠钠盐或 0.2% 氯敌鼠。可在鼠类繁殖季节和本病流行季节前 1～2 月进行，配合捕鼠、堵鼠洞等综合措施。应结合环境治理、农田改造和兴修水利，大力抓好生态灭鼠。

### （三）切断传播途径

由于本病高度散发，大范围灭鼠不仅投入大，而且难以实现将鼠密度控制到 1% 的指标。为此防鼠仍然是当前预防本病传播的重要措施。可采用防鼠、灭螨防螨为主的综合措施。

1. 防鼠疫区流行季节应避免野外宿营　短期野外驻训应搭"介"字形工棚，高铺不靠墙，铺下不放食物。挖防鼠沟，做好食品的卫生消毒。应注意不用手接触鼠类及其排泄物。结合爱国卫生运动，搞好环境卫生，清除居民区内外垃圾及柴草堆，消灭鼠类栖息、孳生及活动场所。

2. 灭螨防螨灭螨可与灭鼠同时进行　主要采用杀虫剂，杀灭人员经常活动地区及鼠洞内的螨类，可用 1%～2% 敌敌畏、40% 乐果与 5% 马拉硫磷乳剂配成 1% 液喷洒地面，防螨应注意：①不坐卧于野外草地或稻、麦、草堆上。②进行林区、灌木区作业训练应注意暴露皮肤的防护，防止叮咬，有条件时可涂防护剂。③亦可用 5‰ 有机磷喷洒衣服开口处，可维持半日有效。

### （四）保护易感人群

主要措施为接种汉坦病毒疫苗。目前国内上市的疫苗均为灭活全病毒疫苗，包括沙鼠/地鼠肾原代细胞疫苗（Ⅰ型、Ⅱ型和双价）、Vero 细胞纯化疫苗及乳小鼠脑纯化疫苗（Ⅰ

型）。我国研制生产的上述各种疫苗均采用初免 3 针，1 年后加强 1 次的免疫方案，在不同疫区连续 5 年观察证明安全有效，防病效果均在 93% 以上，迄今已在全国对 2 000 万人群使用。近年已报告采用 2 针接种即可取得良好的免疫防护效果。

此外，减毒活疫苗和基因重组疫苗仍在研究，由于抗原性较弱或由于缺乏评价安全性的动物模型，目前还难以上市应用。

（樊启辉）

# 第三节　登革热

登革热是由登革病毒所致的急性虫媒传染病，主要通过伊蚊叮咬而传播。其临床特征为急性起病，高热，头痛，全身肌肉、骨骼和关节痛，皮疹，淋巴结肿大及白细胞减少，重症患者可出现明显全身小血管损害、血浆外渗，导致出血、循环衰竭、多器官损害表现。

登革热是一种古老的疾病，是仅次于疟疾的最重要的热带传染病。主要在热带和亚热带地区流行，尤其是东南亚呈地方性流行。20 世纪在世界各地发生过多次大流行，病例数可达百万。据不完全估计，全世界目前已超过 100 多个国家和地区有本病流行，虽然普通型登革热多呈现自限性，但可因疼痛症状影响其生活质量，且近年重症（登革出血热）的流行有所增加，在某些地区已成为婴幼儿十大死亡原因之一。

## 一、病原学

登革病毒属黄病毒科中的黄病毒属。病毒颗粒呈球形、哑铃状或棒状，直径 45~55nm，内有单股线状 RNA 与蛋白质装配成的 20 面立体结构对称核衣壳。最外层为糖蛋白所组成的包膜。包膜含有型和群的特异性抗原。

根据抗原性不同，登革病毒可分为 4 个血清型（DENV-1、DENV-2、DENV-3 和 DENV-4），4 种血清型均可感染人。在血清学试验中各型之间及与其他黄病毒属的病毒之间，如乙脑病毒有广泛的交叉免疫反应。

登革病毒可以在多种体外细胞中增殖分离，如伊蚊胸肌细胞、猴肾细胞及新生小白鼠脑细胞。目前最常用于分离登革病毒是 C6/36 细胞株，病毒在细胞质中增殖，可产生恒定的细胞病变。

登革病毒对酸、脂肪溶媒、洗涤剂均敏感，用乙醚、紫外线、0.65% 甲醛溶液、乳酸、高锰酸钾、甲紫等皆可灭活。不耐热，50℃ 30 分钟或 100℃ 2 分钟均可灭活。耐低温及干燥，在 40℃ 条件下感染性可保持数周之久，在-70℃ 或冷冻干燥状态下环境中可长期保存。

## 二、流行病学

1. 传染源　患者和隐性感染者是主要传染源。在潜伏期末 6~18 小时至起病 3 天内具有传染性。在流行期间，90% 以上的感染者是轻型患者及隐性感染者，因不易发现，是本病最为重要的传染源。

2. 传播途径　通过蚊虫叮咬而传播。伊蚊是本病的主要传播媒介，此类伊蚊多在早上和晚上吸血，且在居家周围孳生，故儿童及老人感染较多。不同地区作为主要传播媒介的伊蚊种类有所不同，在东南亚和我国海南省，埃及伊蚊是主要传播媒介，而太平洋岛屿和我国广东、广西，主要传播媒介则为白纹伊蚊。伊蚊既是传播媒介，又是登革病毒的贮存宿主，病毒可在伊蚊体内存活长达 174 天，并可经蚊卵将病毒传给后代。其他种类伊蚊，致乏库蚊和三带喙库蚊等也可能传播本病，但传播效率较低。

输血及器官移植可以传播登革热，母婴传播也有报道。

3. 人群易感性　普通易感，但感染后仅有部分人发病。感染后免疫分为同型免疫及异型交叉免疫。同型免疫较为持久，并可持续多年，对其他血清型的交叉免疫通常比较短暂，只维持 1 年左右。故可重复感染登革病毒。若再次感染异型或多个不同血清型病毒，则可能因为体内的免疫反应，出现严重的临床表现。

4. 流行特征

（1）地区性分布：登革热呈世界性分布，多在南北纬 25℃ 之间的热带和亚热带地区，尤其以东南亚、太平洋岛屿和加勒比海地区多见，目前已超过 100 多个国家和地区有本病流行。我国主要流行区包括海南、台湾、广东、广西、云南、浙江等省、自治区。

（2）季节分布：主要发生于夏秋雨季，海南省流行期间较长，多为 3~11 月，其他省区多为 5~10 月，与伊蚊孳生多少有关。

（3）年龄分布：新流行区以 20~40 岁青壮年发病较多，地方性流行区以儿童发病较多。

（4）流行方式：有突发性、集中发病、家庭聚集性（一家 2 例可占半数）、隐性感染者多的特点。多由市镇向农村蔓延。由于现代交通工具的便利与人员的频繁流动，登革热的远距离（如城市间、国家间）传播已逐渐增多，导致一些地区有输入性病例旅游者感染。

本病的流行有周期性。仅有少数 1~2 个血清型流行的地区其流行间隔期较长，一次流行后易感染人群减少，待易感染人群累积到一定程度，才会有另一次较大流行。但 4~5 个血清型同时存在的流行区，可隔年流行一次。

## 三、发病机制和病理

登革病毒通过伊蚊叮咬进入人体，在单核-吞噬细胞系统增殖至一定数量后，即进入血液循环（第一次病毒血症），然后再定位于单核-吞噬细胞系统和淋巴组织之中。登革病毒复制至一定程度，再释出于血流中，引起第二次病毒血症，受感染的白细胞释出白介素、干扰素等多种通道蛋白，通过刺激 JAK-STAT 通道，刺激固有免疫系统反应，引发大量抗病毒蛋白的合成，导致发热、流感样症状、疼痛等感染中毒症状。第二次病毒血症后，登革病毒引发特异性免疫反应，刺激机体产生特异性抗体并激活各类能攻击受感染细胞的 T 细胞。特异性抗体与登革病毒形成免疫复合物，激活补体系统，与活化 T 细胞一起，导致大量细胞因子如干扰素、组胺、IL-2 等释放，引起全身小血管内皮细胞损害，血管通透性增加，血浆外渗，引起皮疹、出血等。各种炎性介质或细胞因子及病毒本身可同时抑制骨髓中的白细胞和血小板系统导致白细胞、血小板减少，后者进一步加重出血。

重症病例的发病机制尚未完全明了。临床观察到不同病毒株的第二次感染较易引发明显出血、休克等严重症状。最为广泛接受的假说是促进性抗体机制学说。该假说认为，机体感染登革病毒后，可通过主动免疫产生各种特异性抗体，婴儿则可通过胎盘被动获得抗体。这些抗体对同型病毒有较强的中和作用，但不能有效地中和异型病毒。相反，当抗体与不同型的病毒结合，这些抗体可促进登革病毒与单核-吞噬细胞表面 Fc 受体结合，使病毒更有效地进入这些细胞中，故称为促进性抗体。进入细胞中病毒大量增殖，使单核-吞噬细胞被激活，同时激活 T 细胞、补体系统。释放出多种可溶性的细胞因子如可裂解补体 C3 的蛋白酶、凝血活酶和血管通透因子等，导致血管通透性增加，血浆蛋白外渗，血液浓缩，引起有效血容量不足和休克。血中凝血活酶增多、因血管内皮受损激活内源性凝血系统引起弥散性血管内凝血，加重休克，并与血小板减少共同导致各系统的出血。此外，重型登革热的发生还可能与病毒型别如 DENV-2、感染者年龄、机体反应性有关。是否有不同的毒株存在尚未能明确。

登革热主要病理改变为：肝、肾、心和脑的退行性变；心内膜、心包、胸膜、腹膜、胃肠黏膜、肌肉、皮肤、肺及肾上腺不同程度的出血；皮疹内的小血管内皮细胞肿胀，血管周围水肿及单核细胞浸润。

重型登革热最显著的特征是血管通透性增加及凝血功能障碍。其主要病理改变为全身微小血管内皮损伤，血管通透性增加，血浆外渗，血液浓缩，血管周围水肿、出血及淋巴细胞浸润。多数组织器官弥漫性出血，肝细胞变性、灶性坏死，汇管区有炎性细胞浸润。脑部受损者可见脑实质灶性出血，脑水肿及软化、蛛网膜下隙灶性坏死出血。心包、胸腔、腹腔等浆膜腔渗出。

## 四、临床表现

潜伏期 3~15 天，一般为 4~8 天。

临床分型登革热是一种全身性疾病，临床表现复杂多样。2009 年以前将登革热分为无症状，有症状两种类型。有症状型进一步分为不能区分的发热（轻型）、登革热、登革出血热的三个临床类型，登革出血热又分为登革出血热和登革休克综合征 2 个临床类型。

2009 年 WHO 将其临床分型进行了简化，分为登革热及重型登革热。登革热又分无重症预兆登革热及有重症预兆登革热如腹痛或腹胀，持续呕吐，极度疲乏，肝大等。出现以下一个表现者，为重型登革热：严重血浆渗出导致休克，液体聚集导致呼吸窘迫，严重出血，严重器官损害如丙氨酸氨基转移酶大于 1 000U/L。

两个临床分型方案各有优缺点。原分型方案在资源不足的地区不易应用，有些指标太特异，不能较好地区分重型的比例，没有包括肝衰竭或脑炎病例。但 2009 年新分型方案也同样受到批评，过于简化。我国 2014 年行业标准，专家建议改用 2009 年临床分型方法。

临床上登革病毒感染可分为无症状隐性感染、重症及非重症的临床表现。根据病情将其分为普通登革热和重症登革热两种临床类型。

典型登革热根据临床过程分为急性发热期、极期和恢复期三个期。急性发热期以发热等感染中毒血症表现为主，极期可出现血浆渗出及出血表现及器官损害等严重表现。病程约为 5~8 天。

1. 普通型登革热

（1）发热及早期感染中毒症状：发热是最为常见的首发症状，约 75%~100% 病例有发热。通常起病急骤，1 天内体温可迅速上升至 40℃。发热持续 2~7 天，部分病例在病程第 3~5 天体温降至正常，1 天后再次上升，称为双峰热或马鞍热型。

伴发的感染中毒症状包括头痛、眼球后痛、背痛，全身骨、关节、肌肉痛，极度乏力、食欲减退、恶心、呕吐等。骨、关节及肌肉痛的程度与病情轻重有关，可影响患者的生活质量，并可持续至热退后。

早期体征可见结合膜充血、颜面潮红、浅表淋巴结肿大及相对缓脉。

（2）皮疹：于病程3~6天出现，持续约3~4天。50%~80%病例出现皮疹。皮疹的特点为多形性，多有痒感。可表现为麻疹样斑丘疹、猩红热样红斑疹、"红色的海洋包绕着白色的小岛（正常皮肤）"样皮疹或各种出血性皮疹如瘀点、瘀斑，尤其是四肢的针尖样出血点等。其中麻疹样斑丘疹最为多见。同一患者可见不同形态皮疹。皮疹数量较多，分布较广，可出现在躯干、四肢，或头面部，但手掌、脚底通常缺如且大部分不脱屑，无色素沉着。上述皮疹的后三个特点有利于与麻疹区分。

（3）出血：约25%~50%病例有不同程度、不同部位的出血，如牙龈出血、鼻出血及束臂试验阳性、皮下出血，内脏和浆膜腔出血等。出血多发生在病程的5~8天。

（4）其他：约1/4病例有肝大，黄疸不多见。

2. 重症登革热　包括过去的重症登革热及登革热出血热的患者。

通常起病时类似普通型登革热，3~5天后，尤其是在热退前后的24小时左右，病情突然加重。可有严重血浆渗出表现，如皮肤变冷、出汗、脉速、昏睡或烦躁等休克的临床表现。液体聚集，可有胸、腹腔积液，呼吸窘迫综合征；严重出血，消化道等多个器官较大量出血及皮肤瘀斑，瘀斑常见于四肢、躯干或其他部位。严重器官损害包括急性肝损害，中枢神经损害出现意识障碍，心脏及其他器官损害。束臂试验阳性及肝大较普通登革热易见。严重者血压进行性下降，若治疗不当或不及时，即进入休克，可于4~24小时内迅速死亡。

高危人群包括：①二次感染患者。②伴有糖尿病、高血压、冠心病、肝硬化、消化性溃疡、哮喘、慢阻肺、慢性肾功能不全等基础疾病者。③老人或婴幼儿。④肥胖或严重营养不良者。⑤孕妇。

重症预警指征包括：①退热后病情恶化。②严重腹部疼痛。③持续呕吐。④四肢湿冷。⑤重要器官损害：如昏睡、易怒或烦躁不安；明显出血倾向；肝大>2cm；少尿等。⑥血小板小于$50×10^9/L$。⑦HCT>20%。⑧白蛋白低于30g/L。

## 五、并发症

并发症发生率不高。以急性血管内溶血为最常见，发生率约1%，多发生于葡萄糖-6-磷酸脱氢酶缺乏的患者。

其他并发症包括重要实质器官损害如急性病毒性心肌炎、尿毒症、中毒性肝炎、肝衰竭，眼部并发症，及精神神经系统损害如精神异常、急性脊髓炎、格林-巴利综合征等。

## 六、实验室检查

1. 常规检查　血常规见白细胞显著减少，发病次日即可开始下降，可低至$2×10^9/L$，分类中中性粒细胞比例减少，淋巴细胞相对增多，少数患者可见异型淋巴细胞；1/4~3/4病例可有血小板减少。部分病例尿常规可见少到中量的蛋白尿及血尿，肝功能检查血清转氨酶轻度升高。并发脑膜炎的病例，脑脊液检查主要表现为浆液性脊液改变：压力轻-中度升高，白细胞和蛋白质正常或轻度增加，糖和氯化物正常。

2. 血清学检查　分别可以进行血清或其他体液的抗原及抗体检查。

抗原检测具有重要的早期诊断价值。过去由于检测方法受限，较少应用于临床实际。近年酶联免疫吸附试验检测发病1~9天内血清中登革病毒的NS1抗原，具有方法简单，结果敏感性好及特异性高特点。

登革病毒 IgM 和 IgG 抗体检查是目前诊断登革病毒感染的重要手段。

血清特异性 IgM 抗体在起病 3~5 天后阳性率超过 50%；血清特异性 IgG 抗体在发病一周以后阳性提示初次感染，IgG 抗体在起病一周内阳性提示二次感染。有症状者 IgM 抗体阳性，可确定诊断。IgG 抗体检查需要通过双份血清抗体 4 倍以上增长来判断感染登革病毒的血清型，不利于临床应用。

抗体的检查方法较多，多数操作简便，但抗体检查特异性较差，因有交叉反应，阳性时需要排除其他黄病毒感染。各种方法检到抗体的时间不同，最早可以在发病 3 天内出现阳性。多数方法一次检查较难诊断，需要相隔 1 周以上的双份血清检查。目前最为重要和常用的方法为酶联免疫吸附试验（ELISA 法），其他方法如红细胞凝集抑制试验、血间接免疫荧光试验、胶体金免疫层析快速试验等也可使用。但中和试验和补体结合试验方法现已较少应用。

3. 病毒核酸检测检查　方法多为核酸扩增技术，可选用实时荧光聚合酶链反应技术、反转录聚合酶链反应、核酸杂交技术等方法。用于检测急性期血中的登革病毒核糖核酸，比病毒分离更敏感、快速，特异性高达 92% 以上，有助于早期快速诊断登革病毒感染及血清型鉴定。但技术要求较高，仍较难广泛应用于临床。

4. 病毒分离　将急性期患者血清接种于白纹伊蚊胸肌内分离病毒最为敏感，但需时较长且有传播疾病的危险。近年来多采用简化的白纹伊蚊细胞株纯系 C6/36 进行病毒分离，可使分离时间缩短，阳性率约 20%~50%（图 9-1）。

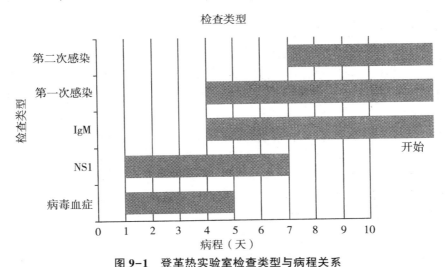

图 9-1　登革热实验室检查类型与病程关系

## 七、诊断和鉴别诊断

1. 诊断　根据流行地区、流行季节，短期内出现大量发热患者等流行病学资料；临床表现为急性起病，高热，全身骨、关节及肌肉疼痛，皮疹，出血，淋巴结肿大等；实验室检查见白细胞及血小板减少可临床诊断本病。病原学、血清学检测可采集急性期及恢复期血液标本送检，急性发热期可应用登革热抗原（NS1）检测及病毒核酸检测进行早期诊断，有条件进行病毒分离。双份血清检查恢复期抗体滴度有 4 倍升高也可有助于明确诊断。由于病毒血症动态改变与初次还是再次感染，病情的严重程度，感染的病毒类型有关，因此，NS1 抗原检测或 PCR 病毒基因检查与抗体检查联合应用，有助于提高早期的诊断率。

有下列情况之一者可以诊断为重症型：①严重出血包括皮下血肿、呕血、黑便、阴道流血、肉眼血尿、颅内出血等。②严重血浆渗出引起休克、ARDS 等严重渗出表现者。③重要脏器严重损伤，严重肝损伤［ALT 和（或）AST 大于 1 000IU/L］、急性肺损伤、急性心功能衰竭、急性肾衰竭、脑病（脑炎、脑膜脑炎）、失明等。

2. 鉴别诊断　以发热伴出血为主，应与以下感染性疾病如肾综合征出血热、钩端螺旋体病、基孔肯雅热、发热伴血小板减少综合征等鉴别；以发热伴皮疹为主，应与麻疹、荨麻疹、猩红热、流脑、斑疹伤寒、恙虫病及药物疹等鉴别。

## 八、预后

普通登革热通常是一种自限性疾病，预后良好，病死率仅为 3/10 000。但重症患者病死率登革热较高，可高达 1%～5%。影响预后的因素包括患者既往感染登革病毒史、年龄、基础疾病、并发症等。主要死因是休克或出血、中枢性呼吸衰竭。

## 九、治疗

目前无特效抗病毒药物治疗。

### （一）普通型登革热

普通型多为自限性，故以对症治疗为主。

1. 一般治疗　急性期应卧床休息，流质或半流质清淡饮食，防蚊隔离至完全退热。重型病例应加强护理，注意口腔和皮肤清洁，保持大便通畅。

因登革热早期不易与重症鉴别，普通型早期应密切监测血压等生命体征、神志、尿量、血细胞比容，血小板数等至退热后 24～48 小时，以便及早发现出血及休克或器官损害表现。

2. 对症治疗

（1）退热治疗：以物理降温为主。慎用止痛退热药物，以防在 G-6-PD 缺乏患者中诱发急性血管内溶血。严重毒血症患者，可短程、小剂量使用肾上腺糖皮质激素，如泼尼松口服，5mg，每天 3 次。对乙酰氨基酚可用作降温及减轻不适感，但应避免非甾体类抗炎症药物如布洛芬及阿司匹林以免加重出血。

（2）补液：尽可能以口服补液为主。有大量出汗致脱水者，应及时口服补液。切勿过量静脉补液，以免增加脑水肿发生的机会。

（3）镇静止痛：可给予安定、罗通定等对症处理。

（4）防治出血：可用卡巴克络、酚磺乙胺、维生素 C 及维生素 K 等止血药物。大出血病例，应给予输注红细胞、血浆或血小板等。

3. 抗病毒治疗　目前仍无特异性抗病毒药物可供使用。

有报道认为，可试用利巴韦林抗病毒治疗，但应早期使用。

未来抗病毒药物的研发，可能有以下几个靶点。针对 NS5 RNA-依赖 RNA 多聚酶的核苷酸类似物，其次，针对 NS3 的蛋白酶抑制剂或抑制病毒进入细胞的受体抑制剂或 5 氮端帽结合蛋白抑制剂等阻止病毒侵入或病毒复制。

## （二）重症登革热的治疗

动态监测：神志、呼吸、心率、血压、血氧饱和度、尿量、红细胞比容、血小板及电解质等。

治疗原则：在循环支持治疗及出血治疗的同时，应当重视其他器官功能状态的监测及治疗；预治各种并发症。

1. 抗休克治疗　重症患者病情进展迅速，出现休克时尽早液体复苏。严重渗出者静脉给予等渗晶体液、血浆或白蛋白扩容，监测血细胞比容调整液体复苏方案，及时纠正酸碱失衡，合理使用血管活性药物；严重出血引起的休克，应及时输注红细胞或全血等。有条件可进行血流动力学监测并指导治疗。

补液原则：重症登革热补液原则是在维持良好的组织器官灌注，可给予平衡盐等晶体液，渗出严重者应及时给予血浆或白蛋白等胶体液。如无出血病例不宜输入血细胞，以免加重血液浓缩。根据患者血细胞比容、血小板、电解质情况随时调整补液的种类和数量，在尿量达约 0.5mL/（kg·h）的前提下，应尽量减少静脉补液量。

2. 出血的治疗　尽量避免侵入性的医疗措施，如肌注，插胃管、尿管等。

（1）出血部位明确者，如严重鼻出血给予局部止血。胃肠道出血者给予制酸药；应用常规的止血药物。

（2）严重出血者，根据病情及时输注红细胞。

（3）严重出血伴血小板显著减少应输注血小板。

3. 器官损害对症治疗　出现脑膜脑炎时应快速静脉滴注 20% 甘露醇脱水，150~250 毫升/次，每4~6 小时一次。对呼吸中枢受抑制者应及时使用人工呼吸机。

4. 激素　严重毒血症状病例，可用短期（3~5 天）静滴肾上腺糖皮质激素，以减轻高热等毒血症状和改善休克、脑水肿或呼吸窘迫综合征。

5. 防治 DIC　有 DIC 征象时忌用肝素，根据病情需要补充血小板及凝血因子。

# 十、预防

1. 控制传染源　地方性流行区或可能流行地区要做好登革热疫情监测预报工作，加强国境卫生检疫，做到早发现，早诊断，及时隔离治疗。但隔离患者并不足以控制本病的流行。

2. 切断传播途径　防蚊灭蚊是预防本病最重要的措施。流行区应加强宣传，改善卫生环境，消灭伊蚊孳生地。广泛开展喷洒杀蚊剂消灭蚊虫。

3. 保护易感者　以个人防护为主，做好个人防蚊措施。疫苗的研制有一定的困难，与病原体病毒特性的复杂性及需要同时对四种类型病毒产生免疫反应有关。目前已有几种疫苗进入临床试验阶段，但尚未能推广应用。

（樊启辉）

# 第四节　发热伴血小板减少综合征

发热伴血小板减少综合征（SFTS）由我国新发现的发热伴血小板减少综合征病毒（一种新型布尼亚病毒，简称 SFTS 病毒）引起，是一种主要经蜱传播的自然疫源性疾病，在我国河南、湖北、山东等 17 个省份报告了本地病例。临床表现主要为发热、血小板减少、白细胞减少、消化道症状及多脏器功能损伤等，病情严重者可出现抽搐、昏迷、休克、全身弥漫性血管内凝血等，甚至导致死亡，目前报告病死率达 10%，并可引起人-人传播。

## 一、病原学

布尼亚病毒科是 1975 年命名的一组有包膜的负链 RNA 病毒，因首先从乌干达西部的布尼亚韦拉分离到而得名。由该科病毒引起的人类自然疫源性疾病中，重要的有肾综合征出血热（HFRS）、汉坦病毒肺综合征（HPS）、裂谷热（RVF）、克里米亚-刚果出血热（CCHF，即新疆出血热，XHF）和白蛉热（SF，又名"三日热"）等。

SFTS 病毒是我国于 2011 年首次发现和命名的，是导致发热伴血小板减少综合征的病毒，属于布尼亚病毒科白蛉病毒属。SFTS 病毒为分节段的单股、负链 RNA 病毒。病毒颗粒呈球形，直径 80~100nm，外有脂质包膜，表面有棘突。SFTS 病毒基因组包含三个单股负链 RNA 片段（L、M 和 S），L 片段全长为 6 368 个核苷酸，包含单一读码框架编码 RNA 依赖的 RNA 聚合酶；M 片段全长为 3 378 个核苷酸，含有单一的读码框架，编码 1 073 个氨基酸的糖蛋白前体，即包膜糖蛋白（Gn 和 Gc）；S 片段是一个双义 RNA，基因组以双向的方式编码病毒核蛋白和非结构蛋白。病毒基因组末端序列高度保守，与白蛉病毒属的裂谷热病毒的氨基酸同源性约为 30%。

SFTS 病毒对热敏感，60℃ 30 分钟能够完全灭活病毒，不耐酸，对紫外线、乙醚、氯仿、β-丙内酯、甲醛等敏感，对次氯酸等常用含氯消毒剂亦敏感。

## 二、流行病学

### （一）传染源

在 SFTS 流行地区，羊、牛、狗和鸡等动物的 SFTS 病毒感染率较高，但感染后不发病，引起的病毒血症滴度较低，且维持时间短，可能为扩散宿主。患者可为传染源。研究发现，患者的血液和血性分泌物具有传染性，有出血表现的患者可以作为传染源造成感染。哺乳动物是否为储存宿主尚不清楚。SFTS 病毒的主要传播媒介为长角血蜱。

### （二）传播途径

本病主要通过蜱叮咬传播。目前，已从病例发现地区的长角血蜱中分离到该病毒，人被携带病毒的蜱叮咬而感染，部分病例发病前有明确的蜱叮咬史。此外，本病可以发生人-人传播，人直接接触患者血液、分泌液或排泄物可引起感染。初步流行病学研究显示，长角血蜱体内 SFTS 抗体阳性率 2.1%~5.4%，微小牛蜱也可检出 SFTS 抗体，提示长角血蜱是该病毒传播的主要媒介。在不同流行区域羊、牛、狗、鸡和猪等家畜中 SFTS 抗体阳性率差别较大，分别为羊 67%~95%，牛 57%~80%，狗 6%~55%，鸡 1%~36%，猪 5%。

### （三）人群易感性

普遍易感。在丘陵、山地、森林等地区生活、生产的居民和劳动者以及赴该类地区户外活动的旅游者感染风险较高。血清监测提示在河南、山东等丘陵地区人群检测 SFTSV 抗体阳性率为 1.0%~3.8%，提示该病存在轻型病例或隐性感染可能。

## （四）流行特征

目前病例报告主要分布在山区和丘陵地带的农村，呈高度散发。本病多发于春、夏季，不同地区可能略有差异。疾病的流行季节为 3~11 月，发病高峰的出现时间与当年的气象条件及蜱密度有关，一般出现在 5~7 月。

目前河南、山东、湖北、安徽、浙江、江苏、辽宁、湖南、江西、北京、云南、广西、福建、广东、四川、重庆、贵州等 17 个省市自治区发现本病，其中河南、山东、湖北、安徽、辽宁、浙江和江苏等省发病较多。日本、韩国也相继报告了 SFTS 病例，美国报告了类似病例。

2011—2012 年，中国共确诊 2 047 例 SFTSV 感染（其中有 129 例死亡，病死率 6.3%），感染主要分布在中国东部和中部的 206 个县。河南、湖北和山东的病例数最多，分别占总数的 48%、22% 和 16%。

## 三、发病机制和病理解剖

该病发病机制尚不清楚。在鼠动物模型中脾、肝、肾可检测到病毒 RNA 和观察到组织病理的改变，然而只在脾脏中发现病毒复制，提示脾脏可能是 SFTSV 重要的靶器官；脾内巨噬细胞和血小板的数量有很大程度的增高，在脾脏的红髓中发现 SFTSV 与巨噬细胞胞浆内的血小板共定位；体外细胞检测发现鼠的血小板容易与 SFTSV 黏附，进而被初始的巨噬细胞吞噬，这与动物体内检测相吻合，提示外周血血小板的减少，可能是由于黏附血小板的 SFTSV 被巨噬细胞吞噬所致。另有研究发现，在感染 SFTSV 的昆明鼠肝脏内发现大片坏死，而在其他器官中未发现明显的病理损伤。

"细胞因子风暴"被认为是很多病毒感染致病性与致死性的重要因素。对 49 例该病患者的研究（其中 8 例死亡病例）发现，患者血清中 IL-6、IL-10、IFN-γ、粒细胞-巨噬细胞集落刺激因子、纤维蛋白原、铁调素和磷脂酶 A2 明显高于健康人，且死亡病例明显高于生存者。生存者血清白细胞介素-B、单核细胞趋化蛋白-1 和巨噬细胞炎症蛋白 1β 和健康人比较降低或无明显差别，但在死亡者中明显升高。死亡病例病毒载量、血清转氨酶水平明显高于存活者。

细胞因子的表达模式与急性期 SFTS 患者病毒载量相关，病毒载量与细胞因子白介素 1 受体拮抗剂，IL-6，11-10，MCP-1，G-CSF，IL-8，巨噬细胞炎症蛋白 1α，MIP-1β 和干扰素诱导蛋白 10 呈正相关，与血小板源性生长因子 BB 和调节活化正常 T 细胞表达和分泌的细胞因子呈负相关。在 SFTS 患者中，低水平的 RANTES 和 PDGF-BB 可能反映外周血中血小板浓度的降低，血小板是这两种细胞因子存储的重要靶位。低水平的 RANTES 与病毒感染的严重程度具有一定关系，细胞因子 IL1-RA，IL-6，IL-10，MCP-1，G-CSF 和 IP-10 在 SFTS 患者中表达比健康人群高，死亡患者组高于存活患者组；PDGF-BB 和 RANTES 在死亡和非死亡患者均减少；IL-1β，IL-8，MIP-1α 和 MIP-1β 可以作为预测 SFTS 生存预后的生物分子标志。

日本学者对 SFTS 死亡患者行尸检病理研究，发现右腋前线的肿大淋巴结，右侧腋前线和颈部淋巴结炎症坏死，以小淋巴细胞的缺失和组织细胞的增生为主。镜下发现核碎裂、非粒细胞、坏死的鬼影细胞，通过淋巴窦道从淋巴结的皮质区浸润到淋巴结的脂肪组织区域，存在微小坏死物、上皮样组织和肉芽肿散在分布。其他内脏器官未发现明显病变；SFTSV 病毒的核心蛋白在出芽裂殖的细胞质中以及人的腋前线淋巴结的皮质区表达，病毒抗原在右颈部淋巴结有表达，但纵隔淋巴结无表达；在右腋窝和颈部淋巴结的切片中 SFTSV RNA 在每个细胞中的病毒载量较高，而骨髓、肝、脾中每个细胞中病毒载量的细胞较低。

## 四、临床表现

本病潜伏期一般为 5~15 天。根据疾病进展可以分为发热期、极期和恢复期。

发热期：急性起病，主要临床表现为发热，体温多在 38℃ 左右，重者持续高热，可达 40℃ 以上，部分病例热程可长达 10 天以上，伴乏力、全身酸痛、头痛及食欲缺乏，以及恶心、呕吐和腹泻等消化道症状。

体格检查常有颈部及腹股沟等浅表淋巴结肿大伴压痛，上腹部压痛等。可有相对缓脉。部分患者伴有肝脾大。

极期：此时仍可有发热期的各种表现，少数病例病情危重，出现意识障碍、皮肤瘀斑、消化道出血、肺出血等，可因休克、呼吸衰竭、弥散性血管内凝血（DIC）等多脏器功能衰竭死亡。

恢复期：该病为自限性疾病，病程两周左右，大部分患者预后良好。伴有慢性基础性疾病的患者以及出现神经系统症状、出血倾向明显、病毒载量持续增高、LDH、AST、ALT 及 CK 等血清酶活性持续增高者预后较差。

## 五、实验室检查

1. 血常规　80% 以上患者外周血白细胞计数减少，多为（1.0~3.0）×10⁹/L，重症可降至 $1.0×10^9/L$ 以下，嗜中性粒细胞比例、淋巴细胞比例多正常；90% 以上血小板降低，多为（30~60）×10⁹/L，重症者可低于 $30×10^9/L$。

2. 尿常规　半数以上病例出现蛋白尿（+~+++），少数病例出现尿潜血或血尿。肌酐、尿素氮增高等。

3. 生化检查　可表现为不同程度的 LDH、CK 及 AST、ALT 等升高，尤以 AST、CK-MB 升高为主，常有低钠血症，个别病例 BUN 升高。

4. 病原学检查

（1）核酸检测：采用 RT-PCR 和 Real-time PCR 病毒核酸诊断方法进行检测和诊断，患者血清中特异性核酸检测阳性，可确诊新型布尼亚病毒感染。核酸定量检测可以动态监测病情变化，持续高病毒载量常常是重症病例的特点。

（2）病毒分离：患者急性期血清标本经处理后，可采用 Vero、Vero E6 等细胞或其他敏感细胞，分离到病毒可确诊。SFTS 病毒分离应在生物安全三级实验室进行。SFTS 病毒可感染多种细胞系，包括 Vero、Vero E6、L929 和 DH82，但是其仅在 DH82 和 Vero E6 细胞内引起细胞病变。

5. 血清学检查　新型布尼亚病毒抗体检测包括：①血清特异性 IgM 抗体，一般在感染后 4 个月内可以检出。②血清特异性 IgG 抗体，采用 ELISA、免疫荧光（IFA）抗体测定、中和试验等方法检测，新型布尼亚病毒 IgG 抗体阳转或恢复期滴度较急性期 4 倍以上增高者，可确认为新近感染。特异性 IgG 在感染 5 年后仍可检测到。③血清特异性总抗体，可采用双抗原夹心 ELISA 法检测，血清特异性总抗体阳性表明曾受到病毒感染。

## 六、诊断

诊断标准依据流行病学史（流行季节在丘陵、林区、山地等地工作、生活或旅游史等或发病前 2 周内有被蜱叮咬史）、临床表现和实验室检测结果进行诊断。

具有上述流行病学史、发热等临床表现且外周血血小板和白细胞降低者可以临床诊断。

确诊需要具备下列之一者：①病例标本新型布尼亚病毒核酸检测阳性。②病例标本检测新型布尼亚病毒 IgM 阳性或 IgG 抗体阳转或恢复期滴度较急性期 4 倍以上增高者。③病例标本分离到新型布尼亚病毒。

## 七、鉴别诊断

需与人粒细胞无形体病等立克次体病、肾综合征出血热、登革热、败血症、伤寒、血小板减少性紫癜和钩端螺旋体病等疾病相鉴别。

## 八、治疗

本病尚无特异性治疗手段，主要为对症支持治疗。

发热期和极期患者应当卧床休息，流食或半流食，多饮水。密切监测生命体征及尿量等。

不能进食或病情较重的患者，应当及时补充热量，保证水、电解质和酸碱平衡，尤其注意对低钠血症患者补充。高热者物理降温，必要时使用药物退热。有明显出血或血小板明显降低（如低于 $30×10^9/L$）者，可输血浆、血小板。中性粒细胞严重低下患者（低于 $1×10^9/L$），建议使用粒细胞集落刺激因子。

继发细菌、真菌感染者，应当选敏感抗生素治疗。同时注意基础疾病的治疗。

利巴韦林在体外试验中可抑制病毒复制，但初步临床研究未获得显著疗效，仍有待于随机对照多中心研究评价其有效性和安全性。

目前尚无证据证明糖皮质激素的治疗效果，应当慎重使用。

## 九、预防

1. 传染源可能是家畜或野生动物　患者血液或血性分泌物具有传染性，因此，一般患者不需隔离，但有出血表现者尽量安排单间隔离。患者的血液、分泌物、排泄物及被其污染的环境和物品，采取高温、高压、含氯消毒剂等方式进行消毒处理。

2. 户外活动时　注意个人防护，防治蜱虫叮咬。医务及陪护人员在接触患者血液、体液、分泌物、排泄物等时应戴乳胶手套。从事气管插管或其他可能接触患者血液或血性分泌物的操作时，应穿隔离衣并戴护目镜（或防护面罩）和外科口罩。

（樊启辉）

# 第五节　其他病毒性出血热

病毒性出血热是一组由虫媒病毒所引起的自然疫源性疾病，以发热、出血和休克为主要临床特征。除了前面介绍的肾综合征出血热、登革热和发热伴血小板减少综合征以外，迄今已发现的病毒性出血热还包括汉坦肺综合征、埃博拉出血热、马堡出血热、新疆出血热、拉沙热、裂谷热、黄热病等十多种。病毒性出血热的确诊需要依靠病原学和血清学检查。目前尚无特效疗法，多数病毒性出血热也无有效的疫苗。控制传染源和阻断传播途径是重要的防制措施。

## 一、概述

### （一）病原学

导致出血热的病毒分属于4科，即披膜病毒科、布尼亚病毒科、沙粒病毒科和丝状病毒科。传播方式有4种，即蚊媒、蜱媒、动物源性和传播途径未明。其中在中国广泛发生的是新疆出血热（克里米亚-刚果出血热）。

### （二）流行病学

病毒性出血热流行病学特点为分布较广，传播媒介和自然宿主差异较大，传播途径不同，病情重，病死率高。

### （三）临床表现

各种病毒性出血热临床表现虽有差异，但都有以下几种基本表现：①发热，是病毒性出血热最常见的症状，不同的出血热，发热持续的时间和热型不完全相同。②出血及发疹，各种出血热均有出血、发疹现象，但出血、发疹的部位、时间和程度各不相同，轻者仅有少数出血点及皮疹，重者可发生胃肠道、呼吸道或泌尿生殖系大出血。③低血压休克，各种出血热均可发生休克，但发生的频率和程度有很大的差异。④肾衰竭，可有不同程度的肾损害。

### （四）实验室检查

1. 血常规　早期白细胞数低或正常，3~4天后明显增多，杆状核细胞增多，可出现较多的异型淋巴细胞；血小板明显减少。

2. 尿常规　早期患者即可出现不同程度的蛋白尿，个别可见管型。

3. 血液生化检查　发病早期即可出现轻度的肝功能异常，血清丙氨酸转氨酶（ALT）和天冬氨酸转氨酶（AST）升高，部分患者血清胆红素升高。肾功能也可出现异常，表现为血尿素氮和肌酸酐升高。

4. 出凝血功能　部分患者出、凝血时间稍有延长。如果出现弥散性血管内凝血，则凝血和纤溶指标显著异常。

5. 特异性抗原抗体检测　应用ELISA双抗体夹心法、反向血凝试验可检测血清中的循环抗原，亦可用抗体捕获ELISA法检测特异性IgM抗体作早期诊断。血清特异性IgG抗体比急性期有4倍以上增高亦可作为诊断依据。

6. 病毒检查　从部分病人血液或者体液中可以检查出相应病毒的核酸。

### （五）诊断和鉴别诊断

1. 诊断　临床诊断可根据流行病学资料、临床表现和实验室检查结果进行综合分析。而确诊必须有血清学或病毒学的证据。

2. 鉴别诊断　发热期应与上呼吸道感染，败血症，急性胃肠炎和菌痢等鉴别。休克期应与其他感染性休克鉴别。少尿期则与急性肾炎及其他原因引起的急性肾衰竭相鉴别。出血明显者需与消化性溃疡出血，血小板减少性紫癜和其他原因所致 DIC 鉴别。以 ARDS 为主要表现者应注意与其他病因引起者区别。腹痛为主要体征者应与外科急腹症鉴别。

### （六）治疗

各种病毒性出血热目前均无特效治疗方法。应积极合理地对症处理，对确有弥散性血管内凝血（DIC）时，应争取尽可能早期进行抗凝治疗。此外，尚应积极预防及治疗休克、大出血、肾衰竭、肺水肿和心力衰竭等。

### （七）预后

重型患者多预后不良，死亡原因主要是出血和休克。病死率达 30%～50%。

### （八）预防

目前对于多数病毒性出血热尚无有效疫苗。预防病毒性出血热应采取综合性措施，定期灭鼠，对家畜定期进行体外灭蜱，降低蜱密度。进入荒漠，牧场或林区作业人员要做好个人防护，防蜱叮咬，接触病畜或患者的血液，排泄物时应戴手套，不喝生奶。

## 二、汉坦病毒肺综合征

汉坦病毒肺综合征是一种由新型汉坦病毒感染引起的以急性呼吸衰竭为主要表现的疾病。病理改变多为非心源性肺水肿，病情凶险，病死率高达 76%。

### （一）病原学

属布尼亚病毒科，包括辛诺柏病毒、纽约病毒；纽约 I 型病毒、长沼病毒及黑渠港病毒等。

### （二）流行病学

1. 传染源　主要是鹿鼠、棉鼠等鼠类。已感染 HPS 病毒的鼠类宿主本身并不发病，但从其唾液、尿及粪排出病毒能达数月之久。

2. 传播途径　可通过多种途径传播，但主要是通过接触携带病毒的动物或其排泄物传播，尤其以吸入带病毒排泄物污染所形成的气溶胶为主要的传播途径；用分子生物学方法证实了 HPS 在人与人间传染的可能性；目前尚无证据表明 SNV 能引起垂直传播。人群普遍易感。本病可全年发病，但 6～7 月是发病的高峰期。

### （三）发病机制

HPS 病毒是汉坦病毒肺综合征发病的直接致病因素。此外，免疫应答及其一些炎症介质也参与了该病的发病过程。

### （四）病理

非心源性的胸腔积液和严重的肺水肿为该病的主要病理特征。典型 HPS 病例的肺脏病理表现为：轻到中度的间质性肺炎，伴有不同程度的充血、水肿，单核细胞浸润及病灶透明样改变。肺泡内含有水肿液、纤维和炎性细胞。单克隆抗体伴免疫组织化学染色表明：在大参数组织的毛细血管内皮细胞中有汉坦病毒抗原存在，包括肺、脾和肾，含有汉坦病毒抗原的内皮细胞保持相对完整。脾脏及其他全身器官均可捡出汉坦病毒抗原，并且在肺脏中病毒抗原有显著的聚积现象。

## （五）临床表现

HPS 病毒感染潜伏期目前还不清楚；根据个别病例的病史推测约为 1~2 周（4~30 天）。病程可分为前驱期、心肺期和恢复期。

1. 前驱期 HPS　发病多急骤，有畏冷、发热、肌痛、头痛、乏力等中毒症状，亦可伴有恶心、呕吐、腹痛、腹泻等胃肠症状。少数患者可有咳嗽。发热一般为 38~40℃。以上症状短者 12 小时，长者持续数天，平均 4 天（2~15 天）。由于前驱期的症状无特异性，故很难与流感及无菌性胸膜炎等热性病相区别，但 HPS 常无喉痛、鼻炎和假性脑膜炎的表现。

2. 心肺期　病程以发热、缺氧和低血压为主要特征。经过前驱期后，患者多数在发病 2~3 天后出现干咳，并迅速发展成非心源性肺水肿引起的呼吸功能不全及血流动力学改变。表现为烦躁不安，迅即出现呼吸困难，呼吸频率大于 35 次/分钟，心率增快，唇指发绀，有严重低氧血症，吸入 40% 以上氧气时动脉氧分压仍低于 8.0kPa（60mmHg），动脉二氧化碳分压下降。体检可见呼吸增快，常达 20~28 次/分钟以上，心率增快可达 120 次/分钟，肺部可闻及粗大或细小湿啰音。X 线胸片开始呈间质性肺水肿表现，可见细网状阴影、毛玻璃状改变或肺纹理增强；转为肺泡性水肿后，胸片显示两肺弥漫性肺浸润及胸膜渗出，但肋膈角正常，病灶消散较心源性肺水肿慢。部分患者出现胸腔积液成心包积液。重症患者可出现低血压、休克、窦性心动过缓或心动过速、心律失常等。仅少数患者发现有睑结膜充血，球结膜水肿，皮肤黏膜出血点或出血斑。由 SNV、NYV、NYV-1 引起者一般没有肾损害。但 Bayou virus 引起者则可伴有肾损害，因而可以出现少尿。

3. 恢复期　患者的氧合与血流动力学功能得到改善，恢复较快，一般无后遗症。

## （六）实验室检查

1. 血常规　血液浓缩，红细胞和血红蛋白升高。多数患者白细胞计数升高，最高可达（30~65）×$10^9$/L；早期中性粒细胞可升高，伴核左移，以后淋巴细胞升高，异型淋巴细胞亦常见；血小板减少。

2. 尿常规　有肾损害者可出现尿蛋白和显微镜血尿，尿蛋白一般为（++）。

3. 血液生化检查　肝功能 ALT、AST 可升高，LDH 常明显升高，可有低蛋白血症。有肾损害者 BUN 和 Cr 升高。少数患者有代谢性酸中毒。

4. 血气分析　动脉血氧分压低于 7.98kPa（59.85mmHg）。

5. 凝血功能检查　可以出现凝血酶原时间延长。少数患者纤维蛋白降解物升高。

6. 病原学检查　常用 HPS 相关病毒感染 Vero-E 细胞的病毒抗原来检测患者的特异性 IgM 和 IgG。IgG 抗体一般在发病后第 7 天出现。RT-PCR 法能检出急性期患者血清、血浆或单个核细胞中的病毒 RNA。

7. X 线胸片检查　可见双肺间质浸润影或间质和肺泡均出现浸润影。部分患者能看到胸腔积液和心包积液。

8. 支气管镜检查　气道正常，没有支气管内黏膜损害。少数气道可见红斑，气管内吸出物做总蛋白、白蛋白及 LDH 测定，均明显增高，甚至超过血清水平。

9. 肺动脉导管检查　肺动脉楔压正常或偏低，心脏指数明显减低，符合非心源性肺水肿的血流动力学改变。

## （七）诊断和鉴别诊断

HPS 的诊断主要是根据临床有发热、肌痛，并迅速出现的呼吸窘迫综合征；化验检查白细胞升高，核左移，并有异型淋巴细胞及血浓缩，血气分析有低氧血症，胸片有肺间质水肿等作为临床诊断依据。确诊依靠病原学检查检出 HPS 相关病毒的特异性抗体或 RNA。

### （八）治疗

1. 一般治疗　应仔细监护呼吸、心率和血压等生命体征的变化情况。此外对症及支持治疗如降温、输液补充热量及营养等。低血压休克患者，应及时补充血容量，经补充血容量后血压仍不能维持者应注意纠正酸中毒，必要时用血管活性药物。

2. 抗病毒治疗　①利巴韦林。②干扰素，300 万 U/d 肌注可缩短病毒血症期，可缩短患者的发热时间，并减轻症状，疗程 3 天。

3. 呼吸衰竭治疗　急性呼吸衰竭是 HPS 的主要临床表现，因此改善通气和积极纠正缺氧是治疗人 HPS 的关键。若吸氧无效，动脉血氧持续低于 8.0kPa（60mmHg）以下，应及时改用机械通气，进行呼气末正压呼吸。糖皮质激素能减少肺毛细血管的通透性，从而减轻肺间质的水肿及渗出。但应早期、足量、短期使用，以免产生严重的不良反应。

### （九）预防

目前仍未研制出有效的疫苗。控制传染源，适当隔离病人，注意个人防护及个人卫生，不用手去接触鼠类的分泌物和排泄物。

## 三、埃博拉出血热

埃博拉出血热是由埃博拉病毒引起的一种急性传染病。主要通过接触病人或感染动物的血液、体液、分泌物和排泄物等而感染，临床表现主要为突起发热、呕吐、腹泻、出血和多脏器损害，病死率高，在西非流行的扎伊尔型病死率为 53%。

本病于 1976 年在非洲首次发现，主要在乌干达、刚果、加蓬、苏丹、科特迪瓦、南非、几内亚、利比里亚、塞拉利昂、尼日利亚等非洲国家流行。2013 年 12 月几内亚出现埃博拉出血热疫情，逐渐蔓延至利比里亚、塞拉利昂，并有病例输入至尼日利亚、塞内加尔、美国、西班牙。世界卫生组织称，在疫情最严重的三个国家塞拉利昂、利比里亚和几内亚，共有 26 593 人被感染，11 005 人死亡。

### （一）病原学

埃博拉病毒属丝状病毒科，为不分节段的单股负链 RNA 病毒。病毒呈长丝状体，可呈杆状、丝状、"L"形等多种形态。毒粒长度平均 1 000nm，直径约 100nm。病毒有脂质包膜，包膜上有呈刷状排列的突起，主要由病毒糖蛋白组成。埃博拉病毒基因组是不分节段的负链 RNA，大小为 18.9kb，编码 7 个结构蛋白和 1 个非结构蛋白。

埃博拉病毒可在人、猴、豚鼠等哺乳类动物细胞中增殖，对 Vero 和 Hela 等细胞敏感。分为本迪布焦型、扎伊尔型、莱斯顿型、苏丹型和塔伊森林型。其中扎伊尔型毒力最强，苏丹型次之，莱斯顿型对人不致病。不同亚型病毒基因组核苷酸构成差异较大，但同一亚型的病毒基因组相对稳定。

埃博拉病毒对热有中度抵抗力，在室温及 4℃存放 1 个月后，感染性无明显变化，60℃灭活病毒需要 1 小时，100℃ 5 分钟即可灭活。该病毒对紫外线、γ 射线、甲醛、次氯酸、酚类等消毒剂和脂溶剂敏感。

### （二）流行病学

1. 传染源　埃博拉出血热的患者是主要传染源，尚未发现潜伏期病人有传染性；感染埃博拉病毒的大猩猩、黑猩猩、猴、羚羊、豪猪等野生动物可为首发病例的传染源。目前认为埃博拉病毒的自然宿主为狐蝠科的果蝠，但其在自然界的循环方式尚不清楚。

2. 传播途径　接触传播是本病最主要的传播途径。可以通过接触病人和被感染动物的血液、体液、分泌物、排泄物及其污染物感染。病人感染后血液和体液中可维持很高的病毒含量。医护人员、病人家属或其他密切接触者在治疗、护理病人或处理病人尸体过程中，如果没有严格的防护措施，容易受到感染。虽然尚未证实空气传播的病例发生，但应予以警惕，做好防护。据文献报道，埃博拉出血热患者的精液、乳汁中可分离到病毒，故存在相关途径传播的可能性。

3. 人群易感性　人类对埃博拉病毒普遍易感。发病主要集中在成年人，可能与其暴露或接触机会较多有关。尚无资料表明不同性别间存在发病差异。

### （三）发病机制和病理

埃博拉病毒具有广泛的细胞嗜性。病毒进入机体后，可能在局部淋巴结首先感染单核细胞、巨噬细胞和其他单核吞噬系统（MPS）的细胞。当病毒释放到淋巴或血液中，可以引起肝脏、脾脏以及全身固定的或移动的巨噬细胞感染。从 MPS 细胞释放的病毒可以感染相邻的细胞，包括肝细胞、肾上腺上皮细胞和成纤维细胞等。感染的 IPS 细胞同时被激活，释放大量的细胞因子和趋化因子，包括白细胞介素 2、6、8 和肿瘤坏死因子（TNF）等。这些细胞活性物质可增加血管内皮细胞的通透性，诱导表达内皮细胞表面黏附和促凝因子，以及组织破坏后血管壁胶原暴露，释放组织因子等，引起弥散性血管内凝血（DIC）、休克，最终导致多器官功能衰竭。主要病理改变是皮肤、黏膜、脏器的出血，多器官可以见到灶性坏死。

### （四）临床表现

1. 潜伏期　2~21 天，一般为 5~12 天。感染埃博拉病毒后可不发病或呈轻型，非重病患者发病后 2 周逐渐恢复。

2. 初期　典型病例急性起病，临床表现为高热、畏寒、头痛、肌痛、恶心、结膜充血及相对缓脉。2~3 天后可有呕吐、腹痛、腹泻、血便等表现，半数患者有咽痛及咳嗽。

病人最显著的表现为低血压、休克和面部水肿。

3. 极期　病程 4~5 天进入极期，可出现神志的改变，如谵妄、嗜睡等，重症患者在发病数日可出现咯血，鼻、口腔、结膜下、胃肠道、阴道及皮肤出血或血尿，少数患者出血严重，多为病程后期继发弥散性血管内凝血（DIC）。并可因出血、肝肾衰竭及致死性并发症而死亡。病程 5~7 日可出现麻疹样皮疹，以肩部、手心和脚掌多见，数天后消退并脱屑，部分患者可较长期地留有皮肤的改变。由于病毒持续存在于精液中，也可引起睾丸炎、睾丸萎缩等迟发症。90% 的死亡患者在发病后 12 天内死亡（7~14 天）。

### （五）实验室检查

1. 一般检查　血常规：早期白细胞减少和淋巴细胞减少，随后出现中性粒细胞升高和核左移。血小板可减少。尿常规：早期可有蛋白尿。生化检查：AST 和 ALT 升高，且 AST 升高大于 ALT。凝血功能：凝血酶原（PT）和部分凝血活酶时间（PTT）延长，纤维蛋白降解产物升高，表现为弥散性血管内凝血（DIC）。

2. 病原学检查　可以检测血清特异性 IgM、IgG 抗体以及病毒抗原。RT-PCR 检测埃博拉病毒核酸。早期患者血清标本可用 Vero 细胞进行病毒分离。

### （六）诊断和鉴别诊断

根据流行病学史、临床表现和相关病原学检查综合判断。需要与马尔堡出血热、克里米亚刚果出血热、拉沙热和肾综合征出血热等病毒性出血热、伤寒、恶性疟疾、病毒性肝炎、钩端螺旋体病、斑疹伤寒、单核细胞增多症等进行鉴别诊断。

### （七）治疗

对于留观和疑似病例应该适当隔离观察。对于确诊病例应及时隔离治疗。目前尚无特异性治疗措施，主要是对症和支持治疗，注意水、电解质平衡，预防和控制出血，控制继发感染，治疗肾衰竭和出血、DIC 等并发症。

### （八）预防

目前尚无有效的疫苗。主要采用加强检疫、严格隔离、严格消毒、严格防护等措施防止传播。

## 四、其他

### （一）新疆出血热

新疆出血热是发生在我国新疆地区，由病毒引起、蜱传播的自然疫源性传染病，又称蜱媒出血热、克里米亚-新疆出血热、克里米亚-刚果出血热。该病起病急，病死率高，临床上以发热、头痛、出血、低血压休克等为特征。人群普遍易感，但以青壮年为多，发病与放牧有关。疫区人群有隐性感染、发病后第 6 日出现中和抗体，两周达高峰，病后可获得持久免疫力。本病流行季节为 3~6 月份，4~5 月份为高峰，呈散发流行。

### （二）拉沙热

拉沙热是一种急性、传染性强烈的国际性传染病。是由拉沙病毒引起，主要经啮齿类动物传播的一种急性传染病，主要流行于尼日利亚、利比亚、塞拉利昂、几内亚等西非国家。因首例于 1969 年在尼日利亚东北地区的拉沙镇发现而得名。临床以起病缓慢，稽留热或弛张热、眼部和结膜的炎症和渗出为特征。绝大多数受感染的孕妇可发生流产。尚无有效疫苗。

### （三）裂谷热

裂谷热是由裂谷热病毒引起的，经蚊类媒介或接触传播的急性病毒性人畜共患病，主要影响的是动物，但也能传染人。初始的症状有：发热、头痛、疲劳、关节和肌肉疼痛，有时会有恶心、呕吐，部分患者会出现结膜炎及畏光的现象；严重者可能会导致出血、休克、脑炎或肝炎，甚至是死亡。治疗以对症处理和抗病毒治疗为主。

### （四）黄热病

黄热病是黄热病毒引起的，经蚊类媒介传播的急性病毒性传染病。临床以发热、黄疸、蛋白尿、相对缓脉和出血等为特征，在我国尚无发病。防蚊、灭蚊是防止本病的重点措施。对于进入疫区的 9 个月以上的儿童及无免疫力成人应接种黄热病减毒活疫苗。

（樊启辉）

## 第六节  人无形体病

人粒细胞无形体病（HGA）是由嗜吞噬细胞无形体（曾称为人粒细胞埃立克体）感染引起的以发热伴白细胞、血小板减少和多脏器功能损害为主要临床表现的人兽共患自然疫源性传染病。该病临床症状与某些病毒性疾病相似，容易发生误诊，严重者可导致死亡。

### 一、病原学

嗜吞噬细胞无形体属于立克次体目、无形体科、无形体属。无形体科是一类主要感染白细胞的专性细胞内寄生革兰阴性球杆菌，能够感染特定的非脊椎类动物如蜱及其他昆虫、吸虫、线虫和多种软体动物，其中仅少数对人致病，包括无形体属的嗜吞噬细胞无形体、埃立克体属的查菲埃立克体和埃文氏埃立克体、新立克次体属的腺热新立克次体，分别引起人粒细胞无形体病、人单核细胞埃立克体病、埃文氏埃立克体感染、腺热新立克次体病。

嗜吞噬细胞无形体呈球状或多形性，革兰染色阴性，主要寄生在粒细胞的胞质空泡内，以膜包裹的包涵体形式繁殖。用 Giemsa 法染色，嗜吞噬细胞无形体包涵体在胞质内染成紫色，呈桑葚状（图9-2）。嗜吞噬细胞无形体为专性细胞内寄生菌，缺乏经典糖代谢途径，依赖宿主。

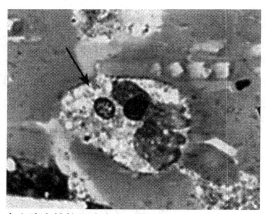

**图9-2  人血液中性粒细胞内无形体包涵体（×1 000，JS Dumler）**

酶系统进行代谢及生长繁殖，主要侵染人中性粒细胞。其体外分离培养使用人粒细胞白血病细胞系（HL-60），生长繁殖迅速，早期的形态多为圆形、密度较大的网状体，后期菌体变小且密度增大。嗜吞噬细胞无形体的基因组含 1 471 282 个碱基对和 1 369 个编码框（ORF）。特征性基因为 msp 2 以及 Ank A 基因。

### 二、流行病学

#### （一）宿主动物与传播媒介

动物宿主持续感染是病原体维持自然循环的基本条件。国外报道，嗜吞噬细胞无形体的储存宿主包括白足鼠等野鼠类及鹿、牛、山羊等其他动物。我国已在许多省区发现宿主动物感染嗜吞噬细胞无形体，如吉林的大林姬鼠和黑线姬鼠，浙江的黄毛鼠、社鼠和黑线姬鼠，山东的黑山羊和家狗，云南的安氏白腹鼠、灰腹鼠、大足鼠、大耳姬鼠、齐氏姬鼠、中华姬鼠、滇绒鼠、西南绒鼠、克钦绒鼠、斯氏花松鼠、多齿嗣鼷。

目前，已证实硬蜱是嗜吞噬细胞无形体的主要传播媒介，包括美国的肩突硬蜱和太平洋硬蜱，欧洲的篦子硬蜱，以及我国的全沟硬蜱。但是，在一些没有全沟硬蜱分布的疫区，其他蜱种如长角血蜱、粒形硬蜱等可能是潜在的传播媒介。

## （二）传播途径

1. 通过蜱叮咬传播。蜱叮咬携带病原体的宿主动物后，再叮咬人时，病原体可随之进入人体引起发病。

2. 直接接触危重患者或带菌动物的血液等体液，有可能会导致传播。

## （三）人群易感性

人对该病普遍易感，各年龄组均可感染发病，高危人群主要为接触蜱等传播媒介的人群，如疫源地（主要为森林、丘陵地区）的居民、劳动者及旅游者等。与人粒细胞无形体病危重患者密切接触、直接接触患者血液等体液的医务人员或其陪护者，如不注意防护，也有被感染的可能。

## （四）地理分布和发病季节特点

目前，已报道有人粒细胞无形体病的国家有美国、斯洛文尼亚、法国、英国、德国、澳大利亚、意大利及韩国等。有报道该病与莱姆病的地区分布相似。该病全年均有发病，发病高峰为 5~10 月，多集中在当地蜱活动较为活跃的月份。我国于 2006 年 11 月在安徽省首次发现该病患者，近年相继在湖北、河南、山东、黑龙江、内蒙古、新疆、天津、海南、四川、云南、江苏等地报道多例感染患者或疑似患者，并从患者血中扩增出人粒细胞无形体 16S rRNA。在一些地区发现部分人群的血清中有特异性抗体，其中少数地区人群血清抗体阳性率达到 6%~20%，提示有较高的感染率。

# 三、发病机制

嗜吞噬细胞无形体通过蜱叮咬进入人体内，经微血管或淋巴道进入血流和脏器。已在患者和实验感染动物的肝、脾、骨髓和淋巴结等器官组织中发现嗜吞噬细胞无形体。目前认为本病的发病机制主要包括：

## （一）嗜吞噬无形体直接损伤宿主细胞

嗜吞噬细胞无形体进入血流后，主要寄生于嗜中性粒细胞内，其特定的细胞嗜性可能与其表面存在的选择素 P（P-selectin）配体有关。嗜吞噬细胞无形体在吞噬细胞内生长和过量繁殖可直接引起细胞的裂解。此外还发现粒细胞系和单核细胞系的初始骨髓祖细胞对嗜吞噬细胞无形体感染敏感，这可能是 HGA 患者白细胞计数下降的一个重要原因。

## （二）嗜吞噬细胞无形体抑制嗜中性粒细胞的呼吸爆发

嗜中性粒细胞是机体防御系统的重要组成成分。嗜中性粒细胞吞噬入侵的病原菌后发生呼吸爆发，产生大量的能够有效杀伤病原菌的超氧离子（$O_2^-$）。但是，嗜吞噬细胞无形体在嗜中性粒细胞内不但未受到损伤，而且大量繁殖，证明嗜吞噬细胞无形体能够抑制嗜中性粒细胞的呼吸暴发。

### （三）HGA 的病理损伤与机体免疫因素有关

嗜吞噬细胞无形体侵入组织的吞噬细胞后引起机体的免疫应答，免疫应答使淋巴细胞和吞噬细胞在感染部位浸润并释放大量的细胞因子，可造成或加重感染后局部组织的炎性损伤。研究发现 γ 干扰素在感染早期可促进体内嗜吞噬细胞无形体清除，后期却使组织损伤加重。

### （四）病理学检查

研究证实，嗜吞噬细胞无形体的主要靶细胞为成熟的粒细胞，免疫组化检查发现血液、脾脏、肺、肝脏等器官的嗜中性粒细胞中存在嗜吞噬细胞无形体，感染器官组织有较明显的病理改变，死者脾脏可见单核-吞噬细胞浸润、浆细胞数量增加，并可见噬红细胞和白细胞现象以及细胞凋亡。淋巴结组织也有严重的嗜中性粒细胞浸润、巨噬细胞聚集及副皮质增生。HGA 患者的骨髓检查发现淋巴细胞浸润和浆细胞数量增加，泡沫样组织细胞增多和噬红细胞现象。肝脏组织病理学检查发现有淋巴细胞浸润，并有淋巴细胞、巨噬细胞、嗜中性粒细胞等细胞的聚集；肝脏的 Kuppfer 细胞数量增加且发现有肝细胞的凋亡等。肺的病理改变主要为肺间质的淋巴细胞浸润、肺组织水肿、肺泡内出血等。

## 四、临床表现

潜伏期一般为 7~14 天（平均 9 天）。急性起病，主要症状为发热（多为持续性高热，可高达 40℃ 以上）合并寒战、全身不适、乏力、头痛、肌肉酸痛，以及恶心、呕吐、厌食、腹泻等。部分患者伴有咳嗽、咽痛。体格检查可见表情淡漠，相对缓脉，少数患者可有浅表淋巴结肿大及皮疹。可伴有心、肝、肾等多脏器功能损害，并出现相应的临床表现。

重症患者可有间质性肺炎、肺水肿、急性呼吸窘迫综合征以及继发细菌、病毒及真菌等感染。少数患者可因严重的血小板减少及凝血功能异常，出现皮肤、肺、消化道等出血，如不及时救治，可因呼吸衰竭、急性肾衰及多脏器功能衰竭以及弥散性血管内凝血（DIC）死亡。老年患者、免疫缺陷患者及进行激素治疗者感染本病后病情多较危重。但 HGA 患者少见神经系统异常。

## 五、实验室检查

### （一）一般检查

外周血白细胞和血小板计数减低，是本病的重要特征。患者发病第 1 周即表现有白细胞减少，多为 $(1.0~3.0) \times 10^9/L$；血小板降低，多为 $(30~50) \times 10^9/L$。可见异型淋巴细胞。尿常规可见蛋白尿、血尿、管形尿。合并脏器损害的患者，可出现肝、肾功能异常（主要是肝酶增高，少数患者总胆红素增高，白蛋白降低），心肌酶谱升高；部分患者出现血淀粉酶、尿淀粉酶和血糖升高，凝血酶原时间延长，纤维蛋白原降解产物升高。可有血电解质紊乱，如低钠、低氯、低钙等。

### （二）特异性检查

1. 外周血直接涂片镜检　取患者的外周血直接涂片，做 Wright'r、Diff-Quik 或 Giemsa 染色，可发现中性粒细胞胞质中有圆形桑葚状包涵体（Morula），此为早期 HGA 诊断的重要依据，阳性率在 25%~75%。

2. 血清抗体检测　可采用嗜吞噬细胞无形体感染的 HL-60 细胞制备的抗原片，用间接免疫荧光法（IFA）检测患者血清中的抗嗜吞噬细胞无形体特异性抗体滴度。此抗体多在病后第 2 周方呈阳性，因此无早期诊断价值。

3. 无形体核酸的检测　采用套式 PCR 扩增患者血标本中的嗜吞噬细胞无形体的 16S rRNA 基因片段，多数 HGA 患者的急性期血标本检测为阳性。

4. 病原体分离　将患者的抗凝血或从血中分离的白细胞接种于含有 HL-60 细胞的悬液，大约 1 周后，经细胞涂片染色，可见细胞内有小包涵体，2 周后几乎 100% 细胞被嗜吞噬细胞无形体感染。

## 六、诊断和鉴别诊断

HGA 的临床诊断须依据流行病学史、临床表现及实验室检查综合分析。

### （一）流行病学史

发病前 2 周内有被蜱叮咬史，或曾在有蜱活动的丘陵、山区（林区）工作或生活，或直接接触过危重患者的血液等体液。

### （二）临床表现

急性起病，主要症状为发热（多为持续性高热，可高达 40℃ 以上）、全身不适、乏力、头痛、肌肉酸痛，以及恶心、呕吐、厌食、腹泻等。个别重症病例可出现皮肤瘀斑、出血，伴多脏器损伤、DIC 等。

### （三）实验室检测

1. 血常规及生化检查　早期外周血象白细胞、血小板降低，严重者呈进行性减少，异型淋巴细胞增多。外周血涂片镜检中性粒细胞内可见桑葚状包涵体。肝功化验丙氨酸氨基转移酶（或）天冬氨酸氨基转移酶升高。

2. 血清抗体及病原学检测　急性期血清间接免疫荧光抗体（IFA）检测嗜吞噬细胞无形体 IgM 抗体阳性，血清 IFA 检测嗜吞噬细胞无形体 IgG 抗体阳性或恢复期血清 IFA 检测嗜吞噬细胞无形体 IgG 抗体滴度较急性期有 4 倍及以上升高。全血或血细胞标本 PCR 检测嗜吞噬细胞无形体特异性核酸阳性，且序列分析证实与嗜吞噬细胞无形体的同源性达 99% 以上。分离到病原体。

### （四）诊断标准

1. 疑似病例　具有上述流行病学史和临床表现，同时血常规化验及肝功酶学检查异常。部分病例可能无法获得明确的流行病学史。

2. 临床诊断病例　在疑似病例诊断的基础上，同时查见外周血中性粒细胞内的桑葚状包涵体，或检测急性期血清嗜吞噬细胞无形体 IgM 抗体阳性或 IgG 抗体阳性。

3. 确诊病例　在疑似病例或临床诊断病例的基础上，同时检测嗜吞噬细胞无形体 IgG 抗体滴度较急性期有 4 倍及以上升高，或 PCR 检测嗜吞噬细胞无形体特异性核酸阳性，或分离到嗜吞噬细胞无形体。

### （五）鉴别诊断

对有类似于感冒症状的发热患者，特别是有血小板减少和白细胞减少，并有蜱接触史者，应当考虑到 HGA。HGA 需与其他的蜱媒病原体所致的发热性疾病相鉴别，其他的蜱媒病原体感染一般无血小板减少。HGA 的临床特征和临床诊断要点与 HME 相似，它们之间的鉴别须依赖病原学和血清学检查。

因为肩突硬蜱为 HGA 和莱姆病的共同传播媒介，其可以同时携带嗜吞噬细胞无形体和莱姆病螺旋体，它的叮咬也可使人同时患有 HGA 和莱姆病。在用四环素类药物治疗无效时应考虑患者是否有莱姆病或其他病原体感染。某些病毒性感染如国内近年出现的严重发热伴血小板减少综合征（SFTS）患者也可以出现白细胞、血小板减少，对此两种疾病的鉴别和确诊有赖于病毒核酸、血清抗体、病原分离等实验室检查。

# 七、治疗

及早使用抗生素，避免出现并发症。对疑似病例可进行经验性治疗。一般慎用激素类药物，以免加重病情。

## （一）病原治疗

### 1. 四环素类抗生素

（1）多西环素：为首选药物，应早期、足量使用。成人口服：每次 0.1g，1 日 2 次，必要时首剂可加倍。8 岁以上儿童常用量：首剂 4mg/kg；之后，每次 2mg/kg，1 日 2 次。一般病例口服即可，重症患者可考虑静脉给药。

（2）四环素：成人常用量为每次 0.25~0.5g，口服，每 6 小时 1 次；8 岁以上儿童常用量为 25~50mg/（kg·d），分 4 次服用。静脉滴注：成人一日 1~1.5g，分 2~3 次给药；8 岁以上儿童为一日 10~20mg/（kg·d），分 2 次给药，每日剂量不超过 1g。住院患者主张静脉给药。四环素毒副作用较多，孕妇和儿童慎用。

多西环素或四环素疗程不少于 7 天。一般用至退热后至少 3 天，或白细胞及血小板计数回升，各种酶学指标基本正常，症状完全改善。早期使用多西环素或四环素等药物的患者，一般可在 24~48 小时内退热。

### 2. 利福平

儿童或对多西环素过敏或不宜使用四环素类抗生素者，可选用利福平。成人 450~600mg，儿童 10mg/kg，每日一次口服。

### 3. 喹诺酮类

如左氧氟沙星等。

磺胺类药有促进病原体繁殖作用，应禁用。

## （二）一般治疗

患者应卧床休息，进食高热量及含适量维生素的流食或半流食，多饮水，注意口腔卫生，保持皮肤清洁。

对病情较重患者，应补充足够的液体和电解质，以保持水、电解质和酸碱平衡；体弱或营养不良、低蛋白血症者可给予胃肠营养、新鲜血浆、白蛋白、丙种球蛋白等治疗，以改善全身机能状态、提高机体抵抗力。

## （三）对症支持治疗

对高热者可物理降温，必要时使用药物退热。对有明显出血者，可输血小板和新鲜血浆。

对合并 DIC 者，可早期使用肝素。对粒细胞严重低下患者，可用粒细胞集落刺激因子。

对，少尿患者，应碱化尿液，同时注意监测血压和血容量变化。对足量补液后仍少尿者，可用利尿剂。如出现急性肾衰时，可进行相应处理。心功能不全者，应绝对卧床休息，可用强心药、利尿剂控制心衰。

由于本病患者使用糖皮质激素后可能会加重病情并增强疾病的传染性，故应慎用。对中毒症状明显的重症患者，在使用有效抗生素进行治疗的情况下，可适当使用糖皮质激素。

### （四）隔离及防护

对于一般病例，按照虫媒传染病进行常规防护。在治疗或护理危重患者尤其是有出血表现的患者时，医务人员及陪护人员应加强个人防护。做好患者血液、分泌物、排泄物及其污染环境和物品的消毒处理。

## 八、预防和控制

### （一）做好公众预防的指导和健康教育

避免蜱叮咬是降低感染风险和预防疾病发生的主要措施，特别是高危人群应尽可能减少或避免蜱的暴露。有蜱叮咬史或野外活动史者，一旦出现疑似症状或体征，应及早就医。

在疫区，如需进入草地、树林等蜱类栖息的环境中，应注意做好个人防护，穿着紧身、浅色、光滑的长袖衣服，可防止蜱的附着或叮咬，且容易发现附着的蜱。也可在暴露的皮肤和衣服上喷涂避蚊胺（DEET）等驱避剂进行防护。在蜱栖息地活动时或活动后，应仔细检查身体上有无蜱附着。蜱常附着在人体的头皮、腰部、腋窝、腹股沟及脚踝下方等部位。如发现蜱附着在身体上，应立即用镊子等工具将蜱除去。因蜱体上或皮肤破损处的液体可能含有传染性病原体，不要直接用手将蜱摘除或用手指将蜱捏碎。蜱可寄生在家畜或宠物的体表。如发现动物体表有蜱寄生时，应减少与动物的接触，避免被蜱叮咬。

### （二）开展医疗卫生专业人员培训

应开展对医务人员和疾控人员的培训工作，提高医务人员发现、识别人粒细胞无形体病的能力，规范其治疗行为，以降低病死率。应提高疾控人员的流行病学调查和疫情处置能力，控制疫情的蔓延和流行。

### （三）提高实验室诊断能力

随着临床病例报告的逐渐增多，应在疫区所在的省和地市两级疾病预防控制中心、三级以上医院和传染病专科医院逐步建立实验室检测方法，以期早期发现和确诊本病，控制疾病的传播和扩散。

### （四）媒介与宿主动物的控制

出现暴发疫情时，应采取灭杀蜱、鼠和环境清理措施，低环境中蜱和鼠的密度。

### （五）患者的管理

对患者的血液、分泌物、排泄物及被其污染的环境和物品，应进行消毒处理。一般不需要对患者实施隔离。

（樊启辉）

# 第十章

# 胃肠道感染

## 第一节　概论

胃肠道感染与食物中毒是一组主要累及胃肠道，通常以腹泻、腹痛、恶心、呕吐或发热为主要临床表现的感染性疾病。引起胃肠道感染的病原体可以是病毒、细菌、真菌或寄生虫，以病毒和细菌最常见。食物中毒则是指由于食入被细菌或细菌毒素、病毒、寄生虫等污染的食物或水所致，临床大多起病急骤，以剧烈呕吐症状较为突出，可表现为胃肠炎型或神经型食物中毒，易多人或集体发病。依据起病的缓急及腹泻的病程长短，临床上将感染性腹泻分为急性、持续性与慢性。前者通常急性起病，病程≤2周，称急性腹泻，也称急性胃肠炎，为主要的临床类型。慢性感染性腹泻的病程则一般≥1个月。持续性腹泻通常介于这两者之间。后两者主要病因可能为肠寄生虫感染（如贾第虫病、阿米巴痢疾等）、急性感染后转变为慢性者（如细菌性痢疾等）及与艾滋病等免疫缺陷相关的巨细胞病毒性胃肠炎或隐孢子虫病等。

## 一、感染因素

### （一）病原体

病原体感染后是否发病与患者机体防御能力、病原体的种类、毒力、数量等密切相关。不同病原体有其不同的感染量（表10-1），感染量是指病原体入侵正常机体而使机体出现疾病症状所需的病原体量，此直接影响疾病的传播方式和易感性。

表 10-1　各种腹泻病原体的感染量

| 病原体/感染量 | 低感染量（CFU/mL） | 中感染量（CFU/mL） | 高感染量（CFU/mL） |
| --- | --- | --- | --- |
| 志贺菌属 | $10^1 \sim 10^2$ | | |
| 大肠杆菌（ETEC，STEC） | $10^2$ | | |
| 蓝氏贾第虫 | $10^1 \sim 10^2$ 包囊 | | |
| 内阿米巴属 | $10^1 \sim 10^2$ 包囊 | | |
| 轮状病毒、诺如病毒 | $10^1 \sim 10^2$ 病毒颗粒 | | |
| 空肠弯曲菌 | | $10^2 \sim 10^6$ | |

续　表

| 病原体/感染量 | 低感染量（CFU/mL） | 中感染量（CFU/mL） | 高感染量（CFU/mL） |
|---|---|---|---|
| 霍乱弧菌 | | | $10^8$ |
| 沙门菌属 | | | $10^5$ |
| 大肠杆菌（除EHEC） | | | $10^8$ |

注：菌落形成单位（colony forming unit，CFU）。

## （二）机体

这里机体防御能力包括胃肠道的天然防御屏障能力（表10-2）和机体免疫力。免疫力低下宿主如艾滋病（AIDS）患者等易感染各种病原体，与正常免疫宿主感染有区别。

**表10-2　胃肠道的天然防御屏障作用**

| 天然屏障 | 作用 |
|---|---|
| 胃酸 | 可杀灭多数病毒、病原菌、原虫和寄生虫虫卵，提高感染所需的病原体数量阈值 |
| 胆盐 | 主要在十二指肠和空肠上段起杀灭病原体或抑制其生长的作用 |
| 淋巴组织 | 可传递病原体刺激信息，介导抗病原体免疫应答或超敏反应性损害的发生 |
| 分泌性IgA | 是肠道抗病原体局部免疫的重要承担者 |
| 肠道正常菌群 | 可抑制病原微生物在肠道的定植和生长 |
| 肠道菌素 | 可抑制或杀灭病原微生物 |
| 胃肠道运动性 | 有助于及时排出病原体、代谢产物和毒素 |
| 肝脏解毒 | 可清除来自肠道的大量内毒素等毒性物质 |

病毒感染被认为是急性胃肠炎最常见的病原体，尤其在暴发性腹泻事件中，约90%为诺如病毒（Norovirus）感染引起，社区散发性感染性腹泻中成人多见诺如病毒，儿童多见轮状病毒（Rotavirus）。还有其他常见病原体包括致贺菌、大肠杆菌、空肠弯曲杆菌、沙门菌、耶尔森菌、原虫，但约半数左右感染性腹泻患者的病原未明。

## （三）环境

自然环境（如温度、湿度等）、社会环境（经济水平、卫生条件和习惯等）对病原体有相当大的影响，故宿主在不同环境下感染的病原体会不同，如旅游性腹泻、院内感染性腹泻等与社区获得性感染性腹泻病原体有一定的差别（表10-3）。

**表10-3　特殊宿主免疫状态、环境暴露与腹泻病原体的关系**

| 免疫状态、环境暴露 | 病原体 |
|---|---|
| 旅游性腹泻（去发展中国家） | 70%细菌（肠产毒素性大肠杆菌、志贺菌属、弯曲菌属、产类志贺毒素大肠杆菌、沙门菌属、肠集聚性大肠杆菌、气单胞菌属、类志贺邻单胞菌属等）、诺如病毒、轮状病毒、甲型肝炎病毒、贾第虫、溶组织阿米巴、隐孢子虫等 |

| 免疫状态、环境暴露 | 病原体 |
| --- | --- |
| AIDS 患者 | 最常见：隐孢子虫、巨细胞病毒；常见：溶组织阿米巴、贾第虫、结核分枝杆菌、沙门菌（肠炎沙门菌、鼠伤寒沙门菌）、气单胞菌属、微孢子虫、星状病毒、艰难梭菌、弯曲菌属；稍常见：病毒（单纯疱疹、轮状、诺如、腺病毒）、环孢子虫、人肠滴虫、粪类圆线虫、志贺菌、耶尔森菌属 |
| 抗生素相关性腹泻（一般用药后 5~10 天发病） | 艰难梭菌（占 20%~30%）、产肠毒素的产气荚膜梭菌、金黄色葡萄球菌、克雷伯菌属、白色念珠菌等 |
| 医院获得性腹泻 | 大肠埃希菌属、金黄色葡萄球菌、肠球菌和铜绿假单胞菌，其次为白色念珠菌、变形杆菌属、克雷伯菌属、沙门菌属、诺如病毒等 |

# 二、流行病学

## （一）传染源

患者、隐性感染者、病原携带者为传染源，后两者作为传染源的意义更大。

## （二）传播途径

主要为消化道传播，即"粪-口"传播，少数可由个体间接触传播（较常见为志贺菌和诺如病毒感染）、呼吸道飞沫传播（主要为病毒，如诺如病毒等）及经皮肤或黏膜传播（见于某些蠕虫，如钩虫、粪类圆线虫等），但目前仍然有些病例病原体的实际传播途径不明了。

## （三）易感人群

人群普遍易感。多数胃肠道感染痊愈后不能获得持久保护性免疫，但伤寒沙门菌感染后常可获得较持久的保护性免疫；霍乱痊愈后也可获得对同型菌相对牢固的免疫力，尽管部分患者仍可再感染。

## （四）流行特征

胃肠道感染全年均可发病，但某些病原体感染有一定的季节性高峰，如轮状病毒、诺如病毒、耶尔森菌感染在较寒冷的秋冬季节高发；大肠埃希菌、志贺菌、伤寒沙门菌等于炎热的夏秋季高发。卫生状况越好，越利于胃肠道感染防控。但对于轮状病毒、诺如病毒感染，即便在卫生状况良好的国家目前仍难以充分预防。

# 三、发病机制

病原体感染后其主要发病机制为毒素和（或）病原体直接侵犯胃肠道黏膜而致病。细菌、病毒、真菌、寄生虫具体发病机制见表 10-4。根据临床特点和不同病原体的发病机制将感染性腹泻分为炎症性腹泻（黏液脓血便）和非炎症性腹泻（分泌性腹泻，水样便）（表 10-5）。前者主要指病原体和（或）毒素直接侵袭肠上皮细胞引起炎症坏死而导致的腹泻；后者主要指病原体刺激肠上皮细胞或分泌肠毒素，引起肠液分泌增多和（或）吸收障碍而导致的腹泻。

表 10-4 四种病原体引起腹泻的发病机制及粪便性质

| 病原体 | 发病机制 | 粪便性质 |
|---|---|---|
| 细菌 | 细菌主要直接侵袭肠黏膜和（或）产生毒素 | |
| | 内毒素（全身症状有关） | |
| | 外毒素（与腹泻相关） | 水样便（分泌性腹泻） |
| | 肠毒素、不耐热毒素、耐热毒素使细胞内 cAMP、cGMP 增加促肠 | 肠出血、HUS 等 |
| | 分泌增加 | 水样、黏液脓血 |
| | 志贺毒素、志贺样毒素（具有肠毒素、细胞毒、神经毒活性） | 黏液脓血（炎性腹泻） |
| | 艰难梭菌 A/B 毒素（兼具肠毒素和细胞毒活性） | |
| | 细菌直接侵袭引起肠黏膜上皮细胞炎症坏死 | |
| 病毒 | 直接损害小肠黏膜上皮细胞引起肠道吸收功能障碍；乳糖酶等消 | 水样便 |
| | 化酶活性减弱引起渗透性腹泻；少数病毒能产生病毒肠毒素引起 | |
| | 分泌性腹泻 | 少量黏液或血便 |
| | 毒素及炎症介质的刺激使肠黏膜通透性增加 | |
| 真菌 | 芽管及菌丝等可直接插入肠黏膜上皮细胞，与产生醋酶等多种有 | 黏液脓血 |
| | 毒性物质共同参与致肠道黏膜损害 | |
| 寄生虫 | 寄生虫机械运动性摩擦和对肠壁的吸附或咬附等的机械性损伤； | 黏液脓血 |
| | 破坏、溶解和吞噬肠壁组织，如阿米巴和钩虫等 | |
| | 乳糖酶等消化酶缺乏导致渗透性腹泻；肠黏膜隐窝内增生的不成 | 水样便 |
| | 熟上皮对水和电解质的吸收能力较差；隐孢子虫等感染时，炎性 | |
| | 细胞因子可诱导肠上皮细胞内 cAMP 升高，引起分泌性腹泻 | |

表 10-5 腹泻临床特点及常见病原体

| 腹泻分型 | 病因 | 主要发病机制 | 常见病原体 |
|---|---|---|---|
| 非炎症性（也称分泌性）腹泻：（水样便）稀水样便，少数可低热及腹痛；粪镜检正常或偶见红白细胞；常累及小肠，补液为主，需抗感染治疗少 | 病毒（多见） | 累及小肠绒毛等 | 最常见轮状病毒、诺如病毒，其次星状病毒、肠腺病毒、冠状病毒、肠道病毒等 |
| | 细菌（多见） | 肠毒素 | 产毒素性大肠杆菌、霍乱弧菌、肠聚集性大肠杆菌、金黄色葡萄球菌、蜡样芽孢杆菌、产气荚膜梭状芽孢杆菌、"非霍乱"弧菌、气单胞菌等 |
| | 原虫 | 累及小肠黏膜 | 蓝氏贾第虫、隐孢子虫、等孢子球虫、圆孢子球虫、微孢子球虫 |
| 炎症性腹泻：（黏液脓血便）发热、腹痛、黏液和（或）脓血便、里急后重；粪镜检有白细胞和（或）红细胞；常累及结肠；需抗感染比例高 | 病毒 | 免疫缺陷相关 | 巨细胞病毒、疱疹病毒等 |
| | 真菌 | 免疫缺陷相关侵袭 | 念珠菌、放线菌、毛霉菌、曲菌、隐珠菌 |
| | 细菌（多见） | 细胞毒素 | 出血性大肠杆菌（O157：H7、O104：H4等）、副溶血性弧菌、艰难梭状芽孢杆菌志贺菌、空肠弯曲菌、肠炎沙门菌、肠侵袭性大肠杆菌、小肠结肠炎耶尔森菌、肠分枝杆菌、爱德华菌属 |
| | | 侵袭 | 溶组织阿米巴、血吸虫、小袋纤毛虫、粪类圆线虫 |
| | 原虫 | 侵袭 | |

## 四、临床表现

潜伏期多数在数日内，食物中毒更短，数小时即可发病。

### (一) 临床症候

1. 发热  炎症性腹泻多见，且往往热度较高。分泌性腹泻一般无发热，病毒性腹泻偶有，一般热度不高。

2. 腹泻特征  粪便性状 [分泌性腹泻：水样便；炎症性腹泻：黏液和（或）脓血便；暗红色果酱样便提示溶组织内阿米巴感染；血水便提示出血性大肠杆菌感染可能]；颜色 [轮状和腺病毒感染，一般为水样陶土色和（或）黄色；霍乱为米泔水样便；贾第虫病经常是水样、绿色伴少量未消化食物粪便]；气味（志贺菌属感染几乎无味；霍乱和致病性大肠杆菌感染呈鱼腥味；贾第虫病呈恶臭；沙门菌属感染呈"臭鸡蛋"味）；量（量大时提示轮状病毒、产毒素大肠杆菌、霍乱、隐孢子虫或条件致病菌所致）；频率（志贺菌感染量少而频率高）；艰难梭菌感染可排血水样便，可见假膜，并可伴恶臭。大多数感染性腹泻无明确特征。

3. 呕吐  持续呕吐多见轮状病毒、诺如病毒、肠腺病毒感染等。霍乱呕吐则多出现于腹泻后。金葡菌和蜡样芽孢杆菌食物中毒时呕吐剧烈，呕吐物可呈胆汁性。

4. 腹痛  大多数腹泻均伴有一定程度的腹部痉挛性疼痛，因此对鉴别哪一种病原体意义不很大。病毒性腹泻一般腹痛不明显，霍乱一般无明显腹痛，O139 群可有腹痛。

5. 里急后重、左下腹痉挛性痛或压痛  是乙状结肠和直肠炎症的特征，也是志贺菌属和溶组织阿米巴等病原体感染的重要线索。

### (二) 并发症

1. 水、电解质失衡  严重吐泻者可出现显著脱水、电解质紊乱、酸中毒，甚至休克及多器官功能障碍，不及时治疗少数患者可致死。

2. 溶血尿毒综合征（HUS）  主要见于出血性大肠杆菌（EHEC）、志贺菌感染等，表现为数日血便后，出现微血管性溶血性贫血、外周血小板减少、溶血性黄疸及肾衰竭。

3. 免疫介导的肠外表现  症状和体征常常出现在腹泻缓解后，见表 10-6。

表 10-6  免疫介导的肠外表现与相关的病原体

| 肠外表现 | 相关病原体 |
| --- | --- |
| 结节性红斑 | 耶尔森菌、弯曲菌、沙门菌 |
| 肾小球肾炎 | 志贺菌、弯曲菌、耶尔森菌 |
| 格林巴利综合征 | 弯曲菌 |
| 溶血性贫血 | 弯曲菌、耶尔森菌 |
| 溶血尿毒综合征 | 产志贺样毒素大肠杆菌 |
| IgA 肾病 | 弯曲菌 |
| 反应性关节炎 | 沙门菌、志贺菌、耶尔森菌、弯曲菌、隐孢子虫 |
| 赖特综合征 | 志贺菌、沙门菌、弯曲菌、耶尔森菌 |

4. 胃肠外感染 包括菌血症和脓毒症，细菌迁徙引起呼吸道感染、肝炎、胆管炎和胆囊炎、胰腺炎、心内膜炎、血栓性静脉炎等各种胃肠外组织器官的炎症或脓肿等。肠阿米巴病可并发阿米巴肝脓肿、肺脓肿、脑脓肿及会阴部皮肤脓肿。

5. 幼虫移行症 蛔虫幼虫可移行至肺引起蛔虫性肺炎、哮喘、嗜酸性细胞增多症等。钩虫、粪类圆线虫幼虫移行可引起皮炎、阵发性咳嗽、血痰、哮喘等。

## 五、实验室检查

### （一）粪便检查

收集粪便标本时应取粪便液体及黏液脓血部分，其含病原体多，同时应迅速送检，因部分病原体外界抵抗力弱。

1. 粪便常规 肉眼外观：见黏液和血便，提示炎症性。显微镜镜检见红、白细胞提示炎症性；如见大量白细胞和部分红细胞需考虑细菌性痢疾可能；暗视野下见"鱼群样运动"提示弧菌，并需进行制动试验以甄别霍乱弧菌；如腹泻为血便，尤其粪便中不含白细胞，提示可能为 EHEC（O157：H7/O104：H4 等）或溶组织阿米巴、艰难梭菌感染（后两种病原体可破坏粪便中的白细胞）。

2. 粪便细菌培养 炎症性腹泻大部分病原体为细菌，粪便细菌培养仍然是"金标准"。近十几年来为了防控霍乱，中国 CDC 要求腹泻患者在肠道门诊开诊期间霍乱培养率达100%。目前临床散发的轻型霍乱往往通过粪便培养被确诊。

3. 怀疑诺如或轮状等病毒性腹泻可用 ELISA 法检测粪便中抗原或 RT-PCR 检测其核酸。

4. 寄生虫 如怀疑寄生虫感染可选择粪便涂片找虫卵（蛲虫）、滋养体、包囊（肠阿米巴、贾第虫）或卵囊（隐孢子虫）。ELISA 方法检测相应寄生虫抗原。

5. 真菌 大量假菌丝表明白色假丝酵母菌处于活跃增殖状态，故只有镜下同时观察到出芽的孢子和假菌丝，才能确定其感染。也可进行粪便真菌培养。

6. 粪便钙卫蛋白检测 钙卫蛋白是中性粒细胞和巨噬细胞中的一种含钙蛋白，因此粪便钙卫蛋白含量与粪便中 WBC 数呈正比，提示肠道炎性反应的重要指标。

### （二）血常规

炎症性腹泻及霍乱患者外周血白细胞总数和中性分类可以增高，因为霍乱患者血液浓缩。合并 HUS 患者时可见贫血及血小板减少。寄生虫感染时，外周血嗜酸性细胞计数及比例常有不同程度增高。大量蛔虫移行时，外周血白细胞总数可显著升高。钩虫病患者可有明显小细胞低色素性贫血。

### （三）其他

部分患者可见尿常规、肝肾功能、肌酸激酶、乳酸脱氢酶、电解质、C 反应蛋白等指标异常。对某些高热、免疫低下腹泻患者应进行血培养，但血培养阳性一般多见于沙门菌感染等。

## 六、诊断和鉴别诊断

根据发病的季节性、患者职业和年龄特点、疫区旅游史、不洁饮食史、用药史、集体发病情况等流行病学资料，结合呕吐和腹泻的性质及其伴随表现，可对胃肠道感染的性质进行初步判断。确诊依赖必要的病原学相关检查。

胃肠道感染既要注意不同病原体感染之间的鉴别，也要注意与非肠道感染性疾病相鉴别，如炎症性肠病、肠易激综合征、药物不良反应（胃肠道反应）、憩室炎、缺血性肠炎、消化不良、肠道肿瘤、腹腔内其他脏器感染、宫外孕、恶性心律失常等。

## 七、病情评估

水、电解质和酸碱平衡的评估是急性感染性腹泻病诊断的重要组成部分，其中脱水的评估尤为重要。脱水程度主要通过皮肤是否干燥及皮肤弹性试验，是否无泪、眼球凹陷，脉搏次数，是否有体位性低血压或低血压，体重下降程度，以及意识状况将脱水分为无脱水型、轻度脱水型、严重脱水型。

## 八、治疗

治疗原则：纠正水和电解质紊乱、继续饮食、合理用药、预防传播。

### （一）饮食

一般不需要禁食。理想饮食以含盐的淀粉类熟食为主，补充能量和电解质。饼干、酸奶、汤、熟制蔬菜也是较好的选择。部分患者因腹泻可能发生一过性乳糖酶缺乏，最好避免牛奶摄入。避免进食罐装果汁等高渗性液体，以防腹泻加重。

### （二）补液

是急性感染性腹泻病的重要治疗措施，根据患者脱水程度，轻度脱水选择口服补液，中重度脱水需口服和静脉联合补液，同时需注意电解质和酸碱平衡。近年来 WHO 推荐一种更加有效的低渗透压口服补液盐（ORS），较标准 ORS 安全性好。对于口服利尿剂患者，提醒其在腹泻期间应停用利尿药。

### （三）止泻治疗

1. 益生菌　一些益生菌对预防和治疗各种腹泻均有益，可缩短病程。

2. 肠黏膜保护剂和吸附剂　对病原菌及其毒素有吸附作用，对消化道黏膜有覆盖保护作用，如蒙脱石、果胶和活性炭等，前者已被明确证实可缩短腹泻病程，降低腹泻频度。

3. 抑制肠道分泌　①次水杨酸铋可抑制肠道分泌，能减轻腹泻患者的腹泻、恶心、腹痛等症状。②脑啡肽酶抑制剂（如消旋卡多曲）可延长消化道内源性脑啡肽的生理活性，减少水和电解质的过度分泌。

4. 肠动力抑制剂　多用于非炎症性腹泻症状轻、中度的旅行者腹泻。疑似炎症性腹泻以及血性腹泻患者应避免使用。

5. 中药　如盐酸小檗碱（盐酸黄连素）具有收敛和止泻作用。

### （四）抗感染治疗

急性水样泻患者，排除霍乱后，多为病毒性或产肠毒素性细菌感染，不应常规使用抗感染药物；轻、中度腹泻患者一般不用抗菌药物。抗感染治疗适应证：①发热伴有黏液脓血便的急性腹泻。②持续的志贺菌、沙门菌、弯曲菌感染或原虫感染。③感染发生在老年人、免疫功能低下者、败血症或有假体患者。④中、重度的旅行者腹泻患者。⑤疑似艰难梭菌感染患者。⑦疑似霍乱并重度脱水者。可先根据患者病情及当地药物敏感情况经验性地选用抗感染方案,见表 10-7。EHEC 引起的腹泻不主张使用抗菌药物,因为能自限,并且目前认为抗菌药物的应用还可能使细菌释放的志贺样毒素增多,增加 HUS 的发生率。

**表 10-7　成人各种感染性腹泻病经验性抗感染方案选择**

| 感染性腹泻病 | 首选 | 次选 | 备注 |
| --- | --- | --- | --- |
| 有适应证的社区获得性细菌感染性腹泻病(病原不确定) | 喹诺酮类(左氧氟沙星 500mg,口服,1 天 1 次 3~5 天) | 复方磺胺甲噁唑 160mg(2 片)bid 3 天;阿奇霉素 500mg,1 天 1 次,3 天;利福昔明 | 如 48 小时后无好转更改其他药物 |
| 艰难梭菌感染(CDI) | 甲硝唑 400mg 口服一天三次或 200mg,1 天 4 次,10 天 | 万古霉素 125mg 口服 q6 小时,10~14 天,重症时可加量至 500mg,1 天 4 次,必要时联合静滴甲硝唑 | 检测 A/B 毒素,停用相关抗菌药物,禁用抗动力药 |
| 贾第虫病 | 替硝唑 2.0g 一天一次或甲硝唑 200mg,1 天 3 次,5 天 | | |
| 急性溶组织阿米巴 | 甲硝唑 600mg 一天三次 3 天,或替硝唑 2.0g,1 天 1 次,3 天,随后加用巴龙霉素 25~35mg/(kg·d),1 天 3 次,7 天或二氯尼特 500mg,1 天 3 次,10 天 | | 巴龙霉素和二氯尼特为腔内杀虫剂,二氯尼特可以有效清除腔内包囊 |
| 隐孢子虫病 | 巴龙霉素 25~35mg/(kg·d);阿奇霉素 500mg,1 天 1 次,4 周 | | 易慢性化 |
| 巨细胞病毒感染 | 膦甲酸 90mg/kg 静滴 q12 小时,14~21 天更昔洛韦 5mg/kg 静滴 q12 小时,14~21 天 | | 有效,8~9 周 75% 易复发,持续治疗可能是疗效的保证 |

# 九、预防控制

## (一)控制传染源

1. 发现患者及时报告　依照《中华人民共和国传染病防治法》规定,霍乱为甲类传染病;细菌性和阿米巴痢疾、伤寒和副伤寒为乙类传染病;除霍乱、细菌性和阿米巴痢疾、伤寒和副伤寒以外的感染性腹泻,称为其他感染性腹泻,为丙类传染病。根据相应类型的报告时限进行及时报告。

2. 患者应严格进行消化道隔离　霍乱患者应隔离至症状消失后 6 日,隔日粪培养连续 3 次阴性。阿米巴痢疾患者应隔离至症状消失,隔日粪检连续 3 次找不到包囊为止。

3. 食品加工业者定期体检,发现无症状携带毒者均应暂时调离餐饮岗位。

4. 对于疫区应定期普查普治。

## （二）切断传播途径

主要传播途径为"粪-口"传播，故应加强饮水饮食卫生和粪便管理，养成良好的个人手卫生和饮食卫生习惯，保持良好的环境卫生等。

## （三）保护易感人群

1. 口服轮状病毒（RV）减毒活疫苗　WHO倡议列入国家免疫规划。我国研制的RV口服减毒活疫苗安全有效，2个月至3岁小儿，每年口服1次，3~5岁小儿，口服1次即可，每次口服3mL。保护率达90%以上，保护期达1.5年。

2. 口服霍乱灭活疫苗　目前有两种Dukoral和Shanchol疫苗，都通过了世卫组织资格预审并在60多个国家获得了许可，二者都能在流行地区持续提供50%以上的保护，为期2年。

3. 志贺菌疫苗、大肠杆菌疫苗等目前尚未获得许可。

（张　峰）

# 第二节　病毒感染性腹泻

病毒感染性腹泻又称病毒性胃肠炎，是由多种病毒感染所引起的，以呕吐、腹泻、水样便为主要临床特征的一组急性肠道传染病。本病在秋、冬季节十分常见，可发生在各年龄组，临床上可伴有发热、恶心、厌食等中毒症状，病程自限。有多种病毒可引起胃肠炎，其中最常见的是轮状病毒和诺如病毒，其次为肠腺病毒和星状病毒。本节重点介绍由轮状病毒、诺如病毒和肠腺病毒所致的腹泻。

## 一、病原学

轮状病毒、诺如病毒和肠腺病毒是病毒性腹泻最常见的病原体，其他引起病毒性腹泻的病毒还有星状病毒、嵌杯病毒、柯萨奇病毒和冠状病毒等。

### （一）轮状病毒

人类轮状病毒为双股RNA病毒，属于呼肠病毒科，球形，直径约70~75nm，有双层衣壳，内壳为22~24个从内向外壳呈放射状排列结构，犹如车轮状辐条（长10nm，宽6nm），电镜下完整病毒颗粒如车轮状，故称为轮状病毒。具有双层衣壳结构的完整病毒颗粒（光滑型）有传染性。单壳颗粒是只有内壳的不完整颗粒（粗糙型），直径约5nm，为不完整病毒，无传染性。

轮状病毒基因组由11个双链RNA片段组成，每个片段的分子量在（0.2~2.2）×$10^6$kD范围内，其总分子量为（10~12）×$10^6$kD。11个RNA基因片段的分子量不一，在聚丙烯酰胺凝胶上呈现独特的11条区带电泳图谱，称电泳型。根据第10和第11条区带泳动距离的长短，可分为长型（L-type）和短型（S-type）。另外，还有少见的超短型和宽型。在长型和短型内不同毒株之间，又可有数种乃至数十种变异电泳图形，显示轮状病毒基因的变异性和多型性。

轮状病毒的基因组11个片段的核苷酸序列已确定，每个基因片段至少编码一个多肽，分别是3个核心蛋白、1个内衣壳蛋白、2个外衣壳蛋白和5个非结构蛋白。轮状病毒的第1、2、3及第6基因片段分别编码核蛋白VP1、VP2、VP3和内壳蛋白VR，第4和第9基因片段编码主要外壳蛋白的 VP4 和 VP7，第 5、7、8、10 和 11 基因片段分别编码非结构蛋白 NS53、NS34、NS35、NS28、NS26。VP4 和 VP7 决定人轮状病毒的血清型。VP4 决定的血清型为 P 型，至少有 20 个血清型（P1～P20），各型之间无交叉免疫。VP7 决定的血清型为 G 型，现已证实 G 型至少有 14 个血清型（G1～G14）。

根据基因结构和特异性，可以将人和动物轮状病毒分为 A～G 7 个组和 2 个亚群（Ⅰ 和 Ⅱ）。A 组主要引起婴幼儿腹泻，人类主要感染该组病毒。B 组为成人腹泻轮状病毒，还包括猪、牛、羊、大鼠的轮状病毒，该型迄今仅限于中国内地流行。C 组主要流行于猪中，仅在个别人中发现，目前还不能确定其重要性。D～G 组仅与动物疾病有关。亚群 Ⅱ 比亚群 Ⅰ 多见。

1. A 组轮状病毒　1973 年由澳大利亚学者 Bishop 首先从腹泻患儿十二指肠上皮细胞中发现。1978 年中国学者也从腹泻患者中分离出该病毒。电镜可见明显双层衣壳和 22 个从内向外壳呈放射状排列结构。11 个 RNA 基因片段电泳图谱呈 4：2：3：2 电泳型。血清型 G 型中以 G1～G4 型最多见。内壳蛋白 VR 能刺激机体产生相应抗体，这种抗体可用于诊断但无中和病毒的作用。VP4 和 VP7 是轮状病毒主要中和抗原，能刺激机体产生相应抗体。抗 VP4 抗体为中和抗体，但作用很弱，而抗 VP7 抗体则为较强的保护性抗体。

2. B 组轮状病毒　1984 年由我国学者洪涛首先从成人腹泻患者粪便中发现，形态与 A 组轮状病毒完全一样，称为成人腹泻轮状病毒。RNA 的电泳图谱呈 4：2：2：3 电泳型。VP4 结构蛋白与 A 组和 C 组同源性分别为 18% 和 19%，VP7 与 A 组同源性为 28%，与 C 组无同源性。VP6 与 A 组和 C 组同源性分别为 16.2% 和 17.2%。A、B 两组之间血清学无交叉反应。

3. C 组轮状病毒　1980 年由 Saif 等首先发现。11 个 RNA 基因片段电泳图谱呈 4：3：2：2 电泳型。VP4、VP6 和 VP7 与 A 组相比同源性分别为 34.5%、42% 和 <30%。A、C 两组在 VP6 蛋白上存在一个共同的抗原位点。

婴幼儿轮状病毒在外界环境中比较稳定，在粪便中可存活数日或数周，耐酸、耐碱、耐乙醚，56℃ 1 小时可使其灭活。用胰酶处理可增强其感染性。因此，在分离病毒时常预先用胰酶处理。可引起人类腹泻的三组轮状病毒仅 A 组和 C 组的某些病毒株可在特定细胞内复制。成人腹泻轮状病毒很不稳定，极易降解。组织培养尚不成功。

## （二）诺如病毒

1968 年，美国俄亥俄州诺沃克地区的学校发生了急性胃肠炎暴发流行。1972 年美国学者 Kapikian 用免疫电镜从这些患者粪便标本中找到了病毒颗粒，命名为诺沃克病毒，是诺如病毒的原型代表株。分类上归于嵌杯病毒科。诺如病毒是一组被证实能引起人类胃肠炎的病毒，其形态相似但抗原性略异，已报道的有诺如、夏威夷、蒙哥马利郡、W、雪山、Ditchling 和陶顿等病毒。相关的病毒还有南埃普顿、荒暴、多伦多病毒等，均以发现地名命名。

诺如病毒为单链 RNA 病毒，呈球形，直径 25～35nm，无包膜，在宿主细胞核中复制。其原型株的基因长度 7 642nt，G+C 占 48%。有三个开放性读框（ORF）：ORF1（146～5 359nt）编码 1 738 个氨基酸的具有 RNA 聚合酶性质的非结构蛋白前体，其分子量为 193.5kD；ORF2（5 346～6 935nt）编码与病毒衣壳蛋白相关的 530 个氨基酸多肽，分子量约为 57kD，有抗原性，能刺激机体产生抗体；ORF3（6 938～7 573nt）可编码 212 个氨基酸的多肽，分子量为 22.5kD。根据 RNA 聚合酶区核苷酸序列分析，将诺如病毒分为 2 个基因组，基因组 I 以诺如病毒的原株 NV68 为代表，基因组 II 以雪山病毒为代表。

这些病毒有其共同特点：①从胃肠炎患者的粪便中分离出病毒颗粒。②电子显微镜观察形态学上无明显区别，没有典型嵌杯病毒的表面杯状凹陷。③细胞培养不能生长。④具有 RNA 基因组。⑤在氯化铯溶液中浮力密度为 1.33 ~ 1.41g/cm³。⑥病毒蛋白分子重量为 57 ~ 60kD。

诺如病毒对各种理化因子有较强的抵抗力，耐乙醚、耐酸、耐热。在 pH 2.7 的环境中可存活 3 小时。冷冻数年仍具有活性。60℃ 30 分钟不能灭活，但煮沸后病毒失活。4℃ 时能耐受 20% 乙醚 24 小时。含氯 10mg/L，30 分钟才能灭活。诺如病毒与夏威夷病毒无交叉保护作用，但蒙哥马利郡病毒攻击时，诺如病毒的抗体效价升高，有一定交叉保护作用。

### （三）肠腺病毒

根据红细胞凝集特性将腺病毒分为 A ~ F 6 个亚群，F 组的 40 型、41 型和 30 型可侵袭小肠而引起腹泻，故称肠腺病毒。肠腺病毒是继轮状病毒后无论是发达国家还是发展中国家引起婴幼儿病毒性胃肠炎的第二个重要病原体。

肠腺病毒是双链线形 DNA 病毒，长约 34kb，核心有衣壳，无脂性包膜。其形态与普通腺病毒相同，呈 20 面体对称，直径 70 ~ 80nm，核心 40 ~ 45nm。与普通腺病毒不同的是肠腺病毒很难进行组织培养。型特异性抗原位于病毒颗粒表面，刺激机体产生中和抗体。

肠腺病毒对酸、碱及温度的耐受能力较强，在室温、pH 6.0 ~ 9.5 的条件下，可保持其最强感染力，4℃ 70 天、36℃ 7 天病毒可保持感染力不变，但在 56℃ 环境下经 2 ~ 5 分钟即灭活。腺病毒由于不含脂质对脂溶剂如胆盐等也有较强的抵抗力，可在肠道中存活。对紫外线敏感，30 分钟照射后，丧失感染性。对甲醛敏感。

### （四）其他导致腹泻的病毒

与腹泻有关的其他病原体有柯萨奇病毒、埃可病毒、星状病毒（28 ~ 30nm）、呼肠病毒（70 ~ 75nm）、原型嵌杯病毒（33 ~ 35nm）、冠状样病毒颗粒（100 ~ 150nm）以及一些与动物有关的病毒，如突隆病毒（100 ~ 140nm）、微小双核糖核酸病毒（35nm）和瘟病毒等。虽然在腹泻患者的粪便中可检出这些病毒株或抗原，但比例很小，而且其致病性尚需进一步研究才能确定。

## 二、流行病学

病毒性腹泻的传染源有人和动物，传播途径以粪-口传播和人-人的接触感染为主。人普遍易感，是引起旅行者腹泻和各年龄段病毒性胃肠炎的主要病原，但由于病原体不同，有些差异。本章节仅对我国常见的病原体引起的腹泻的流行病学加以论述。

### （一）轮状病毒

1. 传染源　为被感染的人和动物，包括患者及隐性感染者。患者急性期粪便中有大量病毒颗粒，腹泻第 3 ~ 4 天粪便中仍排出大量病毒，病后持续排毒 4 ~ 8 天，极少数可长达 18 ~ 42 天。患病婴儿的母亲带病毒率高达 70%。

2. 传播途径　主要为粪-口途径传播。易感者只需 10 个病毒即可感染。也有通过水源污染或呼吸道传播的可能性。成人轮状病毒胃肠炎常呈水型暴发流行。家庭密切接触也是传播的一种方式。轮状病毒是造成医院内感染的重要病原体。

3. 人群易感性 A组轮状病毒主要感染婴幼儿，最高发病年龄为6~24个月龄，6个月龄以下婴儿由于有来自母体的抗体而较少发病。新生儿和成人也可感染，但成人感染后多无明显症状或仅有轻症表现。B组轮状病毒主要感染青壮年，以20~40岁人群最多，但成人对其普遍易感。健康人群抗体阳性率为20%~30%，其他人群也可感染。C组轮状病毒主要感染儿童，成人偶有发病。感染后均可产生抗体，特异性IgG持续时间较长，有无保护性尚未肯定。有再次感染而发病的报道。不同血清型的病毒之间缺乏交叉免疫反应。

4. 流行特征 A组轮状病毒感染呈世界性分布，全年均可发病。在温带和亚热带地区以秋冬季为多见，在热带地区无明显季节性。是发达国家住院婴幼儿急性感染性腹泻的主要原因，是发展中国家婴幼儿秋冬季腹泻的主要原因。B组轮状病毒感染主要发生在中国，以暴发性流行为主，有明显季节性，多发生于4~7月份。C组轮状病毒感染多为散发，偶有小规模流行。

## （二）诺如病毒

1. 传染源 主要为隐性感染者和患者，主要是患者。感染后粪便排毒时间短暂，病后3~4天内从粪便排出病毒，其传染性持续到症状消失后两天。

2. 传播途径 主要为粪-口途径传播。可散发，也可暴发。散发病例为人-人的接触感染。暴发流行常由于食物和水的污染造成。当易感者接触污染物被感染后很快发病。如供水系统、食物和游泳池污染均可引起暴发流行。每次暴发流行的时间约为1~2周。贝壳类生物通过过滤聚集病毒成为特殊的危险因素。

3. 人群易感性 人群普遍易感，但发病者以成人和大龄儿童多见。感染后患者血清中抗体水平很快上升，通常感染后第3周达高峰，但仅维持到第6周左右即下降。儿童期诺如病毒的特异性抗体水平不高，而成人血清特异性抗体的阳性率可达50%~90%。诺如病毒抗体无明显保护性作用，故本病可反复感染。

4. 流行特征 流行地区广泛，全年发病，秋冬季流行较多。常出现暴发流行。诺如病毒引起的腹泻占急性非细菌性腹泻的1/3以上。

## （三）肠腺病毒

1. 传染源 患者和隐性感染者是主要传染源，粪便中可持续排毒10~14天，通常是在腹泻停止前2天至停止后5天。无症状的病毒携带者也可传染本病，传染性与有症状者相同。

2. 传播途径 以粪-口传播和人-人的接触传播为主，部分患者也可能由呼吸道传播而感染。水及食物传播未见报道。

3. 人群易感性 绝大多数患儿在2岁以下，患病高峰年龄为6~12个月。成人很少发病。感染后可获得一定的免疫力。持续时间尚不清楚。儿童期感染后可获得长久免疫力。

4. 流行特征 呈世界性分布，全年均可发病，夏秋季发病率较高。以散发和地方性流行为主，暴发流行少见，暴发流行时38%儿童被感染，但约50%无症状。流行可持续7~44天。我国肠腺病毒腹泻患病率仅次于轮状病毒感染，居第二位，是院内病毒性腹泻的第二大致病原。

### （四）其他病毒引起的腹泻

与腹泻相关的星状病毒、原型嵌杯病毒、冠状病毒和小圆形病毒等引起的病例数少，临床报道不多，其致病性也未得到充分肯定，需要新的临床研究进一步评价这些病毒在病毒性腹泻中的作用。柯萨奇病毒和埃可病毒曾经在我国许多地区小儿腹泻患者粪便中分离到，但占病毒性腹泻患者比例很小。

## 三、发病机制和病理

病毒性腹泻的发病机制与细菌引起腹泻的发病机制有所不同。有些病毒具有肠毒素样作用，使肠黏膜细胞内腺苷酸环化酶被激活，提高环腺苷酸（cAMP）水平，导致肠黏膜对水电解质的过度分泌。但大多数与腹泻有关的病毒是通过其他途径引起腹泻。因此，在诊断急性胃肠炎时，首先必须明确是侵袭性腹泻还是水样泻。

### （一）轮状病毒

病毒侵入人体后主要侵犯小肠，通过轮状病毒外壳蛋白 VP4（吸附蛋白）与肠黏膜绒毛上皮细胞上的轮状病毒受体结合而进入上皮细胞。然后在上皮细胞胞浆内增殖，使小肠绒毛上皮细胞受到破坏、脱落。由于绒毛上皮细胞的破坏，使正常肠黏膜上存在的绒毛酶如乳糖酶、麦芽糖酶、蔗糖酶减少，导致吸收功能障碍。同时，降低双糖向其他单糖转化，不被吸收消化的双糖在肠腔内积聚造成肠腔内高渗透压，使水分移入肠腔，导致渗透性腹泻和呕吐。此外，A 组轮状病毒第 10 基因编码的非结构蛋白 NSP4 还具有细菌内毒素样作用，可引起细胞内 $Ca^{2+}$ 水平升高，促使小肠黏膜 cAMP 水平上升导致腹泻发生。当小肠绒毛上皮细胞受到破坏、脱落后，隐窝底部的立方上皮细胞上移，替代已脱落的绒毛上皮细胞。由于来自隐窝底部的细胞功能不成熟，仍处于高分泌、低吸收状态，结果导致肠液潴留，使腹泻时间延长。此外，乳糖移到结肠被细菌分解后，进一步提高肠腔内渗透压，使症状加重。大量的吐泻，丢失水和电解质，导致脱水、酸中毒和电解质紊乱。

感染轮状病毒后，能否致病不但取决于感染病毒的数量，同时还取决于患者机体免疫状态，也取决于患者的生理特征。当机体免疫功能低下时，将造成病毒侵入。目前认为肠上皮刷状缘带有乳糖酶，是轮状病毒受体，可使病毒脱外衣壳进入上皮组胞。婴儿肠黏膜上皮细胞含大量乳糖酶，易感染轮状病毒。随年龄增长，此酶量减少，易感性下降。因此，A 组轮状病毒主要感染婴幼儿。但某些人种乳糖酶不随年龄增长而发生变化，在这些人群中，成人也易发生轮状病毒感染。

本病为可逆性病理改变，黏膜常保持完整性。绒毛缩短，微绒毛不规整，严重者出现空泡甚至坏死。上皮细胞变为方形或不整齐形，病变的上皮细胞内质网池膨胀，含有病毒颗粒，线粒体肿胀和变稀疏。固有层有单核细胞浸润。

### （二）诺如病毒

该病毒主要侵袭空肠上段，为可逆性病变。空肠黏膜保持完整，肠黏膜上皮细胞绒毛变宽、变短，尖端变钝，细胞质内线粒体肿胀，形成空胞，未见细胞坏死。肠固有层有单核细胞浸润。病变可在 1~2 周左右完全恢复。肠黏膜上皮细胞被病毒感染后，小肠刷状缘碱性磷酸酶水平明显下降，出现空肠对脂肪、D-木糖和乳糖等双糖的一过性吸收障碍，引起肠腔内渗透压上升，液体进入肠道，引起腹泻和呕吐症状。未发现空肠腺苷酸环化酶活性改变。肠黏膜上皮细胞内酶活性异常致使胃的排空时间延长，加重恶心和呕吐等临床症状。

### （三）肠腺病毒

主要感染空肠和回肠。病毒感染肠黏膜上皮细胞后，肠黏膜绒毛变短变小，病毒在感染的细胞核内形成包涵体，导致细胞变性、溶解，小肠吸收功能障碍而引起渗透性腹泻。小肠固有层内可见单核细胞浸润，隐窝肥大。

### （四）其他病毒

嵌杯病毒、星状病毒、柯萨奇病毒和埃可病毒等的病理学改变和上述病毒性腹泻的病理有相似之处，缺乏特征性表现。

## 四、临床表现

不同病毒引起腹泻其临床表现十分相似，无明显特征性，故临床上难以区分。本章节仅对轮状病毒、诺如病毒和肠腺病毒引起的腹泻的临床表现加以介绍。

### （一）轮状病毒性腹泻

婴幼儿轮状病毒胃肠炎潜伏期 1~3 天，成人腹泻轮状病毒胃肠炎潜伏期约 2~3 天。临床类型呈多样性，从亚临床感染和轻型腹泻至严重的脱水，甚至死亡。6~24 个月龄小儿症状重，而较大儿童或成人多为轻型或亚临床感染。临床特征为起病急，有恶心、呕吐、腹泻、厌食或腹部不适等症状，多数先吐后泻。大便多为水样或黄绿色稀便，无黏液，无脓血，成人腹泻轮状病毒胃肠炎可出现米汤样大便，无里急后重。可伴肌痛、头痛、低热和发冷。半数患儿在腹泻出现前有咳嗽、流涕等上呼吸道症状，严重者有支气管炎或肺炎表现。腹泻每日 10 余次左右，重者可达数十次，严重病例可发生脱水、酸中毒和电解质紊乱。一般呕吐与发热持续 2 天左右消失，普通患者症状轻微。多数患者腹泻持续 3~5 天，病程约 1周左右，少数患者持续 1~2 周，个别长达数月。免疫缺陷患者可发生慢性症状性腹泻，粪便排出病毒的时间延长。接受免疫抑制药治疗患者一旦感染，往往症状较重。体弱及老年人的症状也较重。少数患者可出现肠套叠、直肠出血、溶血尿毒综合征，儿童患者可出现Reye 综合征。严重脱水患者未能及时治疗导致循环衰竭和多器官功能衰竭是本病主要死因。

### （二）诺如病毒性腹泻

潜伏期 24~48 小时。起病急，以腹泻、腹痛、恶心、呕吐为主要症状，轻重不等。腹泻为黄色稀水便或水样便，每天 10 多次。有时腹痛呈绞痛。可伴有低热、头痛、发冷、食欲减退、乏力、肌痛等。一般持续 1~3 天自愈。死亡罕见。成人以腹泻为主。儿童患者先出现呕吐，然后出现腹泻。体弱及老年人病情较重。

### （三）肠腺病毒性腹泻

潜伏期为 3~10 天，平均 7 天。发病者多为 5 岁以下儿童。临床表现与轮状病毒胃肠炎相似，但病情较轻，病程较长。腹泻每天 3~30 次，多为 10 多次，大便稀水样伴呕吐，偶有低热。部分患者同时可有鼻炎、咽炎或气管炎等呼吸道感染症状。部分患者因腹泻、呕吐导致脱水，严重者可因严重失水和电解质紊乱而死亡。腺病毒 41 型感染腹泻持续时间较长（约 12 天），腺病毒 40 型感染腹泻持续时间较短（约 9 天），但初期症状重。发热通常持续2~3 天而恢复正常。少数患者腹泻延至 3~4 周。极少数患儿成为慢性腹泻，以致引起营养不良，影响正常发育。

## 五、实验室检查

### （一）血常规

外周血白细胞总数多为正常，少数可稍升高。

### （二）大便常规

大便外观多为黄色水样。无脓细胞及红细胞，有时可有少量白细胞。

### （三）病原学检查

1. 电镜或免疫电镜　根据病毒的生物学特征以及排毒时间可从粪便提取液中检出致病的病毒颗粒。但诺如病毒常因病毒量少而难以发现。

2. 免疫学检测　补体结合（CF）、免疫荧光（IF）、放射免疫试验（RIA）、酶联免疫吸附试验（ELISA）法检测粪便中特异性病毒抗原，如轮状病毒、肠腺病毒、诺如病毒、嵌杯病毒和星状病毒。

3. 分子生物学检测　聚合酶链反应（PCR）或反转录PCR（RT-PCR）可以特异性地检测出粪便病毒DNA或RNA，具有很高的敏感性。

4. 凝胶电泳分析　从粪便提取液中提取的病毒RNA进行聚丙烯酰胺凝胶电泳（PAGE），可根据A、B、C三组轮状病毒11个基因片段特殊分布图进行分析和判断，来进行轮状病毒感染诊断。将从粪便提取液中提取的病毒DNA进行限制性内切酶消化、凝胶电泳，以独特的酶切图谱进行肠腺病毒型鉴定。

5. 大便培养　无致病菌生长。

### （四）血清抗体检测

应用病毒特异性抗原检测患者发病初期和恢复期双份血清的特异性抗体，若抗体效价呈4倍以上增高有诊断意义。血清特异性抗体通常在感染后第3周达峰值，延续至第6周，随后抗体水平下降。通常用ELISA进行检测。轮状病毒感染以IgA抗体检测价值大。

## 六、并发症

严重病毒感染性腹泻可引起脱水、酸中毒、电解质平衡紊乱，少数患者可出现肠套叠、直肠出血、溶血尿毒综合征，儿童患者可出现Reye综合征。严重脱水患者未能及时治疗导致循环衰竭和多器官功能衰竭是本病主要死因。

## 七、诊断

根据流行病学资料、临床症状和体征以及实验室检查结果的综合分析进行诊断。

### （一）流行病学

在流行季节，特别是在我国于秋冬季节发病。

### （二）临床特点

患者突然出现呕吐、腹泻、腹痛等临床症状或住院患者中突然发生原因不明的腹泻，病程短暂，往往有集体发病的特征。

### （三）实验室检查

末梢血白细胞无明显变化，大便常规检查仅发现少量白细胞时应怀疑本病。但确诊需经电镜找到病毒颗粒，或检出粪便中特异性抗原，或血清检出特异性抗体，抗体效价呈 4 倍以上增高有诊断意义。

## 八、鉴别诊断

本病必须与大肠杆菌、沙门菌引起的细菌感染性腹泻以及隐孢子虫等寄生虫性腹泻相鉴别。和其他病毒性腹泻的鉴别依赖于特异性检查。实验室的特异性病原学检测对鉴别不同病因及确定诊断有重要意义。

## 九、治疗

本病无特异性治疗，主要是针对腹泻和脱水的对症和支持治疗。重症患者需纠正酸中毒和电解质紊乱。

由于该病多数病情轻，病程较短而自限。因此，绝大多数患者可在门诊接受治疗。3%~10%的婴幼儿腹泻患者因脱水严重而需住院治疗。

轻度脱水及电解质平衡失调可以口服等渗液或世界卫生组织推荐的口服补液盐（ORS），补液治疗是 WHO 推荐的首选治疗。米汤加 ORS 液治疗婴儿脱水很有益，但高渗性脱水应稀释 1 倍后再用，脱水纠正后应立即停服。对有意识障碍的婴幼儿不宜口服液体，以防止液体吸入气道，应尽快静脉补液。慢性病毒性腹泻，尤其轮状病毒引起的婴儿腹泻时，可喂以含轮状病毒抗体的牛奶或母奶。

严重脱水及电解质紊乱应静脉补液，特别要注意当缺钾时应补给钾离子，酸中毒时加碳酸氢钠予以纠正，情况改善后改为口服。

吐泻较重者，可予以止吐剂及镇静剂。有明显的痉挛性腹痛者，可口服山莨菪碱（654-2）或次水杨酸铋制剂以减轻症状。

由于小肠受损害，其吸收功能下降，故饮食以清淡及富含水分为宜。吐泻频繁者禁食 8~12 小时，然后逐步恢复正常饮食。可应用肠黏膜保护剂。

## 十、预后

轮状病毒是导致全世界婴幼儿严重腹泻的主要原因，每年大约 60 万儿童死于轮状病毒感染。全世界 5 岁以下死亡儿童的 5%与轮状病毒相关。健康成人患诺如病毒性腹泻症状轻。住院及死亡常见于年幼儿童、免疫抑制人群及居住在福利院的老年人，病死率在 0.06%左右。

## 十一、预防

### （一）控制传染源

对病毒性腹泻患者应消毒隔离，积极治疗。对密切接触者及疑诊患者实行严密的观察。

### （二）切断传播途径

是预防该病的最重要而有效的措施。重视食品、饮水及个人卫生，加强粪便管理和水源保护。注意手的卫生。加强对海产品的卫生监督及海关检疫。保持良好的个人卫生习惯，不吃生冷变质食物，保证海鲜食品的加工、食用符合卫生要求。

### （三）保护易感人群

迄今为止，仅轮状病毒疫苗获准临床应用，新一代的 4 价基因重组轮状病毒减毒活疫苗含有目前流行的 4 种主要血清型。主要用于 6~12 个月龄的婴幼儿，最佳接种方式是在 2、4、6 个月龄时口服 3 次，最迟在 1 岁内接种完成，其有效率达 80% 以上。免疫功能低下以及急性胃肠炎者为接种禁忌证。诸如病毒的重组疫苗已通过志愿者口服试验，可产生血清抗体阳转，无显著不良反应，但还未获得最终批准。肠腺病毒、嵌杯病毒、星状病毒等尚无疫苗可供推广应用。

人乳在一定程度上可以保护严重的轮状病毒性腹泻患儿。经牛轮状病毒免疫后的牦牛的牛奶中含有 IgA 及 IgG 抗体，用此种牛奶喂养婴儿也有一定的保护作用。

（张　峰）

## 第三节　细菌感染性腹泻

细菌感染性腹泻在广义上是指由各种细菌引起，以腹泻为主要表现的一组常见肠道传染病，本文是指除霍乱、菌痢、伤寒、副伤寒以外的细菌感染性腹泻，属于《中华人民共和国传染病防治法》中规定的丙类传染病。该病发病呈全球性，一般为散发，可暴发流行。临床表现以胃肠道症状为主，轻重不一，多为自限性，但少数可发生严重并发症，甚至导致死亡。

### 一、病原学

常见细菌有沙门菌属、志贺菌属、大肠埃希菌、弯曲菌、耶尔森菌、金黄色葡萄球菌、副溶血性弧菌、艰难梭菌等，现介绍几种近年来较受重视的病原菌。

#### （一）大肠埃希菌

属于埃希菌属，肠杆菌科，短杆状革兰阴性菌，无芽孢，大多有鞭毛，运动活跃。在 15~46℃ 均能生长，最适宜温度为 37℃，在水中可存活数周至数月，在冰箱中可长期生存。对酸有较强抵抗力，对高温和化学消毒剂敏感，75℃ 以上 1 分钟死亡。该菌是国际公认的卫生监测指示菌，在现代遗传工程中也被用作主要的工程菌。与人类腹泻有关的大肠埃希菌包括：肠致病型大肠埃希菌、肠产毒型大肠埃希菌、肠侵袭性大肠埃希菌、肠出血型大肠埃希菌（EHEC）、肠集聚型大肠埃希菌。近年来造成美国、日本等许多国家暴发流行的出血性结肠炎主要为 EHEC O157：H7 所致。

#### （二）耶尔森菌

为革兰阴性短小杆菌，无芽孢，兼性厌氧，在 30~42℃ 均可生存。可产生热稳定性肠毒素，121℃ 经 30 分钟不被破坏，对酸、碱稳定。广泛存在于自然环境中，经常可以从人类、动物、土壤、水及各种食品中分离出来，煮沸、干燥及常规消毒剂可杀灭。

#### （三）变形杆菌

属肠杆菌科，革兰阴性菌，多形性，无芽孢和荚膜，有周鞭毛，运动活跃，最适温度为

37℃，能产生肠毒素。该菌对外界适应力强，营养要求低，生长繁殖较迅速，存在于人及各种野生动物肠内，也存在于粪肥、土壤及水中，在鱼、蟹及肉类中变形杆菌污染率较高。

### （四）艰难梭菌

为革兰阳性杆菌，专性厌氧，有芽孢。能产生肠毒素，包括 A 和 B 两种毒素，对酶作用有抵抗力，酶作用 24 小时后仍保留全部活性，B 毒素较 A 毒素细胞毒性强。艰难梭菌原为人、畜肠道中的正常菌群，在婴儿时带菌率尤高。

### （五）类志贺邻单胞菌

革兰阴性菌，单独或成双存在，可呈短链或长丝状，兼性厌氧，有动力，无芽孢和荚膜。与志贺菌有一些共同的生化反应和抗原结构，但毒力比志贺菌低得多。不耐高盐，存在于淡水、温血及冷血动物体内。

### （六）亲水气单胞菌

革兰阴性杆菌，单鞭毛，无荚膜和芽孢。广泛存在于自然界，河水、海水、供水系统中均可检测到本菌。能产生溶血素、肠毒素和细胞毒素以及杀白细胞素、上皮细胞黏附因子、细胞原缩因子等毒力因子，还可产生多种胞外酶。

## 二、流行病学

### （一）传染源

患者、携带者、一些动物可成为贮存宿主，在传染病传播中有重要意义，如牛是产志贺毒素大肠埃希菌的贮存宿主，猪和牛是小肠结肠耶尔森菌的贮存宿主。

### （二）传播途径

粪-口途径，可通过食用污染的食品、水而传播，引起食源性细菌性腹泻。人与动物的密切接触也可传播。苍蝇、蟑螂等昆虫因其生活习性特殊，在一些细菌性腹泻的传播中发挥了重要作用。通过医务人员的手或污染公共物品可造成医院内感染，引起医院内腹泻传播。

### （三）人群易感性

普遍易感，没有交叉免疫。儿童、老年人、有免疫抑制或慢性疾病者为高危人群，并且容易发生严重并发症，一些正使用抗生素的患者是抗生素相关性腹泻的高危人群。另外，旅游者易发生细菌性腹泻，称为旅游者腹泻。患病后一般可获得免疫力，但持续时间较短。

### （四）流行特征

1. 地区性　广泛流行于世界各地，欧美国家细菌性腹泻主要病菌为非伤寒沙门菌，其次为弯曲菌和志贺菌属。发展中国家以志贺菌属、沙门菌属、大肠埃希菌为主。我国各个地区的报道结果差异较大，有的以志贺菌属为主，有的地区以大肠埃希菌为主，沿海地区则以沙门菌属、副溶血性弧菌更常见。

2. 季节性　全年均可发病，好发于夏、秋季，部分细菌性腹泻如耶尔森菌肠炎好发于冬季。

3. 年龄分布　可侵犯各年龄组，最易感染的是抵抗力弱的儿童、年老体衰者。

4. 可散发感染或暴发流行　一般为散发感染，也可发生暴发流行，危害非常大。

## 三、发病机制和病理

### （一）发病机制

1. 分泌性腹泻　病原菌进入肠道后，并不侵入肠上皮细胞，仅在小肠内繁殖，黏附于肠黏膜，释放肠毒素，与肠黏膜表面的受体结合，刺激肠黏膜分泌过多的水和 $Na^+$ 到肠腔，当分泌量超过吸收能力时可导致腹泻，故称为分泌性腹泻。此类细菌包括产毒性大肠埃希菌、金黄色葡萄球菌、变形杆菌、气单胞菌、不凝集弧菌、艰难梭菌等。

2. 侵袭性腹泻　细菌通过菌毛等直接侵入肠上皮细胞，生长繁殖并分泌外毒素，导致细胞蛋白合成障碍，造成细胞的功能障碍和黏膜的坏死、溃疡形成以及炎性渗出，肠内渗透压升高，从而使电解质、溶质和水的吸收发生障碍，并产生前列腺素，进而刺激分泌，增加肠的动力，引起腹泻。脓血便为其特征表现，又称之为渗出性腹泻。沙门菌属、空肠弯曲菌、耶尔森菌、侵袭性大肠埃希菌、肠出血性大肠埃希菌等均能引起侵袭性腹泻。耶尔森菌既能引起侵袭性腹泻，又可释放肠毒素而引起分泌性腹泻。

EHEC O157：H7，毒力强，很少量细菌即可使人发病，对黏膜细胞破坏力大，一旦侵入人的肠内，依靠其黏附因子——紧密黏附素依附肠壁滋生并释放类志贺氏毒素（VT），引起肠上皮损伤，VT 毒素可穿越肠上皮细胞进入血液循环，造成肠道、中枢神经系统及肾脏损伤。

### （二）病理改变

1. 分泌性腹泻　主要病变部位在空肠和十二指肠，黏膜病变轻微，绒毛顶端黏膜下水肿，隐窝细胞有伪足样突起伸向隐窝腔内。上皮杯状细胞的黏膜分泌增加，黏膜上皮固有层毛细血管充血，上皮细胞出现线粒体肿胀和嵴的消失、高尔基体泡囊增加及内质网的扩张和囊泡形成等。但艰难梭菌相关性腹泻主要发生在大肠，偶见于小肠。病变肠段黏膜早期充血、水肿、糜烂、溃疡，周围有红晕，不久便形成典型的假膜。病变进展时假膜可由点状融合成不规则片状，严重时可出现剥脱性改变及渗血。假膜在艰难梭菌相关性腹泻具有特征性，是确诊依据之一。

2. 侵袭性腹泻　主要病变部位在小肠末端和结肠黏膜，肠上皮细胞肿胀、线粒体消失、内积脂质的膜样囊泡增多及核固缩，上皮细胞内可见病原菌。部分病原菌可侵入黏膜固有层和肠系膜淋巴结，引起固有层大量多形核白细胞聚积的趋化反应和炎性病变，并可在肠系膜淋巴结内繁殖，甚至引起全身感染或菌血症。

EHEC O157：H7 的 VT 毒素除了作用于肠上皮细胞外，还可作用于血管内皮细胞、肾脏、脾脏和神经组织细胞等，引起微血管病性溶血性贫血、血小板减少、广泛肾小管坏死，还可累及胰腺、肾上腺、心脏、中枢神经系统等部位。

## 四、临床表现

潜伏期数小时至数天、数周。多急性起病，少数起病较缓慢。临床表现轻重不一，以胃肠道症状最突出，出现食欲缺乏、恶心、呕吐、腹胀、腹痛、腹泻，可伴里急后重，腹泻次数可多至十几、二十多次，甚至不计其数，粪便呈水样便、黏液便、脓血便。分泌性腹泻一般不出现腹痛，侵袭性腹泻多出现腹痛。常伴畏寒、发热、乏力、头晕等表现，病情严重者，因大量丢失水分引起脱水、电解质紊乱、甚至休克。病程为数天至 1~2 周，常为自限性，少数可复发。不同细菌所致腹泻的临床类型不同，现将常见类型分述如下。

### （一）肠出血性大肠埃希菌感染

往往急性起病，轻者水样泻，典型者突起剧烈腹痛、水样便，数天后出现血性便，发生腹痛、腹泻、低热或不发热。

### （二）耶尔森菌感染

婴幼儿及儿童胃肠炎症状突出，成人以肠炎为主。起病急，以发热、腹泻、腹痛为主要表现，热程多为 2~3 天，腹泻一般 1~2 天，重者达 1~2 周，粪便多水样，带黏液，可有脓血便，腹痛常见，可局限在右下腹，并且伴肌紧张和反跳痛。

### （三）变形杆菌感染

在一定条件下可引起多种感染，如化脓性感染、尿路感染、胃肠炎、急性胃炎、心内膜炎、败血症等。主要表现为发热、恶心、呕吐、腹痛、腹泻，腹痛部位在上腹和脐周，腹泻轻者每日数次，重者 20~30 次。

### （四）医院内腹泻

多由艰难梭菌引起，称为艰难梭菌相关性腹泻，即假膜性肠炎，其发生率近年来不断升高，是医院感染性腹泻的主要病因。与住院或门诊患者使用抗生素后引起肠道菌群紊乱、高龄或有其他基础疾病以及可能和患者的遗传背景有关。大多数表现为轻到中度水样腹泻、发热、腹胀、下腹或全腹散在痉挛性疼痛。严重者也见黏液便，血便少见，严重的并发症有脱水、低蛋白血症、电解质紊乱、肠麻痹和肠穿孔，其病死率为 2%~5%，但老年人和衰弱患者病死率达 10%~20%，甚至达 30%~80%，与死亡相关的唯一原因是延误诊断。

### （五）旅游者腹泻

是出国旅行者中报告的最主要感染性疾病，在致病微生物中，细菌占 61%，肠毒素性大肠埃希菌是最重要的病原，其他包括肠集聚性大肠埃希菌、弥漫黏附性大肠埃希菌、志贺菌属、沙门菌属、弯曲菌属、耶尔森菌、气单胞菌及非霍乱性弧菌等。发病率在发达国家和工业化国家为 4%，在以色列、日本、南非以及某些加勒比海岛屿国家大约为 20%，在其他发展中国家及发达国家为 20%~70% 不等。通常情况下该病起病较急（数小时至数天），约 40% 的旅游者腹泻患者症状轻微，重者出现明显腹泻症状，伴有腹部绞痛、恶心、呕吐以及发热等症状。

### （六）AIDS 相关性腹泻

腹泻常是 AIDS 的首发症状和死亡原因，患者常伴有发热、周身不适、恶心、呕吐、厌食和体重下降等症状。急性腹泻的病程一般不超过两周，慢性腹泻通常持续数周或数月。

## 五、实验室检查

### （一）外周血常规

一般白细胞总数升高或正常，中性粒细胞增多或伴核左移。

### （二）粪便常规

肉眼观察粪便的外形、量、稠度及有无食物残渣、黏液、脓血等。不同细菌感染后粪便可呈稀水样便、洗肉水样便、脓血便、血便、黏液便等性状。如怀疑霍乱弧菌、弯曲菌感染，应用粪便悬滴检查，霍乱弧菌可见特征性鱼群样运动，弯曲菌则可见突进性运动的螺旋形细菌。

### （三）粪便培养

确诊依据，一般培养阳性率低，提高阳性率的方法包括：应用抗生素之前取材；取新鲜粪便的黏液脓血部分；标本保温及时送检；连续多次培养；结肠镜检时取材；除采用双硫与血液琼脂培养基外，应根据可疑致病菌选用相应的培养基与培养条件。

### （四）免疫学检查

常用方法有乳胶凝集试验、酶联免疫吸附试验（ELISA）、被动血凝集试验（PHA）、免疫荧光法（IFA）、免疫磁珠法、酶免疫荧光法等，用于粪便中细菌及毒素、血清中特异性抗原抗体的检测。

### （五）核酸检测

基因探针技术和聚合酶链反应技术，检测病原菌特异性基因片段，该法简便、迅速、灵敏。DNA 指纹图谱、脉冲凝胶电泳等可追踪医院内感染的播散，有利于流行病学调查。

## 六、并发症

### （一）脱水、酸中毒和电解质紊乱

腹泻时大量水和电解质丢失，进而引起脱水、电解质紊乱、酸中毒，严重者可能致死。如果数小时内腹泻丢失液体 2 000~3 000mL 以上而得不到补充，脱水、酸中毒和电解质紊乱很容易发生，尤其是儿童、老年人及体弱者更易致死。

### （二）菌血症

常见由沙门菌、胎儿弯曲菌引起。

### （三）溶血尿毒综合征

可以由多种病原引起，如大肠埃希菌、伤寒杆菌、志贺菌属等，尤以产志贺毒素大肠埃希菌 O157：H7 多见。通常发生于腹泻开始后的 1~2 周，主要表现为发热、血小板减少、微血管病性溶血性贫血、肾功能异常，部分患者还有头痛、嗜睡、烦躁、幻觉等表现，大约数小时或 12 小时后出现痉挛、昏睡等症状。

### （四）格林-巴列综合征

见于多种细菌感染，腹泻开始后 5~15 天。空肠弯曲菌感染后较常见，且较其他原因所致的 GBS 重，病死率高。通常表现为急性或亚急性的四肢对称性弛缓性瘫痪。

### （五）反应性关节炎和虹膜炎

反应性关节炎和虹膜炎常见由弯曲菌、沙门菌、福氏志贺菌及耶尔森菌引起。

### （六）感染后肠易激综合征

空肠弯曲菌感染后发生 PI-IBS 的风险高于沙门菌感染，可能与细菌毒力不同有关。

### （七）其他

肠穿孔、中毒性巨结肠、脑水肿、败血症、感染性休克、心包炎、反应性关节炎、血栓性血小板减少性紫癜等。

## 七、诊断

根据流行病学资料，包括发病季节、地区、年龄，有无不洁饮食史、集体发病史、动物接触史、疫水接触史及抗生素使用、手术史，结合发病症状、体征、病程以及腹泻次数、性状等考虑可能的病原菌，确诊有赖于粪便病原菌的分离培养及特异性检查。

## 八、鉴别诊断

应与其他感染性腹泻鉴别：如病毒、真菌、寄生虫引起的腹泻；与非感染性腹泻鉴别：如溃疡性结肠炎、克罗恩病、肿瘤性腹泻及功能性腹泻。

## 九、治疗

### （一）一般治疗

腹泻时一般不禁食，可进流食或半流食，忌多渣油腻和刺激性食物，暂时停饮牛奶及其他乳制品，避免引起高渗性腹泻。腹泻频繁，伴有呕吐和高热等严重感染中毒症状者，应卧床休息、禁食，并鼓励多饮水。

### （二）对症治疗

腹泻伴有呕吐或腹痛剧烈者，可予阿托品类药物，但慎用或禁用阿片制剂，因其能强烈抑制肠蠕动，使肠毒素易被吸收而加重中毒或诱发中毒性巨结肠。也有主张使用肠黏膜保护制剂如思密达等，可吸附病原菌和毒素，并能通过与肠道黏液分子间的相互作用，增强黏液屏障，以防御病原菌的侵入。另外小檗碱（黄连素）具有良好的收敛和轻微抑菌作用，对于细菌性腹泻有一定作用。

### （三）液体疗法

1. 口服补液疗法　适用于急性腹泻轻、中度脱水及重度脱水的辅助治疗，服用剂量和次数根据患者腹泻次数和脱水程度掌握。WHO推荐的口服补液盐配方含 $Na^+$ 75mmol/L、$Cl^-$ 65mmol/L、$K^+$ 20mmol/L、枸橼酸根 10mmoL/L、葡萄糖 75mmol/L，总渗透压为 245mOsm/L，较以前ORS液渗透压低，更适合非霍乱腹泻。

2. 静脉补液疗法　适用于重症腹泻伴脱水、电解质紊乱、酸中毒或休克者，补液推荐用乳酸林格氏液，最初应快速静脉补液，遵循补液的基本原则，继发酸中毒者静脉给予5%碳酸氢钠或11.2%乳酸钠，用量可根据血气分析结果先给予半量，视具体情况再决定，注意补充钾、钙。当患者脱水纠正、呕吐好转后即改为口服补液。

3. 补锌　世界卫生组织建议，一发生腹泻就补锌，可以降低腹泻的病程和严重程度，以及脱水的危险。连续补锌10~14天，可以完全补足腹泻期间丢失的锌，而且降低在2~3个月内儿童再次腹泻的危险。不论使用什么配方，可以采用锌糖浆或者药片。

### （四）抗菌治疗

不同病原菌所使用抗菌药物不同，耶尔森菌感染的轻症患者多为自限性，不必应用抗菌药物治疗，重症或并发败血症者根据药物敏感试验选用，疗程2~3天，该菌一般对氨基糖苷类抗生素、氯霉素、磺胺类和氟喹诺酮类等敏感。侵袭性、致病性或产肠毒素性大肠杆菌引起的腹泻一般可选用氟喹诺酮类或磺胺类药物口服，疗程3~5天。

值得重视的是肠出血性大肠埃希菌感染所致腹泻治疗中，由于抗生素可促使 O157 菌释放 VT 毒素，从而使患者并发 HUS 的危险性增加。因此 2002 年原卫计委规定：肠出血性大肠埃希菌 O157 患者和疑似患者禁止使用抗生素，疫区内的其他一般腹泻患者应慎用抗生素。

艰难梭菌相关性腹泻（CDAD）轻症患者停用抗菌药即可使正常菌群恢复，症状缓解，如果停用抗菌药后腹泻持续 48 小时或 72 小时以上，应当考虑选用抗菌药。重症患者，应立即予以有效抗菌药治疗。

AIDS 相关性腹泻治疗应该及时早期足量应用抗菌药物，如头孢菌素及氟喹诺酮类药物。使用青霉素或氯霉素治疗鼠伤寒沙门菌感染可能会导致多重耐药株的出现，使病程延长和出现菌血症。因此对较重病情的腹泻患者可联合用药或根据药敏试验，选用敏感抗菌药物治疗，疗程较普通人的感染性腹泻时间长。

### （五）微生态疗法

由于引起细菌性腹泻的原因在于外源细菌的侵入或正常细菌的易位、比例失调等，均导致肠道正常菌群的破坏，肠道微生态的失衡，故近年来细菌感染性腹泻的治疗中推广微生态疗法，目的是恢复肠道正常菌群，重建肠道生物屏障，拮抗病原菌定植侵袭，有利于腹泻的控制。常用制剂有益生菌和益生元，益生菌如双歧杆菌、乳酸菌、粪球菌等。益生元包括乳果糖、果寡糖、菊糖等。但是注意口服活菌制剂应该与抗生素隔 2 小时左右，以免被杀灭，影响疗效。

## 十、预后

多为自限性疾病，预后良好。但儿童、老年人、免疫缺陷或合并其他疾病者病死率稍高。

## 十一、预防

### （一）管理传染源

设置肠道专科门诊，早期发现患者并对部分感染性腹泻患者进行隔离与治疗。对从事饮食业、保育员和给水人员定期体检，以检出慢性患者、带菌者；对吐泻物及饮食用具要严格消毒；受感染动物就地处理。对于多发或暴发疫情，要立即隔离、治疗患者，采样做病原学和（或）血清学检查，尽快查明病原菌，确定传染来源。

### （二）切断传播途径

切断传播途径是预防和控制腹泻的重要措施，包括养成良好个人卫生习惯，加强饮食、饮水卫生管理以及对媒介昆虫的控制。处理好污物、污水，对患者的粪便等排泄物加入相当于粪便 1/5 份的含氯石灰或等量的 10% 含氯石灰乳剂，处理后倒入便池。对于重点人群、集体单位、临时大型工地，要积极采取综合性预防措施，预防暴发和流行。

### （三）保护易感人群

采用预防接种的方法能使急性细菌性腹泻的暴发和流行得到控制，有关疫苗正在研究中。

## （四）其他预防措施

对于医源性的细菌性腹泻的预防，应当隔离患者，严格执行消毒隔离措施，如医务人员洗手，接触患者时戴手套，使用一次性医疗器械，以防止交叉感染。保持医院环境清洁，对内镜等反复使用的设备及易于被粪便污染的场所，采用有效的消毒剂充分消毒。由于艰难梭菌最主要的来源为医院环境，因此预防的重点在于正确使用抗菌药，尤其是林可霉素、克林霉素、第三代头孢菌素及其他广谱抗菌药等易引起艰难梭状相关性腹泻（CDAD）的药物。

（张　峰）

# 第四节　细菌性痢疾

细菌性痢疾简称菌痢，是由志贺菌（也称痢疾杆菌）引起的肠道传染病，故亦称为志贺菌病。主要通过消化道传播，终年散发，夏秋季可流行。其主要病理变化为直肠、乙状结肠的炎症与溃疡，主要临床表现为腹痛、腹泻、排黏液脓血便以及里急后重等，可伴有发热及全身毒血症状，严重者可出现感染性休克和（或）中毒性脑病。一般为急性，少数迁延成慢性。由于志贺菌各血清型之间无交叉免疫，且病后免疫力差，故可多次感染。

## 一、病原学

志贺菌属于肠杆菌科志贺菌属（Shigella），为革兰阴性短小杆菌，有菌毛，无鞭毛，无荚膜及芽孢，兼性厌氧，但最适宜于需氧生长。营养要求不高，在普通琼脂平板上经过24小时生长，形成直径达2mm大小、半透明的光滑型菌落。志贺菌属中的宋内志贺菌通常出现扁平的粗糙型菌落。

### （一）抗原结构

志贺菌血清型繁多，根据生化反应和O抗原的不同，将志贺菌属分为4群40余个血清型（包括亚型）（表10-8）。福氏志贺菌感染易转为慢性；宋内志贺菌感染引起症状轻，多呈不典型发作；痢疾志贺菌的毒力最强，可引起严重症状。我国目前以福氏和宋内志贺菌占优势，某些地区仍有痢疾志贺菌流行。

表 10-8　志贺菌属的分类

| 菌种 | 群 | 型 | 亚型 | 甘露醇 | 鸟氨酸脱羧酶 |
|---|---|---|---|---|---|
| 痢疾志贺菌（S. dysenteriae） | A | 1~10 | 8a、8b、8c | − | − |
| 福氏志贺菌（S. flexneri） | B | 1~6、x、y 变型 | 1a、1b、2a、2b、3a、3b、4a、4b | + | − |
| 鲍氏志贺菌（S. boydii） | C | 1~18 | | + | − |
| 宋内志贺菌（S. sonnei） | D | 1 | | + | + |

### （二）抵抗力

志贺菌的抵抗力比其他肠道杆菌弱，在60℃10分钟死亡，阳光直射30分钟死亡，志贺菌对酸和一般消毒剂敏感。D群宋内志贺菌抵抗力最强，A群痢疾志贺菌抵抗力最弱。在粪便中由于其他肠道菌产酸或噬菌体的作用，使其在数小时内死亡，故粪便标本应迅速送检。但在污染物品及瓜果、蔬菜上可存活10~20天。在适宜的温度下，可在水及食品中繁殖，引起水型和食物型的暴发流行。由于抗生素的广泛应用，志贺菌的多重耐药性问题日益严重。

### （三）致病物质

志贺菌的致病物质主要是侵袭力和内毒素，有的菌株还可产生外毒素。

1. 侵袭力　志贺菌先黏附并侵入位于派伊尔淋巴结（Peyer's patch）的 M 细胞，然后通过Ⅲ型分泌系统向上皮细胞和巨噬细胞分泌 4 种蛋白，诱导细胞膜凹陷，导致细菌的内吞。志贺菌能溶解吞噬小泡，进入细胞质内生长繁殖。通过宿主细胞内肌动纤维的重排，推动细菌进入临近细胞，开始细胞到细胞的传播。这样，细菌逃避了免疫的清除作用，并通过诱导细胞程序性死亡从吞噬中得以存活。在这一过程中，引起 IL-1β 的释放，吸引多形核白细胞到感染组织，破坏了肠壁完整性，细菌从而得以到达深层的上皮细胞，加速细菌的扩散。

2. 内毒素　志贺菌所有菌株都可产生内毒素。内毒素作用于肠黏膜，使其通透性增高，进一步促进对内毒素的吸收，引起发热、意识障碍，甚至中毒性休克等症状。内毒素破坏肠黏膜可导致炎症、溃疡，形成典型的黏液脓血便。内毒素还能作用于肠壁自主神经系统，使肠功能发生紊乱，肠蠕动失调和肠道痉挛。尤其是直肠括约肌痉挛最明显，因而出现腹痛和里急后重等症状。

3. 外毒素　又称为志贺毒素，不仅可由痢疾志贺菌 1 型、2 型（施密茨型）产生，还可由福氏志贺菌 2a 型产生。志贺毒素有肠毒性、细胞毒性和神经毒性，分别导致相应的临床症状。①肠毒性，具有类似大肠埃希菌、霍乱弧菌肠毒素的作用，可以解释疾病早期出现的水样腹泻。②细胞毒性，对人肝细胞、HeLa 细胞和 Vero 细胞均有毒性，其中以 HeLa 细胞最为敏感。③神经毒性，将其注射入家兔体内，48 小时即可引起动物麻痹，严重的痢疾志贺菌感染可引起中枢神经系统病变，并可能致命。

志贺毒素由位于染色体上的 StxA 和 StxB 基因编码，由 1 个 A 亚单位和 5 个 B 亚单位组成。B 亚单位与宿主细胞糖脂（Gb3）结合，导入细胞内的 A 亚单位可以作用于 60S 核糖体亚单位的 28S rRNA，阻止与氨酰 tRNA 的结合，导致蛋白质合成中断。毒素作用的基本表现是上皮细胞的损伤，在少数患者可介导肾小球内皮细胞的损伤，导致溶血尿毒综合征。

## 二、流行病学

### （一）传染源

包括急、慢性菌痢患者和带菌者。急性典型菌痢患者排菌量大，传染性强；非典型患者仅有轻度腹泻，往往诊断为肠炎，容易误诊。慢性菌痢病情迁延不愈，排菌时间长，可长期储存病原体。由于非典型患者、慢性菌痢患者及无症状带菌者发现和管理比较困难，在流行中起着不容忽视的作用。

### （二）传播途径

本病主要经粪-口途径传播。志贺菌随患者粪便排出后，通过手、苍蝇、食物和水，经口感染。另外，还可通过生活接触传播，即接触患者或带菌者的生活用具而感染。

食物型与水型传播可引起暴发流行。食物型传播多发生于夏季，可因进食受污染的凉拌菜、冰棒、豆浆和肉汤等感染。水型暴发不受当地流行季节特点的限制，凡有构成粪便污染水源的条件（如降雨、化雪后）均可造成水型暴发。

## （三）人群易感性

人群普遍易感。病后可获得一定的免疫力，但持续时间短，不同菌群及血清型间无交叉保护性免疫，可反复感染。年龄分布有 2 个高峰，第一个高峰为学龄前儿童，第二个高峰为青壮年。

## （四）流行特征

菌痢主要集中发生在发展中国家，尤其是医疗条件差且水源不安全的地区。在志贺菌感染者中，约 70% 的患者和 60% 的死亡患者均为 5 岁以下儿童。我国目前菌痢的发病率仍显著高于发达国家，但发病率有逐年下降的趋势。

我国各地区菌痢发生率差异不大。终年散发，但有明显的季节性，一般从 5 月开始上升，8~9 月达高峰，10 月以后逐渐下降。本病夏秋季发病率升高可能和降雨量大、苍蝇多，以及进食生冷瓜果食品的机会增加有关。

# 三、发病机制和病理解剖

## （一）发病机制

志贺菌进入机体后的发展过程取决于细菌数量、致病力和人体抵抗力相互作用的结果。

志贺菌进入消化道后，大部分被胃酸杀死，少数进入下消化道的细菌也可因正常菌群的拮抗作用、肠道分泌型 IgA 的阻断作用而不能致病。致病力强的志贺菌即使 10~100 个细菌进入人体也可引起发病。当人体抵抗力下降时，少量细菌也可致病。起病时常先有水样腹泻，然后出现痢疾样大便。志贺菌如何引起水样腹泻的机制尚不完全清楚。该菌在小肠和大肠中均可增殖，但在小肠内不引起侵袭性病变，所产生的肠毒素引起水样腹泻。由于不同的人或动物的肠上皮细胞上肠毒素受体数量不相同，所以人或动物感染等量细菌后，有的出现水样腹泻症状，有的则不出现。志贺菌侵袭结肠黏膜上皮细胞后，经基底膜进入固有层，并在其中繁殖、释放毒素，引起炎症反应和小血管循环障碍，炎性介质的释放使志贺菌进一步侵入并加重炎症反应，结果导致肠黏膜炎症、坏死及溃疡，但很少进入黏膜下层，一般不侵入血循环引起败血症。

中毒性菌痢主要见于儿童，各型志贺菌都有可能引起，发病机制尚不十分清楚，可能和机体产生强烈的过敏反应有关。志贺菌内毒素可作用于肾上腺髓质及兴奋交感神经系统释放肾上腺素、去甲肾上腺素等，使小动脉和小静脉发生痉挛性收缩。内毒素还可直接作用或通过刺激网状内皮系统，使组氨酸脱羧酶活性增加，或通过溶酶体释放，导致大量血管扩张物质释放，使血浆外渗，血液浓缩；还可使血小板聚集，释放血小板因子 3，促进血管内凝血，加重微循环障碍。微血管痉挛、缺血和缺氧，导致 DIC、多器官功能衰竭和脑水肿。可迅速发生循环和呼吸衰竭，若抢救不及时，往往造成死亡。

## （二）病理解剖

菌痢的肠道病变主要发生于大肠，以乙状结肠与直肠为主，严重者可以波及整个结肠及回肠末端。少数病例回肠部的损害可以较结肠明显，甚至直肠病变轻微或接近正常。

急性菌痢的典型病变过程为初期的急性卡他性炎，随后出现特征性假膜性炎和溃疡，最后愈合。肠黏膜的基本病理变化是弥漫性纤维蛋白渗出性炎症。早期黏液分泌亢进，黏膜充血、水肿，中性粒细胞和巨噬细胞浸润，可见点状出血。病变进一步发展，肠黏膜浅表坏死，表面有大量纤维素，与坏死组织、炎症细胞、红细胞及细菌一起形成特征性的假膜。假膜首先出现于黏膜皱襞的顶部，呈糠皮状，随着病变的扩大可融合成片。大约一周左右，假膜脱落，形成大小不等、形状不一的"地图状"溃疡，溃疡多浅表。病变趋向愈合时，缺损得以修复。轻症病例肠道仅见弥漫性充血水肿，肠腔内含有黏液血性渗出液。肠道严重感染可引起肠系膜淋巴结肿大，肝、肾等实质脏器损伤。

中毒性菌痢肠道病变轻微，多数仅见充血水肿，个别病例结肠有浅表溃疡，突出的病理改变为大脑及脑干水肿、神经细胞变性。部分病例肾上腺充血，肾上腺皮质萎缩。

慢性菌痢肠道病变此起彼伏，新旧病灶同时存在。由于组织的损伤修复反复进行，慢性溃疡边缘不规则，黏膜常过度增生而形成息肉。肠壁各层有慢性炎症细胞浸润和纤维组织增生，乃至瘢痕形成，从而使肠壁不规则增厚、变硬，严重的病例可致肠腔狭窄。

## 四、临床表现

潜伏期一般为1~4天，短者数小时，长者可达7天。菌痢患者潜伏期长短和临床症状的轻重主要取决于患者的年龄、抵抗力、感染细菌的数量、毒力及菌型等因素。所以任何一个菌型，均有轻、中、重型。但大量病例分析显示，痢疾志贺菌引起的症状较重，根据最近国内个别地区流行所见，发热、腹泻、脓血便持续时间较长，但大多预后良好。宋内痢疾症状较轻，非典型病例多，易被漏诊和误诊，以儿童病例较多。福氏菌痢介于两者之间，但排菌时间较长，易转为慢性。

根据病程长短和病情轻重可以分为下列各型。

### （一）急性菌痢

根据毒血症及肠道症状轻重，可以分为4型。

1. 普通型（典型）　急起畏寒、高热，伴头痛、乏力、食欲减退，并出现腹痛、腹泻，多先为稀水样便，1~2天后转为黏液脓血便，每日10余次至数十次，大便量少，有时纯为脓血便，此时里急后重明显。部分病例开始并无稀水样便，以脓血便开始。患者常伴肠鸣音亢进，左下腹压痛。自然病程为1~2周，多数可自行恢复，少数转为慢性。

2. 轻型（非典型）　全身毒血症状轻微，可无发热或仅低热。表现为急性腹泻，每日排便10次以内，稀便有黏液，可无脓血。有轻微腹痛及左下腹压痛，里急后重较轻或缺如。一周左右可自愈，少数转为慢性。

3. 重型　多见于老年、体弱及营养不良者，急起发热，腹泻每天30次以上，为稀水脓血便，偶尔排出片状假膜，甚至大便失禁，腹痛、里急后重明显。后期可出现严重腹胀及中毒性肠麻痹，常伴呕吐，严重失水可引起外周循环衰竭。部分病例表现为中毒性休克，体温不升，常有酸中毒和水、电解质平衡失调，少数患者可出现心、肾功能不全。由于肠道病变严重，偶见志贺菌侵入血循环，引起败血症。

4. 中毒性菌痢　以2~7岁儿童为多见，成人偶有发生。起病急骤，病势凶险，突起畏寒、高热，体温39~41℃或更高，同时出现烦躁、谵妄、反复惊厥，继而出现面色苍白、四肢厥冷，迅速发生中毒性休克。惊厥持续时间较长者可导致昏迷，甚至呼吸衰竭。临床以严重毒血症状、休克和（或）中毒性脑病为主，而局部肠道症状很轻或缺如。开始时可无腹痛及腹泻症状，常于发病数小时后才出现痢疾样大便，部分病例肠道症状不明显，往往需经灌肠或肛拭子检查方得以确诊。按临床表现可分为以下三型。

（1）休克型（周围循环衰竭型）：较为常见，以感染性休克为主要表现。表现为面色苍白、四肢厥冷、皮肤花斑、发绀、心率快、脉细速甚至不能触及，血压逐渐下降甚至测不出，并可出现心、肾功能不全及意识障碍等。重型病例休克不易逆转，并发 DIC、肺水肿等，可致外周性呼吸衰竭或多脏器功能损害（MSOF），危及生命。

（2）脑型（呼吸衰竭型）：中枢神经系统症状为主要临床表现。由于脑血管痉挛，引起脑缺血、缺氧，导致脑水肿、颅内压增高，甚至脑疝。患者可出现剧烈头痛、频繁呕吐，典型呈喷射状呕吐；面色苍白、口唇发灰；血压可略升高，呼吸与脉搏可略减慢；伴嗜睡或烦躁等不同程度意识障碍。严重者可出现中枢性呼吸衰竭，表现为反复惊厥、血压下降、脉细速、呼吸节律不齐、深浅不均等；瞳孔不等大，可不等圆，或忽大忽小，对光反射迟钝或消失、肌张力增高、腱反射亢进，可出现病理反射；意识障碍明显加深，直至昏迷。此型较为严重，病死率高。

（3）混合型：此型兼有上两型的表现，病情最为凶险，病死率很高（90%以上）。该型实质上包括循环系统、呼吸系统及中枢神经系统等多脏器功能损害与衰竭。

### （二）慢性菌痢

菌痢反复发作或迁延不愈达 2 个月以上者，即为慢性菌痢。菌痢慢性化可能是由于以下原因：①人体因素，患者抵抗力低下，如原有营养不良、胃肠道慢性疾病、肠道分泌性 IgA 减少导致的抵抗力下降或急性期未获得有效治疗。②细菌因素，如福氏志贺菌感染易发展为慢性，有些耐药性菌株感染也可引起慢性菌痢。根据临床表现可以分为 3 型。

1. 慢性迁延型 急性菌痢发作后，迁延不愈，时轻时重。长期出现腹痛、腹泻、稀黏液便或脓血便，或便秘与腹泻交替出现。常有左下腹压痛，可扪及增粗的乙状结肠，呈条索状。长期腹泻可导致营养不良、贫血、乏力等。大便常间歇排菌。

2. 急性发作型 有慢性菌痢史，间隔一段时间又出现急性菌痢的表现，但发热等全身毒血症状不明显。常因进食生冷食物或受凉、受累等因素诱发。

3. 慢性隐匿型 有急性菌痢史，无明显临床症状，但大便培养可检出志贺菌，结肠镜检可发现黏膜炎症或溃疡等病变。

慢性菌痢中以慢性迁延型最为多见，急性发作型次之，慢性隐匿型比较少见。

## 五、实验室检查

### （一）一般检查

1. 血常规 急性菌痢白细胞总数可轻至中度增多，以中性粒细胞为主，可达（10～20）×10^9/L。慢性患者可有贫血表现。

2. 粪便常规 粪便外观多为黏液脓血便，镜检可见白细胞（≥15 个/高倍视野）、脓细胞和少数红细胞，如有巨噬细胞则有助于诊断。

### （二）病原学检查

1. 细菌培养 粪便培养出痢疾杆菌对诊断及指导治疗都有重要价值。在抗菌药物使用前采集新鲜标本，取脓血部分及时送检和早期多次送检均有助于提高细菌培养阳性率。采取标本时期也可影响阳性结果，发病第 1 日阳性率最高，可达 50%，第 6 日降至 35%，第 10 日为 14.8%。

2. 特异性核酸检测 采用核酸杂交或聚合酶链反应（PCR）可直接检查粪便中的痢疾杆菌核酸，灵敏度高、特异性强、快速简便、对标本要求低，是较有发展前途的方法，但目前临床较少使用。

### （三）免疫学检查

采用免疫学方法检测抗原具有早期、快速的优点，对菌痢的早期诊断有一定帮助，但由于粪便中抗原成分复杂，易出现假阳性。荧光抗体染色技术为快速检查方法之一，较细胞培养灵敏。国内采用免疫荧光菌球法，方法简便，灵敏性及特异性均高，采样后 8 小时即可做出诊断，且细菌可继续培养并做药敏试验。

### （四）其他检查

乙状结肠镜检查可见：急性期肠黏膜弥漫性充血、水肿，大量渗出，有浅表溃疡，有时有假膜形成；慢性期肠黏膜呈颗粒状，可见溃疡或息肉形成，自病变部位刮取分泌物做培养，可提高检出率。

另外，X 线钡剂检查在慢性期患者可见肠道痉挛、动力改变、袋形消失、肠腔狭窄、肠黏膜增厚或呈节段状。

## 六、并发症

菌痢的肠外并发症并不多见。

### （一）志贺菌败血症

发病率为 0.4%~7.5%，主要见于婴幼儿、有营养不良或免疫功能低下者。福氏志贺菌引起者多见。其临床主要为严重的菌痢表现，严重病例可有溶血性贫血、感染性休克、溶血性尿毒综合征、肾衰竭及 DIC。其病死率远高于普通菌痢。死亡原因主要是感染性休克及溶血性尿毒综合征。血培养志贺菌阳性可确诊。

### （二）溶血尿毒综合征

主要见于痢疾志贺菌感染，主要表现为溶血性贫血、血小板减少和急性肾衰竭等症状。有些病例开始时有类白血病反应，继而出现溶血性贫血及 DIC。部分病例出现急性肾衰竭，肾脏大小动脉均有血栓及肾皮质坏死，肾小球及动脉壁有纤维蛋白沉积，约半数病例鲎试验阳性，多数病例血清中免疫复合物阳性。本病预后较差。

### （三）关节炎

急性期或恢复期偶可并发大关节的渗出性关节炎，局部肿胀疼痛，无后遗症，与菌痢严重程度关系不大，可能是变态反应所致。用激素治疗可以迅速缓解。

### （四）赖特综合征

以关节炎、尿道炎和结膜炎三联征为特征的一种特殊临床类型反应性关节炎，常表现为突发性急性关节炎并且伴有独特的关节外皮肤黏膜症状。眼部炎症及尿道炎于数天至数周内消失，关节炎症状可长达数月至数年。

后遗症主要是神经系统后遗症，可产生耳聋、失语及肢体瘫痪等症状。

## 七、诊断

通常根据流行病学史，症状体征及实验室检查进行综合诊断，确诊依赖于病原学的检查。菌痢多发于夏秋季，有不洁饮食或与菌痢患者接触史。急性期临床表现为发热、腹痛、腹泻、里急后重及黏液脓血便，左下腹有明显压痛。慢性菌痢患者则有急性痢疾史，超过2个月未愈。中毒性菌痢以儿童多见，有高热、惊厥、意识障碍及呼吸、循环衰竭，起病时胃肠道症状轻微，甚至无腹痛、腹泻，常需盐水灌肠或肛拭子行粪便检查方可诊断。粪便镜检有大量白细胞（≥15 个/高倍视野）、脓细胞及红细胞即可诊断。确诊有赖于粪便培养出痢疾杆菌。

## 八、鉴别诊断

菌痢应与多种腹泻性疾病相鉴别，中毒性菌痢则应与夏秋季急性中枢神经系统感染或其他病因所致的感染性休克相鉴别。

### （一）急性菌痢

与下列疾病相鉴别。

1. 急性阿米巴痢疾　鉴别要点参见表 10-9。

表 10-9　细菌性痢疾与急性阿米巴痢疾的鉴别

| 鉴别要点 | 细菌性痢疾 | 急性阿米巴痢疾 |
|---|---|---|
| 病原体 | 志贺菌 | 溶组织内阿米巴滋养体 |
| 流行病学 | 散发性，可流行 | 散发性 |
| 潜伏期 | 数小时至 7 天 | 数周至数月 |
| 临床表现 | 多有发热及毒血症状，腹痛重，有里急后重，腹泻每日十多次或数十次，多为左下腹压痛 | 多不发热，少有毒血症状，腹痛轻，无里急后重，腹泻每日数次，多为右下腹压痛 |
| 粪便检查 | 便量少，黏液脓血便，镜检有大量白细胞及红细胞，可见吞噬细胞。粪便培养有志贺菌生长 | 便量多，暗红色果酱样便，腥臭味浓，镜检白细胞少，红细胞多，有夏科-莱登晶体。可找到溶组织内阿米巴滋养体 |
| 血白细胞 | 总数及中性粒细胞明显增多 | 早期略增多 |
| 结肠镜检查 | 肠黏膜弥漫性充血、水肿及浅表溃疡，病变以直肠、乙状结肠为主 | 肠黏膜大多正常，其中有散在深切溃疡，其周围有红晕，病变主要在盲肠、升结肠，其次为乙状结肠和直肠 |

2. 其他细菌性肠道感染

（1）空肠弯曲菌肠炎：有发热、腹痛、腹泻或有脓血黏液便。少数人可有家禽或家畜接触史，依靠临床表现和粪便镜检常难鉴别。需采用特殊培养基在微需氧环境中分离病菌。

（2）侵袭性大肠埃希菌感染：本病发病季节与临床症状极似菌痢，也表现为发热、腹泻、脓血便，重者类似中毒性菌痢的表现。鉴别需依据粪便培养出致病菌。

3. 细菌性胃肠型食物中毒　因进食被沙门菌、金黄色葡萄球菌、副溶血弧菌、大肠埃希菌等病原菌或它们产生的毒素污染的食物引起。有进食同一食物集体发病史，大便镜检通常白细胞不超过 5 个/高倍视野。确诊有赖于从可疑食物及患者呕吐物、粪便中检出同一细菌或毒素。

4. 急性肠套叠 多见于小儿。婴儿肠套叠早期无发热，因腹痛而阵阵啼哭，发病数小时后可排出血便，镜检以红细胞为主，腹部可扪及包块。

5. 急性出血坏死性小肠炎 多见于青少年。有发热、腹痛、腹泻及血便。毒血症严重，短期内出现休克。大便镜检以红细胞为主。常有全腹压痛及严重腹胀。大便培养无志贺菌生长。

### （二）中毒性菌痢

1. 休克型 其他细菌亦可引起感染性休克需与本型鉴别，例如金葡菌败血症或革兰阴性杆菌败血症引起的休克，患者常有原发病灶如疖痈等，或胆囊、泌尿道感染。血及大便培养检出不同致病菌有助于鉴别。

2. 脑型

（1）流行性乙型脑炎（简称乙脑）：也多发于夏秋季，且有高热、惊厥、昏迷等症状。乙脑起病后病情发展略缓，循环衰竭少见，意识障碍及脑膜刺激征明显，脑脊液可有蛋白及白细胞增高，乙脑病毒特异性 IgM 阳性可资鉴别。

（2）流行性脑脊髓膜炎（简称流脑）：流脑多发于冬末春初，多可见皮肤黏膜瘀点瘀斑，且常有头痛、颈项强直等中枢神经系统感染症状。

### （三）慢性菌痢

慢性菌痢需与下列疾病相鉴别，确诊依赖于特异性病原学检查、病理和结肠镜检。

1. 直肠癌与结肠癌 直肠癌或结肠癌常合并有肠道感染，当有继发感染时可出现腹泻和脓血便。所以凡是遇到慢性腹泻患者，不论何种年龄，都应该常规肛门指检和乙状结肠镜检查，对疑有高位肿瘤应行钡剂 X 线检查或纤维结肠镜检查。

2. 血吸虫病 可有腹泻与脓血便。有流行区疫水接触史，常伴肝大及血中嗜酸性粒细胞增多，粪便孵化与直肠黏膜活检压片可获得阳性结果。

3. 非特异性溃疡性结肠炎 病程长，有脓血便或伴发热，乙状结肠镜检查肠黏膜充血、水肿及溃疡形成，黏膜松脆易出血。常伴有其他自身免疫性疾病表现，抗菌痢治疗无效。

## 九、预后

大部分急性菌痢患者于 1~2 周内痊愈，只有少数患者转为慢性或带菌者。中毒性菌痢预后差，病死率较高。预后和下列因素有关：年老体弱、婴幼儿及免疫功能低下患者并发症多，预后相对差；中毒性菌痢病死率较高；痢疾志贺菌引起症状较为严重，而福氏志贺菌易致慢性，耐药性菌株则影响疗效；治疗及时、合理者预后好。

## 十、治疗

### （一）急性菌痢

1. 一般治疗 消化道隔离至临床症状消失，大便培养连续 2 次阴性。毒血症状重者必须卧床休息。饮食以流食为主，忌食生冷、油腻及刺激性食物。

2. 抗菌治疗 轻型菌痢患者在充分休息、对症处理和医学观察的条件下可不用抗菌药物，严重病例则需应用抗生素，因其既可缩短病程，又可减少带菌时间。近年来志贺菌对多种抗生素的耐药性逐年增长，并呈多重耐药性。因此，应根据当地流行菌株药敏试验或大便培养的结果进行选择，并且在一定地区内应注意轮换用药。抗生素治疗的疗程一般为 3 ~ 5 天。

常用药物包括以下几种：

（1）喹诺酮类药物：抗菌谱广，口服吸收好，副作用小，耐药菌株相对较少，可作为首选药物。首选环丙沙星，其他喹诺酮类也可酌情选用。不能口服者也可静脉滴注。因动物试验显示此类药物可影响骨骺发育，故有学者认为儿童、孕妇及哺乳期妇女如非必要不宜使用，而世界卫生组织（WHO）认为其对儿童关节破坏的风险性非常小，其风险与治疗价值相比，更是微乎其微。

（2）其他：WHO 推荐的二线用药，匹美西林和头孢曲松可应用于任何年龄组，同时对多重耐药菌株有效。阿奇霉素也可用于成人治疗。

2005 年世界卫生组织（WHO）推荐菌痢抗菌治疗方案见表 10-10。

**表 10-10  抗生素治疗菌痢一览表**

| 抗生素名称 | 用法及用量 | |
| --- | --- | --- |
| | 儿童 | 成人 |
| 一线用药 | | |
| 环丙沙星 | 每次 15mg/kg | 每次 500mg |
| | 每日 2 次，疗程 3 天，口服给药 | |
| 二线用药 | | |
| 匹美西林 | 每次 20mg/kg | 每次 400mg |
| | 每日 4 次，疗程 5 天，口服给药 | |
| 头孢曲松 | 每次 50~100mg/kg | 每次 50~100mg/kg |
| | 每日 1 次肌注，疗程 2~5 天 | |
| 阿奇霉素 | 每次 6~20mg/kg | 每次 1~1.5g |
| | 每日 1 次，疗程 1~5 天，口服给药 | |

二线用药，只有在志贺菌菌株对环丙沙星耐药时才考虑应用。给予有效抗菌治疗 48 小时内许多症状会得到改善，包括便次减少，便血、发热症状减轻，食欲好转。48 小时无以上改善，则提示可能对此抗生素耐药。

（3）小檗碱（黄连素）：因其有减少肠道分泌的作用，故在使用抗生素时可同时使用，0.1~0.3 克/次，每日 3 次，7 天为一疗程。

3. 对症治疗　只要有水和电解质丢失，无论有无脱水表现，均应口服补液，只有对严重脱水者，才可考虑先静脉补液，然后尽快改为口服补液。可采用世界卫生组织推荐的口服补液盐溶液（ORS）。高热可物理降温为主，必要时适当使用退热药；毒血症状严重者，可以给予小剂量肾上腺皮质激素。腹痛剧烈者可用颠茄片或阿托品。

## （二）中毒性菌痢

应采取综合急救措施，力争早期治疗。

1. 对症治疗

（1）降温止惊：高热应给予物理降温，必要时给予退热药；高热伴烦躁、惊厥者，可采用亚冬眠疗法。

（2）休克型：①迅速扩充血容量纠正酸中毒，快速给予葡萄糖盐水、5%碳酸氢钠及低分子右旋糖酐等液体，补液量及成分视脱水情况而定，休克好转后则继续静脉输液维持。②改善微循环障碍，可予山莨菪碱（654-2）、酚妥拉明、多巴胺等药物，以改善重要脏器血流灌注。③保护重要脏器功能，主要是心、脑、肾等重要脏器的功能。④其他，可使用肾上腺皮质激素，有早期DIC表现者可给予肝素抗凝等治疗。

（3）脑型：可给予20%甘露醇每次1~2g/kg快速静脉滴注，每4~6小时注射一次，以减轻脑水肿。应用血管活性药物以改善脑部微循环，同时给予肾上腺皮质激素有助于改善病情。防止呼吸衰竭需保持呼吸道通畅、吸氧，如出现呼吸衰竭可使用洛贝林等药物，必要时可应用人工呼吸机。

2. 抗菌治疗　药物选择基本与急性菌痢相同，但应先采用静脉给药，可采用环丙沙星、左旋氧氟沙星等喹诺酮类或三代头孢菌素类抗生素。病情好转后改为口服，剂量和疗程同急性菌痢。

### （三）慢性菌痢

由于慢性菌痢病因复杂，可采用全身与局部治疗相结合的原则。

1. 一般治疗　注意生活规律，进食易消化、吸收的食物，忌食生冷、油腻及刺激性食物，积极治疗可能并存的慢性消化道疾病或肠道寄生虫病。

2. 病原治疗　根据病原菌药敏结果选用有效抗菌药物，通常联用2种不同类型药物，疗程需适当延长，必要时可予多个疗程治疗。也可药物保留灌肠，选用0.3%小檗碱液、5%大蒜素液或2%磺胺嘧啶银悬液等灌肠液1种，每次100~200mL，每晚1次，10~14天为一疗程，灌肠液中添加小剂量肾上腺皮质激素可提高疗效。

3. 免疫治疗　应用自身菌苗或混合菌苗，隔日皮下注射1次，剂量自每日0.25mL开始，逐渐增至2.5mL，20天为一疗程。菌苗注入后可引起全身反应，并导致局部充血，促进局部血流，增强白细胞吞噬作用，也可使抗生素易于进入病变部位而发挥效能。

4. 调整肠道菌群　慢性菌痢由于长期使用抗菌药物，常有菌群失调。大肠埃希菌减少时可给予乳糖及维生素C。肠球菌减少者可给叶酸。此外，可采用微生态制剂，如乳酸杆菌或双歧杆菌制剂治疗。

5. 对症治疗　有肠道功能紊乱者可采用镇静或解痉药物。

# 十一、预防

采用以切断传播途径为主的综合预防措施，同时做好传染源的管理。

## （一）管理传染源

急、慢性患者和带菌者应隔离或定期进行访视管理，并给予彻底治疗，隔日1次大便培养，连续2次阴性才可解除隔离。从事饮食业、保育及水厂工作的人员，必须定期进行大便培养，更需做较长期的追查，必要时暂调离工作岗位。

## （二）切断传播途径

养成良好的卫生习惯，特别注意饮食和饮水卫生。抓好"三管一灭"，即饮水、饮食、粪便的管理，消灭苍蝇。

## （三）保护易感人群

世界卫生组织报告，目前尚无获准生产的可有效预防志贺菌感染的疫苗。近年主要采用口服活菌苗，一般采用三种菌苗：自然无毒株；有毒或无毒痢疾杆菌与大肠埃希菌杂交的菌株；变异菌株。目前国内主要采用变异菌株，如 F2a 型依链株。活菌苗对同型志贺菌保护率约为 80%，而对其他型别菌痢的流行可能无保护作用。

（张　峰）

# 第五节　霍乱

霍乱是由霍乱弧菌所引起的烈性肠道传染病，以剧烈的腹泻和呕吐、脱水、肌肉痉挛、周围循环衰竭为主要临床表现，诊治不及时易致死亡。本病主要经水传播，具有发病急、传播迅速、发病率高、常在数小时内可致人死亡等特点，对人类生命健康形成很大威胁。在我国，霍乱属于甲类传染病。本病广泛流行于亚洲、非洲、拉丁美洲地区，属国际检疫传染病。

## 一、病原学

### （一）分类

霍乱弧菌为霍乱的病原体，WHO 腹泻控制中心根据弧菌的生化性状，O 抗原的特异性，将霍乱弧菌分成 139 个血清群，其中仅 O1 与 O139 可引起霍乱流行。

1. O1 群霍乱弧菌　包括古典生物型霍乱弧菌和埃尔托生物型霍乱弧菌。前者是 1883 年第五次霍乱世界大流行期间德国细菌学家郭霍在埃及首先发现的；后者为 1905 年埃及西奈半岛埃尔托检疫站所发现。本群霍乱弧菌是霍乱的主要致病菌。

2. 非 O1 群霍乱弧菌　生化反应与 O1 群霍乱弧菌相似，鞭毛抗原与 O1 群相同，而菌体 O 抗原则不同，不被 O1 群霍乱弧菌多价血清所凝集，又称为不凝集弧菌。

3. 不典型 O1 群霍乱弧菌　本群霍乱弧菌可被多价 O1 群血清所凝集，但本群弧菌在体内外均不产生肠毒素，因此没有致病性，多由自然水源或井水中分离到。

4. O139 群霍乱弧菌　既不同于 O1 群霍乱弧菌，也不同于非 O1 群霍乱弧菌的 137 个血清群，而是一个新的血清群，于 1992 年 12 月 22 日首先在孟加拉分离到，所以又称 Bengal 型。

### （二）形态学

O1 群霍乱弧菌是革兰染色阴性，呈弧形或逗点状杆菌，大小约（1.5～2.2）μm×（0.3～0.4）μm，无芽孢、无夹膜，菌体尾端有一鞭毛，运动极为活泼，在暗视野悬滴镜检观察，如同夜空中的流星。患者粪便直接涂片可见弧菌纵列呈"鱼群"样。O139 霍乱弧菌为革兰阴性弧菌，不具备非 O1 群霍乱弧菌 137 个血清型的典型特征，该菌长 2～3μm，宽约 0.5μm，有夹膜，菌体末端有一根鞭毛，呈穿梭样运动。

### （三）培养特性

霍乱弧菌在普通培养基中生长良好，属兼性厌氧菌。在碱性环境中生长繁殖快，一般增菌培养常用 pH 8.4～8.6 的 1% 碱性蛋白胨水，可以抑制其他细菌生长。O139 霍乱弧菌能在无氯化钠或 30g/L 氯化钠蛋白胨水中生长，而不能在 80g/L 浓度下生长。

## （四）生化反应

O1 群霍乱弧菌和非典型 O1 群霍乱弧菌均能发酵蔗糖和甘露糖，不发酵阿拉伯糖。非 O1 群霍乱弧菌对蔗糖和甘露糖发酵情况各不相同。此外埃尔托生物型能分解葡萄糖产生乙酸甲基甲醇（即 VP 试验）。O139 型能发酵葡萄糖、麦芽糖、蔗糖和甘露糖，产酸不产气，不发酵肌醇和阿拉伯糖。

## （五）抗原结构

霍乱弧菌有耐热的菌体（O）抗原和不耐热的鞭毛（H）抗原。H 抗原为霍乱弧菌属所共有；O 抗原特异性高，有群特异性和型特异性两种抗原，是霍乱弧菌分群和分型的基础。群的特异性抗原可达 100 余种。O1 群弧菌型的特异性抗原有 A、B、C 三种，其中 A 抗原为 O1 群弧菌所共有，A 抗原与 B 或（和 C）抗原相结合则可分为三型。小川型（异型，Ogawa）含 AB 抗原；稻叶型（原型，Inaba）含 AC 抗原；彦岛型（中间型，Hikojima）含 ABC 三种抗原。霍乱弧菌所含的 BC 抗原，可以因弧菌的变异而互相转化，如小川型和稻叶型之间可以互相转化。O139 霍乱弧菌与 O1 群霍乱弧菌的多价诊断血清不发生交叉凝集，与 O1 群霍乱弧菌特异性的 A、B 及 C 因子单克隆抗体也不发生反应。

霍乱弧菌能产生肠毒素、神经氨酸酶、血凝素，菌体裂解后能释放出内毒素等。其中霍乱肠毒素（cholera toxin，CT）在古典型、埃尔托生物型和 O139 型霍乱弧菌均能产生，且互相之间很难区别。

霍乱肠毒素是一种不耐热的毒素，56℃分钟即被破坏。在弧菌的生长对数期合成并释放于菌体外。O1 群霍乱弧菌和非 O1 群霍乱弧菌肠毒素的抗原特性大致相同。霍乱肠毒素是由一个 A 和五个 B 两个亚单位以非共价结合构成的活性蛋白。A 亚单位为毒性亚单位，分子量为 27.2kD。A 亚单位由 A1 和 A2 两条肽链组成，依靠二硫键相结合。A1 具有酶活性，A2 与 B 亚单位结合。B 亚单位为结合单位，能识别肠黏膜细胞上的特异性受体，其分子量为 11.6kD，由 103 个氨基酸组成。肠毒素具有免疫原性，经甲醛处理后所获得的无毒性霍乱肠毒素称为类霍乱原，免疫人体后其所产生的抗体，能对抗霍乱肠毒素的攻击。

霍乱弧菌体有菌毛结构，古典型有 A、B、C 三种菌毛，埃尔托生物型仅产生 B 型及 C 型菌毛。A 型菌毛的表达与霍乱肠毒素同时受 TOXR 基因调节，称为毒素协同菌毛。

## （六）抵抗力

霍乱弧菌对干燥、加热和消毒剂均敏感。一般煮沸 1~2 分钟，可杀灭。0.2%~0.5% 的过氧乙酸溶液可立即杀死。正常胃酸中仅能存活 5 分钟。但在自然环境中存活时间较长，如在江、河、井或海水中埃尔托生物型霍乱弧菌能生存 1~3 周，在鱼、虾和介壳类食物中可存活 1~2 周。O139 霍乱弧菌在水中存活时间较 O1 群霍乱弧菌长。

# 二、流行病学

## （一）传染源

患者和带菌者是霍乱的传染源。严重吐泻者可排出大量细菌，极易污染周围环境，是重要的传染源。轻型和隐性感染者由于发病的隐蔽性，在疾病传播上起着更重要作用。

## （二）传播途径

霍乱是肠道传染病，患者及带菌者的粪便和排泄物污染水源和食物后可引起传播。其次，日常的生活接触和苍蝇亦起传播作用。近年来发现埃尔托生物型霍乱弧菌和 O139 霍乱弧菌均能通过污染鱼、虾等水产品引起传播。

## （三）人群易感性

人群对霍乱弧菌普遍易感，本病隐性感染较多，而有临床症状的显性感染则较少。病后可获一定免疫力。能产生抗菌抗体和抗肠毒素抗体，但亦有再感染的报告。霍乱地方性流行区人群或对 O1 群霍乱弧菌有免疫力者，却不能免受 O139 的感染。

## （四）流行特征

1. 地方性与外来性　霍乱主要在东南亚地区经常流行，历次大流行均由以上地区传播。我国发生的霍乱系从国外输入，属外来传染病。流行地区以沿海一带，如广东、广西、浙江、江苏、上海等省市为多。O139 型菌株引起的霍乱无家庭聚集性，发病以成人为主（可达 74%），男病例多于女病例。

2. 传播方式　主要经水和食物传播。一般先发生于沿海港口、江河沿岸及水网地区，再经水陆交通传播。通过航空作远距离传播也是迅速蔓延的重要原因。

3. 季节性　霍乱为热带地区传染病，全年均可发病，但在各流行地区仍有一定的季节性，主要视气温和湿度是否适合于霍乱弧菌生长。在我国霍乱流行季节为夏秋季，以 7~10 月为多。

# 三、发病机制和病理

## （一）发病机制

霍乱弧菌经口进入消化道，若胃酸正常且不被稀释，则可杀灭一定数量的霍乱弧菌而不发病。但若胃酸分泌减少或被稀释，或者食入大量霍乱弧菌，弧菌经胃到达小肠，通过鞭毛运动，以及弧菌产生的蛋白酶作用，穿过肠黏膜上的黏液层，在毒素协同菌毛（TCPA）和霍乱弧菌血凝素的作用下，黏附于小肠上段肠黏膜上皮细胞刷状缘上，并不侵入肠黏膜下层。在小肠碱性环境中霍乱弧菌大量繁殖，并产生霍乱肠毒素〔即霍乱原〕。

霍乱肠毒素的作用方式如下：①肠毒素到达黏膜后，B 亚单位能识别肠黏膜上皮细胞上的神经节苷脂受体并与之结合。②肠毒素 A 亚单位进入肠黏膜细胞内，A1 亚单位含有二磷酸腺苷（ADP）-核糖转移酶活性，能从烟酰胺腺嘌呤二核苷酸（NAD）中转移二磷腺苷（ADP）-核糖至具有控制腺苷环化酶活性的三磷酸鸟嘌呤核苷调节酶中（GTP 酶或称 G 蛋白）并与之结合，从而使 GTP 酶活性受抑制，导致腺苷环化酶持续活化。③腺苷环化酶使三磷酸腺苷（ATP）不断转变为环磷酸腺苷（cAMP）。当细胞内 cAMP 浓度升高时，则刺激肠黏膜隐窝细胞过度分泌水、氯化物及碳酸盐，同时抑制绒毛细胞对钠和氯离子的吸收，使水和 NaCl 等在肠腔积累，因而引起严重水样腹泻。

霍乱肠毒素还能促使肠黏膜杯状细胞分泌黏液增多，使腹泻水样便中含大量黏液。此外腹泻导致的失水，使胆汁分泌减少，且肠液中含有大量水、电解质和黏液，所以吐泻物呈"米泔水"样。除肠毒素外，内毒素及霍乱弧菌产生溶血素、酶类及其他代谢产物，亦有一定的致病作用。

## （二）病理生理

霍乱的主要病理生理改变为水和电解质紊乱、代谢性酸中毒、循环衰竭和急性肾衰竭。患者由于剧烈的呕吐与腹泻，体内水和电解质大量丧失，导致脱水和电解质紊乱。在严重脱水患者，由于血容量明显减少，可出现循环衰竭，进一步引起急性肾衰竭；由于腹泻丢失大量碳酸氢根可导致代谢性酸中毒；而循环衰竭，组织缺氧进行无氧代谢，乳酸产生过多，同时伴发急性肾衰竭，不能排泄代谢的酸性物质，均可促使酸中毒进一步加重。

## （三）病理解剖

霍乱患者的死亡原因为循环衰竭和尿毒症，其主要病理变化为严重脱水，脏器实质性损害不重。皮肤苍白、干瘪、无弹性，皮下组织和肌肉脱水，心、肝、脾等脏器因脱水而缩小色暗无光泽。肠黏膜轻度发炎、松弛，一般无黏膜上皮脱落，亦无溃疡形成，偶见出血。小肠明显水肿，色苍白暗淡，黏膜面粗糙，活检镜下仅见轻微的非特异性炎症。肾脏无炎性改变，肾小球和肾间质毛细血管可见扩张，肾小管可有混浊变性和坏死。

# 四、临床表现

三种生物型弧菌所致霍乱的临床表现基本相同，古典生物型和O139型霍乱弧菌引起的疾病，症状较严重，埃尔托生物型霍乱弧菌引起的症状轻者较多，无症状的病原携带者亦较多。本病潜伏期，短者数小时，长者7天，一般为1~3天；典型患者多发病急，少数患者发病前1~2天可有头昏、乏力或轻度腹泻等前驱症状。

## （一）病程

典型病例的病程可分为三期。

1. 吐泻期　绝大多数患者以剧烈的腹泻、呕吐开始。一般不发热，仅少数有低热。

（1）腹泻：腹泻是发病的第一个症状，不伴有里急后重感，多数不伴腹痛，少数患者因腹直肌痉挛而引起腹痛。大便初为泥浆样或水样，尚有粪质，以后迅速变为"米泔水"样大便或无色透明水样，无粪臭，微有淡甜或鱼鲜味，含有大量黏液。少数患者可排出血便，以埃尔托霍乱弧菌引起者多见。腹泻次数由每日数次至数十次不等，重者则大便失禁。腹泻量在严重患者甚至每次可达到1 000mL。

（2）呕吐：呕吐一般发生在腹泻之后，但也有先于或与腹泻同时发生。呕吐不伴恶心，多呈喷射性和连续性。呕吐物初为胃内食物，继而为清水样，严重者为"米泔水"呕吐物。呕吐一般持续1~2天。

2. 脱水期　由于剧烈的呕吐与腹泻，使体内大量水分和电解质丧失，因而出现脱水，电解质紊乱和代谢性酸中毒。严重者出现循环衰竭。本期病程长短，主要决定于治疗是否及时和正确，一般为数小时至2~3天。

（1）脱水：可分轻、中、重三度。轻度脱水，可见皮肤黏膜稍干燥，皮肤弹性略差，一般约失水1 000mL，儿童70~80mL/kg。中度脱水，可见皮肤弹性差，眼窝凹陷，声音轻度嘶哑，血压下降和尿量减少，约丧失水分3 000~3 500mL，儿童约80~100mL/kg。重度脱水，则出现皮肤干皱，没有弹性，声音嘶哑，并可见眼眶下降，两颊深凹，神志淡漠或不清的"霍乱面容"。重度脱水患者约脱水4 000mL，儿童100~120mL/kg。

（2）循环衰竭：是严重失水所致的失水性休克。出现四肢厥冷，脉搏细速，甚至不能触及，血压下降或不能测出。继而由于脑部供血不足，脑缺氧而出现神志意识障碍，开始为烦躁不安，继而呆滞、嗜睡甚至昏迷。出现循环衰竭，若不积极抢救，可危及生命。

（3）酸中毒：临床表现为呼吸增快，严重者除出现库斯莫尔（Kussmaul）深大呼吸外，可有神志意识障碍，如嗜睡、感觉迟钝甚至昏迷。

（4）肌肉痉挛：由于呕吐、腹泻使大量的钠盐丧失，严重的低血钠引起腓肠肌和腹直肌痉挛。临床表现为痉挛部位的疼痛和肌肉呈强直状态。

（5）低血钾：频繁的腹泻使钾盐大量丧失，血钾可显著降低。临床表现为肌张力减弱，膝反射减弱或消失，腹胀，亦可出现心律失常。心电图示 QT 延长，T 波平坦或倒置和出现 U 波。

3. 恢复期或反应期　腹泻停止，脱水纠正后多数患者症状消失，尿量增加，体力逐步恢复。但亦有少数病例由于血液循环的改善，残留于肠腔的内毒素被吸收进入血流，可引起轻重不一的发热。一般体温可达 38~39℃，持续 1~3 天后自行消退。

## （二）临床类型

根据失水程度、血压和尿量情况，可分为轻、中、重三型。

1. 轻型　起病缓慢，腹泻每日不超出 10 次，为稀便或稀水样便，一般不伴呕吐，持续腹泻 3~5 天后恢复。无明显脱水表现。

2. 中型（典型）　有典型的腹泻和呕吐症状，腹泻每日达 10~20 次，为水样或"米泔水"样便，量多，因而有明显失水体征。表现为血压下降，收缩压 70~90mmHg，尿量减少，24 小时尿量 500mL 以下。

3. 重型　患者除有典型腹泻和呕吐症状外，存在严重失水，因而出现循环衰竭。表现为脉搏细速或不能触及，血压明显下降，收缩压低于 70mmHg 或不能测出，24 小时尿量 50mL 以下。

除上述三种临床类型外，尚有一种罕见的暴发型或称中毒型，又称干性霍乱。本型起病急骤，尚未出现腹泻和呕吐症状，即迅速进入中毒性休克而死亡。

# 五、实验室检查

## （一）一般检查

1. 血常规及生化检查　由于失水可引起血液浓缩，红细胞计数升高，血红蛋白和血细胞比容增高。白细胞可达 $10 \times 10^9/L$ 以上。分类计数中性粒细胞和单核细胞增多。严重脱水患者可有血清钠、钾、氯均可见降低，尿素氮、肌酐升高，而 $HCO_3^-$ 下降。

2. 尿常规　可有少量蛋白，镜检有少许红、白细胞和管型。

3. 大便常规　可见黏液和少许红、白细胞。

## （二）血清免疫学检查

霍乱弧菌的感染者，能产生抗菌抗体和抗肠毒素抗体。抗菌抗体中的抗凝集抗体，一般在发病第 5 天出现，病程 8~11 天达高峰。血清免疫学检查主要用于流行病学的追溯诊断和粪便培养阴性可疑患者的诊断。若抗凝集素抗体双份血清滴度 4 倍以上升高，有诊断意义。

## （三）病原学检查

1. 粪便涂片染色　取粪便或早期培养物涂片行革兰染色镜检，可见革兰阴性稍弯曲的弧菌，无芽孢无荚膜，而 O139 菌除可产生荚膜外，其他与 O1 菌相同。

2. 悬滴检查　将新鲜粪便做悬滴或暗视野显微镜检，可见运动活泼呈穿梭状的弧菌。

3. 制动试验　取急性期患者的水样粪便或碱性蛋白胨水增菌培养 6 小时左右的表层生长物，先做暗视野显微镜检，观察动力。如有穿梭样运动物时，则加入 O1 群多价血清一滴。若是 O1 群霍乱弧菌，由于抗原抗体作用，则凝集成块，弧菌运动即停止。如加 O1 群血清后，不能制止运动，应再用 O139 血清重做试验。

4. 增菌培养　所有怀疑霍乱患者的粪便，除做显微镜检外，均应做增菌培养。粪便留取应在使用抗菌药物之前。增菌培养基一般用 pH8.4 的碱性蛋白胨水，36~37℃ 培养 6~8 小时后表面能形成菌膜。此时应进一步做分离培养，并进行动力观察和制动试验，这将有助于提高检出率和早期诊断。

5. 核酸检测　应用霍乱毒素基因的 DNA 探针做菌落杂交，能迅速鉴定出产霍乱毒素的霍乱弧菌，但不能鉴别霍乱弧菌的古典生物型、埃托尔生物型和 O139 生物型。应用 PCR 技术来快速诊断霍乱也得到应用。其中通过识别 PCR 产物中的霍乱弧菌毒素基因亚单位 CTxA 和毒素协同菌毛基因 TcpA 来区别霍乱弧菌和非霍乱弧菌。然后根据 TcpA 基因的不同 DNA 序列来区别古典生物型、埃托尔生物型和 O139 生物型霍乱弧菌。4 小时以内可出结果，能检测出碱性蛋白胨水中 10 条以下的弧菌。具有快速、特异、敏感的优点。

6. ELISA　用针对 O139 霍乱弧菌"O"抗原的单克隆抗体，用 dot-ELISA 直接检测直肠拭子标本中的抗原，呈现出极高的敏感性和特异性。

## 六、并发症

### （一）急性肾衰竭

发病初期由于剧烈呕吐、腹泻导致脱水，出现少尿，此为肾前性少尿，经及时补液尿量能迅速增加而不发生肾衰竭。若补液不及时脱水加重引起休克，由于肾脏供血不足，可引起肾小管缺血性坏死，出现少尿、无尿和氮质血症。

### （二）急性肺水肿

由于本病脱水严重往往需要快速补液，若不注意同时纠正酸中毒，则往往容易发生肺水肿。这是代谢性酸中毒导致肺循环高压之故。

## 七、诊断

霍乱流行地区，在流行季节，任何有腹泻和呕吐的患者，均应考虑霍乱可能，因此均需做排除霍乱的粪便细菌学检查。凡有典型症状者，应先按霍乱处理。

### （一）诊断标准

具有下列之一者，可诊断为霍乱：

1. 有腹泻症状，粪便培养霍乱弧菌阳性。

2. 霍乱流行期间，在疫区内有典型的腹泻和呕吐症状，迅速出现严重脱水，循环衰竭和肌肉痉挛者。虽然粪便培养未发现霍乱弧菌，但并无其他原因可查者。如有条件可做双份血清凝集素试验，滴度 4 倍上升者可诊断。

3. 疫源检索中发现粪便培养阳性前 5 天内有腹泻症状者，可诊断为轻型霍乱。

## （二）疑似诊断

具有以下之一者：

1. 具有典型霍乱症状的首发病例，病原学检查尚未肯定前。

2. 霍乱流行期间与霍乱患者有明确接触史，并发生泻吐症状，而无其他原因可查者。

疑似患者应进行隔离、消毒，作疑似霍乱的疫情报告，并每日做大便培养，若连续二次大便培养阴性，可作否定诊断，并作疫情订正报告。

# 八、鉴别诊断

## （一）急性细菌性胃肠炎

包括副溶血弧菌、金黄色葡萄球菌、变形杆菌、蜡样芽孢杆菌、致病性和产肠毒素性大肠杆菌等引起。由于细菌和食物中产生肠毒素，人进食后即发病。本病起病急骤，同食者常集体发病。且往往是先吐后泻，排便前有阵发性腹痛。粪便常为黄色水样便或偶带脓血。

## （二）病毒性胃肠炎

常由人轮状病毒、诺如病毒等引起。患者一般有发热，除腹泻、呕吐外可伴有腹痛、头痛和肌痛，少数有上呼吸道症状。大便为黄色水样便，粪便中能检出病毒抗原。

## （三）急性细菌性痢疾

典型患者有发热、腹痛、里急后重和脓血便，易与霍乱鉴别。

轻型患者仅腹泻黏液稀液，需与轻型霍乱鉴别，主要依靠粪便细菌学检查。

# 九、治疗

治疗原则：严格隔离，及时补液，辅以抗菌和对症治疗。严格隔离患者应按甲类传染病进行严格隔离。及时上报疫情。确诊患者和疑似病例应分别隔离，患者排泄物应彻底消毒。患者症状消失后，隔日粪便培养一次，连续两次粪便培养阴性方可解除隔离。

## （一）补液疗法

1. **静脉输液** 及时补充液体和电解质是治疗本病的关键。治疗开始时以生理盐水作快速静脉滴注，当血压回升后可考虑选择以下液体。

（1）541液：即每升溶液中含氯化钠5g，碳酸氢钠4g，氯化钾1g。此液的电解质浓度与大便丧失的电解质浓度相似，为等渗溶液，是目前治疗霍乱的首选液。若在此溶液1 000mL中加50%葡萄糖20mL，则为含糖541液，可防低血糖。可以按照0.9%氯化钠550mL，1.4%碳酸氢钠300mL，10%氯化钾10mL和10%葡萄糖140mL的比例配制。幼儿由于肾脏排钠功能较差，为避免高血钠，其比例改为每升液体含氯化钠2.65g，碳酸氢钠3.75g，氯化钾1g，葡萄糖10g。

（2）2：1溶液：2份生理盐水，1份1.4%碳酸氢钠溶液，由于不含氯化钾，故应注意补充。

输液的量和速度：应根据失水程度而定。轻度失水患者以口服补液为主，如有呕吐不能口服者给予静脉补液3 000~4 000mL/d；中度失水补液4 000~8 000mL/d；重型脱水补液8 000~12 000mL/d。补液量也可以根据血浆比重计算，血浆比重每升高0.001（正常为

1.025），成人补液量为每公斤体重 4mL，婴儿、幼年儿童为每公斤体重 10mL。输液总量的 40% 应于，15～30 分钟内输完，余量于 3～4 小时内输完。补液不足和时间拖延可促使肾衰竭出现，补液过多过快易于发生肺水肿。因此，补液期间要密切观察病情变化，如皮肤黏膜的干燥程度、皮肤弹性、血压、脉搏、尿量、颈静脉充盈和肺部听诊情况，以避免肺水肿发生。

儿童患者的补液方法，轻型 24 小时内补液 100～150mL/kg。中、重型患儿静脉补液各自为 150～200mL/kg 和 200～250mL/kg，可用 541 溶液。若应用 2∶1 溶液（即 2 份生理盐水，1 份 1.4% 碳酸氢钠溶液）则应注意补钾。儿童粪便中钠含量较成人为低，因此补液中的钠含量相应减少，以避免高血钠症的发生。儿童对低血钾比成人敏感，所以钾的补充应及时和足量。

2. 口服补液　霍乱肠毒素虽然抑制肠黏膜对氯化钠的吸收，但对葡萄糖的吸收能力并无改变，而且葡萄糖还能增进水和钠的吸收。因此对轻中型患者可以口服补液，重症患者在通过静脉补液病情改善后，也可改用口服补液。一般应用葡萄糖 20g，氯化钠 3.5g，碳酸氢钠 2.5g，氯化钾 1.5g 加水 1 000mL。口服量可按成人 750mL/小时，小儿 15～20mL/kg。以后每 6 小时的口服量按前一个 6 小时吐泻量的 1.5 倍计算。

### （二）抗菌治疗

应用抗菌药物控制病原菌后能缩短病程，减少腹泻次数和迅速从粪便中清除病原菌。但仅作为液体疗法的辅助治疗。近年来已发现四环素的耐药菌株，但对多西环素仍敏感。目前常用药物：复方磺胺甲基异噁唑，每片含甲氧苄啶（TMP）80mg，磺胺甲基异噁唑（SMZ）400mg，成人每次 2 片，每天 2 次。小儿 30mg/kg，分 2 次口服。多西环素在成人 200mg，每天 2 次，小儿每日 6mg/kg，分 2 次口服。诺氟沙星成人每次 200mg，每日 3 次，或环丙沙星成人每次 250～500mg，每日 2 次口服。以上药物任选一种，连服 3 日。不能口服者可应用氨苄西林肌内或静脉注射。O139 菌对四环素、氨苄西林、氯霉素、红霉素、先锋 V 号、环丙沙星敏感，而对复方磺胺甲基异噁唑、链霉素、呋喃唑酮耐药。

### （三）对症治疗

休克患者经补液后血容量基本恢复，但血压仍低者，可应用地塞米松 20～40mg 或氢化可的松 100～300mg，静脉滴注，并可加用血管活性药物静脉滴注。患者在输注 541 溶液的基础上尚需根据二氧化碳结合力（$CO_2CP$）情况，应用 5% 碳酸氢钠酌情纠酸。若出现心力衰竭、肺水肿，则应暂停或减慢输液速度，可应用强心药物，如毒毛旋花苷 K 0.25mg 或毛花苷丙 C 0.4mg，加入 25% 的葡萄糖中缓慢静脉注射。

## 十、预后

本病的预后与所感染霍乱弧菌生物型的不同。以及临床类型轻重、治疗是否及时和正确有关。此外，年老体弱或有并发症者预后差，治疗不及时者预后差。死亡原因主要是循环衰竭和急性肾衰竭。

## 十一、预防

### （一）控制传染源

应用敏感的、特异的方法进行定期的流行病学调查。建立肠道门诊，以便及时发现患者和疑似患者。尤其当发现首例可疑病例时，应该做到"五早一就"，即早发现、早诊断、早隔离、早治疗、早报告和就地处理。对于高危人群如家庭密切接触者进行粪检和预防性服药。一般应用多西环素 200mg 顿服，次日口服 100mg，儿童每日 6mg/kg，连服 2 日。亦可应用诺氟沙星，每次 200mg，每日 3 次，连服 2 日。对疫源区要进行严格、彻底消毒，防止疫情扩散。加强和完善国境卫生检疫，严防霍乱从国外传入或国内传出。

### （二）切断传播途径

加强饮水消毒，定期检测饮水余氯，确保用水安全。加强垃圾和污水的无害化处理。良好的卫生设施可以明显减少霍乱传播的危险性。对患者和带菌者的排泄物进行彻底消毒。加强对食品的卫生管理。此外，应消灭苍蝇等传播媒介。

### （三）提高人群免疫力

以前使用全菌死疫苗和霍乱肠毒素的类毒素疫苗，由于其保护效率低，作用时间短，不能防止隐性感染和带菌者，目前已被停止使用。现国外应用基因工程技术制成并试用的有多种菌苗，现仍在扩大试用，其中包括：

1. B 亚单位-全菌体菌苗（BS-WC）　这是由灭活的霍乱弧菌全菌体细胞（WC）和纯化的霍乱肠毒素 B 亚单位（BS）组成的菌苗。此菌苗保护率为 65%~85% 左右，对古典生物型霍乱弧菌的预防作用优于埃尔托生物型霍乱弧菌。此外，尚有一种重组 B 亚单位-全菌体菌苗（BS-rWC），也显示出同样的保护效率。

2. 减毒口服活菌苗　CVD103-HgR 疫苗，为一重组的不含 CTX A 基因减毒活疫苗，此菌苗能明显对抗 O1 群古典生物型和埃尔托生物型霍乱弧菌的感染。Tacket 等报告，口服（3~5）×$10^8$ 单一剂量 CVD103-HgR 菌苗后，志愿者中获得 100% 的保护作用。一般认为保护作用至少持续 6 个月，但动物实验表明，此菌苗对 O139 型霍乱弧菌无保护作用。

（张　峰）

# 第六节　肠阿米巴病

阿米巴病是指对人体有致病力的溶组织阿米巴侵入人体所引起的疾病。根据其临床表现及病变部位的不同可分为阿米巴肠病和肠外阿米巴病。阿米巴肠病，又称阿米巴痢疾，是由致病性溶组织阿米巴原虫侵入结肠壁后所致的以痢疾症状为主的消化道传染病。病变多在近端结肠和盲肠，易复发变为慢性。

## 一、病原学

溶组织阿米巴为人体唯一致病性阿米巴，生活史包括滋养体期和包囊期。生活史的基本过程是：包囊→滋养体→包囊。滋养体在体外抵抗力弱，易死亡。包囊对外界抵抗力强。

### （一）滋养体

滋养体直径 20~40μm，运动较为缓慢，形态多变。其胞质分内外两层，内外质分明，由外质伸出的伪足呈宽指状，定向移动。大滋养体寄生在肠壁及其他器官组织中，可吞噬组织和红细胞，故又称组织型滋养体；小滋养体寄生于肠腔中，以宿主肠液、细菌、真菌为食，不吞噬红细胞，亦称肠腔型滋养体；当宿主健康状况下降，则分泌溶组织酶，加之自身运动而侵入肠黏膜下层，变成大滋养体；当肠腔条件改变，不利于其活动时，变为包囊前期，再变成包囊。滋养体在传播上无重要意义。

### （二）包囊

多见于隐性感染者及慢性患者粪便中，呈圆形，5~20μm 大小，成熟包囊具有 4 个核，是溶组织阿米巴的感染型，具有传染性。包囊对外界抵抗力较强，于粪便中存活至少 2 周，水中 5 周，冰箱中 2 个月，对化学消毒剂抵抗力较强，能耐受 0.2% 高锰酸钾数日，普通饮水消毒的氯浓度对其无杀灭作用，但对热（50℃）和干燥很敏感。

溶组织阿米巴的培养需有细菌存在，呈共生现象。目前无共生培养已获成功，为纯抗原制备及深入研究溶组织阿米巴提供了条件。

## 二、流行病学

慢性患者、恢复期患者及无症状包囊携带者是本病主要传染源。通过污染的水源、蔬菜、瓜果、食物等消化道传播，亦可通过污染的手、用品、苍蝇、蟑螂等间接经口传播。人群普通易感，感染后不产生免疫力，故易再感染。本病遍及全球，多见于热带与亚热带。我国多见于北方。发病率农村高于城市，男性高于女性，成人多于儿童，大多为散发，偶因水源污染等因素而暴发流行。

### （一）传染源

慢性患者、恢复期患者及无症状包囊携带者为本病的传染源。急性患者，当其粪便中仅排出滋养体时，不是传染源。

### （二）传播途径

一般认为阿米巴包囊污染食物和水，经口传染是主要传播途径，水源污染可引起暴发性流行，生食包囊污染的瓜果蔬菜亦可致病，苍蝇、蟑螂也可起传播作用，男性同性恋中偶可由口-阴部接触受传染。

### （三）流行特点

溶组织内阿米巴病分布广泛，在热带、亚热带及温带地区发病较多，少数不发达国家居民感染率可达 50%。在世界范围内平均感染率约 10%。新中国成立以来，各地阿米巴的感染率明显降低，其发病情况因时而异，以秋季为多，夏季次之，发病率男多于女，成年多于儿童，这可能与吞食含包囊的食物机会的多少或年龄免疫有关。

### （四）人群易感性

人群普遍易感，性别无差异，婴儿与儿童发病机会相对较少。营养不良、免疫低下及接受免疫抑制剂治疗者，发病机会多。人群感染后抗体滴度虽高，但不具保护作用，故重复感染较多见。

## 三、发病机制和病理

肠阿米巴病是溶组织内阿米巴经口感染入侵结肠壁引起的疾病。4 核包囊随大便污染的水或食物进入消化道，它能耐受胃酸的消化作用，顺利通过胃和小肠上段，至小肠下段经碱性消化液的作用脱囊，发育成 4 个小滋养体。在适合条件下小滋养体以二分裂方式增殖，并随粪便下行到结肠。当机体抵抗力下降，肠功能紊乱时，小滋养体进入肠壁黏膜，吞噬红细胞和组织细胞，转变为大滋养体，并大量分裂增殖，侵入肠黏膜，破坏组织形成小脓肿及潜形（烧杯状）溃疡，造成广泛组织破坏可深达肌层，大滋养体随坏死物质及血液由肠道排出，呈现痢疾样症状。在慢性病变中，黏膜上皮增生，溃疡底部形成肉芽组织，溃疡周围见纤维组织增生肥大。滋养体同时可以栓子形式流入肺、脑等，形成迁徙性脓肿。肠道滋养体亦可直接蔓延及周围组织，形成直肠阴道瘘或皮肤与黏膜溃疡等各种病变。个别病例可造成肠出血、肠穿孔或者并发腹膜炎、阑尾炎。

显微镜下可见组织坏死为其主要病变，淋巴细胞及少量中性粒细胞浸润。若细菌感染严重，可呈急性弥漫性炎症改变，更多炎细胞浸润及水肿、坏死改变。病损部位可见多个阿米巴滋养体，大多聚集在溃疡的边缘部位。

## 四、临床表现

潜伏期平均 1~2 周（4 日至数月），临床表现有不同类型。

### （一）无症状型（包囊携带者）

此型临床常不出现症状，多于粪检时发现阿米巴包囊。

### （二）普通型

起病多缓慢，全身中毒症状轻，常无发热，腹痛轻微，腹泻，每日便次多在 10 次左右，量中等，带血和黏液，血与坏死组织混合均匀呈果酱样，具有腐败腥臭味，含滋养体与大量成堆红细胞，为其特征之一。病变部位低可有里急后重感。腹部压痛以右侧为主。以上症状可自行缓解。亦可因治疗不彻底而复发。

### （三）轻型

见于体质较强者，症状轻微，每日排稀糊或稀水便 3~5 次以内，或腹泻与便秘交替出现，或无腹泻，仅感下腹不适或隐痛，粪便偶见黏液或少量血液，可查及包囊和滋养体。无并发症，预后佳。

### （四）暴发型

极少见，可因感染严重，或并发肠道细菌感染以及体质虚弱，可呈暴发型。起病急骤，有明显中毒症状，恶寒、高热、谵妄、中毒性肠麻痹等。剧烈腹痛与里急后重，腹泻频繁，每日数十次，甚至失禁，粪呈血水、洗肉水或稀水样，颇似急性菌痢，但粪便奇臭，含大量活动阿米巴滋养体为其独有特征，腹部压痛明显。常因脱水致外周循环障碍，或伴意识障碍，甚至出现肠出血、肠穿孔、腹膜炎等并发症，预后差。

### （五）慢性型

常因急性期治疗不当所致，腹泻与便秘交替出现，使临床症状反复发作，迁延 2 月以上或数年不愈。常因受凉、劳累、饮食不慎等而发作。患者常觉下腹部胀痛，久之乏力、贫血及营养不良。右下腹可及增厚结肠，轻度压痛；肝脏可肿大伴有压痛等。粪便内可混有脓血、滋养体，有时有包囊。

## 五、实验室检查

### (一) 病原学检查

1. 粪便检查

(1) 活滋养体检查法：常用生理盐水直接涂片法检查活动的滋养体，急性痢疾患者的脓血便或阿米巴痢疾患者的稀便，要求容器干净，粪样新鲜，送检越快越好，寒冷季节还要注意运送和检查时的保温。检查时取一洁净的载玻片，滴加生理盐水 1 滴，再以竹签蘸取少量粪便，涂在生理盐水中，加盖玻片，然后置于显微镜下检查，典型的阿米巴痢疾粪便为酱红色黏液样，有特殊的腥臭味，镜检可见黏液中含较多黏集成团的红细胞和较少的白细胞，有时可见夏科－雷登氏结晶和活动的滋养体，这些特点可与细菌性痢疾的粪便相区别。

(2) 包囊检查法：临床上常用碘液涂片法，该法简便易行，取一洁净的载玻片，滴加碘液 1 滴，再以竹签蘸取少量粪样，在碘液中涂成薄片加盖玻片，然后置于显微镜下检查，鉴别细胞核的特征和数目。

2. 阿米巴培养　已有多种改良的人工培养基，常用的如洛克氏液、鸡蛋、血清培养基、营养琼脂血清盐水培养基、琼脂蛋白胨双相培养基等，但技术操作复杂，需一定设备，且阿米巴人工培养在多数亚急性或慢性病例阳性率不高，故不宜作为阿米巴诊断的常规检查。

3. 组织检查　通过乙状结肠镜或纤维结肠镜直接观察黏膜溃疡，并做组织活检或刮拭物涂片，检出率最高。据报道乙状结肠、直肠有病变的病例约占有症状患者的 2/3，因此，凡情况允许的可疑患者都应争取做结肠镜检，刮拭物涂片或取活组织检查。滋养体的取材必须在溃疡的边缘，钳取后以局部稍见出血为宜。脓腔穿刺液检查应取材于脓腔壁部，较易发现滋养体。

### (二) 免疫学检查

近年来国内外陆续报告了多种血清学诊断方法，其中以间接血凝 (IHA)、间接荧光抗体 (IFA) 和酶联免疫吸附试验 (ELISA) 研究较多，但敏感性对各型病例不同。IHA 的敏感度较高，对肠阿米巴病的阳性率达 98%，肠外阿米巴病的阳性率达 95%，而无症状的带虫者仅 10%~40%；IFA 敏感度稍逊于 IHA；ELISA 敏感性强，特异性高，有发展前途。补体结合试验对诊断肠外阿米巴亦有重要意义，其阳性率可达 80% 以上。其他如明胶弥散沉淀素试验、皮内试验等均有辅助诊断价值。近年来，已有报道应用敏感的免疫学技术在粪便及脓液中检测阿米巴特异性抗原获得成功，特别是抗阿米巴杂交瘤单克隆抗体的应用为免疫学技术探测宿主排泄物中病原物质提供了新的可靠的示踪剂。

### (三) 诊断性治疗

如临床上高度怀疑而经上述检查仍不能确诊时，可给予足量吐根碱注射或口服泛喹酮、甲硝唑等治疗，如效果明显，亦可初步做出诊断。

## 六、并发症

并发症分肠内、肠外两大类：

### (一) 肠内并发症

1. 肠穿孔　急性肠穿孔多发生于严重的阿米巴肠病患者，此系肠阿米巴病威胁生命最严重的并发症，穿孔可因肠壁病变使肠腔内容物进入腹腔形成局限性或弥漫性腹膜炎，穿孔部位多见于盲肠、阑尾和升结肠，慢性穿孔先形成肠粘连，尔后常形成局部脓肿或穿入附近器官形成内瘘。

2. 肠出血 发生率少于1%，一般可发生于阿米巴痢疾或肉芽肿患者，因溃疡侵及肠壁血管所致，大量出血常因溃疡深达黏膜下层侵袭大血管，或肉芽肿破坏所致。大量出血虽少见，但一旦发生，病情危急，常因出血而致休克，小量出血多由于浅表溃疡渗血所致。

3. 阑尾炎 因阿米巴肠病好发于盲肠部位，故累及阑尾的机会较多。结肠阿米巴病尸检中发现6.2%~40.9%有阑尾炎，国内报告，累及阑尾者仅0.9%，其症状与细菌性阑尾炎相似，亦有急、慢性等表现，但若有阿米巴痢疾病史并有明显右下腹压痛者，应考虑本病。

4. 阿米巴瘤 肠壁产生大量肉芽组织，形成可触及的肿块，多发生在盲肠，亦见于横结肠、直肠及肛门，常伴疼痛，极似肿瘤，不易与肠癌鉴别，瘤体增大时可引起肠梗阻。

5. 肠腔狭窄 慢性患者，肠道溃疡的纤维组织修复，可形成疤痕性狭窄，并出现腹部绞痛、呕吐、腹胀及梗阻症状。

6. 肛门周围阿米巴病 该病较少见，在临床上常误诊，当有皮肤损伤或肛裂、肛管炎及隐窝炎等病变时，阿米巴滋养体即可直接侵入皮肤内而引起肛门周围阿米巴病，有时病变可继发于挂线法治疗痔瘘之后，阿米巴滋养体偶可通过血行感染肛门周围组织，出现粟粒样大小棕色皮疹，其疹扁平隆起，边缘不清，最后形成溃疡或脓肿，破裂后排出脓液及分泌物，易被误诊为直肠肛管癌，基底细胞癌或皮肤结核等。

## （二）肠外并发症

以肝脓肿最为多见，脓肿穿破可延及附近组织器官。经血路可直接累及脑、肺、睾丸、前列腺、卵巢等。

阿米巴肝脓肿可发生于本病全过程中，或者病后数周至数年。多以长期不规则发热起病，体温可达39℃以上，以弛张热型多见，常伴右上腹或右下胸部疼痛，肝脏进行性肿大，压痛显著为主要临床表现。脓肿多数为单发，且多在肝右叶，其原因多与右叶大，占整个肝脏体积的4/5，且肠道病变多在回盲部，该处大部血液循环经肠系膜上静脉流入肝右叶有关。肝脓肿若位于左叶，可在较短时间出现明显的局部症状与体征，但诊断较难。脓肿表浅可有局部压痛或具波动感，此时行肝穿刺见猪肝色、腥臭气味的脓汁，内含溶解坏死的肝细胞、红细胞、脂肪、夏科-雷登结晶等，滋养体不多见，可在脓腔壁中找到，但未发现过包囊。若并发细菌感染，则脓腔内为黄绿色或黄白色脓液。

慢性病例发热多不明显，可有消瘦、贫血、营养不良性水肿等。外周血常规表现为白细胞总数早期多增高，后期可降至正常。粪便检查原虫阳性率不高。此时十二指肠引流C管胆汁中可见滋养体。

肝功能检查，转氨酶大多正常，血清胆碱酯酶降低，碱性磷酸酶轻度升高。X线检查可见右侧膈肌抬高、活动受限，局部隆起更是诊断意义。左叶脓肿时，钡餐检查可见胃小弯受压和胃体左移现象。B型超声波、同位素肝脏扫描、CT扫描、磁共振等检查均有助于诊断。

阿米巴肺脓肿多继发于肺脓肿，其主要症状与细菌性肺脓肿、支气管扩张相似。若并发支气管肺瘘时，可咳出大量咖啡色脓液。若并发胸膜炎时可有胸腔积液，如呈咖啡色有助于诊断。

阿米巴心包炎较少见，可由左叶阿米巴肝脓肿穿入心包而致。症状与细菌性心包炎相似，是本病最危险的并发症。

## 七、诊断

慢性腹泻或肠功能紊乱者，应疑及肠阿米巴病；典型的痢疾样黏液血便，中毒症状轻，有反复发作倾向，粪便镜检找到吞噬红细胞的溶组织内阿米巴滋养体，可确诊为肠阿米巴病；有典型症状但粪便未发现病原体时，可借助血清学检查或在谨慎观察下应用特效、窄谱杀阿米巴药，如有效可做出临床诊断。

### （一）临床表现

起病缓慢，症状较轻，腹泻次数少，暗红色果酱样粪便等应考虑本病。

### （二）粪便检查

显微镜下检出溶组织阿米巴为确诊重要依据。血性黏液稀便易找到滋养体，粪质部分易找到包囊。

### （三）乙状结肠镜或纤维肠镜检查

直接观察乙状结肠或降结肠等处，可见大小不等的散在溃疡、溃疡间黏膜大多正常，并可自溃疡处刮取标本镜检，有助于发现组织型滋养体，对粪检阴性、临床不能确诊的患者很有诊断价值。

### （四）X 线钡剂灌肠检查

可发现阿米巴瘤患者肠道有充盈缺损，其边缘不规则僵直，局部黏膜紊乱。

### （五）血清学检查

可用阿米巴纯抗原检测特异性抗体，当体内有侵袭性病变时方形成抗体，包囊携带者抗体检测为阴性。常用间接血凝、ELISA、间接荧光抗体、对流免疫电泳、琼脂扩散沉淀试验等。

## 八、鉴别诊断

本病以慢性腹泻为主要症状时应与细菌性痢疾等侵袭性肠道细菌感染、血吸虫病、小袋虫病、旋毛虫病、慢性非特异性溃疡性结肠炎等鉴别；以非痢疾症状为主要表现时需注意与肠结核、结肠癌、克罗恩病等鉴别。

### （一）血吸虫病

有疫水接触史，起病较缓，间歇性腹泻，肝脾大，血嗜酸性粒细胞增高，粪便或肠黏膜活检找到虫卵、大便孵化阳性、血中查获虫卵可溶性抗原可确诊。

### （二）肠结核

大多有原发结核病灶存在，患者有消耗性发热、盗汗、营养障碍，粪便多呈黄色稀糊状，带黏液而少脓血，腹泻与便秘交替出现。胃肠道 X 线检查有助于诊断。

### （三）结肠癌

患者常年龄较大。左侧结肠癌者常伴有排便习惯改变，粪便变细含血液，有渐进性腹胀。右侧结肠癌常表现为进行性贫血、消瘦、不规则发热等，有排便不畅感，粪便多呈糊状，除隐血试验阳性，间或含有少量黏液外，绝少有鲜血。晚期大多可触及腹部肿块。钡剂灌肠和纤维肠镜检查有助于鉴别。

### （四）慢性非特异性溃疡性结肠炎

临床上与慢性阿米巴肠病难以区别，多次病原体检查阴性，血清阿米巴抗体阴性，病原特效治疗无效时支持本病诊断。

## 九、预后

一般预后良好，暴发型病例、心包、肺、脑迁徙性脓肿以及并发肠出血、肠穿孔等预后不良。

## 十、治疗

### （一）一般治疗

急性期应卧床休息，患者应肠道隔离至症状消失、大便连续 3 次查不到滋养体和包囊。加强营养，必要时输液或输血。

### （二）病原治疗

1. 甲硝唑（灭滴灵）　0.4~0.8g，每日 3 次，连服 5~7 日，儿童 50mg/（kg·d），分 3 次服，连用 3~5 日。不能口服者可静脉滴注。注意本药不良反应：偶有恶心、头昏、心悸、白细胞降低等。

2. 甲硝磺酰咪唑　成人每日 2.0g，儿童每日 50mg/kg，清晨顿服，连用 3~5 日。

3. 氯散糖酸酯（氯胺苯酯）　对轻型和包囊携带疗效为 80%~90%，是安全有效的抗肠腔内阿米巴药物，0.5g，每日 3 次，连服 10 日。

4. 吐根碱（盐酸依米丁）　对大滋养体有直接杀灭作用，能迅速控制急性痢疾症状和肠外并发症，但对肠腔内小滋养体和包囊无效。成人每日 60mg 或 1mg/kg，深部肌内注射，连用 6 日。因其对心脏、肾脏有不良反应，现已少用。

5. 抗菌药物　巴龙霉素、土霉素均为 0.5g，每日 4 次，7~10 日为一疗程，红霉素 0.3g，每日 4 次，5~10 日一疗程。

6. 中药　鸦胆子（苦参子）仁、白头翁、大蒜等均可使用。

### （三）并发症的治疗

在积极有效的甲硝唑或吐根碱治疗下，肠道并发症可得到缓解。暴发型患者有细菌混合感染，应加用抗生素。大量肠出血可输血。肠穿孔、腹膜炎等必须手术治疗者，应在甲硝唑和抗生素治疗下进行。

肠阿米巴病若及时治疗预后良好。如并发肠出血、肠穿孔和弥漫性腹膜炎以及有肝、肺、脑部转移性脓肿者，则预后较差。治疗后粪检原虫应持续 6 个月左右，以便及早发现可能的复发。

## 十一、预防

应讲究饮食卫生，不喝生水，不吃不洁瓜果、生蔬菜，养成餐前便后或制作食品前洗手等卫生习惯。加强粪便管理，因地制宜做好粪便无害化处理，改善环境卫生。保护公共水源，严防粪便污染。大力扑灭苍蝇、蟑螂，采用防蝇罩或其他措施，避免食物被污染。对患者应迅速治疗，按传染病管理办法实行疫情报告、消毒、隔离等处理。在一个地区出现一批病例时，要迅速做实验室检查以确诊，并进行流行病学调查及采取相应措施。

（张　峰）

# 第十一章

# 肝脏感染

## 第一节　急性病毒性肝炎

急性病毒性肝炎（AVH）是指由嗜肝病毒引起的以急性肝脏损害为主的一种感染性疾病，包括甲、乙、丙、丁、戊型肝炎。甲型肝炎和戊型肝炎是自限性疾病，但丙型肝炎及乙型肝炎则可转为慢性感染。其他病毒感染偶然情况下可累及肝脏如巨细胞病毒、疱疹病毒、柯萨奇病毒、腺病毒等，分别称之为巨细胞病毒性肝炎、疱疹病毒性肝炎、柯萨奇病毒性肝炎、腺病毒性肝炎等。

## 一、诊断

### （一）急性无黄疸型肝炎

应根据流行病学史、临床症状、体征、实验室检查及病原学检测结果综合判断，并排除其他疾病。

1. 流行病学史　如密切接触史和注射史等。密切接触史是指与确诊病毒性肝炎患者（特别是急性期）同吃、同住、同生活或经常接触肝炎病毒污染物（如血液、粪便）或有性接触而未采取防护措施者。注射史是指在半年内曾接受输血、血液制品及未经严格消毒的器具注射药物、免疫接种和针刺治疗等。

2. 症状　指近期内出现的、持续几天以上无其他原因可解释的症状，如乏力、食欲减退、恶心、腹胀等。

3. 体征　指肝大并有压痛、肝区叩击痛，部分患者可有轻度脾大。

4. 实验室检查　主要指血清 ALT、AST 升高。

5. 病原学检测　阳性。

凡实验室检查阳性，且流行病学史、症状和体征三项中有两项阳性或实验室检查及体征（或实验室检查及症状）均明显阳性，并排除其他疾病者可诊断为急性无黄疸型肝炎。凡单项血清 ALT 升高，或仅有症状、体征，或有流行病学史及 2~4 项中有任一项阳性者，均为疑似病例。对疑似病例应进行动态观察或结合其他检查（包括肝组织病理学检查）做出诊断。疑似病例如病原学诊断阳性，且除外其他疾病者可确诊。

## （二）急性黄疸型肝炎

凡符合急性肝炎诊断条件，血清胆红素超过正常值上限，或尿胆红素阳性，并排除其他原因引起的黄疸，可诊断为急性黄疸型肝炎。

# 二、鉴别诊断

## （一）其他病毒所致的肝炎

如巨细胞病毒、EB 病毒感染等，应根据原发病的临床特点和病原学、血清学检查结果进行鉴别。

传染性单核细胞增多症是由人疱疹Ⅳ型病毒（EBV）引起的全身性单核吞噬细胞反应。多见于青少年。发热、咽峡炎、皮疹、全身性淋巴结肿大、脾大。约半数患者有轻微黄疸。外周血白细胞数正常或增高，异型淋巴细胞占 10% ~ 50%。血清 ALT 多明显增高，但不及病毒性肝炎。抗 EBV-IgM 是特异性的血清标志物，可结合 EBV-DNA 检测，明确诊断。

巨细胞病毒（CMV）在新生儿期常为隐性感染，婴儿期可引起致死性肺炎。成人感染可有非常不同的临床表现：类似传染性单核细胞增多症，但常无咽峡炎和颈后淋巴结肿大。发热是较显著的症状，可持续至黄疸后不退。黄疸继续 2 ~ 3 周，甚至长达 3 个月。ALT 和 ALP 增高，消化道症状和血清转氨酶增高都不及病毒性肝炎明显。外周血有不典型淋巴细胞。偶尔发生致死性的大块肝细胞坏死；有时引起肉芽肿性肝炎。可伴长期不明热，偶有胆汁淤滞。可自尿或唾液分离病毒，或 PCR 检测病毒核酸。血清抗 CMV-IgM 阳性。肝组织见腺泡内淋巴细胞和多形核细胞灶性聚集，肝细胞核内有 CMV 包涵体。

## （二）感染中毒性肝炎

如肾综合征出血热、恙虫病、伤寒、钩端螺旋体病、阿米巴肝病、急性血吸虫病等，主要依据原发病的临床特点和实验室检查加以鉴别。

## （三）药物性肝损害

有使用肝毒性药物的病史，停药后肝功能可逐渐恢复，肝炎病毒标志物阴性。

## （四）溶血性黄疸

常有药物或感染等诱因，表现为贫血、腰痛、发热、血红蛋白尿、网织红细胞升高，黄疸大多较轻，主要为间接胆红素升高，尿胆红素不升高，而尿胆原明显升高。

## （五）肝外梗阻性黄疸

常见病因有胆石症、胰头癌、壶腹周围癌、肝癌、胆管癌等。有原发病症状，体征，肝功能损害较轻，以直接胆红素增高为主，多伴有血清转肽酶和碱性磷酸酶升高。粪便呈浅灰色或白陶土色，尿胆红素升高，尿胆原减少或缺如。影像学检查可见肝内外胆管扩张。

# 三、治疗

## （一）一般处理

1. 休息　急性肝炎的早期，应住院或就地隔离并卧床休息；恢复期逐渐增加活动，但要避免过劳，以利康复。

2. 饮食　早期宜进食清淡易消化食物，补充足够热量和维生素；恢复期要避免过食，碳水化合物摄取要适量，以避免发生脂肪肝。绝对禁酒，不饮含有酒精的饮料、营养品及药物。

### （二）药物治疗

急性病毒性肝炎治疗的最重要的一条原则就是大多数病例应当给予支持疗法。患者有明显食欲不振、频繁呕吐并有黄疸时，除休息及营养外，可静脉补液及应用保肝、抗炎、退黄等药物。根据不同病情，可采用相应的中医中药治疗。

1. 急性甲型肝炎　不存在慢性感染，预后良好，发展至重型肝炎者较少。主要采取支持与对症治疗。密切观察老年、妊娠、手术后或免疫功能低下患者的病情，若出现病情转重，应及时按重型肝炎处理。年龄大于 40 岁的患者和有慢性肝病基础的患者是发生暴发性肝衰竭的高危人群。口服避孕药物和激素替代治疗者，应当停用，以防止发生淤胆性肝炎；一般多不主张应用肾上腺皮质激素。

2. 急性乙型肝炎　应区别是急性乙型肝炎或是慢性乙型肝炎急性发作，前者处理同甲型肝炎，后者按慢性乙型肝炎治疗。既往健康的成人在发生乙肝病毒（HBV）急性感染后 95% ~ 99% 可以自发恢复，一般不需要抗病毒治疗。对于出现凝血功能障碍，重度黄疸，或肝性脑病的患者应住院治疗。对老年，合并其他疾病或不能耐受口服药物治疗者，也要考虑住院。对疑诊的急性乙型肝炎病例，其 HBsAg 在急性发病的 3 ~ 6 个月内清除。目前如果不经过随访，不可能将急性乙肝同慢性乙肝的急性发作区别开来，因此随访对所有的病例都是必需的。是否应该应用非核苷反转录酶抑制剂（NNRTI）抗病毒治疗尚无共识，大多数患者并没有用药的指征，但是在某些特定的患者是有指征的。

（1）HBV 感染所致暴发型肝炎。

（2）重度急性乙肝：满足下列任意两个标准，①肝性脑病。②血清胆红素 > 10.0ULN。③国际标准化比值（INR）> 1.6，特别是逐渐上升者。

（3）病程延长者（如症状持续或症状出现后胆红素升高 > 10ULN 超过 4 周）。

（4）免疫功能不全者，伴有丙型肝炎病毒（HCV）或丁型肝炎病毒（HDV）感染，或有基础肝脏疾病。

这些 NNRTI 用药指征概述了急性乙型肝炎和慢性乙型肝炎再激活的鉴别。干扰素因为有增加肝脏炎症坏死的风险，尽量避免应用。可以给予替诺福韦，替比夫定和恩替卡韦单药治疗。当患者病情好转，HBsAg 清除后可以终止治疗。

3. 急性丙型肝炎　因急性丙型肝炎容易转为慢性，确诊为急性丙型肝炎者应争取早期抗病毒治疗。方案与慢性丙型肝炎的初次治疗相同（见慢性丙型肝炎的初次治疗）。其他方案：PEG-IFN 联合或不联合 RBV，快速病毒学应答的基因 2/3 型患者疗程 16 周，基因 1 型患者疗程 24 周。急性期无应答的丙型肝炎患者要根据病情给予重复抗病毒治疗。

4. 丁型肝炎　同乙型肝炎治疗。

5. 急性戊型肝炎　同甲型肝炎。对于妊娠特别是晚期妊娠合并戊型肝炎、老年戊型肝炎、慢性肝病合并戊型肝炎、乙型肝炎或丙型肝炎重叠感染戊型肝炎病毒（HEV）者，有较高的肝衰竭发生率和病死率，在临床治疗中应对这类患者高度重视，监测、护理和治疗措施应强于普通戊型肝炎患者。若病情出现恶化，应及时按肝衰竭处理。妊娠特别是晚期妊娠合并戊型肝炎患者消化道症状重，产后大出血多见，必要时终止妊娠。国外已有器官移植患者感染 HEV 后出现慢性化的个别报道，对这类患者是否需要抗病毒治疗和抗病毒治疗能否改善患者预后目前尚缺乏循证医学依据。

### （三）其他治疗

急性病毒性肝炎总体预后良好，但一些特殊情况如妊娠、老年、存在基础疾病或肝炎病毒重叠/共同感染时，发生急性肝衰竭机会增多。原位肝移植对急性肝衰竭是最好的选择，但多种原因使得临床应用受限。包括血浆置换、分子循环再吸附等在内的人工肝支持治疗，可以迅速清除患者体内代谢毒素和致病因子，改善机体内环境，有利于损伤肝细胞的修复。详见人工肝治疗部分。

近年来干细胞移植治疗急性肝衰竭受到广泛重视。已有较多基础及临床研究证实，干细胞除了可少量分化为相应组织细胞（如肝细胞）外，尚可合成多种生长因子、细胞因子，对肝脏内局部微环境产生营养性旁分泌作用：包括抗炎、刺激内源性细胞增殖和血管增生等。干细胞可以采用自体骨髓/外周血或脐血/脐带间充质干细胞。不同来源的干细胞作用相似，但急性肝衰竭患者病情重，通常有出血倾向或其他并发症，自体干细胞采集受限，脐血/脐带间充质干细胞可能更适合，由于急性肝衰竭时，肝脏的结构基本完整，一般通过静脉移植就可达到治疗目的。需要指出的是，目前干细胞治疗的病例数量仍较少并且多缺乏对照，缺乏远期疗效和安全性分析，应权衡利弊，慎重选择。

（吕红梅）

# 第二节　慢性乙型病毒性肝炎

慢性乙型病毒性肝炎（CHB）简称慢性乙型肝炎，是由乙型肝炎病毒（HBV）感染引起的以肝损害为主的传染病，主要经血液（如输血、不安全注射等）、母婴及性接触传播。临床表现多样，可无明显症状，亦可有乏力、食欲下降、腹胀、尿色加深等症状。影响HBV感染慢性化的最主要因素是感染时的年龄。HBV感染的自然史人为地划分为4期：免疫耐受期、免疫清除期、低（非）复制期及再活动期。

世界卫生组织报道，全球约20亿人曾感染HBV，2.4亿人为HBV感染者。2006年我国乙型肝炎血清流行病学调查结果显示，我国1~59岁人群乙型肝炎表面抗原（HBsAg）携带率是7.18%，5岁以下儿童是0.96%。由于人口基数大，HBV感染是严重危害人民健康的重要公共卫生问题。近年伴随着抗HBV药物的研发与上市，CHB患者抗病毒治疗有了较多选择，但方案选择不当或耐药处理不当会严重影响疗效。

## 一、诊断

既往有乙型肝炎史或发现HBsAg阳性>6个月，现HBsAg和（或）HBV DNA阳性，可诊断为慢性感染。根据感染者的临床表现、血清学、病毒学、生物化学、影像学等辅助检查，将慢性感染分为6种情况。

### （一）慢性HBV携带者

免疫耐受期的HBsAg、HBeAg和HBV DNA阳性者，1年内连续随访3次，每次至少间隔3个月，均显示血清ALT和AST在正常范围，HBV DNA常处于高水平，肝组织学检查无病变或轻微。

## （二）HBeAg 阳性慢性乙型肝炎

血清 HBsAg、HBeAg、HBV DNA 阳性，ALT 持续或反复异常，或肝组织学检查示肝炎病变。

## （三）HBeAg 阴性慢性乙型肝炎

血清 HBsAg、HBV DNA 阳性，持续 HBeAg 阴性，ALT 持续或反复异常，或肝组织学示肝炎病变。

## （四）非活动性 HBsAg 携带者

血清 HBsAg 阳性、HBeAg 阴性、抗-HBe 阳性或阴性，HBV DNA 定量低于检测下限，1 年内连续随访 3 次以上，每次至少隔 3 个月，ALT 和 AST 均在正常范围。肝组织学检查示：组织学活动指数（HAI）评分<4 或根据其他的半定量计分系统判定病变轻微。

## （五）隐匿性慢性乙型肝炎

血清 HBsAg 阴性，血清和（或）肝组织中 HBV DNA 阳性，并有慢性乙型肝炎的临床表现。除 HBV DNA 阳性外，患者可有血清抗-HBs、抗-HBe 和（或）抗-HBc 阳性，有约 20%隐匿性 CHB 患者的血清学标志物均阴性。诊断主要通过血清 HBV DNA 检测，尤其对抗-HBc 持续阳性者更是这样。

## （六）乙型肝炎肝硬化

HBV 相关肝硬化临床诊断的必备条件。

1. 组织学或临床显示存在肝硬化的证据。

2. 有病因学明确的 HBV 感染证据。通过病变或相应的检查已明确或排除其他常见原因，如酒精、其他嗜肝病毒感染等。

临床将肝硬化（LC）分为代偿期和失代偿期。代偿期影像学、生物化学或血液学检查示肝细胞合成功能障碍，或有门静脉高压症存在的证据，或组织学符合 LC 诊断，无食管胃底静脉曲张破裂出血、腹腔积液或肝性脑病等症状或严重并发症；失代偿期者可出现肝性脑病、食管胃底静脉曲张破裂出血、腹腔积液等并发症。

为准确预测患者疾病进展、判断死亡风险，可按五期分类法评估并发症。

1 期：无静脉曲张、腹腔积液。

2 期：有静脉曲张，无出血、腹腔积液。

3 期：有腹腔积液，无出血，伴或不伴静脉曲张。

4 期：有出血，伴或不伴腹腔积液。

5 期：脓毒血症。

1、2 期为代偿期，3 期到 5 期为失代偿期。各期肝硬化 1 年病死率分别<1%、3%~4%、20%、50%和>50%，肝硬化患者预后和死亡风险与并发症的出现密切相关。

# 二、鉴别诊断

1. 其他病毒导致的肝炎　如甲型、丙型、戊型肝炎、传染性单核细胞增多症等，可据原发病的临床特点、病原学及血清学检查鉴别。

2. 感染中毒性肝炎　如麻疹、伤寒等，主要据原发病的临床特点及实验室结果鉴别。

3. 肝豆状核变性（Wilson 病）　血清铜、铜蓝蛋白降低，角膜出现 KF 环有鉴别意义。

4. 自身免疫性肝病　主要有原发性胆汁性肝硬化（PBC）、自身免疫性肝炎（AIH）。PBC 主要影响肝内胆管；AIH 主要破坏肝细胞。检查主要据自身抗体和肝组织学诊断。

5. 药物性肝炎　有损肝药物史，停药后肝炎可逐渐恢复。

6. 酒精性肝病　患者有长期大量饮酒史。

7. 脂肪性肝病　多为肥胖者。血清甘油三酯常升高，B 超检查有助于诊断，FIBROSCAN 可评价肝脏脂肪化程度。

8. 原发性肝癌　主要依据影像学、肝脏肿瘤标志物等检查鉴别。

# 三、实验室检查

## （一）生化学检查

1. 血清丙氨酸氨基转移酶（ALT）、天门冬氨酸氨基转移酶（AST）　最常用，其水平可反映肝细胞损伤程度。

2. 血清胆红素　其水平与胆汁代谢、排泄程度相关，升高主要因为肝细胞损害、肝内外胆管阻塞和溶血。肝衰竭者血清胆红素可进行性升高，每天上升 ≥1 倍正常值上限（ULN），且可出现胆红素升高与 ALT 和 AST 下降的"胆酶分离"现象。

3. 人血白蛋白和球蛋白　反映肝脏合成功能，CHB、肝硬化和肝衰竭者可有人血白蛋白下降。随着肝损害加重，白蛋白/球蛋白比值可逐渐下降或倒置（<1）。

4. 凝血因子时间（PT）及凝血因子活动度（PTA）　PT 是反映肝脏凝血因子合成功能的重要指标，PTA 是 PT 测定值的常用表示方法，对判断疾病进展及预后有较大价值，近期内 PTA 进行性降至 40% 以下为肝衰竭的重要诊断标准之一，<20% 者提示预后不良。亦有用国际标准化比值（INR）来表示此项指标者，INR 值的升高同 PTA 值的下降有同样意义。

5. 血清胆碱酯酶　可反映肝脏合成功能，对了解肝脏应急功能和贮备功能有参考价值。

6. 血清 γ-谷氨酰转肽酶（GCT）　健康人血清中 GGT 主要来自肝脏。此酶在急性肝炎、慢性活动性肝炎及肝硬化失代偿时可轻中度升高。各种原因导致的肝内外胆汁淤积时可显著升高。

7. 血清碱性磷酸酶（ALP）　经肝胆系统排泄。当 ALP 产生过多或排泄受阻时，血中 ALP 可发生变化。

8. 血清总胆汁酸（TBA）　健康人周围血液中血清胆汁酸含量极低，当肝细胞损害或肝内、外阻塞时，胆汁酸代谢异常，TBA 升高。

9. 血清甲胎蛋白（AFP）　血清 AFP 及其异质体是诊断 HCC 的重要指标。应注意其升高的幅度、动态变化及其与 ALT 和 AST 的消长关系，并结合临床表现和肝脏影像学检查综合分析。患者 AFP 可轻度升高，若过度升高应注意排除肝癌。

## （二）HBV 血清学检查

HBV 血清学标志包括 HBsAg、抗-HBs、HBeAg、抗-HBe、抗-HBc 和抗-HBc-IgM，建议进行定量检测。

HBsAg 阳性表示 HBV 感染；抗-HBs 为保护性抗体，阳性表示对 HBV 有免疫，见于乙型肝炎康复及接种乙型肝炎疫苗者；抗-HBc-IgM 阳性多见于急性乙型肝炎及 CHB 急性发作；抗-HBc 总抗体主要是 IgG 型抗体，只要感染过 HBV，此抗体为阳性。血清 HBsAg 定量检测可用于预测疾病进展、抗病毒疗效和预后。

### （三）HBV DNA、基因型和耐药突变检测

1. 血清 HBV DNA 定量检测　　主要用于判断 HBV 感染的病毒复制水平，可用于抗病毒治疗适应证的选择及疗效判断。目前 CobasTaq-ManPCR 检测是国际公认的稳定性、灵敏性较高的方法，检测值以 IU/mL 表示。

2. HBV 基因分型和耐药突变株检测　　常用方法：①基因型特异性引物聚合酶链反应（PCR）法。②基因序列测定法。③线性探针反向杂交法。怀疑耐药者，如有条件者建议行耐药检测，确定突变位点和模式，进行针对性的治疗，对于原发无应答、部分病毒学应答或病毒学突破者，耐药检测有助于指导方案调整。

### （四）肝纤维化非侵袭性诊断

1. APRI 评分　　天门冬氨酸氨基转移酶（AST）和血小板（PLT）比率指数（APRI）可用于肝硬化评估。成人中 APRI 评分 >2，预示患者已经发生肝硬化。APRI 计算公式为 $[（AST/ULN）×100/PLT（×10^9/L）]$。

2. FIB-4 指数　　基于 ALT、ASR、PLT 和患者年龄的 FIB-4 指数可用于 CHB 患者肝纤维化诊断和分期。FIB4 =（年龄×AST）÷（血小板×ALT 的平方根）。

3. 瞬时弹性成像（TE）　　是一种较为成熟的无创检查，优势为操作简便，且可重复，能够较准确识别轻度肝纤维化和进展性肝纤维化或早期肝硬化；但受肥胖、操作者的经验、胆汁淤积、肝脏炎症坏死等多种因素影响。

TE 的临床应用：胆红素正常，没有进行抗病毒治疗者，肝硬度测定值（LSM）≥17.5kPa 可诊断肝硬化，LSM≥12.4kPa（ALT<2×ULN 时为 10.6kPa）可诊断为进展性肝纤维化，LSM<10.6kPa 可排除肝硬化，LSM≥9.4kPa 可诊断显著肝纤维化，LSM<7.4kPa 可排除进展性肝纤维化，LSM 7.4~9.4kPa 可考虑肝活检。转氨酶及胆红素均正常者，LSM≥12.0kPa 诊断肝硬化，LSS≥9.0kPa 诊断进展性肝纤维化，LSM<9.0kPa 排除肝硬化，LSM<6.0kPa 排除进展性肝纤维化，LSM 6.0~9.0kPa 可考虑肝活检。

### （五）影像学检查

主要目的是监测 CHB 的临床进展、了解有无肝硬化、占位性病变和鉴别其性质，尤其是监测和诊断 HCC。

1. 腹部超声检查　　最常用的方法，操作简便、直观、无创、价廉，可判断肝和脾脏大小及形态、肝内重要血管情况和肝内有无占位性病变。但检查容易受解剖部位、仪器设备、操作者经验等因素限制。

2. 电子计算机断层成像（CT）　　是诊断和鉴别诊断的重要影像学方法，可用于观察肝脏形态、了解有无肝硬化、发现占位性病变并鉴别性质，其动态增强多期扫描对 HCC 的诊断有高度敏感性和特异性。

3. 磁共振（MRI 或 MR）　　组织分辨率高，可多方位、多序列成像，无放射性辐射，对肝组织结构变化显示和分辨率优于 CT 和腹部超声。动态增强多期扫描及特殊增强剂显像对鉴别良恶性肝内占位病变优于 CT。

### （六）电子胃镜检查

慢性肝病尤其是肝硬化经常并发胃黏膜病变、食管胃底静脉曲张和出血。胃镜检查可直观其病变情况，并行镜下曲张静脉套扎等治疗。

### （七）病理学检查

肝活检目的是评价患者肝脏病变程度、排除其他疾病、判断预后和监测治疗应答。

CHB 的病理学特点是：不同程度的汇管区及周围炎症，浸润的炎细胞以单核细胞为主（主要包括淋巴细胞及少数浆细胞和巨噬细胞），炎细胞聚集常引起汇管区扩大，可引起界板肝细胞凋亡和坏死而形成界面炎，称碎屑样坏死。小叶内肝细胞可发生变性、坏死、凋亡，并可见毛玻璃样肝细胞、凋亡小体。少数 CHB 可无肝纤维化形成，但多数常因病毒持续感染、炎症活动导致细胞外基质过度沉积，呈不同程度的汇管区纤维性扩大、间隔形成，Masson 三色染色及网状纤维染色有助于肝纤维化程度的评价。

免疫组织化学染色法可检测肝组织内 HBsAg 和 HBcAg 的表达。如需要，可采用核酸原位杂交法或 PCR 法行肝组织内 HBV DNA 或 cccDNA 检测。

CHB 肝组织炎症坏死的分级和纤维化程度的分期，推荐采用国际上常用的 Metavir 评分系统（表11-1和表 11-2）。

**表 11-1　Metavir 评分系统——组织学炎症活动度评分**

| | 界面炎 | 小叶内炎症坏死 | 炎症活动度 |
|---|---|---|---|
| 组织学活动度 | 0（无） | 0（无或轻度） | 0（无） |
| （histologic activity，A） | 0 | 1（中度） | 1（轻度） |
| | 0 | 2（重度） | 2（中度） |
| | 1（轻度） | 0，1 | 1 |
| | 1 | 2 | 2 |
| | 2（中度） | 0，1 | 2 |
| | 2 | 2 | 3（重度） |
| | 3（重度） | 0，1，2 | 3 |

注：组织学活动度由界面炎和小叶内炎症坏死程度综合确定。

**表 11-2　Metavir 评分系统——纤维化分期评分**

| | 病变 | 分值 |
|---|---|---|
| 纤维化分期 | 无纤维化 | 0 |
| （fibrosis，F） | 汇管区纤维化性扩大，但无纤维间隔形成 | 1 |
| | 汇管区纤维化性扩大，少数纤维间隔形成 | 2 |
| | 多数纤维间隔形成，但无肝硬化结节 | 3 |
| | 肝硬化 | 4 |

# 四、治疗

CHB 治疗的总体目标是：最大限度地长期抑制 HBV，减轻肝细胞炎症坏死和肝纤维化，延缓和减少肝衰竭、肝脏失代偿、肝硬化、HCC 及其并发症的发生，从而改善生活质量和延长存活时间。

CHB 的治疗主要包括抗病毒、免疫调节、抗纤维化、抗氧化、抗炎、对症治疗，其中抗病毒治疗最关键，只要有适应证且条件允许，就应尽早开始规范的抗病毒治疗。治疗过程中，对于部分合适的患者，应尽可能追求临床治愈，即停止治疗后仍有持续的病毒学应答、HBsAg 消失、ALT 复常、肝脏组织学改善。

## （一）抗 HBV 治疗

1. 适应证　HBeAg 阳性患者，发现 ALT 水平升高后，建议观察 3~6 个月，如未发生自发性 HBeAg 血清学转换，建议抗病毒治疗。

（1）推荐抗病毒治疗的人群需满足的条件

A. HBV DNA 水平：HBeAg 阳性者，HBV DNA ≥ 20 000IU/mL（相当于 $10^5$ 拷贝/mL）；HBeAg 阴性者，HBV DNA ≥ 2 000IU/mL（相当于 $10^4$ 拷贝/mL）。

B. ALT 水平：一般需 ALT 持续升高 ≥ 2×ULN；如用干扰素治疗，ALT ≤ 10×ULN，血清 TBIL < 2×ULN。

（2）达不到上述治疗标准、持续 HBV DNA 阳性、有以下情形之一者，建议考虑抗病毒治疗。

A. 有明显肝脏炎症（2 级以上）/纤维化，特别是肝纤维化 2 级以上。

B. ALT 持续处于（1~2）×ULN，尤其年龄>30 岁者，建议行肝活检或无创性检查，明确纤维化情况后抗病毒。

C. ALT 持续正常（每 3 个月检查 1 次）、年龄>30 岁、有肝硬化/HCC 家族史，建议行肝活检或无创性检查，明确肝脏纤维化情况后抗病毒。

D. 有肝硬化证据时，应积极抗病毒治疗。开始治疗前应排除合并其他因素导致的 ALT 升高。

2. 抗病毒药物及方案选择　α 干扰素（IFN-α）和核苷（酸）类似物（NAs）是目前批准治疗 HBV 的两类药物，均可用于无肝功能失代偿患者的初始治疗。干扰素为基础的治疗常用于年轻患者，优先选择聚乙二醇干扰素（Peg IFN-α）。普通或 Peg IFN-α 规范治疗无应答者，若有治疗指征，可选用 NAs 再治疗。NAs 包括拉米夫定（LAM）、阿德福韦酯（ADV）、恩替卡韦（ETV）、替比夫定（LdT）、替诺福韦酯（TDF），优先考虑抗病毒疗效好、低耐药的药物，建议 ETV 或 TDF。NAs 规范治疗后原发无应答者（治疗至少 6 个月时血清 HBV DNA 下降幅度<2log），应改变方案治疗。

（1）干扰素

A. 普通 IFN-α：3~5MU，每周 3 次或隔日 1 次，皮下注射，疗程一般 6~12 个月。可据患者应答和耐受情况适当调整剂量及疗程。如有应答，为提高疗效可延长疗程；若经过 24 周治疗未发生 HBsAg 定量下降、HBV DNA 较基线下降<2log，建议停 IFN-α，改用 NAs 治疗。

B. 聚乙二醇干扰素（Peg IFN-α-2a 和 Peg IFN-α-2b）：Peg IFN-α-2a 180μg（如用 Peg

IFN-α-2b，1.0~1.5μg/kg 体重），每周 1 次，皮下注射，推荐疗程 1 年。剂量及疗程可据患者应答及耐受性等调整，延长疗程可减少停药复发。若 24 周治疗后 HBsAg 定量仍>20 000IU/mL，建议停止治疗。

C. 治疗前预测因素：HBeAg 阴性患者无有效的治疗前预测病毒学应答的因素。有以下因素的 HBeAg 阳性者，接受 Peg IFN-α 治疗 HBeAg 血清学转换率较高。①基因型为 A/B 型。②高 ALT 水平。③基线 HBeAg 低水平。④HBV DNA<2×10⁸IU/mL。⑤肝组织炎症坏死 G2 以上。有抗病毒指征的患者中，相对年轻者、希望近年内生育者、期望短期完成治疗者、初次抗病毒治疗者，可优先考虑 Peg IFN-α 治疗。

D. 治疗过程中的预测因素：HBeAg 阳性者，治疗 24 周 HBsAg 和 HBV DNA 定量水平是治疗应答的预测因素。接受 Peg IFN-α 治疗，如果 24 周 HBsAg<1 500IU/mL，继续单药治疗至 48 周可获得较高 HBeAg 血清学转换率。若经过 24 周治疗 HBsAg 定量仍>20 000IU/mL，建议停止 Peg IFN-α 治疗，改用 NAs 治疗。HBeAg 阴性 CHB，治疗过程中 HBsAg 下降、HBV DNA 水平是停药后持续病毒学应答的预测因素。如果经过 12 周治疗，HBsAg 未下降、HBV DNA 较基线下降<2log 10IU/mL，考虑停止 Peg IFN-α 治疗。

E. 禁忌证：绝对禁忌证包括妊娠或短期内有妊娠计划、精神病病史（精神分裂症或严重抑郁症等）、未能控制的癫痫、失代偿期肝硬化、未控制的自身免疫病、有严重感染，视网膜疾病，心力衰竭和慢性阻塞性肺部等基础疾病。

相对禁忌证包括甲状腺疾病，既往抑郁症史，未控制的糖尿病、高血压，治疗前中性粒细胞计数<1.0×10⁹/L 和（或）血小板计数<50×10⁹/L。

F. 监测与处置：IFN-α 治疗者，每月监测全血细胞计数和血清 ALT 水平。12 和 24 周时评估血清 HBV DNA 水平以评价初始应答。①HBeAg 阳性者，治疗 12 周、24 周、48 周、治疗后 24 周时监测 HBeAg 和 HBeAb。较理想的转归是 HBeAg 发生血清学转换且血清 ALT 正常、实时 PCR 法检测不到血清 HBV DNA。如发生 HBeAg 血清学转换，须长期随访。如果 HBV DNA 检测不到，发生 HBeAg 血清学转换后 6 个月须监测 HBsAg。如出现原发无应答，需考虑停止干扰素治疗，换用 NAs。②HBeAg 阴性者，48 周治疗期间，需监测药物安全性和有效性，病毒学应答（HBV DNA<10³ 拷贝/毫升）与肝病缓解相关。如果检测不到 HBV DNA，6 个月后应检测 HBsAg。

G. 不良反应处理：①流感样症状，发热、乏力、头痛、肌痛等，可睡前注射 IFN-α，或注射同时服用解热镇痛药。②一过性外周血细胞减少，如中性粒细胞绝对计数≤0.75×10⁹/L 和（或）血小板<50×10⁹/L，需降低 IFN-α 剂量，1~2 周后复查，如恢复，则可逐渐增加至原量。中性粒细胞绝对计数≤0.5×10⁹/L 和（或）血小板<25×10⁹/L，应暂停 IFN-α。对中性粒细胞明显降低者，可试用粒细胞或粒细胞巨噬细胞集落刺激因子（G/GM-CSF）治疗。③精神异常，可表现为抑郁、妄想、重度焦虑等。症状严重者及时停药。④自身免疫现象，部分患者可出现自身抗体，少部分患者会出现甲状腺疾病、糖尿病、血小板减少、银屑病、白斑、类风湿关节炎和系统性红斑狼疮样综合征等，应请相关科室医师会诊，严重者停药。⑤其他少见的不良反应，间质性肺炎、肾脏损害、心血管并发症、听力下降等，应停止治疗。

（2）核苷（酸）类似物（NAs）

A. 治疗中的疗效预测和优化治疗：首选高基因耐药屏障的药物；如果应用低基因耐药

屏障的药物，应该进行优化治疗或联合治疗。

B. 治疗策略：①HBeAg 阳性患者，对于 ALT 升高者，建议先观察 3~6 个月，如未发生自发 HBeAg 血清学转换且 ALT 持续升高，考虑抗病毒治疗。药物选择，初治者，优先选用 ETV、TDF 或 Peg IFN。已经开始服用 LAM、LdT 或 ADV 治者，如治疗 24 周后病毒定量＞300 拷贝/毫升，改用 TDF 或加用 ADV 治疗。NAs 的总疗程建议至少 4 年，在达到 HBVDNA 低于检测下限、ALT 复常、HBeAg 血清学转换后，再巩固治疗至少 3 年（每隔 6 个月复查一次）仍保持不变者，可考虑停药，但延长疗程可减少复发。②HBeAg 阴性患者，抗病毒疗程宜长，停药后肝炎复发率高。药物选择，初治者优先选用 ETV、TDF 或 Peg IFN。已经服用 LAM、LdT 或 ADV 者，建议在抗病毒治疗过程中按照"路线图"概念指导用药，提高疗效、降低耐药。疗程，达到 HBsAg 消失、HBN DNA 低于检测下限，巩固治疗 1 年半（至少 3 次复查，每次间隔 6 月）仍保持不变时，可考虑停药。③代偿期和失代偿期肝硬化，中国和亚太肝病指南均建议对于病情已进展至肝硬化者，需长期抗病毒治疗。药物选择，初治者优先推荐 ETV 和 TDF。IFN 禁用于失代偿性者，对代偿期者也慎用。④美国肝病指南建议，年龄＞40 岁、ALT 正常、HBV DNA 升高（＞100 万 IU/mL）、肝活检示有明显炎症坏死或纤维化者进行抗病毒治疗。⑤抗病毒治疗过程中的患者随访（表 11-3）。

**表 11-3 抗病毒治疗过程中的检查项目及频率**

| 检查项目 | 干扰素治疗患者建议检测频率 | 核苷类药物治疗患者建议检测频率 |
|---|---|---|
| 血常规 | 治疗第 1 个月每 1~2 周检测 1 次，以后每月检测 1 次至治疗结束 | 每 6 个月检测 1 次至治疗结束 |
| 血生化指标 | 每月检测 1 次至治疗结束 | 每 3~6 个月检测 1 次至治疗结束 |
| HBV DNA | 每 3 个月检测 1 次至治疗结束 | 每 3~6 个月检测 1 次至治疗结束 |
| HBsAg/抗-HBs/ HBsAg/抗-HBe | 每 3 个月检测 1 次 | 每 6 个月检测 1 次至治疗结束 |
| 甲胎蛋白（AFP） | 每 6 个月检测 1 次 | 每 6 个月检测 1 次至治疗结束 |
| 肝硬度测定（LSM） | 每 6 个月检测 1 次 | 每 6 个月检测 1 次至治疗结束 |
| 甲状腺功能和血糖 | 每 3 个月检测 1 次，如治疗前已存在甲状腺功能异常或已患糖尿病，建议每月检查甲状腺功能和血糖水平 | 根据既往病情决定 |
| 精神状态 | 密切观察，定期评估精神状态；对出现明显抑郁症状和有自杀倾向的患者，应立即停止治疗并密切监护 | 根据既往病情决定 |
| 腹部超声 | 每 6 个月检测 1 次，肝硬化患者每 3 个月检测 1 次，如超声发现异常，建议行 CT 或 MRI 检查 | 每 6 个月检测 1 次至治疗结束 |
| 其他检查 | 根据患者病情决定 | 服用 LdT 的患者，应每 3~6 个月检测 CK；服用 TDF/ADV 者每 3~6 个月检测肌苷和血磷 |

治疗期间至少每 3 个月检测 ALT、HBeAg、HBsAg 和 HBV DNA，如用 ADV、TDF 还应监测肾功能（胱抑素 C、血肌酐、尿素氮、血清磷、尿微量蛋白）；应用 LdT，须监测肌酸激酶。

NAs 经肾代谢，推荐对肌酐清除率降低者调整剂量。服用肾毒性药物者和服用 ADV/TDF 者，应监测肾毒性，及时调整药物剂量。

LdT 可致肌肉损害（表现为肌酸激酶升高，严重者伴肌肉酸痛甚至横纹肌溶解），故合并肌炎者应避免使用该药。接受 Peg-IFN 联合 LdT 治者，可发生周围神经病变，应避免联合应用。

曾有 HIV 阳性者服用 TDF 发生骨矿物质密度下降的报道，但须进行长期研究。

慢性 HBV 感染无论处在何种疾病状态，一般 3~6 个月应检测肝脏肿瘤标志物及影像学检查，以期早发现 HCC。

C. 治疗结束后的随访：目的是评估停药者抗病毒治疗的长期疗效，监测疾病进展及 HCC 的发生。HCC 筛查建议选择敏感方法，如磁共振检查（MRI），钆塞酸二钠为造影剂的强化 MRI 检查对发现早期肝癌有较高的敏感性和特异性。

不论患者治疗过程中是否获得应答，停药后 3 个月内应每月检测肝功、HBV 血清学标志物及 HBV DNA；后每 3 个月检测肝功能、HBV 血清学标志物及 HBV DNA，至少随访 1 年时间，以便及时发现肝炎复发、肝功能恶化。对于持续 ALT 正常且 HBV DNA 低于检测下限者，至少每年检测 HBV DNA、肝功能、AFP 和腹部彩超（US）检查。对于 ALT 正常、HBV DNA 阳性者，建议每 6 个月检测 ALT、HBV DNA、AFP、US。对于肝硬化者，应每 3 个月检测 AFP 和 US，必要时行 CT/MRI 检查，以便早期发现 HCC。对肝硬化者还应每 1~2 年进行胃镜检查，观察食管胃底静脉曲张的有无及进展情况。

D. 耐药管理：大多数接受 NAs 治疗者需长期治疗，这将增加病毒耐药风险。①耐药预防，选择强效、低耐药的药物，可预防耐药。建议避免单药序贯治疗，因可筛选出多种 NAs 耐药变异株。起始即选择两种以上药物同时使用联合治疗可能预防或延迟耐药，但何种药物联用能实现最优效价比，尚待进一步明确。②耐药预测，多种因素可能与 NAs 耐药发生相关，包括 NAs 种类、初始治疗时 HBV DNA 定量、ALT 水平、肝纤维化或肝硬化基础、曾接受 NAs 治疗等。研究显示早期病毒学应答情况是预测耐药发生率的重要指标。③挽救治疗，通常病毒学突破先于生物化学突破，在生物化学突破前进行挽救治疗可免于发生肝炎突发、肝病恶化，建议及时检测耐药位点，据耐药类型实施挽救治疗（表 11-4）。

**表 11-4  NAs 耐药挽救治疗推荐表**

| 耐药种类 | 推荐药物 |
| --- | --- |
| LAM/LaT 耐药 | 换用 TDF，或加用 ADV |
| ADV 耐药，之前未使用 LAM | 换用 ETV，或 TDF |
| 治疗 LAM/LdT 耐药时出现对 ADV 耐药 | 换用 TDF，或 ETV 加 ADV |
| ETV 耐药 | 换用 TDF，或加 ADV |
| 发生多药耐药突变（A181T+N236T+M204V） | ETV+TDF，或 ETV+ADV |

E. 特殊人群

a. 无应答及应答不佳者：普通或 Peg IFN-α 规范治疗无应答者，可选用 NAs 再治疗。使用耐药基因屏障低的 NAs 治疗后原发无应答或应答不佳者，依从性良好的情况下，应及时调整方案治疗。

b. 化疗和免疫抑制剂治疗者：慢性感染者接受肿瘤化疗或免疫抑制治疗，尤其是大剂量类固醇过程中, 有 20%~50% 的患者可出现不同程度的乙型肝炎再活动, 重者出现急性肝衰竭甚至死亡。高病毒载量是发生乙型肝炎再活动最重要的危险因素。预防性抗病毒治疗可明显降低乙型肝炎再活动。建议选用强效低耐药的 ETV 或 TDF 治疗。所有因其他疾病而接受化疗或免疫抑制剂治疗者, 起始治疗前都应常规筛查 HBsAg、抗-HBc 和 HBV DNA, 在开始免疫抑制剂及化疗药物前一周开始应用抗 HBV 治疗。HBsAg 阴性、抗-HBc 阳性者, 若使用 B 细胞单克隆抗体等, 可考虑预防应用抗 HBV 药物。化疗和免疫抑制剂治疗停止后, 应继续 NAs 治疗超过 6 个月。NAs 停用后可出现复发, 甚至病情恶化, 应注意随访和监测。

c. HBV 和 HCV 合并感染者的治疗: 综合患者血清 ALT 水平、HBV DNA 水平、HCV RNA 水平, 采取不同方案。对 HBV DNA 低于检测下限, HCV RNA 可检出者参照抗 HCV 方案。HBV DNA 和 HCV RNA 均可检出, 先用标准剂量 Peg IFN-α 和利巴韦林治疗 3 个月, 如 HBV DNA 下降 <2log 10IU/mL, 建议加用 ETV 或 TDF 治疗; 或换用抗 HCV 直接抗病毒药物并加用 ETV 或 TDF 治疗。

d. HBV 和 HIV 合并感染者的治疗: 近期不需要进行抗反转录病毒治疗 (ART) (CD4$^+$ T 淋巴细胞 >500/μl) 者, 如符合 CHB 抗病毒治疗标准, 建议选择 Peg IFN-α 或 ADV 抗 HBV 治疗。一过性或轻微 ALT 升高 (1~2×ULN) 者, 建议肝活检或无创肝纤维化评估。CD4$^+$T 淋巴细胞 ≤500/μl 时, 无论 CHB 处于何种阶段, 均应开始 ART, 优先选用 TDF 加 LAM, 或 TDF 加恩曲他滨 (FTC)。正在接受 ART 且治疗有效者, 若 ART 方案中无抗 HBV 药物, 可加用 NAs 或 Peg IFN-α 治疗。需要改变 ART 方案时, 除非患者已获得 HBeAg 血清学转换、并完成足够的巩固治疗, 不应当在无有效药物替代前中断抗 HBV 的有效药物。

e. 乙型肝炎导致的肝衰竭: HBsAg 阳性和 (或) HBV DNA 阳性的急性和亚急性肝衰竭患者应尽早选择 NAs 治疗, 建议选择 ETV 或 TDF, 疗程应持续至 HBsAg 发生血清学转换。慢加急或亚急性肝衰竭及慢性肝衰竭者, HBV DNA 阳性就需治疗。肝脏移植者 HBsAg 和 (或) HBV DNA 阳性都应治疗, 首选 ETV 或 TDF。肝衰竭者抗病毒治疗中应注意监测血浆乳酸水平。

f. 乙型肝炎相关 HCC: 建议选择 NAs 治疗, 优先考虑 ETV 或 TDF 治疗。因外科手术切除、肝动脉化疗栓塞、放射治疗或消融等治疗可导致 HBV 复制活跃。研究显示, HCC 肝切除术时 HBV DNA 水平是预测术后复发的独立危险因素之一, 抗 HBV 治疗可显著延长 HCC 患者的无复发生存期、提高总体生存率。

g. 肝移植者: 建议尽早应用强效、低耐药的 NAs 治疗, 以防止移植肝再感染 HBV, 且应终身使用抗 HBV 药物以防乙型肝炎复发。移植肝 HBV 再感染低风险者 (移植前患者 HBV DNA 不可测) 可在移植前直接应用 ETV 或 TDF 治疗, 术后无须使用 HBIG。移植肝 HBV 再感染高风险者, 术中无肝期给予 HBIG, 移植后方案为 NAs 联合低剂量 HBIG, 其中选择 ETV 或 TDF 联合低剂量 HBIG 能更好抑制术后乙型肝炎复发, 已选择其他 NAs 者需密切监测耐药发生, 及时调整方案。

h. 妊娠相关情况处理: 有生育要求者, 若有治疗适应证, 尽量孕前应用 IFN 或 NAs 治疗, 以期孕前 6 个月完成治疗。治疗期间应采取可靠避孕措施。对于妊娠期间的 CHB 患者, ALT 轻度升高可密切观察, 肝脏病变较重者, 在与患者充分沟通并权衡利弊后, 可以使用 TDF 或 LDT 抗病毒治疗。

意外妊娠者, 如应用 IFN-α 治疗, 建议终止妊娠; 如应用 NAs, 服用妊娠 B 级药物

（LdT 和 TDF）或 LAM，在充分沟通、权衡和弊的情况下，可继续治疗；应用 ETV 和 ADV，在充分沟通、权衡利弊的情况下，需换用 TDF 或 LdT 治疗，可继续妊娠。

免疫耐受期妊娠者血清 HBV DNA 高载量是母婴传播的高危因素之一，新生儿标准乙型肝炎免疫预防及母亲有效的抗 HBV 治疗可显著降低母婴传播发生率。妊娠中后期如检测 HBV DNA 载量>$2\times10^6$IU/mL，与患者充分沟通知情同意基础上，可于妊娠第 24~28 周开始给予 TDF、LdT 或 LAM 治疗。建议产后停药，停药后可母乳喂养。

男性抗病毒治疗者的生育问题：应用 IFN-$\alpha$ 治疗者，停药后 6 个月可考虑生育；应用 NAs 治疗者，在与患者充分沟通的前提下可考虑生育。

i. 肾损害者：推荐使用 LdT 或 EW 治疗。NAs 治疗是 HBV 相关肾小球肾炎治疗的关键，推荐使用强效、低耐药的药物。对于存在肾损害风险者，NAs 多数以药物原型经肾脏清除，因此，用药时需据患者肾功能受损程度确定给药间隔和（或）剂量调整（具体参考相关药品说明书）。已存在肾脏疾患及其高风险者，尽量避免选择 ADV/TDF。有研究提示 LdT 可能有改善估算肾小球滤过率（eGFR）的作用，机制不明。

## （二）其他免疫调节治疗

免疫调节治疗有望成为治疗 HBV 的重要手段，但目前缺乏疗效确切的特异性疗法。胸腺素 $\alpha_1$ 可增强机体非特异性免疫功能，有抗病毒适应证、不能耐受或不愿接受 IFN 或 NAs 治疗者，如有条件，可选择胸腺素 $\alpha_1$ 1.6mg，皮下注射，每周 2 次，疗程 6 个月。胸腺素 $\alpha_1$ 联合其他抗 HBV 药物的疗效需大样本、随机、对照的临床研究验证。

## （三）抗炎、抗氧化治疗

抗炎、抗氧化药物种类包括甘草酸制剂、水飞蓟素制剂、五味子制剂、多不饱和卵磷脂制剂、营养支持药物等，其主要通过保护肝细胞膜及细胞器等起作用，改善肝脏生物化学指标，但不能取代抗病毒治疗。ALT 明显升高者或肝组织学明显炎症坏死者，抗病毒治疗基础上可适当应用抗炎保肝药物，不宜同时应用多种药物，以免加重肝脏负担，或因药物相互作用发生不良反应。

## （四）抗纤维化治疗

有研究表明，经 IFN-$\alpha$ 或/和 NAs 治疗后，肝组织病理学可见纤维化甚至肝硬化减轻。因此，抗病毒治疗是抗纤维化治疗的基础。多个抗肝纤维化的中药方剂（如扶正化瘀胶囊、复方鳖甲软肝片等）研究显示有一定疗效，但需要进一步进行大样本、随机、双盲临床试验，并进行肝组织学检查，以进一步确定其疗效。

## （五）最新研究进展及未来展望

1. 替诺福韦艾拉酚胺富马酸（TAF）　TAF 是一种核苷酸反转录酶抑制物，也是一种新的 TDF 前体，前期实验证实其安全性和耐受性较好，在降低 HBV DNA 方面与 TDF 相似。在新试验中，TAF 的剂量被确定为每日剂量 25mg，以进一步观察疗效与安全性。

2. 关于 NAs 和 IFN-$\alpha$ 联合/序贯方案研究　包括 IFN-$\alpha$ 联合 LAM、ADV、ETV、TDF 治疗，但需要进一步研究其确切疗效及进行成本收益分析。

3. 新的治疗方法及免疫调节治疗

（1）目前有希望药物的作用机制是通过直接作用于 HBV 感染肝细胞，通过诱导 cccDNA 降解或抑制 HBV 进入或抑制病毒蛋白表达而发挥作用。目前已有多种药物在进行研究，如 Bay41-4109、GLS4、NVR-1229 等，而环孢素类似物（钠牛磺胆酸盐协同转运肽抑制剂）未来可能会成为抗 HBV 的药物。

（2）免疫调节治疗：治疗性疫苗试图通过恢复获得性的免疫起作用，其他研究试图通过刺激肝内固有免疫抗病毒，但尚需进一步研究其疗效和安全性。

（吕红梅）

# 第三节　儿童慢性乙型肝炎病毒感染

随着乙肝疫苗免疫接种计划在我国的实施和普及，在儿童青少年中乙型肝炎病毒（HBV）的感染率已经大幅度下降。2006 年全国乙肝血清流行病学调查显示：1~4 岁人群乙肝表面抗原（HBsAg）携带率为 0.96%、5~14 岁人群为 2.42%，但由于我国人口基数庞大，故每年仍有大量的儿童感染 HBV。虽然慢性 HBV 感染在儿童或青少年时期是一个相对良性的过程，但在成人之前仍然有 3%~5% 和 0.01%~0.03% 分别发展为肝硬化和肝细胞癌（HCC）。

在我国，目前儿童慢性乙型肝炎（CHB）治疗面临的主要问题是：缺乏批准用于治疗儿童 CHB 的药物，以及治疗人群的选择与治疗时机的确定。

## 一、诊断和鉴别诊断

### （一）诊断

有乙型肝炎或 HBsAg 阳性史超过 6 个月，现血清 HBsAg 和（或）HBV DNA 仍为阳性者，可诊断为慢性 HBV 感染。

根据 HBV 感染者的血清学、病毒学、生化学检查其他临床和辅助检查结果，可将慢性 HBV 感染分为：慢性乙型肝炎、乙型肝炎肝硬化、携带者和隐匿性慢性乙型肝炎。具体诊断标准参见"慢性乙型肝炎"章节。

### （二）鉴别诊断

应排除同时合并其他肝炎病毒感染及其他原因引起的肝脏疾病的情况。应视情况进行甲、丙、丁、戊肝病毒以及 EB 病毒、巨细胞病毒血清学检测；应注意排除肝豆状核变性（Wilson 病）、脂肪性肝炎、药物性肝损伤等肝脏疾病。

## 二、实验室检查

应常规检测肝功、血常规、HBV 血清学定量、HBV DNA 定量等；腹部 B 超、电子计算机断层扫描（CT）和磁共振成像（MRI）等检查有助于鉴别诊断和监测慢性乙型肝炎的病情进展及发现肝脏的占位性病变如 HCC 等；肝活检可以了解肝脏炎症坏死和纤维化程度，以及评价药物疗效。肝脏瞬时弹性成像有助于评价肝纤维化程度，但在儿童中还缺少足够的数据。

## 三、治疗和随访

### （一）治疗目标与治疗终点

儿童和成人抗 HBV 治疗的目标都是通过减少肝脏疾病进展、肝硬化及 HCC 的风险来改善长期生存率和生活质量。对所有患者来说，理想的治疗终点是持续 HBsAg 清除；如果没有获得 HBsAg 清除，对于 HBeAg 阳性患者，停止治疗后持续病毒抑制和持久的 HBeAg 血清学转换，也是一个好的终点；如果不能达到停药后的病毒抑制，通过长期抗病毒治疗使 HBV DNA 低于检测水平（维持病毒学应答），是次级的理想终点。

## （二）治疗人群及治疗时机

治疗的决策必须考虑到以下方面：儿童时期疾病进展缓慢；未来出现疾病进展的风险；目前抗病毒药物的有效性及副作用；目前批准的能应用于儿童的药物非常有限等。

目前还没有确定儿童 ALT 水平正常值上限（ULN）。如果 ALT 水平>实验室 ULN 的 1.5 倍或>60IU/mL，建议考虑抗病毒治疗。

患儿的 ALT 水平身高至少 6 个月（HBeAg 阴性者超过 12 个月）时，应考虑抗病毒治疗，这样可以避免给予正在自发 HBeAg 血清学转换的患儿不必要的治疗。出现血清 ALT 升高时，应同时检测血清 HBV DNA 的水平，高水平 HBV DNA 需要抗病毒治疗，而低水平 HBV DNA 则应当排除其他原因的肝病。最新的成人 CHB 诊疗指南确定 2 000IU/mL 为抗病毒治疗的临界值，这个值也可应用于儿童。

尽管目前还不能确定轻度炎症坏死或纤维化的患儿能否从治疗中获益，但如果患儿有 HCC 家族史，即使仅有轻度组织学改变，也应该进行抗病毒治疗，因为有 HCC 家族史的患者并发 HCC 的风险增高。

接受肝移植的 HBV 感染患儿或接受抗 HBc 阳性供者的患儿，都应当接受核苷（酸）类似物（NA）抗病毒治疗，以防止或治疗 HBV 感染的再发。准备接受免疫抑制治疗或细胞毒性药物治疗的 HBsAg 阳性患者也应该接受预防性抗病毒治疗，可以减少由于乙肝再活动导致的死亡或发病的风险。

已发展至肝硬化、乙型肝炎相关性肾小球肾炎、或合并感染 HDV、HCV、HIV 的患儿，其肝病快速进展的风险增高。在这种情况下，即使血清 ALT、HBV DNA 及肝组织学未达到上述的抗病毒治疗标准，抗病毒治疗也可使患者受益。

处于免疫耐受期的儿童，不应当进行抗病毒治疗，但应当监测。而在出现 ALT 升高、提示免疫激活时，再进行抗病毒治疗。

## （三）药物选择

2015 年世界卫生组织（WHO）《乙型肝炎预防、护理、治疗指南》推荐对于成人、青少年、大于 12 岁儿童，符合抗病毒治疗指征的患者，推荐使用高耐药屏障核苷（酸）类似物（恩替卡韦或替诺福韦）。对于 2~11 岁儿童患者，推荐使用恩替卡韦。NAs 低耐药屏障药物（拉米夫定、阿德福韦或替比夫定）可导致耐药，不推荐使用。

美国食品药品管理局（FDA）已批准 5 种药物可用于治疗儿童 CHB：干扰素 α、拉米夫定、阿德福韦酯、恩替卡书及替诺福韦。干扰素 α 可用于 12 个月以上儿童，恩替卡韦可用于 2 岁以上患者，拉米夫定可用于 3 岁以上儿童，阿德福韦酯和替诺福韦可用于 12 岁及以上儿童。这些药物各有优缺点，用药剂量参照美国 FDA 和 WHO 推荐意见。迄今为止，上述药物无一得到中国国家食品药品监督管理（SFDA）批准用于儿童 CHB。

在我国，目前 SFDA 仅批准恩替卡韦、替比夫定用于 16 岁以上患者。临床试验表明普通干扰素 α 治疗儿童患者的疗效与成人患者相当。但干扰素 α 不能用于 1 岁以下儿童治疗。

在充分知情同意的基础上，2~11 岁也可选用 ETV 治疗，12~17 岁可选用 ETV 或 TDF 治疗。在中国缺乏儿童使用拉米夫定的数据。阿德福韦酯在 18 岁以下患者中的疗效和安全性尚未明确，不宜用于儿童和青少年。聚乙二醇干扰素 α 目前仅批准用于治疗成人慢性乙型肝炎。

1. 干扰素 α　目前对于 HBeAg 阳性伴 ALT 水平升高的患儿，有限疗程的干扰素 α 抗病毒治疗仍是治疗策略的首要选择，因为这部分患者人群主要的治疗目标是 HBsAg 的血清学转换。干扰素 α 是目前唯一可用的能使患者停药后持续应答的药物。一旦聚乙二醇干扰素治疗儿童 CHB 的临床试验结果发布，聚乙二醇干扰素很可能将会成为推荐药物。推荐方案是 500 万~1 000 万 U/m²，每周 3 次，疗程 6 个月。

干扰素 α 在儿童中的禁忌证包括肝硬化失代偿期、外周血白细胞减少、自身免疫性疾病、心脏和肾脏功能衰竭以及接受器官移植者。应用糖皮质激素诱导治疗能否使患者获益还没有被证实。无论在成人还是儿童中，干扰素 α 与拉米夫定联合治疗，治疗期间的应答率高于单用干扰素 α，但不能提高停药后的应答率，因此目前不推荐联合治疗。

干扰素 α 与恩替卡韦可用于 3 岁以下患儿。对于该年龄段，应考虑干扰素相关的神经毒性（尽管多数属轻度或一过性）。如果干扰素 α 治疗无应答，在考虑其他治疗前也应当先观察 6~12 个月，因为有的患儿在停用干扰素 α 治疗 6 个月内还有可能获得病毒学应答（VR）。

HBeAg 阳性患者对干扰素 α 的应答与以下因素有关：治疗前低病毒载量及高水平 ALT（超过 2 倍 ULN）、年轻及女性。基线 ALT 高水平患者与停药后更高的持久血清学转换率相关。对干扰素 α 早期应答的患者更容易出现 HBsAg 消失。

尽管还没有来自儿童研究的数据，但目前成人的 CHB 诊疗指南建议 HBeAg 阴性患者如果持续 ALT 升高（在 12 个月内至少检测到 3 次升高）且 HBV DNA 高水平时，应当考虑采用与 HBeAg 阳性患者同样的抗病毒治疗流程。但应特别注意这类患者有更高的复发率，需要治疗更长时间。

2. 核苷（酸）类似物

（1）恩替卡韦与替诺福韦：对于 2 岁以上患儿，恩替卡韦将是最佳选择，因为其病毒学应答率高，耐药率低。替诺福韦可用于 12 岁以上的患者。尽管替诺福韦还未获批准用于治疗 12 岁以下 CHB 患者，但对这部分患儿也应该是安全的，因为替诺福韦已广泛应用于 2 岁以上 HIV 感染者。

（2）拉米夫定与替比夫定：因为恩替卡韦已获准用于青少年，不再推荐拉米夫定、替比夫定，原因是耐药风险高。

（3）阿德福韦：因为替诺福韦已获准用于青少年，不再推荐阿德福韦酯，原因是耐药风险较高、应答率较低。

如果在治疗过程中获得 HBeAg 血清学转换，替诺福韦或恩替卡韦的治疗也可成为有限疗程。NA 治疗的疗程还未确定，但在达到 HBV DNA 测不出和 HBeAg 血清学转换后还应至少再治疗 12 个月。由于有相当一部分成年患者在停止治疗后不能维持血清学和病毒学应答，因此对于组织学证实肝纤维化较严重的患者，更安全的选择是将治疗的疗程延长至 HBsAg 消失。在停止治疗后应加强监测，因为有可能出现停药后的肝炎活动。

治疗中未出现 HBeAg 血清学转换者、HBeAg 阴性 CHB 及肝硬化患儿均需 NA 长期治疗。若年龄允许，恩替卡韦或替诺福韦为首选。NA 长期治疗中，应每 3 个月检测一次 HBV

DNA，因为将 HBV DNA 降低至测不出的水平对于避免耐药至关重要。

### （四）治疗失败和耐药

对 NA 治疗部分应答或原发性无应答常常与基因耐药株病毒的出现或患者的依从性较差有关。无应答患者应进行 HBV 基因序列分析以鉴别耐药或依从性差。在青少年患者，依从性差可能是主要问题，特别是在需要长期治疗以获得维持病毒学应答的患者。

在病毒学应答患者中，病毒学突破（随后可能会出现生化学突破）通常继发于病毒耐药。出现病毒学突破的可能性决定于 NA 药物内在的耐药屏障作用（耐药性：拉米夫定>替比夫定>阿德福韦酯>恩替卡韦>替诺福韦）。所有 NA 治疗患儿都应通过每 3 个月检测一次 HBV DNA 来发现病毒学突破。应及早确定病毒学突破，并在 ALT 升高前更改治疗方案。由于批准可用于儿童的有效药物很少，因此当儿童出现对某种 NA 的耐药时，应基于患者肝穿活检及年龄调整治疗方案。

拉米夫定耐药或阿德福韦耐药的患者，如果是轻度肝损伤，患者可换用恩替卡韦（用于阿德福韦酯耐药，且拉米夫定初治的患者）或替诺福韦（用于≥12 岁，拉米夫定耐药或拉米夫定经治又出现阿德福韦酯耐药的患者）。对于低龄儿童，可以换用干扰素 α（当聚乙二醇干扰素获得批准时，也可应用）。对于中度肝损伤/肝纤维化的患者，如果≥12 岁，应换用替诺福韦；如果在 12 岁以下，换用干扰素 α。如果肝活检发现重度肝损伤，换用替诺福韦是唯一可行的选择（可单用，如果患者高病毒载量时可与恩替卡韦联合应用）。替诺福韦和恩替卡韦对拉米夫定耐药患者都有效，但这类人群换用恩替卡韦后耐药增加（治疗 2 年后耐药的发生率 8%），需要应用大剂量（1mg/d）。换用恩替卡韦后应停用拉米夫定，以减少耐药突变的风险。替诺福韦可用于拉米夫定耐药突变株病毒，因为替诺福韦的活性不受耐药株影响。

对于治疗 24 周（应用拉米夫定患者）或 48 周（应用阿德福韦酯患者）仅获得部分病毒学应答的患者，若年龄允许，建议换用替诺福韦或恩替卡韦。如果既往未用过干扰素 α 的可换用干扰素 α（或聚乙二醇干扰素）。

### （五）随访

患儿每次随访时都应评价是否需要抗病毒治疗，以便在发现肝损伤的最早期征象时开始抗病毒治疗。慢性 HBV 感染患儿应每 6 个月进行一次体格检查，检测血清 ALT 和 HBeAg 和抗 HBe 水平。HBeAg 阳性伴 ALT 持续升高的患者，上述指标应每 3 个月检测一次，持续至少 1 年。HBeAg 阴性的患者，在第一年应每 4 个月检测血清 ALT 和 HBV DNA 水平，以排除 HBeAg 阴性肝炎。如果已确定为非活动携带者（ALT 正常，HBV DNA<2 000IU/mL），应每 6 个月检查一次。每年检测一次全血细胞计数和肝功能。依据患者肝纤维化的分级，应用 B 超筛查 HCC，每 6~12 个月进行一次。甲胎蛋白（AFP）虽然应用广泛，但近来发现对于 HCC 的有效监测敏感性和特异性不足。即便是对于非活动携带者，终生随访也是必要的，因为肝硬化、HCC 和 HBV 感染的再激活，伴有 HBeAg 阳性的逆转或进展为 HBeAg 阴性乙肝等风险始终存在。非活动携带者，终生随访也是必要的，因为肝硬化、HCC 和 HBV 感染的再激活，伴有 HBeAg 阳性的逆转或进展为 HBeAg 阴性乙肝等风险始终存在。

### （六）特殊人群

HBV 感染的特殊患儿人群包括免疫抑制、器官移植、合并 HIV、HCV 或 HDV 感染以及急性乙型肝炎的患儿。对这类患儿的治疗缺乏强有力的循证医学证据。药物的选择和适应证来源于少数几个病例报告，或从成年患者循证医学证据推断而来。这类患儿应进行个体化治疗（甚至可能使用超说明书应用的新药）。

在大多数儿童或青少年中，CHB 是一种轻度的疾病。然而，有一小部分患者有快速进展的风险，在早期出现并发症，且有 1/4 的患者在成年时发生各种严重的并发症。对于 ALT 升高的患儿进行治疗总体上是满意的。干扰素 α 对大部分儿童患者仍是主要的治疗选择。虽然在某些专门的治疗中心已开始应用聚乙二醇干扰素，但在这些正在进行的药物临床试验结果发布之前，不推荐该类药物。高效的 NA 获批用于儿童，为治疗提供了新的可能。但耐药病毒株的出现成为一个公共卫生问题，并且是儿童患者长期治疗的主要问题。因此，在治疗前，应仔细权衡治疗的风险和可能的获益，而且只给那些需要治疗并容易出现应答的患者进行治疗。在没有获得新的药物临床试验的证据之前，免疫耐受期的患儿不应进行治疗，但需要定期进行监测，以发现早期肝损伤的证据。

（吕红梅）

# 第四节　慢性丙型病毒性肝炎

丙型病毒性肝炎是一种由丙型肝炎病毒（HCV）感染引起、主要经血液传播的疾病。根据世界卫生组织估计，全球约 1.85 亿人感染 HCV，其中约 1.5 亿为慢性感染，每年有 35 万~50 万人死于丙型肝炎并发症。1992 年全国病毒性肝炎血清流行病学调查显示，我国 HCV 感染率为 3.2%，约为 3 700 万人。50%~85% 的 HCV 感染者将进展为慢性状态，慢性 HCV 感染可导致肝脏慢性炎症坏死及纤维化，2.8%~50% 可发展为肝硬化甚至肝细胞癌（HCC）。由于大多起病隐匿，对患者的健康和生命危害极大，已成为严重的社会和公共卫生问题。

## 一、诊断和鉴别诊断

### （一）诊断

1. 流行病学资料　有输血史、应用血液制品史和手术史、长期血液透析者、文身、静脉吸毒、不洁性行为史等，均视为高危人群。应定期进行血清 HCV 的筛查：首先检测抗-HCV 抗体，如结果为阳性，应进一步检测 HCV RNA 以明确有无 HCV 的现症感染。

2. 临床表现　HCV 感染>6 个月，或发病日期不明、无肝炎史，有或无乏力、食欲缺乏、腹胀等症状，有或无慢性病体征。

3. 实验室检查　血清 ALT 升高或正常，抗 HCV 和 HCV RNA 持续阳性，肝脏组织病理学检查符合慢性肝炎即可诊断。

### （二）鉴别诊断

慢性丙型肝炎需与慢性乙型肝炎、非酒精性脂肪肝、酒精性肝病、自身免疫性肝病、药物性肝炎等相鉴别，依据血清抗-HCV 及 HCV RNA 结果不难鉴别。但需要注意的是慢性丙型肝炎与上述疾病可同时存在。

## 二、实验室检查

### （一）血清生物化学检测

血清 ALT、AST 水平变化可反映肝细胞损害程度，但 ALT、AST 水平与 HCV 感染引起的肝组织炎症分度和病情的严重程度不一定平行。慢性丙型肝炎患者中，约 30% ALT 水平正常，约 40% 低于 2 倍正常值上限。虽然大多数此类患者只有轻度肝损伤，但有部分患者可发展为肝硬化。ALT 水平下降是抗病毒治疗中出现应答的重要指标之一。凝血因子时间可作为慢性丙型肝炎患者肝纤维化进展的监测指标，但迄今尚无一个或一组血清学标志可对肝纤维化进行准确分期。人血白蛋白、凝血因子活动度和胆碱酯酶活性降低，其降低程度与疾病的严重程度成正比。

### （二）抗-HCV 的血清学检测

目前抗-HCV 检测采用的酶联免疫（ELAs）法的特异性超过 99%，可以帮助诊断，但抗-HCV 阴转与否不能作为抗病毒疗效的考核指标。

### （三）核酸的分子学检测

目前 HCV RNA 检测的所有试剂均有很好的特异性，达 98%～99%。目前各种指南均建议使用高灵敏定量检测方法，如 Cobas TaqMan。

HCV 病毒载量的高低与疾病的严重程度和疾病的进展并无绝对相关性，但可作为抗病毒疗效评估的观察指标。在 HCV RNA 检测中，应注意可能存在假阳性和假阴性结果。

### （四）HCV 基因型

目前国内外在抗病毒疗效考核研究中，应用 Simmonds 等 1～6 型分型法最为广泛。HCV RNA 基阈分型结果有助于判定治疗的难易程度及制定抗病毒治疗的个体化方案。基因 1.4 型为难治性病例，我国大部分为基因 1b 和 2a 型。

### （五）HCV 耐药相关突变位点

目前确认的主要突变位点有：①NS3/4A 靶点相关，V36M、T54A、Q80K、R155K、A156T 和 D168V。②NS5A 靶点相关，M28T、Q30E/H/R、L31M、H58D 和 Y93H/N。③NS5B 靶点相关，S282T、C316N/H/F、M414T、A421V、P495L/S 和 S556G 等。1a 型 HCV 感染患者如果在基线时存在 Q80K 耐药突变株，对 Simeprevir 联合 Peg IFN-α 与利巴韦林（PR）治疗应答不佳。因此，对于 1a 型 HCV 感染者采用上述联合治疗时建议在治疗前检测耐药突变是否存在；但对于未采用 Simeprevir 联合 PR 治疗 1a 型 HCV 感染者，及其他基因型感染者，目前认为没有必要在抗病毒治疗前进行病毒的耐药检测，因为目前的研究结果显示，即使预存耐药株的存在也不会对直接抗病毒药物（DDAs）治疗疗效有显著影响。

### （六）IL-28B 基因多态性的检测

IL-28B 基因型对于疗效的预测价值好于治疗前 HCV RNA 的载量、肝纤维化分期、性别等参数，并且预测价值对于基因 1 型患者高于基因 2 型和 3 型患者。IL-28B 基因附件的其他单核苷酸多态性也能预测 SVR。IL-28B 基因型 CC 型患者比基因型 CT、TT 型患者更容易获得 RVR、EVR 和 SVR。尤其在 1 型 HCV 感染者，IL-28B 基因的多态性是聚乙二醇干扰素（PEG-IFN）联合利巴韦林（RBV）治疗，以及联合蛋白酶抑制剂（PI）的三联治疗获得（SVR）的强有力的预测因素。

### （七）肝活组织检查

可行肝活组织检查，主要原因：①肝组织炎症的程度分级、纤维化的程度分期是判断肝脏损伤程度的标准。②对于治疗的决策提供了有用的信息。③如果提示了进展期肝纤维化或者肝硬化，则患者必须进行肝细胞癌（HCC）的监测和（或）静脉曲张的筛查。

## 三、治疗

### （一）慢性丙型肝炎的治疗目的和目标

HCV 的治疗目标是根除体内 HCV 以预防肝硬化（LC）、肝硬化失代偿、HCC 和死亡。治疗终点是治疗结束后 12 周及 24 周时敏感检测方法无法检出 HCVRNA（<15IU/mL），即 SVR。对于肝硬化患者，清除 HCV 可降低肝硬化患者失代偿率，即使不能杜绝也可降低 HCC 风险。对此类患者应继续监测 HCC。对于失代偿的肝硬化患者，清除 HCV 可降低肝移植的风险，然而对于患者的中期及长期生存率的影响还不确定。

### （二）抗病毒药物

1. α-干扰素（IFN-α）与利巴韦林 IFN-α 是抗 HCV 的有效药物，包括普通 IFN-α、复合 IFN 和聚乙二醇干扰素 α（Peg IFN-α）。Peg IFN-α 与利巴韦林联合应用（PR）是目前较好抗病毒治疗方案，其次是普通 IFN-α 与利巴韦林联合疗法，均优于单用 IFN-α。国外临床研究结果显示，Peg IFN-α-2α（180μg）或 Peg IFN-α-2b（1.5μg/kg）每周 1 次皮下注射联合利巴韦林（15mg/kg）口服，疗程 48 周，SVR 率可达 54%~56%。普通 IFN-α（3MU）肌内注射每周 3 次联合利巴韦林治疗 48 周的 SVR 率稍低，为 44%~47%；单用 Peg IFN-α-2α 或普通 IFN-α 治疗 48 周的 SVR 率分别仅为 25%~39% 和 22%~19%。我国的临床试验结果表明，Peg IFN-α-2α（180μg）24 周单药治疗慢性丙型肝炎的总 SVR 率为 41.5%，其中基因 1 型患者 35.4%，非 1 型患者为 66.7%。单用利巴韦林治疗慢性丙型肝炎无效。因此，如无利巴韦林的禁忌证，均应采用联合疗法。

2. 直接抗病毒药物（DDAs） 蛋白酶抑制剂、NS5A 抑制剂和 NS5B 聚合酶抑制剂是新近用于临床的抗-HCV 三大类药物。蛋白酶抑制剂以 NS3-4A 蛋白酶为靶点，NS3-4A 可将病毒多功能蛋白裂解为其组成部分，主要是该病毒的非结构蛋白。如果阻断该作用，也就阻断了病毒的复制和内部传播。

NS5A 是参与病毒的复制以及病毒体装配的蛋白质，但该蛋白的作用机制尚不明确。NS5A 蛋白由病毒编码，但它不是一种酶，无任何酶的功能，如果以 NS5A 蛋白为靶点，可中断病毒复制和组装重要的部分生命周期。NS5A 蛋白通过改变细胞膜帮助建立复制工厂，我们称之为"细胞膜网络"（病毒复制在细胞膜网内送行）。NS5A 蛋白还可转运病毒基因组到组装点，如果阻止该功能，即可阻断病毒的组装和复制。

NS5B 聚合酶抑制剂包括核苷抑制剂和非核苷抑制剂。核苷抑制剂通过抑制 NS58RNA 聚合酶（负责细胞内病毒 RNA 的复制）发挥作用。该类药物中，核苷抑制剂直接针对聚合酶的活性位点，而非核苷抑制剂靶向活性部位外位点，改变 NS5B 聚合酶的构象，使其丧失功能。

### （三）聚乙二醇干扰素（PEG-IFN）联合利巴韦林（PR）治疗

在 DAAs 上市之前，聚乙二醇干扰素（PEG-IFN）联合利巴韦林（PR）方案仍是我国现阶段 HCV 感染者接受抗病毒治疗的主要方案，可应用于所有基因型 HCV 现症感染，同时无治疗禁忌证的患者。如患者具有绝对禁忌证，应考虑使用以 DAAs 为基础的方案。如患者具有相对禁忌证，而 DAAs 药物获取困难，则应充分考虑患者的年龄、对药物的耐受性、伴随的非 HCV 感染相关的其他疾病的严重程度、患者的治疗意愿及 HCV 相关肝病进展情况等综合因素，全面衡量后再考虑是否应用 PR 方案。

1. 适应证

（1）慢性丙型肝炎：只要检测到 HCV RNA，无论肝功正常与否，应积极抗病毒治疗。

（2）丙型肝炎肝硬化：代偿期肝硬化（Child-Pugh A 级）患者，尽管对 PR 治疗的耐受性和效果有所降低，但为使病情稳定、延缓或阻止肝衰竭和 HCC 等并发症的发生，建议在严密观察下给予抗病毒治疗。可采用 DDAs 治疗。

失代偿期肝硬化患者，多难以耐受 IFN-α 治疗的不良反应，有条件者应行肝脏移植术。

（3）肝移植后丙型肝炎复发：HCV 相关的肝硬化或 HCC 经肝移植后，HCV 感染复发率很高。IFN-α 治疗对此类患者有一定效果，但有促进对移植肝排斥反应的可能，可在有经验的专科医生指导和严密观察下进行抗病毒治疗。目前有文献报道 DDAs 治疗此类患者安全、有效。

2. 禁忌证　主要包括：未控制好的抑郁症、精神病、癫痫，未控制好的自身免疫性疾病，Child-Pugh 评分 B7 或以上，妊娠期妇女，不打算避孕的夫妻，合并其他脏器严重疾病如不能很好控制的高血压、心力衰竭、糖尿病及慢性梗阻性肺疾病。

3. PR 方案抗病毒治疗应答的类型及影响因素

（1）病毒学应答类型意义：①快速病毒学应答（RVR），治疗第 4 周时，高灵敏度 PCR 定量试剂检测 HCV RNA 阴性，基因 2 型和 3 型或者可考虑缩短疗程，基因 1 型低病毒载量也可考虑缩短疗程。②延长快速病毒学应答（eRVR），治疗第 4 周及第 12 周时 HCV RNA 均检测不到。③早期病毒学应答（EVR），治疗第 12 周 HCV RNA 比基线至少下降 2log 10IU/mL（部分 EVR），或治疗第 12 周 HCV RNA 检测不到（完全 EVR）。④治疗结束时病毒学应答（ETR），24 周或 48 周治疗结束时灵敏试剂检测 HCV RNA 为阴性。⑤持续病毒学应答（SVR），治疗结束 24 周后，HCV RNA 仍然检测不到，是治疗长期应答的最好预测因子。⑥突破，治疗期间 HCV RNA 曾阴转，但尚未停药即出现阳转。⑦复发，治疗结束时 HCV RNA 转阴，但随后又转阳。⑧无应答，治疗第 24 周仍能检测到 HCV RNA。⑨无效应答，治疗第 12 周 HCV RNA 下降小于 2log 10IU/mL。⑩部分应答，治疗第 12 周 HCV RNA 下降至少 2log 10IU/mL，但第 24 周时 HCV RNA 仍能检测到。

（2）组织学应答：是指肝组织病理学炎症坏死和纤维化的改善情况，可采用国内外通用的肝组织分级（炎症坏死程度）、分期（纤维化程度）或半定量计分系统来评价。

（3）抗病毒治疗应答的影响因素：慢性丙型肝炎抗病毒治疗疗效应答受多种因素的影响，下列因素有利于 PR 疗法取得 SVR。①HCV 基因型 2、3 型。②病毒水平 $<2×10^6$ 拷贝/mL。③年龄 <40 岁。④女性。⑤感染 HCV 时间短。⑥肝脏纤维化程度轻。⑦对治疗的依从性好。⑧无明显肥胖者。⑨无合并 HBV 及 HIV 感染者。⑩治疗方法，以 Peg IFN-α 与利巴韦林联合治疗为最佳。⑪IL-28B 基因型 CC 型患者比基因型 CT、TT 型患者更容易获得

RVR、EVR 和 SVR。

4. PR 治疗方案

（1）初治患者：我国目前仍以 PR 方案作为一线治疗方案。①Peg IFN-α 联合利巴韦林：两种类型的 Peg IFN，即 Peg IFN-α-2a（180μg/w）和 Peg IFN-α-2b［1.5μg/（kg·w）］。均可用于联合利巴韦林治疗慢性丙型肝炎。②利巴韦林的推荐剂量应参考患者体质来选择，对基因 1.4~6 型 HCV 感染者，可选用每日 15mg/（kg·d），疗程 48 周；对基因 2.3 型 HCV 感染者，推荐选择 800mg/d，疗程 24 周。③对基因 2.3 型 HCV 感染，基线特征提示低应答患者可选择每日应用利巴韦林 15mg（kg·d）进行治疗。

鉴于目前国情，如果不能使用 Peg IFN-α 进行普通 IFN-α 联合利巴韦林治疗。普通干扰素联合利巴韦林治疗方案：IFN-α 3~5MU，隔日 1 次肌内或皮下注射，联合口服利巴韦林 1 000mg/d，建议治疗 24~48 周。

另外，开始抗病毒治疗后第 4 周、12 周、24 周的病毒应答情况可以决定治疗的疗程，SVR 获得的概率与 HCVRNA 阴转的相关。任何基因型的患者，如果治疗 12 周 HCV RNA 下降小于 2log 10IU/mL，或 24 周仍可检测到 HCV RNA（检测灵敏度为 50IU/mL），则应该停止治疗。获得快速病毒学应答（RVR）并且基线为低病毒载量（40 万~80 万 IU/mL）的患者，可以考虑将治疗的疗程缩短为 24 周（基因 1 型或 4 型），12~16 周（基因 2 型或 3 型）。如果存在应答的阴性预测因素（如进展期肝纤维化/肝硬化、代谢综合征、胰岛素抵抗、肝脂肪变性等），则短疗程与长疗程等效的证据不足。无论患者的基因型和基线病毒载量如何，如果患者仅有早期病毒学应答（EVR），即患者治疗后第 4 周时 HCV RNA 阳性，第 12 周时 HCV RNA 阴性，则应治疗 48 周。基因 1 型患者如果仅获得延迟病毒学应答（DVR），治疗 24 周时检测不到 HCV RNA，则应该治疗至 72 周。这可能也适用于其他基因型患者。

（2）PR 方案治疗未获 SVR 者：应该首先考虑 DAAs 治疗方案。在 DAAs 不可及的情况下，既往单用普通 IFN-α 或 Peg IFN-α 治疗复发的患者，再次给予 Peg IFN-α-2a 联合 RBV 治疗 48 周，其 SVR 为 93%；既往使用普通 IFN-α 联合 RBV 治疗复发的患者，再次给予 Peg IFN-α 联合 RBV 治疗 48 周，其 SVR 率为 85%。既往经过规范 Peg IFN-α 联合 RBV 治疗复发的患者，再次给予 Peg IFN-α 联合 RBV 治疗 48 周，SVR 率为 71%。cEVR 是 SVR 的重要预测因子，获得 cEVR 的患者，86.4%获得 SVR。

（3）无应答患者的再治疗：既往 PR 治疗复发或无应答的患者应首先考虑 DAAs 治疗。无法获得 DAAs 者可采用以下方案。①推荐意见，既往治疗未采用 Peg IFN-α 联合 RBV，或者治疗的剂量不够、疗程不足而导致复发的患者，可给予 Peg IFN-α 联合 RBV 再次治疗，疗程 48 周，治疗监测及停药原则同初治患者。②推荐意见，既往治疗复发的患者，如果不存在迫切治疗的需求，例如没有以下情况：显著肝纤维化或肝硬化（F3-F4）、HIV 或 HBV 合并感染等、等待肝移植、肝移植后 HCV 复发、明显肝外表现、传播 HCV 的高危个体等，可以选择等待，获得适合的可及药物再治疗。③推荐意见，既往治疗未采用 Peg IFN-α 联合 RBV，或者治疗的剂量不够、疗程不足无应答的患者，可给予 Peg IFN-α 联合 RBV 再次治疗，疗程延长至 72 周，治疗监测及停药原则同初治患者。④推荐意见，既往规范 PR 治疗无应答患者，可等待获得适合的可及药物再治疗，但是有迫切治疗需求的患者应尽早进行 DAAs 治疗。

## （四）直接抗病毒（DDAs）治疗

DAAs 在多个国家已有多种药物获批上市，部分 DAAs 在我国尚处于临床试验阶段，但不久将获批应用于临床。以 DAAs 为基础的抗病毒方案包括 1 个 DAAs 联合 PR、DAAs 联合 RBV，以及不同 DAAs 联合或复合制剂。除了部分 DAAs 将失代偿肝硬化列为禁忌证外，目前的临床研究暂未有关于 DAAs 药物绝对禁忌证的报道，上述 DAAs 的三种方案基本可以涵盖所有类型的 HCV 现症感染者的治疗。

1. 适应证　DAAs 的适应证同时受疾病状态与药物相对禁忌证的影响。部分 DAAs 的代谢产物对肾功能的影响暂未确定，严重肾功能受损患者的使用需慎重。DAAs 药物是否适宜在儿童中应用也暂不确定，尚需要进一步的研究数据证实。这些含 DAAs 的方案尤其适用于 PR 治疗后复发或是对 PR 应答不佳的患者。初治患者也可考虑使用含 DAAs 的方案，以缩短疗程，提高耐受性和 SVR 率。当患者有 IFN 治疗禁忌证时，可考虑使用无 IFN 方案；当患者有 RBV 禁忌证时，可考虑使用不同 DAAs 联合或复合制剂。不同类型 DAAs 有不同的联合方案，DAAs 与不同药物联合后适用的感染人群受病毒基因型限制，有的适用于所有基因型，有的仅适用于部分基因型。

2. 慢性丙型肝炎的初始治疗

（1）基因 1a 型：基因 1a 型慢性丙型肝炎的初始治疗。

A. 索非布韦/雷迪帕韦（SOF/LDV，复合制剂，每片含 sofosbuvir 400mg，ledipasvir 90mg）每天 1 片，疗程 12 周。

B. 翁比他韦/帕利瑞韦/利托那韦（OBV/PTV/r，复合制剂，每片含 ombitasvir 25mg，paritaprevir 150mg，ritonavir 100mg）每天 1 次联合达萨布韦（DSV，dasabuvir，250mg）每天 2 次和 RBV（按体重给药）。无肝硬化者疗程 12 周，肝硬化者疗程 24 周。

C. 商品化耐药试剂盒检测 Q80K 突变为阴性，给予 SOF/SIM（SOF 400mg，SIM 150mg，1 次/天）联合或者不联合 RBV（按体重给药）治疗，无肝硬化患者疗程 12 周，肝硬化者疗程 24 周。基因 1a 型肝硬化患者伴随 Q80K 突变阳性，建议选择上述治疗肝硬化患者的方案。

（2）基因 1b 型：基因 1b 型慢性丙型肝炎的初始治疗。

A. SOF/LDV 每天 1 片，疗程 12 周。

B. OBV/PTV/r 每天 1 次联合 DSV 每天 2 次，疗程 12 周。肝硬化者加用 RBV（按体重给药）。治疗每天 1 次。无肝硬化患者疗程 12 周，肝硬化者疗程 24 周。

（3）基因 2 型：基因 2 型慢性丙型肝炎的初始治疗。

A. SOF/RBV（SOF 400mg，RBV 按体重给药）治疗每天 1 次，疗程 12 周。

B. 肝硬化患者延长疗程至 16 周。

（4）基因 3 型：基因 3 型慢性丙型肝炎的初始治疗。

A. IFN 耐受患者：SOF/RBV（SOF 400mg，RBV 按体重给药）治疗每天 1 次，联合 Peg IFN 每周 1 次治疗 12 周。

B. IFN 不耐受患者：SOF/RBV（SOF 400mg，RBV 按体重给药）治疗每天 1 次，治疗 24 周。

（5）基因 4 型：基因 4 型慢性丙型肝炎的初始治疗。

A. SOF/LDV 每天 1 片，疗程 12 周。

B. OBV/PTV/r 联合 RBV（按体重给药）每天 1 次，疗程 12 周。

C. SOF/RBV（SOF 400mg，RBV 按体重给药）每天 1 次，疗程 24 周。

D. SOF/RBV（SOF 400mg，RBV 按体重给药）每天 1 次，联合 Peg-IFN 每周 1 次治疗 12 周。

E. SOF/SIM（SOF 400mg，SIM 150mg）联合或者不联合 RBV（按体重给药）治疗每天 1 次，疗程 12 周。

（6）基因 5、6 型：基因 5 型、6 型慢性丙型肝炎的初始治疗。

A. SOF/LDV 每天 1 片，疗程 12 周。

B. 其他方案：IFN 耐受患者，SOF/RBV（SOF 400mg，RBV 按体重给药）每天 1 次，联合 Peg-IFN 每周 1 次治疗 12 周。

3. 初始治疗失败患者的再治疗

（1）基因 1 型

A. 初始 PEG-IFN/RBV 治疗失败的基因 1 型患者的再治疗

基因 1a 型无肝硬化患者：①SOF/LDV 每天 1 片，疗程 12 周。②OBV/PTV/r 每天 1 次联合 DSV 每天 2 次和 RBV（按体重给药），疗程 12 周。③SOF/SIM（SOF 400mg，SIM 150mg）每天 1 次，疗程 12 周。

基因 1b 型无肝硬化患者：①SOF/LDV 每天 1 片，疗程 12 周。②OBV/PTV/r 每天 1 次联合 DSV 每天 2 次，疗程 12 周。③SOF/SIM（SOF 400mg，SIM 150mg）每天 1 次，疗程 12 周。

基因 1a 或 1b 型代偿性肝硬化患者：①无论何种基因亚型，SOF/LDV 每天 1 片，疗程 24 周。②无论何种基因亚型，SOF/LDV 联合 RBV（按体重给药）治疗，1 次/天，疗程 12 周。③OBV/PTV/r 每天 1 次联合 DSV 每天 2 次，基因 1a 型疗程 24 周，基因 1b 型疗程 12 周。④商品化耐药试剂盒检测 Q80K 突变为阴性的基因 1b 型患者，给予 SOF/SIM（SOF 400mg，SIM 150mg）每天 1 次，联合或者不联合 RBV（按体重给药）治疗，疗程 24 周。基因 1a 型肝硬化患者且存在 Q80k 位点突变，建议选择上述治疗肝硬化患者的方案。

B. 初始 PEG-IFN/RBV 联合一种 DAAs 治疗失败的基因 1 型患者的再治疗

无肝硬化患者：无论何种基因亚型，SOF/LDV 每天 1 片，疗程 12 周。

肝硬化患者：①无论何种基因亚型，SOF/LDV 每天 1 片，疗程 24 周。②无论何种基因亚型，SOF/LDV 联合 RBV（按体重给药）治疗，1 次/天，疗程 12 周。

C. 基于 SOF 方案治疗失败的基因 1 型患者的再治疗

不急需抗病毒治疗的患者：由于相关数据缺乏，建议此类患者（不论何种基因型）推迟抗病毒治疗，直到出现新的数据或者参与临床试验入组。

急需抗病毒治疗的非肝硬化患者：无论何种基因亚型，SOF/LDV（每片含 SOF 400mg，LDV 90mg）联合 RBV（按体重给药）治疗，1 片/天，疗程 12 周。

急需抗病毒治疗的肝硬化患者：无论何种基因亚型，SOF/LDV（每片含 SOF 400mg，LDV 90mg）联合 RBV（按体重给药）治疗，1 片/天，疗程 24 周。

D. 基于 NS5A 抑制剂方案治疗失败的基因 1 型患者的再治疗

不急需抗病毒治疗的患者：建议此类患者推迟抗病毒治疗，直到出现新的数据。

急需抗病毒治疗的肝硬化患者：商品化耐药试剂盒检测 NS3 蛋白酶抑制剂和 NS5A 蛋白酶抑制剂的耐药突变位点（例如：Q80K）。

NS5A 耐药突变位点的检测为阴性：SOF/LDV（每片含 SOF 400mg，LDV 90mg）每天 1 片，疗程 24 周。

NS5A 耐药突变位点的检测为阳性而 NS3 耐药突变位点的检测为阴性：SOF/SIM（SOF 400mg，SIM 150mg）联合 RBV 治疗 24 周。

（2）基因 2 型：初始 PEG-IFN/RBV 治疗失败的基因 2 型患者的再治疗，SOF（400mg/d）联合 RBV（按体重给药）治疗，非肝硬化者疗程 12 周，肝硬化者疗程 16 周。

（3）基因 3 型：初始 PEG-IFN/RBV 治疗失败的基因 3 型患者的再治疗。

IFN 耐受人群：SOF（400mg/d）联合 RBV（按体重给药）和 PEG-IFN（每周 1 次）治疗 12 周。

IFN 不耐受人群：SOF（400mg/d）联合 RBV（按体重给药）治疗 24 周。

（4）基因 4 型：初始 PEG-IFN/RBV 治疗失败的基因 4 型患者的再治疗。①SOF/LDV（每片含 SOF 400mg，LDV 90mg）每天 1 片，疗程 12 周（无肝硬化）或 24 周（有肝硬化）。②OBV/PTV/r 联合 RBV 每天 1 次，疗程 12 周（无肝硬化）。③IFN 耐受患者，SOF/RBV（SOF 400mg，RBV 按体重给药）每天 1 次，联合 PEG-IFN 每周 1 次治疗 12 周。④SOF/RBV（SOF 400mg，RBV 按体重给药）每天 1 次，治疗 24 周。

（5）基因 5、6 型：初始 PEG-IFN/RBV 治疗失败的基因 5、6 型患者的再治疗。①SOF/LDV（每片含 SOF 400mg，LDV 90mg）每天 1 片，疗程 12 周。②IFN 耐受患者给予 SOF/RBV（SOF 400mg，RBV 按体重给药）每天 1 次，联合 PEG-IFN 每周 1 次治疗 12 周。

### （五）特殊人群的治疗

1. 合并 HBV 感染者治疗　治疗方案与单纯 HCV 感染者相同，应用 Peg IFN-α 联合利巴韦林治疗；对于治疗过程中 HBV 复制水平变化不大者，在 HCV 清除过程中或以后，可应用核营（酸）类似物针对 HBV 抗病毒治疗。

2. 对合并 HIV 感染者治疗的推荐意见　PR 疗法：对 HCV 的抗病毒治疗与 HCV 单纯感染者治疗措施相同；应用的 Peg IFN-α 的剂量与 HCV 单纯感染者相同，但利巴韦林应按合并感染者体质量选择；疗程应更长，基因 1 型 HCV 感染者疗程可能需要 72 周，基因 2、3 型 HCV 感染者疗程可能需要 48 周。

DDAs 对于 HIV/HCV 合并感染的抗病毒治疗与再治疗：在充分评估抗病毒药物之间相互作用的基础上，治疗方案应该与未感染 HIV 的患者保持一致。不建议因为抗 HCV 治疗而中断抗反转录病毒治疗。在开始抗病毒治疗之前，应该充分评估抗反转录病毒药物与抗 HCV 药物之间的相互作用。如果需要，应该与 HIV 抗病毒治疗的医生沟通药物的更换。抗反转录病毒药物与抗 HCV 直接抗病毒药物之间的相互作用，如果以下没有列出，请咨询相关专家。对于合并 HIV 感染而且 HIV 活动的 HCV 基因 1 型患者，无论是丙型肝炎初治或经治，建议予以 ledipasvir/sofobuvir 加 RBV 治疗 12 周，若存在 RBV 禁忌或代偿期肝硬化患者可予以 ledpascir/sofosbuvir 治疗 24 周。sofosbuvir 联合 daclatasvir 治疗 12 周可以用于所有基因型的合并 HIV 感染的丙型肝炎患者。

3. 合并肾病患者的治疗　合并肾损害患者首选的是无 IFN 和无 RBV 的 DAAs 治疗方案，药物选择与单纯慢性丙型肝炎患者相同。如果患者的肾小球滤过率（GFR）>60mL/min，DAAs 无须调整剂量，如果患者的 GFR<30mL/min 或终末期肾病，一般不能应用 DAAs，因为以 sofosbuvir 为代表的 DAAs 药物都是经肾脏排泄，目前还没有关于其在肾功能不全患者中应用的安全性资料。无 DDAs 情况下，轻度肾病（肾小球滤过率，GFR>60mL/min）慢性 HCV 感染者，应接受与无肾病者相同的联合抗病毒治疗；终末期肾病应用 PEG-IFN 单药治疗是安全的，但联合应用个体化剂量的利巴韦林治疗则要对患者进行筛选；终末期肾病进入肾移植名单的患者合并 HCV 感染，因其能加重移植肾排斥反应，应进行抗病毒治疗。

4. 新生儿或儿童患者的治疗　2~17 岁慢性丙型肝炎儿童可接受抗病毒治疗，指征与成人相同。治疗剂量可根据体重进行调整，聚乙二醇化干扰素 α-2b 的剂量为每周 1.5μg/kg，利巴韦林的剂量为每天 15mg/kg，治疗 48 周。

HCV 感染者分娩的婴儿应在 18 月龄或更晚时接受抗 HCV 抗体检测，以排除母体抗体的影响，但也可以在出生 1~2 个月时检测 HCV RNA，以进行早期诊断。

DAAs 均未做儿童的临床研究，尚无儿童用药指征。

5. 有精神疾病者治疗　对伴有精神或者心理疾病的丙型肝炎患者，可考虑给予现有 PR 抗病毒方案治疗。但只有在包括心理治疗的多学科团队的管理下才可进行治疗。可考虑予以无 IFN 的 DAAs 抗 HCV 治疗。若治疗期间出现精神症状，可予以抗精神类药物治疗。在使用抗精神药物和抗 HCV 药物治疗时，要注意药物的相互作用，如 simeprevir 可增加咪达唑仑的血药浓度，对于这类患者应定期复查。

6. 对于心、肺及肾移植术后的患者　不应给予以干扰素为基础的治疗，除非发现纤维淤胆性肝炎。可考虑 DDAs 治疗。

### （六）抗病毒治疗的不良反应及处理方法

1. IFN-α 的主要不良反应　为流感样综合征、骨髓抑制、精神异常、甲状腺疾病、食欲减退、体重减轻、腹泻、皮疹、脱发和注射部位无菌性炎症等。

（1）流感样综合征：表现为发热、寒战、头痛、肌肉酸痛、乏力等，可在睡前注射 IFN-α，或在注射 IFN-α 同时服用非甾体类消炎镇痛药，以减轻流感样症状。随疗程进展此类症状逐渐减轻或消失。

（2）骨髓抑制：2013 年 EASL 指南指出，没有证据表明 IFN-α/RBV 所致粒细胞减少会导致感染频发。一过性骨髓抑制主要表现为外周血白细胞和血小板减少。如中性粒细胞绝对数 $=0.75\times10^9/L$，血小板 $<50\times10^9/L$，应降低 IFN-α 剂量；1~2 周后复查，如恢复，则逐渐增加至原量。如中性粒细胞绝对数 $=0.50\times10^9/L$，血小板 $<30\times10^9/L$，则应停药。对于中性粒细胞明显降低者，可用粒细胞集落刺激因子（G-CSF）或粒细胞巨噬细胞集落刺激因子（GM-CSF）治疗。

（3）精神异常：可表现为抑郁、妄想症、重度焦虑和精神病。其中抑郁是 IFN-α 治疗过程中常见的不良反应，症状可从烦躁不安到严重的抑郁症。因此，使用 IFN-α 前应评估患者的精神状况，治疗过程中也要密切观察。抗抑郁药可缓解此类不良反应。对症状严重者，应及时停用 IFN-α。

（4）IFN-α 可诱导自身抗体的产生：包括抗甲状腺抗体、抗核抗体和抗胰岛素抗体。多数情况下无明显临床表现，部分患者可出现甲状腺疾病（甲状腺功能减退或亢进）、糖尿病、血小板减少、溶血性贫血、银屑病、白斑、类风湿关节炎和系统性红斑狼疮样综合征等，严重者应停药。

（5）其他少见的不良反应：包括肾脏损害（间质性肾炎、肾病综合征和急性肾衰竭等）、心血管并发症（心律失常、缺血性心脏病和心肌病等）、视网膜病变、听力下降和间质性肺炎等，发生上述反应时，应停止治疗。

2. 利巴韦林的主要不良反应　当中性粒细胞的绝对值<0.75×10$^9$/L，或血小板计数<50×10$^9$/L时，Peg IFN-α 应该减量。当中性粒细胞的绝对值<0.50×10$^9$/L，或血小板计数<25×10$^9$/L时，或出现严重的无法处理的抑郁症状时，Peg IFN-α 应该停用。如果中性粒细胞或血小板数上升，能再次治疗，但是应先使用减量的剂量。如果血红蛋白<100g/L，利巴韦林的剂量应减量，每次向下减200mg；如果血红蛋白<85g/L，应停用利巴韦林。当出现严重的肝脏炎症或严重的败血症时，应停止治疗。

（王美秀）

# 第五节　丙型病毒性肝炎

丙型病毒性肝炎（丙型肝炎）是一种主要经血液传播的由丙型肝炎病毒（HCV）感染引起的急、慢性肝脏疾病。急性丙型肝炎部分患者可痊愈，但转变为慢性丙型肝炎的比例相当高。HCV 感染除可引起肝炎、肝硬化、肝细胞癌等肝脏疾病之外，还可能产生一系列的肝脏外病变。聚乙二醇化干扰素（PEG-IFN）联合利巴韦林是目前治疗慢性丙型肝炎的标准方案。未来的发展趋势是，在此基础上与小分子蛋白酶和 RNA 聚合酶抑制剂的联合应用，有望进一步提高慢性丙型肝炎的抗病毒疗效，使得大部分患者临床治愈。

## 一、病原学

### （一）HCV 的特点

HCV 属于黄病毒科，其基因组为单股正链 RNA，易变异。目前国际广泛采用的 Simmonds 基因分型系统，将 HCV 分为 6 个基因型及不同亚型，以阿拉伯数字表示基因型，以小写英文字母表示基因亚型（如 1a、2b、3c 等）。HCV 基因型和疗效有密切关系。基因 1 型呈全球性分布，占所有 HCV 感染的 70% 以上，对干扰素疗效较差。

### （二）HCV 基因组结构

HCV 基因组含有一个开放读码框（ORF），长度约 10kb，编码一种多聚蛋白，然后在其蛋白酶和宿主细胞信号肽酶的作用下，水解成为 10 余种结构和非结构（NS）蛋白。非结构蛋白 NS3 是一种多功能蛋白，其氨基端具有蛋白酶活性，羧基端具有螺旋酶/三磷酸核苷酶活性；NS5B 蛋白是 RNA 依赖的 RNA 聚合酶。针对 NS3 的丝氨酸蛋白酶、针对 RNA 依赖性 RNA 聚合酶的小分子抑制剂，目前已进入新药三期临床的研究阶段。

### （三）HCV 的灭活方法

HCV 对一般化学消毒剂敏感，100℃ 5 分钟或 60℃ 10 小时、高压蒸汽和甲醛熏蒸等均可灭活 HCV 病毒。

## 二、流行病学

### （一）世界丙型肝炎流行状况

丙型肝炎呈全球性流行，在欧美及日本等乙型肝炎流行率较低的国家，它是终末期肝病以及肝移植的最主要原因。据世界卫生组织统计，全球 HCV 的感染率约为 3%，估计约 1.7 亿人感染 HCV，每年新发丙型肝炎病例约 3.5 万例。

## （二）我国丙型肝炎流行状况

全国病毒性肝炎血清流行病学调查结果显示，我国一般人群抗-HCV阳性率为3.2%。各地抗-HCV阳性率有一定差异，以长江为界，北方（3.6%）高于南方（2.9%）。普通人群中抗-HCV阳性率随年龄增长而逐渐上升，男女间无明显差异。近年的小样本调查显示目前我国的HCV感染率可能低于上述数字，但全国丙型肝炎血清流行病学测定尚未完成。

HCV 1b基因型在我国最为常见，约占80%以上，是难治的基因型。某些地区有1a、2b和3b型报道；6型主要见于中国香港和中国澳门地区，在南方边境省份也可见到此基因型。

## （三）丙型肝炎传播途径

1. 血液传播　①经输血和血制品传播：我国自1993年开始对献血员筛查抗-HCV后，该途径得到了有效控制。但由于抗-HCV存在窗口期及检测试剂的质量问题及少数感染者不产生抗-HCV的原因，目前尚无法完全筛除HCV-RNA阳性者，大量输血和血液透析仍有可能感染HCV。②经破损的皮肤和黏膜传播：这是目前最主要的传播方式，在某些地区，因静脉注射毒品导致的HCV传播占60%~90%。使用非一次性注射器和针头、未经严格消毒的牙科器械、内镜、侵袭性操作和针刺等也是经皮肤和黏膜传播的重要途径。一些可能导致皮肤破损和血液暴露的传统医疗方法也与HCV传播有关；共用剃须刀、牙刷、文身和穿耳环孔等也是HCV潜在的经血传播方式。

2. 性传播　性伴侣为HCV感染者及多个性伙伴者发生HCV感染的危险性较高。同时伴有其他性传播疾病者，特别是感染人类免疫缺陷病毒（HIV）者，感染HCV的危险性更高。

3. 母婴传播　抗-HCV阳性母亲将HCV传播给新生儿的危险性为2%，若母亲在分娩时HCV-RNA阳性，则传播的危险性可达4%~7%；合并HIV感染时，传播的危险性增至20%。母体血液中HCV病毒水平高也会增加HCV传播的危险性。

4. 其他　部分HCV感染者的传播途径不明。接吻、拥抱、喷嚏、咳嗽、食物、饮水、共用餐具和水杯、无皮肤破损及其他无血液暴露的接触一般不会传播HCV。

## （四）HCV传播的预防

因目前尚无可预防丙型肝炎的有效疫苗，主要靠严格筛选献血人员、医院、诊所、美容机构等场所严格按照标准防护的规定进行消毒、灭菌和无菌操作，通过宣传教育避免共用剃须刀、牙刷及注射针具，减少性伙伴和不安全性活动。

# 三、自然史

暴露于HCV感染后1~3周，在外周血可检测到HCV RNA。但在急性HCV感染者出现临床症状时，仅50%~70%患者抗-HCV阳性，3个月后约90%患者抗-HCV阳转。

感染HCV后，病毒血症持续6个月仍未清除者为慢性感染，丙型肝炎慢性转化率为50%~85%。40岁以下人群及女性感染HCV后自发清除病毒率较高；感染HCV时年龄在40岁以上、男性及合并感染HIV并导致免疫功能低下者可促进疾病的进展。合并HBV感染、嗜酒（50g/d以上）、非酒精性脂肪肝（NASH）、肝脏铁含量高、血吸虫感染、肝毒性药物和环境污染所致的有毒物质等，均可促进疾病进展。

儿童和年轻女性感染HCV后20年，肝硬化发生率为2%~4%；中年因输血感染者20

年后肝硬化发生率为 20%~30%；一般人群为 10%~15%。

HCV 相关的 HCC 发生率在感染 30 年后为 1%~3%，主要见于肝硬化和进展性肝纤维化患者；一旦发展成为肝硬化，HCC 的年发生率为 1%~7%。上述促进丙型肝炎进展的因素以及糖尿病等均可促进 HCC 的发生。

发生肝硬化和 HCC 患者的生活质量均有所下降，也是慢性丙型肝炎患者的主要死因，其中失代偿期肝硬化最为主要。有报道，代偿期肝硬化患者的 10 年生存率约为 80%，而失代偿期肝硬化患者的 10 年生存率仅为 25%。

## 四、实验室检查

### （一）血清生化学检测

急性丙型肝炎患者的 ALT 和 AST 水平一般较低，但也有较高者。发生人血白蛋白、凝血因子活动度和胆碱酯酶活性降低者较少，但在病程较长的慢性肝炎、肝硬化或重型肝炎时可明显降低，其降低程度与疾病的严重程度成正比。

慢性丙型肝炎患者中，约 30% 的患者 ALT 水平正常，约 40% 的患者 ALT 水平低于 2 倍正常值上限（ULN）。虽然大多数此类患者只有轻度肝损伤，但部分患者可发展为肝硬化。

### （二）抗-HCV 检测

用第三代 ELSIA 法检测丙型肝炎患者，其敏感度和特异度可达 99%。抗-HCV 不是保护性抗体，也不代表病毒血症，其阳性只说明人体感染了 HCV；一些血液透析、免疫功能缺陷或自身免疫性疾病患者可出现抗-HCV 假阴性或假阳性。

### （三）HCV RNA 检测

在 HCV 急性感染期，血浆或血清中的病毒基因组水平可达到 $10^5 \sim 10^7$ 拷贝/毫升（实时荧光定量 PCR 检测技术）。最新的 TaqMan 技术可以检测到更低水平的 HCV RNA 的复制。临床上决定是否应该抗病毒治疗及评价抗病毒治疗的疗效，都依赖于 HCV RNA 病毒载量的检测结果。

## 五、病理学

急性丙型肝炎可有与甲型和乙型肝炎相似的小叶内炎症及汇管区各种病变。但也有其特点：①汇管区大量淋巴细胞浸润、甚至有淋巴滤泡形成；胆管损伤伴叶间胆管数量减少，类似于自身免疫性肝炎。②常见以淋巴细胞浸润为主的界面性炎症。③肝细胞大泡性脂肪变性。④单核细胞增多症样病变，即单个核细胞浸润于肝窦中呈串珠状；病理组织学检查对丙型肝炎的诊断、衡量炎症和纤维化程度、评估药物疗效以及预后判断等方面至关重要。

## 六、临床诊断

### （一）急性丙型肝炎的诊断

急性丙型肝炎可参考流行病学史、临床表现、实验室检查，特别是病原学检查结果进行诊断。

1. 流行病学史　有输血史、应用血液制品或有明确的 HCV 暴露史。输血后急性丙型肝炎的潜伏期为 2~16 周（平均 7 周），散发性急性丙型肝炎的潜伏期目前缺乏可靠的研究数据，尚待研究。

2. 临床表现　可有全身乏力、食欲减退、恶心和右季肋部疼痛等，少数伴低热，轻度肝大，部分患者可出现脾大，少数患者可出现黄疸。部分患者无明显症状，表现为隐匿性感染。

3. 实验室检查　ALT 多呈轻度和中度升高，抗-HCV 和 HCV RNA 阳性。HCV RNA 常在 ALT 恢复正常前转阴，但也有 ALT 恢复正常而 HCV RNA 持续阳性者。

### （二）慢性丙型肝炎的诊断

1. 诊断依据　HCV 感染超过 6 个月，或发病日期不明、无肝炎史，但肝脏组织病理学检查符合慢性肝炎，或根据症状、体征、实验室及影像学检查结果综合分析，亦可诊断。

2. 重型肝炎　HCV 单独感染极少引起重型肝炎，HCV 重叠 HBV、HIV 等病毒感染、过量饮酒或应用肝毒性药物时，可发展为重型肝炎。HCV 感染所致重型肝炎的临床表现与其他嗜肝病毒所致重型肝炎基本相同，可表现为急性、亚急性病程。

3. 肝外表现　肝外临床表现或综合征可能是机体异常免疫反应所致，包括类风湿关节炎、眼口干燥综合征、扁平苔藓、肾小球肾炎、混合型冷球蛋白血症、B 细胞淋巴瘤和迟发性皮肤卟啉症等。

4. 混合感染　HCV 与其他病毒的重叠、合并感染统称为混合感染。我国 HCV 与 HBV 或 HIV 混合感染较为多见。

5. 肝硬化与 HCC　慢性 HCV 感染的最严重结果是进行性肝纤维化所致的肝硬化和 HCC。

6. 肝脏移植后 HCV 感染的复发　丙型肝炎常在肝移植后复发，且其病程的进展速度明显快于免疫功能正常的丙型肝炎患者。一旦移植的肝脏发生肝硬化，出现并发症的危险性将高于免疫功能正常的肝硬化患者。肝移植后丙型肝炎复发与移植时 HCV RNA 水平与移植后免疫抑制程度有关。

## 七、抗病毒治疗

抗病毒治疗的目的是清除或持续抑制体内的 HCV 复制，以改善或减轻肝损害，阻止进展为肝硬化、肝功能衰竭或 HCC，并提高患者的生活质量，延长生存期，阻止进一步传播。

在直接抗病毒药物（DAA）上市前，聚乙二醇化干扰素（PegIFN-α）联合利巴韦林（RBV）仍然是我国目前慢性丙型肝炎主要的抗病毒治疗方案，其次是普通 IFN-α 与 RBV 联合疗法。自 2011 年以来，DAAs 中的多种药物已经陆续在美国和欧洲等地上市，近年来 DAAs 也开始在我国上市。国际上已将 DAAs 作为治疗丙肝的一线药物，不再推荐传统的 PR 方案。

不同 HCV 基因型患者，采用的 DAAs 治疗方案和疗程不同。因此，患者用 DAA 抗病毒治疗前，一定要检测 HCV 基因型，针对基因 1 型患者，需要区分是 1a 型还是 1b 型。

### （一）抗病毒治疗的适应证

只要血清 HCV RNA 阳性、无禁忌证的丙型肝炎患者均需要抗病毒治疗。

## （二）DAA 治疗的禁忌证

除了 NS3-4A 蛋白酶抑制剂不得用于 Child-Pugh B 级和 C 级失代偿肝硬化患者，索磷布韦在 eGFR<30mL/min/1.73m$^2$ 的严重肾功能不全患者中慎重使用外，对于正在使用某些细胞色素 P450（CYP）/P-糖蛋白（P-gp）诱导剂（如利福平、卡马西平、苯妥英钠）的患者，禁忌使用所有的 DAA 药物，因为 P450（CYP）/P-糖蛋白（P-gp）诱导剂会显著降低 DAA 血药浓度，导致治疗失败。在采用以上药物进行抗结核、癫痫等治疗时，尽可能不同时使用 DAA 抗病毒治疗。

## （三）抗病毒治疗前评价

治疗前需对可能影响疗效的因素进行系统评价，包括有无其他肝病、是否合并 HIV 或 HBV 感染、有无饮酒史、心脏疾病、肾功能不全、自身免疫性疾病、遗传和代谢性疾病等。对于对 HAV 和 HBV 无免疫力的患者，建议接种甲肝疫苗和乙肝疫苗。对于肝脏疾病的严重程度评价，尤其是肝纤维化和肝硬化程度评价尤其重要。对于慢性丙型肝炎患者，建议有条件都进行无创性肝脏弹性检测，因此，无创性肝脏弹性检测对于医生判断患者肝纤维化或肝硬化程度，是非常重要的检测手段。但对于治疗后的肝纤维化程度评价，不建议使用这些无创检测，因为在这种情况下，这些检测被证实为不可靠。

在治疗前对 HCV 基因型和亚型的检测，尤其是基因 1 型（1a 或 1b）的检测是有必要的，以指导治疗药物和疗程的选择，但在检测费用和手段有限的地区，也可不进行基因型检测，采用泛基因型药物治疗。对于 HCV 耐药性的检测，由于目前尚无标准的检测试剂盒，而且指南推荐的一线抗病毒药物基本不需要进行耐药性检测，因此，不推荐在治疗前进行耐药性检测。但对于无法获得一线药物的地区，治疗前进行对 NS5A 抑制剂的耐药检测（氨基酸 24-93）是有必要的。

## （四）DAA 药物种类

目前，DAAs 主要分为 3 类：NS3/4A 丝氨酸蛋白酶抑制剂（表 11-5）、NS5A 蛋白抑制剂（表 11-6）和 NS5B 聚合酶抑制剂（表 11-7）。

**表 11-5　NS3/4A 蛋白酶抑制剂**

| 通用名 | 英文名 | 缩写 | 规格（mg） | 服用方法 |
| --- | --- | --- | --- | --- |
| 西美瑞韦 | Simeprevir | SMV | 150 | 1 次/天，1 片/次 |
| 阿舒瑞韦（速维普） | Asunaprevir | ASV | 100 | 2 次/天，1 片/次 |
| 帕立瑞韦 | Paritaprevir | PTV | 75 | 1 次/天，2 片/次 |
| 达诺瑞韦（戈诺卫） | Danoprevir | DNV | 100 | 2 次/天，1 片/次 |
| 格拉瑞韦 | Grazoprevir | GZV | 100 | 1 次/天，1 片/次 |
| "格卡瑞韦" | Glecaprevir | GLE | 200~300 | 1 次/天，1 片/次 |
| "维西瑞韦" | Voxilaprevir | VOX | 100 | 1 次/天，1 片/次 |

表 11-6　NS5A 蛋白抑制剂

| 通用名 | 英文名 | 缩写 | 规格（mg） | 服用方法 |
| --- | --- | --- | --- | --- |
| 达拉他韦（百立泽） | Daclatasvir | DCV | 60 | 1 次/天，1 片/次 |
| 来迪派韦（来迪派） | Ledipipasvir | LDV | 90 | 1 次/天，1 片/次 |
| 奥比他韦 | Ombitasvir | OBV | 12.5 | 1 次/天，2 片/次 |
| 艾尔巴韦 | Elbasvir | ELV（EBR） | 50 | 1 次/天，1 片/次 |
| 维帕他韦 | Velpatasvir | VEL | 100 | 1 次/天，1 片/次 |
| 拉维他韦 | Ravidasvir | RSV | 200 | 1 次/天，1 片/次 |
| "匹帕他韦" | Pibrentasvir | PIB | 80~120 | 1 次/天，1 片/次 |

表 11-7　NS5B 聚合酶抑制剂

| 通用名 | 英文名 | 缩写 | 规格（mg） | 服用方法 |
| --- | --- | --- | --- | --- |
| 索磷布韦（索华迪） | Sofosbavir | SOF | 400 | 1 次/天，1 片/次 |
| 达塞布韦（易奇瑞） | Dasabuvir | DSV | 250 | 2 次/天，1 片/次 |

## （五）治疗方案选择

1. 无肝硬化的慢性丙型肝炎患者的治疗方案　见表 11-8、表 11-9。

表 11-8　我国 2015 年指南推荐的无肝硬化患者的治疗方案

| 治疗方案 | 基因 1a 型 | 基因 1b 型 | 基因 2 型 | 基因 3 型 | 基因 4 型 | 基因 5/6 型 |
| --- | --- | --- | --- | --- | --- | --- |
| PegIFN-α，RBV | 48 周或 72 周（按照初治和经治 RGT） | | 24 周或 48 周 | 24 周或 48 周 | 48 周或 72 周 | 48 周或 72 周 |
| PegIFN-α，RBV 和 Simeprevie | 12 周。初治/复发再应用 PegIFN-α 和利巴韦林治疗另 12 周（总疗程 24 周）；既往部分应答或无应答者应治疗另 36 周（总疗程 48 周） | | 不适用 | 不适用 | 12 周。初治/复发再应用 PegIFN-α 和利巴韦林治疗另 12 周（总疗程 24 周）；既往部分应答或无应答者应治疗另 36 周（总疗程 48 周） | 不适用 |
| PegIFN-α，RBV 和 Sofosbuvir | 12 周 | | 12 周 | 12 周 | 12 周 | 12 周 |
| Sofosbuvir 和 RBV | 不推荐 | | 12 周 | 24 周 | 不适用 | 不适用 |
| Sofosbuvir 和 Ledipasvir | 8~12 周不联合 RBV | | 不适用 | 不适用 | 12 周不联合 RBV | 12 周不联合 RBV |
| Ritonavir-Paritaprevir，Ombitasvir 和 Dasabuvir | 12 周 RBV | 12 周不联合 RBV | 不适用 | 不适用 | 不适用 | 不适用 |

— 327 —

| 治疗方案 | 基因 1a 型 | 基因 1b 型 | 基因 2 型 | 基因 3 型 | 基因 4 型 | 基因 5/6 型 |
|---|---|---|---|---|---|---|
| Ritonavir - Paritaprevir 和 Ombitasvir | 不适用 | 不适用 | 不适用 | 12 周 联 合 RBV | 不适用 | |
| Rofosbuvir 和 Simeprevir | 12 周 不 联 合 RBV | 不适用 | 不适用 | 12 周 不 联 合 RBV | 不适用 | |
| Sofosbuvir 和 Daclatasvir | 12 周 不 联 合 RBV | 12 周不联 合 RBV | 12 周不 联合 RBV | 12 周 不 联 合 RBV | 12 周 不 联 合 RBV | |
| Daclatasvir 和 Asunaprevir | 不适用 24 周 不 联 合 RBV | 不适用 | 不适用 | 不适用 | 不适用 | |

**表 11-9　2018 年欧洲肝脏病学会推荐的无肝硬化或肝硬化代偿期（Child-Pugh A）患者 DAA 选择方案**

| Genotype | Pangenotypic regimens | | | Genotype-specific regimens | | |
|---|---|---|---|---|---|---|
| | SOF/VEL | GLE/PIB | SOF/VEL/VOX | SOF/LDV | GZR/EBR | OBV/PTV/r+DSV |
| Genotype 1a | Yes | Yes | No | Yes | Yes | No |
| Genotype 1b | Yes | Yes | No | Yes | Yes | Yes |
| Genotype 2 | Yes | Yes | No | No | No | No |
| Genotype 3 | Yes | Yes | Yes | No | No | No |
| Genotype 4 | Yes | Yes | No | Yes | No | No |
| Genotype 5 | Yes | Yes | No | Yes | No | No |
| Genotype 6 | Yes | Yes | No | Yes | No | No |

推荐高效、安全和高耐受的泛基因型药物作为这类患者的首选，包括对未进行基因分型检测患者选择索磷布韦/维帕他韦 12 周，或 Glecaprevir/pibrentasvir 12 周方案，对于明确无肝硬化的初治患者，可以 Glecaprevir/pibrentasvir 缩短至 8 周。如果药品提供者可以保证质量，仿制品也是可以应用的。

2. 失代偿肝硬化患者 DAA 治疗方案　失代偿期（Child-Pugh B 或 C）肝硬化患者应在有经验的中心进行治疗。治疗期间密切监测肝脏失代偿情况，必要时立即停止治疗，必要时进行肝移植。无肝细胞癌的失代偿期肝硬化患者，MELD 评分<18～20 等待肝移植的患者，应在肝移植前进行抗病毒治疗，尽可能地完成一个完整的疗程。治疗可以采用与索磷布韦和来迪派韦（基因型 1，4，5 和 6），或索磷布韦和维帕他韦（所有基因型），同时加用利巴韦林（体重<75kg，1 000mg；体重≥75kg，1 200mg），总疗程 12 周；需要强调的是，如果不能耐受利巴韦林，采用无利巴韦林方案，则需要延长疗程至 24 周。因此，不能忽视利巴韦林在这部分患者的治疗作用。MELD 评分≥18～20 等待肝移植的失代偿肝硬化患者，建议在移植后进行抗病毒治疗，能够使患者更加获益，但如果等待肝移植时间超过 6 个月，建议在移植前进行抗病毒治疗。

目前，对于已经取得 SVR 的肝癌患者，SVR 是否可以降低肝癌的复发，尚不明确。由于这部分患者通常会有明显进展的肝纤维化或肝硬化，应对他们采取适当的抗病毒治疗，同时注意密切监测肝癌的发生。

## （六）特殊人群的治疗

1. HBV 共感染　HCV-HBV 共感染的患者，HBV DNA 水平通常很低或检测不到，虽然其复制水平可能出现大幅度的波动，但肝脏的慢性炎症活动常常是由 HCV 导致的。如果 HCV RNA 阳性，治疗应按 HCV 单一感染的方案治疗。如果共感染中达到了抗 HBV 治疗条件，应当根据 EASL 2017 乙肝指南接受核苷/核苷酸类似物抗 HBV 治疗。值得注意的是，在 HCV 清除期间或之后有 HBV 再激活的潜在风险，且风险是不可预测的，但绝大部分表现为无症状的 HBV DNA 升高。因此，基于 DAA 方案的抗病毒治疗，应同时检测 HBsAg、HBc-Ab 和 HBsAb。如果 HBsAg 阳性，则建议同时使用核苷/核苷酸类似物抗 HBV 治疗至抗 HCV 治疗结束后不少于 12 周。对于 HBsAg 阴性而 HBc-Ab 阳性患者，应每个月监测 ALT 水平；在抗 HCV 治疗期间或之后一旦出现 ALT 异常，应同时检测 HBsAg 和 HBV DNA，二者任一或同时出现异常就应开始抗 HBV 治疗。即使在 HBsAb 和 HBc-Ab 阳性的患者中也建议每月检测 ALT 的水平，若 ALT 异常同样需检测 HBsAg 和 HBV-DNA。

2. 免疫复合物介导的慢性丙型肝炎表现　慢性 HCV 感染可导致一些严重的全身免疫复合物介导的全身表现，如与克隆 B 淋巴细胞扩增有关的混合型冷球蛋白血症导致全身性血管炎，以及慢性肾脏疾病。有研究表明无 IFN 方案诱导的 SVR 提高可改善混合冷球蛋白血症的临床症状。

慢性 HCV 感染相关的混合型冷球蛋白血症与肾脏疾病，必须接受无 IFN 和无利巴韦林的 DAA 抗 HCV 的联合治疗，并强制性监测不良事件。利妥昔单抗在 HCV 相关肾脏疾病中的应用必须由多学科小组讨论决定。HCV 相关淋巴瘤也应使用无 IFN 及利巴韦林方案，与特定的化疗方案联合治疗还需同时考虑到药物之间可能的相互作用。

3. 肾功能损害（包括血液透析）患者　在肾损害患者中 HCV 感染率很高，这其中包括严重肾损害 [eGFR<30mL/（min·1.73m²）] 和终末期肾病需要血液透析或腹膜透析患者。对于轻度至中度肾功能障碍 [eGFR≥30mL/（min·1.73m²）] 的丙型肝炎患者，DAAs 的剂量不需要调整，但这些患者应密切监测。而对于严重肾损害患者 [eGFR<30mL/（min·1.73m²）] 和终末期肾病血液透析患者应在专业的中心治疗，并由多学科小组密切监测；这些患者如果没有其他替代方案可选择的时候，由于没有相关的剂量推荐，在应用基于索磷布韦的治疗方案时应密切监测肾功能。对于无移植条件的严重肾功能损害 [eGFR<30mL/（min·1.73m²）] 或血液透析的终末期肾脏疾病的患者，所有基因型的患者都推荐固定剂量的 glecaprevir 和 pibrentasvir 联合治疗 8 周或 12 周；这些患者中的 1a 和 4 型基因型，若 HCV RNA≤800 000 IU/mL（5.9log10IU/mL），还可用格拉瑞韦和艾尔巴韦联合治疗 12 周方案；而对于 1b 型患者还可用格拉瑞韦和艾尔巴韦或奥比帕利和达塞布韦钠联合治疗 12 周。终末期肾病和肾脏移植的前后的抗病毒治疗获益与风险应当个体化评估。

4. 非肝脏实体器官移植受者　对于实体器官移植受者，包括肾、心、肺、胰腺或小肠移植，在移植前或移植后的抗 HCV 治疗前提是他们的预期生存期超过 1 年。这些患者在等待移植期间，可按照上文的一般推荐方案，根据基因型、肝脏疾病的严重程度以及既往抗 HCV 治疗史进行治疗。对于实体器官受者，移植后应给予固定剂量的索磷布韦和来迪派韦（1，4，5，6 基因型）或索磷布韦联合维帕他韦（所有基因型）治疗，无需调整免疫抑制剂的剂量。移植后如果 eGFR<30mL/（min·1.73m$^2$），可用固定剂量的 glecaprevir 和 pibren-tasvir 联合方案治疗 12 周，还需监测免疫排斥药的血药浓度，并根据需要在治疗期间或治疗后调整剂量。

5. HCV 阳性的器官移植供体 需要器官移植的患者数量和潜在器官捐献者的数量之间存在巨大的差异，器官移植的供体紧张。因此，抗 HCV 抗体阳性和 HCV RNA 阳性供体的器官可移植到 HCV RNA 阳性的患者。如果地方性法规允许，并获得了严格的知情同意，以及保证移植后的迅速 DAA 治疗，抗 HCV 抗体阳性和 HCV RNA 阳性供体的器官也可移植到 HCV RNA 阴性的患者。但中度（F2）或进展期（F3）纤维化的肝脏供体不推荐使用。

6. 静脉药瘾者（PWIDs）和接受阿片类药物替代治疗（OST） 在欧洲，大约三分之二的丙型肝炎是因为静脉注射毒品而感染。慢性 HCV 感染在最近注射毒品的人群中的流行率接近 40%。因此，PWIDs 应常规和自愿检测抗-HCV 抗体和 HCV RNA，对于 HCV RNA 阴性者应该每年检测 HCV RNA 和随访任何高危注射事件。包括监狱在内，应该给 PWIDs 提供合适的 OST 和干净的药物注射设备，以全面减少丙肝的广泛传播。所有感染 HCV 的 PWIDs 均有抗病毒治疗的适应证，对于有注射吸毒和那些最近注射毒品史，正在接受 OST 的 HCV 感染者，以 DAA 基础的方案治疗是安全有效的，监狱内的 HCV 患者同样应该得到治疗。治疗前的教育应包括 HCV 传播途径，肝纤维化进展的危险因素，治疗方案和再感染的风险，减少伤害的策略等。对于 OST 患者，基于 DAA 的抗 HCV 治疗不需要调整美沙酮或丁丙诺啡的剂量。在成功抗 HCV 治疗并预防了再感染的情况下，应帮助 PWIDs 减少危害，并进行教育和辅导。在这部分患者获得 SVR 后，应每两年监测 PWIDs 的 HCV 再感染，包括有持续吸毒的危险人群应至少每年检测 HCV RNA。在获得 SVR 后的随访中，一旦确诊再感染应及时再次给予抗病毒治疗。

7. 血红蛋白病和出血性疾病 慢性丙型肝炎相关的最常见的血红蛋白病是地中海贫血，并且常因 PEG IFN 和利巴韦林均可导致贫血而得不到抗病毒治疗。丙型肝炎患者合并或不合并血红蛋白病或出血性疾病，其抗 HCV 治疗方案是相同的。无 IFN 和无利巴韦林治疗方案在这些人群中是同样适用的。

8. 青少年和儿童感染 据估计，全世界大约有 350 万 1~15 岁的儿童慢性 HCV 感染者，母婴传播是最重要的传播方式。尽管这部分患者肝硬化及肝癌不多见，但仍然很容易在年轻阶段就发生疾病进展。多个研究表明 PEG IFN 联合利巴韦林治疗效果与耐受性与成人相似，DAAs 也逐步应用到儿童患者中，对于 12 岁及以上的初治或经治青少年患者，没有肝硬化或代偿期肝硬化（Child-Pugh A），感染基因型 1，4，5 或 6 型推荐使用固定剂量的索磷布韦（400mg）和来迪派韦（90mg）联合治疗 12 周；感染 2 或 3 型可用与成人相同的治疗方案，并谨慎等待更多的关于这部分人群的安全数据。对于 12 岁以下儿童，包括适用于全基因型的 DAAs 治疗方案暂未获得批准使用。

9. 蛋白酶抑制剂和/或 NS5A 抑制剂治疗失败的复治方案 初步数据表明可以优化基于 RAS 检测的治疗方案，RASs 在体外已被证实可导致相应的药物敏感性降低。对于之前使用过 DAAs 经治患者，应当检测 RASs。PEG IFN 联合利巴韦林，PEG IFN、利巴韦林联合索磷布韦，或索磷布韦联合利巴韦林的经治患者，需根据建议再次治疗。根据一个包括经验丰富治疗者和病毒学家的多学科团队的耐药观察，在包含使用 DAA 治疗方案失败患者再次治疗前的耐药检测，可以指导再治疗的应答效果。

对于没有肝硬化或代偿期（Child-Pugh A）肝硬化患者在包含 DAA（蛋白酶抑制剂和/或 NS5A 抑制剂）方案治疗失败后推荐固定剂量的索磷布韦、维帕他韦联合 voxilaprevir 治疗 12 周；这些患者中如果预测应答率较低（肝病晚期、接受过多次基于 DAA 的治疗、NS5A RAS 谱复杂），推荐索磷布韦联合固定剂量组合 glecaprevir 和 pibrentasvir 治疗 12 周（B2）。对于难治性患者（包括蛋白酶抑制剂和/或 NS5A 抑制剂联合治疗两次均未达到 SVR 的 NS5A RASs 患者），推荐索磷布韦、维帕他韦和 voxilaprevir 或索磷布韦、glecaprevir 和 pibrentasvir 联合基于体重剂量的利巴韦林（体重<75kg，1 000mg；体重≥75kg，1 200mg）治疗 12 周，和/或延长至 16~24 周。

对于失代偿期肝硬化（Child-Pugh B 或 C）在包含 DAA（蛋白酶抑制剂和/或 NS5A 抑制剂）方案治疗失败后禁用蛋白酶抑制剂，应使用固定剂量的索磷布韦和维帕他韦联合基于体重剂量的利巴韦林（1 000mg<75kg 或 1 200mg≥75kg）治疗 24 周。

### （七）药物的相互作用（DDI）

在抗 HCV 存在许多复杂的 DDI，因此，对于所有接受 DAAs 药物治疗的患者，在开始使用其他药物前，均应基于所用 DAA 药物说明书充分评估 DDI 风险。DDI 在 HIV-HCV 合并感染患者中是一个需要着重考虑的因素，必须密切关注抗艾滋病病毒药物的禁忌，不推荐或要求调整 DAA 方案的剂量。应教育患者接受坚持治疗的重要性，按剂量服药，并及时报告其他处方药物、非处方药的使用情况。

因此，在治疗期间，应监测合并用药和潜在的 DDI 的效应和毒性。条件允许时，在抗 HCV 治疗期间应停止使用可能产生 DDI 的合并用药，或换为具有较少 DDI 可能的替代药物。

（王美秀）

# 第六节　丁型病毒性肝炎

## 一、病原学

1977 年 Rezzetto 在 HBsAg 阳性肝组织标本中发现 δ 因子，它呈球形，直径 35~37nm，1983 年命名为丁型肝炎病毒（HDV）。HDV 是一种缺陷病毒，在血液中由 HBsAg 包被，其复制、抗原表达及引起肝损害须有 HBV 辅佐；但细胞核内的 HDV RNA 无需 HBV 的辅助即可自行复制。HDV 基因组为单股环状闭合负链 RNA，长 1 679bp，其二级结构具有核酶活性，能进行自身切割和连接。黑猩猩和美洲土拨鼠为易感动物。HDV 可与 HBV 同时感染人体，但大部分情况下是在 HBV 感染的基础上引起重叠感染。当 HBV 感染结束时，HDV 感染亦随之结束。

## 二、流行病学

丁型肝炎在世界范围内均有流行，丁型肝炎人群流行率约1%。急、慢性丁型肝炎患者和 HDV 携带者是主要的传染源。

其传播途径与乙型肝炎相似。HDV 可与 HBV 以重叠感染或同时感染形式存在，以前者为主。

人类对 HDV 普遍易感，抗 HDV 不是保护性抗体。HBV 感染者，包括无症状慢性

HBsAg 携带者是 HDV 感染的高危人群；另外，多次输血者、静脉药瘾者、同性恋者发生 HDV 感染的机会亦较高。

我国由于 HBsAg 携带率较高，故有引起 HDV 感染传播的基础。我国西南地区感染率较高，在 HBsAg 阳性人群中超过 3%；但 HDV 感染也存在于中原及北方地区。

## 三、发病机制

同乙型病毒性肝炎一样，丁型肝炎的发病机制还未完全阐明。目前的研究认为 HDV 的复制对肝细胞有直接的致病作用。体外实验表明，高水平表达的 HDAg 对体外培养中的肝癌细胞有直接的细胞毒作用。且 HDV 与 HBV 重叠感染时，使得肝细胞损害加重，并向慢性化发展，免疫抑制剂对丁型肝炎肝细胞病变并无明显缓解作用。但最近研究提示，免疫应答可能也是 HDV 导致肝细胞损害的重要原因。因此，在丁型肝炎的发病机制中可能既有 HDV 的直接致病作用，又有宿主免疫应答介导的损伤。

## 四、临床表现

丁型肝炎的潜伏期 4~20 周。急性丁型肝炎可与 HBV 感染同时发生（同时感染，concurrent infection）或继发于 HBV 感染（重叠感染，superinfection），这两种感染形式的临床表现有所不同。临床上，乙型及丁型肝炎均可转化为慢性肝炎。

同时感染者临床表现与急性乙型肝炎相似，大多数表现为黄疸型，有时可见双峰型 ALT 升高，分别代表 HBV 和 HDV 感染所致的肝损害，一般预后良好，极少数可发展为重型肝炎。

重叠感染者可发生与慢性乙肝患者或无症状 HBsAg 携带者，其病情常较重，ALT 升高可达数月之久，部分可进展为急性重型肝炎（急性肝衰竭），此种类型大多会向慢性化转化。

## 五、实验室检查

HDV 的血清学标记如下：

1. HDVAg   是 HDV 唯一的抗原成分，因此 HDV 仅有一个血清型。HDVAg 最早出现，然后分别是抗 HDV-IgM 和抗 HDV-IgG，一般三者不会同时存在。抗-HDV 不是保护性抗体。

2. HDV-RNA   血清或肝组织中 HDV-RNA 是诊断 HDV 感染最直接的依据。

（1）HDVAg、抗 HDV-IgM 及抗 HDV-IgG：HDVAg 是 HDV 的唯一抗原成分，HDVAg 阳性是诊断急性 HDV 感染的直接证据。抗 HDV-IgM 阳性也是现症感染的标志，当感染处于 HDVAg 和 HDV-IgG 之间的窗口期时，可仅有抗 HDV-IgM 阳性。在慢性 HDV 感染中，由于有高滴度的抗 HDV，故 HDVAg 多为阴性。抗 HDV-IgG 不是保护性抗体，高滴度抗 HDV-IgG 提示感染的持续存在，低滴度提示感染静止或终止。

（2）HDV-RNA：血清或肝组织中 HDV-RNA 是诊断 HDV 感染最直接的依据。可采用分子杂交和定量 RT-PCR 方法检测。

## 六、诊断

病毒性肝炎的诊断主要依靠临床表现和实验室检查，流行病学资料具有参考意义。

### （一）流行病学资料

输血、不洁注射史，有与 HDV 感染者接触史，家庭成员有 HDV 感染者以及我国西南地区感染率较高。

### （二）临床诊断

包括急性和慢性丁型肝炎，临床诊断同乙型病毒性肝炎。

### （三）病原学诊断

在现症 HBV 感染者，如果血清抗 HDVAg 或抗 HDV-IgM 阳性，或高滴度抗 HDV-IgG 或 HDV-RNA 阳性，或肝内 HDVAg 或 HDV-RNA 阳性，可诊断为丁型肝炎。低滴度抗 HDV-IgG 有可能为过去感染。对于不具备临床表现、仅血清 HBsAg 和 HDV 血清标记物阳性时，可诊断为无症状 HDV 携带者。

## 七、鉴别诊断

同乙型病毒性肝炎。

## 八、预后

### （一）急性肝炎

多数患者在 3 个月内临床康复。急性丁型肝炎重叠 HBV 感染时约 70% 转为慢性。

### （二）慢性肝炎

慢性肝炎患者一般预后良好，小部分发展成肝硬化和 HCC。

## 九、治疗

### （一）急性肝炎

急性肝炎一般为自限性，多可完全康复。以一般治疗及对症支持治疗为主，急性期应进行隔离，症状明显及有黄疸者应卧床休息，恢复期可逐渐增加活动量，但要避免过劳。饮食宜清淡易消化，适当补充维生素，热量不足者应静脉补充葡萄糖。避免饮酒和应用肝脏损害药物，辅以药物对症及恢复肝功能，药物不宜太多，以免加重肝脏负担。急性肝炎一般不采用抗病毒治疗。

### （二）慢性肝炎

同乙型病毒性肝炎，对于慢性丁型肝炎，目前无特殊专门针对 HDV 的抗病毒药物。

## 十、预防

### （一）控制传染源

急性患者应隔离至病毒消失。慢性患者和携带者可根据病毒复制指标评估传染性大小。

现症感染者不能从事有可能导致血液暴露从而传播本病的工作。应对献血人员进行严格筛选 HBsAg，不合格者不得献血。

## （二）切断传播途径

在医院内应严格执行标准防护措施。提倡使用一次性注射用具，各种医疗器械及用具实行一用一消毒措施；对被血液及体液污染的物品应按规定严格消毒处理。加强血制品管理，每一个献血人员和每一个单元血液都要经过最敏感方法检测 HBsAg。

## （三）保护易感人群

对丁型肝炎尚缺乏特异性免疫预防措施，目前只能通过乙肝疫苗接种来预防 HBV 感染从而预防 HDV 感染。

（王美秀）

# 第七节　戊型病毒性肝炎

## 一、概述

戊型病毒性肝炎（viral hepatitis E，戊型肝炎），是由戊型肝炎病毒（hepatitis E virus，HEV）引起的急性消化道传染病，既往称为肠道传播的非甲非乙型肝炎。本病主要经粪-口途径传播，可因粪便污染水源或食物引起暴发流行，多发生于青壮年，儿童多为亚临床型；主要发生在亚洲、非洲和中美洲等发展中国家。临床表现为急性起病，可有发热、食欲减退、恶心、疲乏、肝大及肝生化检查异常，部分病例可出现黄疸，孕妇患病常病情较重，病死率高。

## 二、流行病学

1. 传染源　主要是潜伏期末期和急性期早期的患者，其粪便排病毒主要出现在起病后 3 周内。最近文献报道，从猪、羊和大鼠等动物血清中也检测到 HEV，因此这些动物有可能作为戊型肝炎的传染源。

2. 传播途径　本病主要是经过消化道传播，包括水、食物和日常接触传播；有报道静脉应用毒品者，抗 HEV 阳性率明显增高，提示可能存在血液传播。水源传播常常是暴发流行的原因，如 1986 年 9 月至 1988 年 4 月我国新疆南部发生的粪便污染水源导致的大流行，总计发病近 12 万例，死亡 700 人。食物传播可以造成小规模的暴发。

3. 人群易感性　人群普遍易感，但以青壮年发病率高，儿童和老年人发病率较低。儿童感染 HEV 后，多表现为亚临床型感染，成人则多为临床型感染。孕妇感染 HEV 后病情较重，病死率较高。我国一般人群的抗 HEV 阳性率为 18%。戊型肝炎流行多发生在农村人群。

4. 流行特征　本病主要发生在亚洲、非洲和中美洲等一些发展中国家，其中印度、尼泊尔、孟加拉国、巴基斯坦和缅甸等国为高流行区，我国和印度尼西亚等为中流行区。我国各省市自治区均有本病发生，其中吉林、辽宁、河北、山东、内蒙古、新疆和北京曾有本病暴发或流行。本病发生有季节性，流行多见于雨季或洪水后。男性发病率一般高于女性，男女发病率之比为（1.3~3）：1。

## 三、病原学

1989 年在日本东京举行的国际非甲非乙型肝炎学术会议上，正式将其命名为戊型肝炎和戊型肝炎病毒（HEV），确定戊型肝炎是 HEV 通过消化道传播引起的急性肠道传染病。

戊型肝炎病毒（HEV）属于嵌杯病毒科，为 RNA 病毒，呈圆球状颗粒，直径 27~38nm，平均 33~34nm，无包膜。HEV 抵抗力弱，4℃保存易裂解，对高盐、氯化铯、氯仿敏感，其在碱性环境中较稳定，在镁或锰离子存在下可保持其完整性。HEV 基因组为单股正链 RNA，全长 7.2~7.6kb，编码 2 400~2 533 个氨基酸，由 3 个开放读码框架（ORF）组成。HEV 有 8 个基因型，1 型分布于我国及东南亚和非洲，2 型见于墨西哥，3 型见于美国，4 型见于我国和越南，6~8 型分别见于意大利、希腊和阿根廷。

## 四、发病机制

和甲型肝炎相似，HEV 感染所导致的细胞免疫是引起肝细胞损伤的主要原因。HEV 病毒血症持续时间在不同个体差异较大，可以是一过性感染，也可持续至发病后 100 天。HEV 可引起急性肝炎、重型肝炎和淤胆型肝炎，其具体发病机制尚不完全清楚。

## 五、病理学

急性戊型肝炎的组织病理学改变有其特点，主要表现为汇管区炎症、库普弗细胞增生，肝细胞气球样变、形成双核，常有毛细胆管内胆汁淤积。可有灶状或小片状肝细胞坏死，重者甚至大面积坏死，尤以门脉周围区严重。

## 六、临床表现

### （一）潜伏期

本病的潜伏期为 10~60 天，平均 40 天。我国曾对 3 次同源性戊型肝炎流行进行调查，结果潜伏期为 19~75 天，平均 42 天。

### （二）临床类型

人感染 HEV 后，可表现为临床型或亚临床型感染。临床戊型肝炎可表现为急性肝炎、重型肝炎（肝衰竭）和淤胆型肝炎，无慢性肝炎发生。

1. 急性肝炎

（1）急性黄疸型肝炎：总病程 2~4 个月，可分为三期。黄疸前期，持续 1~21 天，平均 5~7 天；起病较急，有畏寒、发热和头痛等上呼吸道感染的症状，伴有全身乏力、食欲减退、恶心、呕吐、厌油、腹胀、肝区痛、尿色加深等。黄疸期，持续 2~6 周；发热消退，自觉症状好转，但尿黄加深，出现眼黄和皮肤黄疸，肝脏肿大，可有压痛和叩击痛，部分患者可有脾大。部分患者可有一过性灰白色大便、皮肤瘙痒等梗阻性黄疸表现。恢复期，本期持续 2 周至 4 个月，平均 1 个月；表现为症状逐渐消失，黄疸消退。

（2）急性无黄疸型肝炎：除无黄疸外，其他临床表现与黄疸型相似，但较黄疸型轻，恢复较快，病程大多在 3 个月内。部分患者无临床症状，呈亚临床型，易被忽视。

2. 重型肝炎（肝衰竭）　在急性黄疸型基础上发生，多见于孕妇和既往有 HBV 感染者，以及老年患者等。孕妇感染 HEV 后易发展成急性或亚急性重型肝炎（肝衰竭），尤其是妊娠晚期的孕妇，其病死率可达 20%。其他诱因如过度疲劳、精神刺激、饮酒、应用肝损药物、合并细菌感染等。

3. 急性淤胆型肝炎　曾称为"毛细胆管肝炎""胆汁淤积性肝炎"。起病类似急性黄疸型肝炎，但自觉症状较轻。黄疸较深，持续 3 周以上，甚至持续数月或更长。有皮肤瘙痒，大便颜色变浅，肝大。肝生化检查血清胆红素明显升高，以直接胆红素为主，常伴 γ-谷氨酰转肽酶（GGT）、碱性磷酸酶（ALP）、总胆汁酸及胆固醇等升高，而自觉症状常相对较轻。血清转氨酶常轻度至中度增高。大多数患者可恢复。

## 七、实验室检查

1. 肝生化检查　主要表现为丙氨酸氨基转移酶（ALT）和天冬氨酸氨基转移酶（AST）明显升高；重型肝炎时常表现为酶胆分离；淤胆型肝炎时则表现为肝内胆汁淤积，即除 ALT 和 AST 升高外，可伴有 GGT 和 ALP 明显升高。在重型肝炎时常有人血白蛋白明显下降、凝血因子时间延长和凝血因子活动度下降至 40% 以下。

2. 病原学检查

（1）抗 HEV-IgM 和抗 HEV-IgG：抗 HEV-IgM 阳性是近期 HEV 感染的标志。急性肝炎患者抗 HEV-IgM 阳性，可诊断为戊型肝炎。抗 HEV-IgG 在急性期滴度较高，恢复期则明显下降。如果抗 HEV-IgG 滴度较高，或由阴性转为阳性，或由低滴度升为高滴度，或由高滴度降至低滴度甚至阴转，亦可诊断为 HEV 感染。少数戊型肝炎患者始终不产生抗 HEV-IgM 和抗 HEV-IgG，故两者均阴性时不能完全排除戊型肝炎，需结合详细的流行病学暴露史进行诊断。

（2）HEV-RNA：采用 RT-PCR 法在粪便和血液标本中检测到 HEV-RNA，可明确诊断。但本方法尚未作为临床常规检测手段应用。

## 八、诊断

应根据患者的流行病学史、临床表现、实验室检测和病原学检查综合诊断。

1. 流行病学　HEV 主要经粪-口途径传播，戊型肝炎患者多有饮生水史、进食海鲜史、生食史、外出用餐史、接触戊型肝炎患者史或到戊型肝炎地方性流行地区出差及旅游史。

2. 临床表现　戊型肝炎为自限性疾病，一般仅根据临床表现很难与其他型肝炎区分，尤其是甲型肝炎。但一般而言，急性黄疸型戊型肝炎的黄疸前期持续时间较长，病情较重，黄疸较深；孕妇常发生重型肝炎，在中、轻度黄疸期即可出现肝性脑病，常发生流产和死胎，产后可导致大出血，出血后常使病情恶化并导致多脏器功能衰竭而死亡。

3. 实验室诊断　急性戊型肝炎患者血清抗-HEV 阳转阴或滴度由低到高，或抗 HEV 阳性滴度 >1∶20，或逆转录聚合酶链反应法（RT-PCR）检测血清和（或）粪便 HEV-RNA 阳性。

## 九、鉴别诊断

需要和其他肝炎病毒所导致的肝炎及药物等其他原因所致的肝损害相鉴别，请参见甲型肝炎。

## 十、治疗

戊型病毒性肝炎目前无特效治疗方法，主要是休息、支持和对症治疗，以及抗炎、抗氧化等保肝治疗，可以参考甲型肝炎的治疗。

## 十一、预防

本病的主要预防策略是以切断传播途径为主的综合性预防措施，包括保护水源，防止水源被粪便污染，保证安全用水；加强食品卫生和个人卫生；改善卫生设施，提高环境卫生水平。

目前尚无批准的戊型肝炎疫苗可用于预防。

## 十二、预后

戊型肝炎为自限性疾病，一般预后良好，总的病死率为 1%~2%。

（郑婷婷）

# 第八节　淤胆型病毒性肝炎

## 一、病因

目前甲至戊型肝炎病毒均有报道可致淤胆型肝炎。急性淤胆型肝炎中，急性甲型肝炎病毒有2.7%~4.59%发展为淤胆型肝炎；虽然急性乙型肝炎淤胆型并不比其他型病毒性肝炎常见，但在中国为乙型肝炎高发区，病毒性肝炎肝内胆汁淤积中 HBsAg 阳性者占 36.5%；丙型肝炎病毒目前尚无报道；急性戊型肝炎 20% 发展为淤胆型肝炎，尤其老年患者更常见。慢性淤胆型肝炎较急性淤胆型肝炎常见，资料显示 32% 慢性肝炎，43% 肝炎后肝硬化的可发生胆汁淤积。患者中男性明显多于女性，男：女为(2~4)：1，中年多见。乙型肝炎病毒感染占 80%~87%，丙型病毒感染占 6%，乙型和丙型肝炎病毒混合感染占 10.8%~15%。

## 二、发病机制

淤胆型肝炎发生肝内胆汁淤积的机制尚不明确，可能与毛细胆管微绒毛原发性损伤有关，或者由于肝细胞的损伤，致使肝细胞合成、分泌和排泄胆汁的功能障碍。肝炎病毒感染时，肝细胞的细胞结构发生明显改变，包括微管的断裂、中间丝的增加和毛细胆管周围紊乱的肌动蛋白微丝蓄积。这些改变可使毛细胆管微绒毛卷缩、数量减少，甚至消失，小胆管膜的收缩性减少，毛细胆管管腔扩大，造成胆汁淤积；也可使肝细胞间的紧密连接处出现漏孔，细胞旁渗透性降低，从而发生胆汁淤积。肝炎病毒可使肝细胞内胆汁代谢的主要细胞器-内质网肥大，功能减退，使胆红素转换机制障碍以及形成的结合胆红素不能顺利通过囊泡转运的小胆管而发生胆汁淤积。此外肝细胞炎症、水肿、变性、坏死及毛细胆管破裂致使毛细胆管与血窦相通，当毛细胆管内压增高时更易与 Disse 腔交通而引起胆汁淤积。

近年来，分子水平研究证明，在炎症性胆汁淤积的患者中，钠离子-牛磺胆酸共转运蛋白（NTCP）和 OATP2 mRNA 和 NTCP 蛋白表达显著减少，且与血清胆盐水平呈负相关。BSEP mRNA 也有中等度降低，且 BSEP 阳性小胆管的数目减少。表明肝细胞和毛细胆管上皮细胞的这些转运泵表达减少与炎症性胆汁淤积密切相关。

另外，有人提出用抗原刺激肝炎患者的末梢血淋巴细胞时，产生一种淋巴因子。该因子能诱发实验动物的急性肝内胆汁淤积，因而称为胆汁淤积因子（CF）。这种因子主要是抑制毛细胆管胆汁的排出而引起胆汁淤积，也有认为胆汁淤积因子可能引起微丝功能丧失或微丝损害而造成胆汁淤积。

## 三、临床表现

### （一）急性淤胆型肝炎

患者起病多较急，初为急性黄疸型肝炎，可有畏寒、发热、食欲减退、恶心、呕吐、厌油腻食物、全身乏力、腹胀、肝区痛、尿黄、皮肤巩膜黄染。随着病程延长，尿色加深似浓茶，皮肤巩膜黄染加深，而消化道症状反而减轻，皮肤瘙痒，皮肤有抓痕，甚至可达到难以忍受的程度，以夜间为主，部分患者影响睡眠。这种瘙痒感通常被认为是由于血中胆汁酸增加并刺激皮肤感觉神经所致。大便呈淡黄或灰白色似白陶土样。肝大，一般在右锁骨中线肋缘下 2~3cm，少数可达 6cm 以上，质地中等，边缘钝，表面光滑，部分病例可有轻度触痛和叩击痛，少数病例可有脾大，质呈中等硬度。一般黄疸持续 1~4 个月，部分病例可达 1 年以上。

### （二）慢性淤胆型肝炎

患者消化道症状及周身疲乏等症状相对较慢性肝炎轻，且肝外脏器损害表现也较之少见。除急性淤胆型肝炎的一些表现，由于黄疸持续时间过长，可使皮肤变厚，并可有色素沉着。患者的面色晦暗，可有肝掌、蜘蛛痣和面部等处的毛细血管扩张，有时可于眼睑、面颊、躯干及腹股沟皮肤皱褶处出现黄色瘤。部分患者出现腹泻，腹泻多与黄疸程度一致，可分为脂肪性腹泻和胆汁性腹泻。脂肪性腹泻是由于流入十二指肠胆汁不足，食物中的脂质乳化不充分，小肠中脂肪和脂溶性维生素（维生素 A、维生素 D、维生素 K 和维生素 E）的吸收不良。粪便溏烂、色浅、量多而有异味。胆汁性腹泻是由于结肠中的胆酸过多。胆汁酸正常时进行肝肠循环，当其受阻时进入结肠的浓度增高，以 $Ca^{2+}$ 和 cAMP 依赖的机制引起 $Cl^-$ 分泌，从而引起腹泻。整个肝均匀增大，表面多光滑，中等硬度，无压痛。脾大也较多见，尤其是肝硬化伴有淤胆的病例。

## 四、诊断和鉴别诊断

### （一）诊断

1. 病史　与病毒性肝炎患者有密切接触史或输血史、不洁饮食史、在外就餐史等。

2. 临床表现　起病类似急性黄疸型肝炎，可有畏寒、发热、食欲缺乏、恶心呕吐、厌油腹胀和全身乏力等。但随着症状的减轻，黄疸逐渐加深，出现皮肤瘙痒，大便灰白。肝内梗阻性黄疸持续 3 周以上，并除外其他肝内外梗阻性黄疸者。黄疸具有 "三分离" 特征，即黄疸深而消化道症状轻；黄疸深而 ALT 上升的幅度低；黄疸深而凝血因子活动度下降不明显。常有明显肝大，表面光滑，有触痛和肝区叩击痛，部分患者可有脾大。

3. 实验室检查　血清总胆红素升高，以直接胆红素为主，占胆红素总量的 60% 以上。血清 ALT 和 AST 早期升高，当黄疸加深时反而下降甚至降至正常，而肝外梗阻性疾病，早期轻度升高，后期肝细胞受损时则明显升高。γ 谷氨酰转肽酶（γ-GT 或 GGT）、碱性磷酸酶（ALP 或 AKP）、总胆汁酸（TBA）、胆固醇（CHO）、β-脂蛋白、三酰甘油（甘油三酯）和脂蛋白-X 可升高。腺苷脱氨酶（ADA）在肝细胞有损害时，其表现与 ALT 相似。凝血因子时间（PT）正常或轻度延长，凝血因子活动度（PTA）一般在 60% 以上（要在补充维生素 K 后再检测）。可检出某型肝炎病毒标志物。

4. 影像学检查　可做 B 超、CT、MRI、MRCP 和 ERCP 等检查，无胆管扩张、胆结石或肿瘤等引起梗阻性黄疸的证据。

### （二）鉴别诊断

1. 急性黄疸型肝炎　由于细胞的肿胀、坏死，毛细胆管内胆汁反流，在黄疸期可出现短暂的肝内胆汁淤积，皮肤瘙痒，大便呈灰白色，多数在数日内消退。老年人肝细胞生理功能减退，肝内胆汁淤积时间可延长，故应予以注意，并应结合有关化验进行分析，通过临床治疗观察来加以判断。

2. 妊娠期肝内胆汁淤积　又称妊娠复发性良性肝内胆汁淤积，多发生于妊娠中、晚期，占 88.1%，也有早至妊娠 8 周。

3. 先天性家族性非溶血性黄疸　此类黄疸是由于肝细胞在摄取、结合和排泄胆红素的功能有先天性缺陷，自幼年起慢性间歇性黄疸，可呈隐性，随年龄增长而消退。常见的有三类，为间接胆红素增高型、直接胆红素增高 I 型和直接胆红素增高 II 型。黄疸多在疲劳、饮酒、饥饿、手术和感染等情况下首次发生。多无明显的消化道症状，偶有乏力、食欲缺乏，肝区不适等症状，多无皮肤瘙痒。患者常有家族史，多为轻中度黄疸，胆红素升高在 41.04~331.74μmol/L，血清 ALP、ALT 正常。本病易被误诊为淤胆型肝炎，故应仔细鉴别。

4. 其他伴肝内胆汁淤积的疾病　手术后良性肝内胆汁淤积，有麻醉手术创伤、低血压休克、感染史等。大约 25% 慢性酒精性肝病合并肝内胆汁淤积，此病有长期大量饮酒史，且往往提示预后不良。

此外，还应与肝外胆汁淤积鉴别，常见的引起肝外胆汁淤积的疾病有胰头癌、壶腹周围癌、肝外胆管癌、肝癌、肝门部或胆总管周围淋巴结肿大（各种转移癌和结核等）、胆总管囊肿或狭窄、胆总管结石等。在鉴别中 B 超检查有很大意义，只要能肯定肝外和（或）肝内胆管有扩张（如胆总管扩张，胆囊胀大，脂餐后不缩小，常提示梗阻在胆总管下端，如只有肝内胆管明显扩张常提示肝门部有梗阻）表明为肝外梗阻性黄疸。另外，B 超还可以发现肝内肝外、胰腺等处的占位性病变。必要时可做 MRCP 或 ERCP，常可肯定梗阻的部位。对于占位性病变较小，B 超不能肯定时亦可应用 CT、MRI 等检查以免误诊。

## 五、治疗

### （一）一般治疗

患者早期应卧床休息，进食流质、易消化的饮食，禁饮酒，避免应用对肝有损害的药物。给予一般护肝药，如还原型谷胱甘肽、多烯磷脂酰胆碱、甘草酸类制剂、葡醛内酯等。补充维生素如施尔康、复合维生素 B、维生素 C 等，黄疸深者可加用维生素 $K_1$ 10~20mg 肌内注射，每日 1~2 次，疗程根据病情而定。

## （二）退黄治疗

1. 药物治疗

（1）腺苷蛋氨酸（思美泰）：腺苷蛋氨酸通过甲基转移作用，活化细胞膜磷脂的生物转移反应，保障细胞膜的流动性和 $Na^+-K^+-ATP$ 酶的活性。肝细胞浆膜保持良好的流动性和 $Na^+-K^+-ATP$ 酶的活性有利于肝细胞摄取和分泌胆红素。腺苷蛋氨酸还通过转硫基作用，合成半胱氨酸、谷胱甘肽、牛磺酸等化合物，有利于肝细胞的解毒功能。腺苷蛋氨酸对急、慢性肝炎合并肝内胆汁淤积有较好疗效，且对皮肤瘙痒症状也有较好疗效。初始治疗每日 1 000~2 000mg，加入 5% 葡萄糖液 250mL 中静脉滴注，治疗 2 周黄疸无下降者可停止治疗，有效者可延长疗程或改为维持治疗，疗程视黄疸消退情况而定，急性肝炎 2~4 周，慢性肝炎为 4~6 周。维持治疗每日 500~1 000mg，口服，连用 1~2 个月，该药未见严重不良反应。

（2）熊去氧胆酸：新近研究认为，熊去氧胆酸可增加毛细胆管碳酸盐的分泌，从而促进胆汁分泌，增加胆汁流量。用法为 8~10mg/（kg·d），分 2 次，早晚进餐时口服。疗程视病情而定，一般用 2~4 周或更长时间。不良反应较少见，有腹泻便秘、过敏反应、瘙痒、头痛、头晕、胃痛、心动过缓等。本药对肝毒性小，严重肝功能减退者禁用。

（3）苯巴比妥：临床上此药只适用于治疗血清胆红素水平较低的淤胆型肝炎，因其对肝有一定的损害，对肝功能损害较严重或胆红素水平较高的淤胆型肝炎不用此药治疗。成人每次 30~60mg，每日 2~3 次，口服，小儿每日每千克体重 1~2mg，分 3 次服。一般用药 5~7 天黄疸开始下降，待黄疸消退约 50%（2 周左右）可适当减量，总疗程 4~8 周，黄疸深者可用至 4 个月。该药治疗淤胆型肝炎，多属个例报道，实际疗效尚需进一步观察。

（4）门冬氨酸钾镁：门冬氨酸是草酰乙酸的前体，能促进三羧酸循环，并参与鸟氨酸循环，促进氨与二氧化碳生成尿素。钾离子既是细胞生存所必需，也是高能磷酸化合物合成与分解的催化剂。可用于治疗急、慢性病毒性肝炎伴有高胆红素血症者，无明显不良反应，忌用于高钾血症者。用法为门冬氨酸钾镁 20mL 加入 5%~10% 葡萄糖液 250~500mL 缓慢静脉滴注（每分钟 30 滴），每周 1 次，2~3 周为 1 个疗程。

（5）低分子右旋糖酐与肝素：低分子右旋糖酐加小剂量肝素，能改善胆汁黏稠度，加快胆汁流量，有利于胆栓的溶解，从而有利于胆红素的清除。可用低分子右旋糖酐 500mL 加肝素 50mg 静脉滴注，每日 1 次，1 个疗程为 3~4 周。据报道，用药 2 周左右黄疸下降。有出血倾向时禁用。

（6）酚妥拉明：酚妥拉明具有扩张门静脉，特别是肝微小血管的扩张，改善肝细胞的营养和血供，降低门脉压力，增加肾血流量等作用。据报道该药单独应用或联合丹参治疗淤胆型肝炎，联合当归素治疗重度黄疸型慢性乙型肝炎，联合强力宁治疗黄疸持续不退的慢性重型肝炎高度胆汁淤积均获得疗效。成人每日 10~20mg 溶于 500mL 液体中静脉滴注，每分钟 20~25 滴。疗程视病情而定，有报道疗程 1 个月。酚妥拉明常见的不良反应为低血压，血容量不足者禁用。

（7）胰高血糖素-胰岛素（GI）疗法：胰高糖素是胰岛 A 细胞分泌的由 29 个氨基酸组成的多肽激素，主要位于肝细胞膜上，具有环状腺嘌呤酶的功能，使 cAMP 形成 ATP，促进肝细胞生长，减少线粒体及肝内转化性囊泡的膨胀，使之功能恢复，通过 $Na^+-K^+-ATP$ 酶活力增强，使 Na$^+$ 的主动传递作用增强，使不依赖和依赖胆汁酸的胆汁流均增加，胆红素排出也相应增加。肝细胞和毛细胆管上皮均表达胰岛素受体。胰岛素对胆汁分泌有调节作用。此疗法主要用于重型肝炎，但治疗淤胆型肝炎，有人认为疗效较差。实际疗效尚需进一步观察。

（8）前列地尔：对肝细胞具有保护作用，直接作用于血管平滑肌，可使肝、胆囊血管扩张，改善肝胆微循环，增加血流量，并可促进肝细胞再生，调节肝代谢促进肝细胞的修复，减轻炎症及水肿，阻止肝细胞坏死，促进蛋白质合成，阻止胆红素升高，具有利胆、抑制和清除免疫复合物的作用。

（9）肾上腺皮质激素：毛细胆管上皮细胞的主要功能之一是通过 H$^+$-HCO$_3^-$ 转运过程和 Cl$^-$-HCO$_3^-$ 交换泵的协调作用分泌 HCO$_3^-$ 进入胆汁中，毛细胆管上皮细胞表达糖皮质激素受体（GcR），毛细胆管增殖时 GcR 上调。实验证明投药 2 天后皮质激素通过毛细胆管上皮受体表达和转运过程活性增加胆汁流和 HCO$_3^-$ 分泌入胆汁中，另外皮质激素还能减轻毛细胆管非特异性炎症，降低毛细胆管的通透性，减轻水肿，以利于胆汁排泄，皮质激素治疗淤胆型肝炎有效率约为 60%，常用制剂为泼尼松龙每日 30~60mg，早上顿服或分 2~3 次口服，若 7 天后胆红素下降 50% 以上者认为有效，可继续减量使用，否则即应停药。有人主张短疗程（12 天）较好，收效快，不良反应少，反跳率低。因长期使用激素可促使肝细胞对非结合胆红素的摄取，当肝细胞微粒体催化酶葡萄糖醛酸转移酶活力下降时，大量非结合胆红素进入肝细胞会加重肝细胞变性、水肿甚至坏死。激素还能抑制微粒体呼吸链中的电子转移，ATP 相应减少，胆汁排泌障碍。另外长期应用激素可引起较严重的不良反应，如诱发感染、消化性溃疡及溃疡病出血、糖尿病、精神障碍和骨质疏松等。基于上述原因，目前大多不主张皮质激素作为首选药。

其适应证：①急性淤胆型肝炎黄疸上升难以用其他疗法控制时。②自身免疫性肝炎胆汁淤积。慢性淤胆型肝炎很少有效，尽量不用。激素作为鉴别肝内、外梗阻性黄疸的诊断性治疗，假阳性和假阴性机会较多，如有 10% 的肝外梗阻性黄疸下降 50%，而部分肝内胆汁淤积不降或上升，故应予以注意，用激素治疗应严格掌握适应证，注意不良反应的发生。

（10）中药治疗：在西医治疗效果不佳时，针对不同患者具体表现进行中药辨证治疗。若早期中阳偏盛，湿从热化，湿热为患，则按阳黄辨证；晚期中阳不足，湿从寒化，寒湿为患，则按阴黄辨证，治疗原则根据病期不同而有差异，在黄疸早期以"理肝健脾，清热利湿，佐以活血化瘀，疏肝利胆"为原则，以茵陈蒿汤为主方，加用赤芍、丹参、郁金、金钱草等中药，具有活血化瘀，疏肝利胆之功效。中药基本方如下：醋柴胡、郁金各 12g，炒枳实、生白术、鸡内金、瓜蒌皮各 15g，金钱草、丹参、茵陈各 30g，大黄 10g，广木香 9g，每天 1 剂，每次 150mL，每天 3 次。一些中成药物如丹参、川芎嗪联合其他西药治疗淤胆型肝炎也取得不错的效果。

2. 高压氧治疗　能提高肝细胞含氧量，促进肝组织毛细血管增生，改善肝组织微循环，加强线粒体内以细胞色素 P450 为重要成分加单氧酶的功能，增强肝细胞解毒和胆色素的运输和排泄功能，对慢性淤胆型肝炎可明显改善症状，减轻肝细胞和毛细胆管胆汁淤积。纯氧单舱治疗，每日 1 次，每次 2 小时，10 天为 1 个疗程，间隔 2 天后进行下一疗程，共 6 个疗程。

3. 物理方法治疗　对高胆红素血症经药物治疗下降不明显的，采用人工肝支持系统

（包括血浆置换法和胆红素吸附法）或血液透析治疗尽早降低胆红素阻止肝进一步损伤。能去除致病抗原、抗体或抗原抗体复合物，可部分清除血浆中的白三烯、胆红素、胆酸、内毒素等循环毒性物质，减轻其对肝及其他脏器的毒性作用。血浆置换一般每次置换血浆 2 000~3 000mL，间隔 3~5 天治疗 3~5 次。血浆置换和血液透析患者发生 HIV、HBV、HCV、TTV 感染的危险性增加。

4. 肝移植　慢性肝内胆汁淤积致终末期肝硬化和肝衰竭者需行肝移植。

（郑婷婷）

# 第十二章

## 性传播疾病

### 第一节　艾滋病

艾滋病，即获得性免疫缺陷综合征（AIDS），由人类免疫缺陷病毒（HIV）所导致。美国在 1981 年报道了最早的艾滋病病例，均发生于既往体健的男性同性恋人群，临床表现为罕见的耶氏肺孢菌肺炎、卡波西肉瘤，提示其免疫功能严重受损。随后在静脉药瘾者、接受输血者和血友病患者中出现更多类似病例，提示其可通过性接触、血液途径传播。1983 年法国科学家从一位患者的淋巴结组织中率先分离出 HIV，1984 年确认 AIDS 就是由 HIV 所导致，1985 年发明了敏感的实验室诊断方法，即酶联免疫吸附试验（ELISA）检测 HIV 抗体，由此拉开了人们了解 AIDS 全球流行情况的序幕。

HIV 感染是一个连续的慢性疾病进展过程，为方便评估其临床及免疫受损情况，目前 HIV 感染的分期采用 1993 年美国疾病预防控制中心（CDC）标准，基于 HIV 感染者的临床情况（分为 A、B、C 三期）和外周血 CD4$^+$T 淋巴细胞计数（按照 ≤500/mm$^3$、200~499/mm$^3$、<200/mm$^3$ 分别为 1、2、3 期）分为 9 类（表 12-1）。其中所有的临床 C 期和 CD4$^+$T 计数<200/mm$^3$ 的患者均为 AIDS 期。值得注意的是，即使患者经过治疗后临床改善及 CD4$^+$T 淋巴细胞计数增多，但其分期保持不变。

**表 12-1　1993 年 CDC 修订后的青少年及成人（≥13 岁）HIV 感染分期系统**

| CD4$^+$T 淋巴细胞计数分期 | 临床分期 | | |
| --- | --- | --- | --- |
| | A：无症状，急性 HIV 或 PGL | B：有症状，但非 A 期和 C 期表现 | C：AIDS 指征性疾病 |
| 1：CD4$^+$T 细胞计数 ≤500/mm$^3$ | A1 | B1 | C1 |
| 2：CD4$^+$T 细胞计数 200~499/mm$^3$ | A2 | B2 | C2 |
| 3：CD4$^+$T 细胞计数 <200/mm$^3$ | A3 | B3 | C3 |

注：PGL，持续性全身淋巴结肿大。

临床分类 A 期包括：无症状 HIV 感染；持续性全身淋巴结肿大（PGL）；相关临床表现或病史符合急性（原发性）HIV 感染。

临床分类 B 期指尚无临床 C 期表现，但出现 HIV 感染相关的提示细胞免疫缺陷的临床表现，或临床医师认为需要处理的 HIV 感染并发症。包括但并不仅限于下述情况：杆菌性血管瘤病；口咽部念珠菌病（鹅口疮）；持续、复发或疗效不佳的外阴阴道念珠菌病；中重度宫颈不典型增生/宫颈原位癌；持续>1月发热（≥38.5℃）或腹泻等全身症状；口腔毛状白斑病；带状疱疹发作≥2次或累及>1个皮肤区；特发性血小板减少性紫癜；李斯特菌病；尤其是并发输卵管卵巢脓肿的盆腔炎；周围神经病。

临床分类C期包括：气管、支气管、肺部念珠菌病；食管念珠菌病；侵袭性宫颈癌；播散性或肺外球孢子菌病；肺外隐球菌病；（持续>1月）慢性肠道隐孢子球菌病；（肝、脾、淋巴结以外）巨细胞病毒病；（引起视力丧失的）巨细胞病毒视网膜炎；HIV相关性脑病；引起（病程持续>1月）慢性溃疡、支气管炎、肺泡炎或食管炎的单纯性疱疹病毒感染；播散性或肺外组织胞浆菌病；（持续>1月）慢性肠道等孢球虫病；卡波西肉瘤；Burkitt淋巴瘤；原发性脑淋巴瘤；弥漫性或肺外鸟分枝杆菌复合体（MAC）或堪萨斯分枝杆菌感染；任何部位（肺或肺外）结核病；由其他分枝杆菌或未分类的分枝杆菌导致的弥漫性或肺外分枝杆菌病；耶氏肺孢菌病；复发性肺炎；进展性多灶性脑白质病（PML）；复发性沙门氏菌败血症；脑弓形虫病；HIV引起的消耗综合征。

虽然机体感染HIV后可以经历数年无临床症状的潜伏期，但其病理和免疫改变持续存在，影响机体各个系统；而在HIV感染后期进展至AIDS时，可并发多种机会性感染、机会性肿瘤等；并且，随着抗反转录病毒药物治疗（ART）的进步，HIV感染者经过正规、有效治疗已经可以长期生存，寿命已经接近正常人群，随着其年龄的逐步老化，其因其他慢性疾病的就医需求日益增大。在发达地区<50%的HIV感染者死于AIDS相关疾病，非AIDS相关疾病如心脑血管疾病、肾脏疾病及肝脏疾病的死亡率呈现不断增高趋势，而每个医务工作者都会接触到HIV感染者，所以作为一名医学生有必要了解HIV相关的知识。因此，本章节内容阐述在HIV/AIDS的病毒学、疾病进展、诊断手段、治疗原则等基本知识的同时，还将介绍包括有关HIV流行病学、发病机制、治疗预防等方面的最近进展，旨在使医学生从基础到临床了解HIV感染。

# 一、病原学和流行病学

AIDS由HIV引起，HIV属于反转录病毒科慢病毒属中的人类慢病毒组。全球范围内AIDS多由HIV-1感染所导致，HIV-2仅在非洲西部有局部流行。

## （一）HIV病原学

1. HIV形态　在电子显微镜下，HIV颗粒呈20面体结构，包膜表面由众多突起构成，这些突起由两个主要的包膜蛋白组成，外膜糖蛋白（gp120）和跨膜糖蛋白（gp41）。病毒颗粒从感染细胞表面出芽释放，此间将一些宿主蛋白，包括主要组织相容性复合体（MHC）Ⅰ和Ⅱ类抗原，一起并入其脂双层包膜中。

2. HIV复制周期　HIV是RNA病毒，其最突出的特点在反转录酶的作用下可以将其RNA基因组逆向转录为DNA。CD4分子是HIV的受体，其实质是55kDa的蛋白质，主要表达在具有辅助细胞免疫功能的T淋巴细胞上，也可表达在单核细胞/巨噬细胞和树突细胞/郎格汉斯细胞上。HIV表面的gp120和CD4分子具有高亲和力，二者结合后，gp120构型发生改变，HIV随后则结合上另一个辅助受体CCR5或者CXCR4，从而和宿主细胞融合，病毒进到宿主细胞内。此为HIV复制周期的第一步。

HIV结合辅助受体CCR5、CXCR4的不同，决定了HIV的细胞嗜性，可将HIV分为X4和

R5 毒株。其中 R5 型病毒通常只结合 CCR5 受体，而 X4 型病毒常利用 CXCR4 受体，有时还利用 CCR2b 受体。另有部分双嗜性 R5X4 病毒株。人体早期感染的几乎全部为 HIV 的 R5 株，随着疾病进展，40% 的感染者其 HIV 转为 X4 株，导致 CD4 减少的速度加快，疾病进程加速。

在宿主细胞内，病毒反转录酶催化病毒 RNA 基因组反转录为双链 DNA。在细胞激活状态下，病毒 DNA 从胞浆中进入到细胞核内，在病毒编码的整合酶的作用下，HIV 前病毒（DNA）整合至宿主细胞核 DNA 上。经过转录后，HIV mRNA 翻译成蛋白，再经过修饰后和基因组 RNA 一起在细胞质膜上组装成为病毒颗粒，在宿主细胞双层脂质膜的特定区域形成成熟病毒并出芽，从而完成病毒复制周期。

3. HIV 基因组　和其他反转录病毒一样，HIV-1 有编码病毒结构蛋白的基因：gag 编码蛋白组成病毒核心（包括 P24 抗原）；pol 编码负责病毒蛋白加工、反转录、整合过程中所需的蛋白酶；env 编码包膜糖蛋白。但 HIV-1 比其他反转录病毒复杂，还包含至少 6 种其他基因（tat、rev、nef、vif、vpr、vpu），编码的蛋白参与宿主细胞加强病毒生长、调节病毒基因表达。和这些基因临近的是长末端重复序列（LTRs），包含基因表达调节元素。

4. HIV-1 分子异质性　分子分析发现分离到的 HIV 病毒株在其各个基因组的所有区域均存在不同程度的序列差异。其原因一方面是由于多种方式可以引起 HIV 的突变，包括单个碱基对替换、插入、缺失、重组以及糖基化位点的获得和丢失。另一方面，由于反转录酶无校正功能，转录的忠实度差，也直接导致了 HIV 序列的多样性。另外蛋白内的变异还受到宿主免疫反应的选择压力和功能约束之间保持平衡的影响。

HIV-1 共有 3 种亚型：M 亚型组（主要亚型），是全球感染最多的亚型；O 亚型组（少数亚型），相对罕见的病毒亚型，源于喀麦隆、加蓬和法国；N 亚型组，很为罕见，报道为数不多。M 亚型组又有 A、B、C、D、E、F、G、H、I、J、K 共 11 个亚型，以及近来发现的数目不断增加的主要和次要循环重组型（CRFs）。

在世界不同区域流行的病毒亚型不同，和病毒的起源、传播等有关，如美国、加拿大、西欧、部分南美国家、澳大利亚主要流行 B 亚型，非洲主要以 C 亚型为主，亚洲则主要流行 CRF01、AE、C 亚型和 B 亚型。我国以 HIV-1M 亚型组为主，已发现的有 A、B（欧美 B）、B'（泰国 B）、C、D、E、F 和 G 8 个亚型，还有不同 CRFs。

## （二）HIV 流行病学

1. 传播途径　HIV 的传播途径包括：同性性接触及异性性接触、血液及血制品和由感染母亲在分娩期、围生期或哺乳时传给婴儿。研究调查未证实 HIV 可以经过日常生活接触（握手、拥抱、礼节性亲吻、同吃同饮以及共用厕所、浴室、办公室、公共交通工具、娱乐设施等）、蚊虫叮咬等传播。

（1）经性传播：HIV 感染是一种性传播性疾病（STDs）。HIV 可以在精液中感染的单核细胞及无细胞的成分中检出，尤其当精液中含有的淋巴细胞和单核细胞数目增多时，精液中的 HIV 浓度更高，例如有尿道炎、附睾炎等生殖道感染、存在其他 STDs 时。病毒也可从宫颈涂片和阴道液中检出。患有其他 STDs 尤其是伴有生殖道溃疡时，可以显著增加 HIV 的传染性和易感性。

（2）经血液或血制品传播：HIV 可以通过 HIV 污染的血制品、移植组织感染，静脉药瘾者（IDUs）可通过合用针头、注射器等感染 HIV。此外刺青、肌内注射也有传播 HIV 风险。

（3）母婴传播：HIV 的母婴传播最常见于围生期，在无 ART 预防时，孕妇在经历妊娠、生产、分娩过程中将 HIV 传染给婴儿的风险在发达和发展中国家分别是 15%～25%、25%～35%。采取孕妇筛查 HIV、发现 HIV 感染孕妇启动 ART 并结合剖宫产、人工喂养可以显著减少母婴 HIV 传播。目前发达国家的 HIV 母婴传播已经降至接近 0。

2. HIV 流行情况　自 AIDS 出现以来，很快在全球肆虐。截至 2013 年底，全球共有 3 900 万人死于 AIDS，其中 2013 年有 150 万人死于 AIDS。目前全球存活的 HIV 感染者有 3 500 万，但 2013 年新增 HIV 感染者 210 万人。

艾滋病在 1985 年传入我国。目前估计我国 HIV 感染者为 80 万～100 万。截至 2013 年 9 月 30 日，全国共报告现存活 HIV 感染者和 AIDS 患者约 43.4 万例。

过去 10 年，我国 HIV 传播途径已经发生重大改变，从 2003 年以前的以血液传播为主，到现在的以性传播为主要途径。2015 年 1～9 月份新发现艾滋病病毒感染者（包括患者）约 7.0 万例，其中经性传播比例占 89.9%。伴随着这些传播方式的改变，我国艾滋病疫情已由高危人群向一般人群扩散。我国的艾滋病已由吸毒、暗娼等高危人群开始向一般人群扩散，疫情已覆盖全国所有省、自治区、直辖市，流行范围广，面临艾滋病发病和死亡高峰期。

# 二、病理和发病机制

HIV 导致疾病的标志性改变是由 CD4$^+$辅助 T 淋巴细胞数量减少、功能异常而继发的严重免疫缺陷。当 HIV 感染者的 CD4$^+$T 细胞水平降低至一定水平后，其患机会性感染和机会性肿瘤的风险增大。

## （一）CD4$^+$T 细胞数量减少和功能异常的发病机制

HIV 直接感染和破坏、感染细胞被免疫清除、过度细胞激活引发的免疫耗竭和由免疫激活诱导的细胞死亡。

病毒和免疫相互作用引起的病理改变复杂，自感染 HIV 开始并持续存在，但在疾病的不同时期发病机制不同。以下以未经治疗的 HIV 感染者典型临床过程为例，说明 HIV 的发病机制。

1. 原发性 HIV 感染、首次病毒血症、病毒播散　机体在 HIV 原发感染后发生的改变对于其后续 HIV 疾病的发展起到决定性作用。其中尤其是早期 HIV 播散受累的淋巴器官，特别是肠道相关淋巴组织（GALT），是形成慢性持续性感染的关键因素。

HIV 进入人体后，在 24～48 小时内到达局部淋巴结，约 5 天出现首次病毒血症，病毒扩散至 GALT 等淋巴器官，由于体内尚无针对 HIV 特异性的免疫反应存在，病毒在 CD4$^+$T 细胞里活跃复制，继而产生高病毒载量的病毒血症，导致急性感染，感染者临床上出现类似单核细胞增多症的表现。所以高水平的病毒血症是 HIV 急性感染期的一个突出表现，之后随着特异性免疫反应的出现，病毒水平逐渐回落，在急性感染 1 年左右达到一个相对稳态水平，亦称调定点。HIV 感染的疾病进展和急性感染期血病毒载量的水平无关，但和病毒调定点相关。

2. HIV 感染引发的机体免疫反应　原发 HIV 感染后的高水平的病毒血症引发 HIV 感染者很强的免疫反应，从而使得体内的病毒水平回落、感染者进入到一个长达约 10 年的临床潜伏期。

HIV 诱发的机体免疫反应既有固有免疫反应，又有适应性免疫反应，包括体液免疫和细胞免疫反应。其主要体液免疫反应组成为：结合抗体、中和抗体、抗体参与的抗体依赖性的细胞毒性反应（ADCC）、增强性抗体、补体。主要的细胞免疫反应为：$CD4^+T$ 辅助淋巴细胞、MHC-Ⅰ类分子限制的细胞毒性 $CD8^+T$ 淋巴细胞、$CD8^+T$ 淋巴细胞介导的抑制作用、ADCC、自然杀伤细胞参与的反应。

3. 慢性、持续感染的形成

（1）持续病毒复制：HIV 感染有别于其他病毒感染的最显著的特征是形成慢性、持续感染状态。尽管原发感染期诱发机体产生很强的细胞及体液免疫反应，但 HIV 病毒不仅能够成功逃逸免疫反应不被清除，相反的还在免疫激活状态下保持持续复制。

（2）逃逸免疫反应：病毒逃逸免疫系统的消灭和控制导致了慢性持续性 HIV 感染的形成。这种免疫逃逸的机制最关键在于病毒在持续复制过程中由于基因突变、重组出现了多种基因突变株。其中的一些突变株由于可以逃逸 $CD8^+$ 细胞毒性 T 细胞（CTLs）作用而被选择出来；与此同时，HIV 的高复制率和高突变率也使得中和抗体无法对体内存在的全部病毒都发挥作用。

免疫逃逸的另外一个机制和 HIV 的 Nef 蛋白可以下调被感染细胞表面的 HLA-Ⅰ类分子表达，从而影响了 $CD8^+CTL$ 的识别和杀伤作用有关。此外，HIV 还通过包膜序列的高度变异、过度糖基化、构象上遮挡中和的作用表位来逃逸中和抗体的中和作用。

还有一个不容忽视的作用是 HIV 感染后即开始不断地对活化 $CD4^+T$ 细胞的破坏，影响了免疫反应的正常作用，因为辅助性 $CD4^+T$ 细胞的辅助是整合抗原特异性的细胞和体液免疫的关键细胞。

最后，在原发 HIV 感染时就形成的存在于静止细胞中的潜伏感染病毒贮存库，无法被特异性 CTLs 识别，可以成功逃避免疫清除。这种病毒贮存库是病毒无法根除的主要障碍。

4. 病毒的动力学　循环中的 HIV 颗粒的半衰期约 30~60 分钟，产毒细胞的半衰期为 1 日。未经治疗的感染者血中维持高水平病毒载量，其每日在循环中产生和清除的病毒数量惊人。在开始 ART 后，病毒复制很快受到抑制，2 周时循环中的病毒减少 90%，同时 $CD4^+T$ 细胞开始增加。在治疗早期 $CD4^+T$ 细胞的增加较快，主要来源于体内其他部位的 $CD4^+T$ 细胞释放至外周血中，和病毒量减少后免疫激活好转有关。

5. 临床潜伏期和微生物潜伏期　除长期不进展者以外，HIV 感染者外周血中 $CD4^+T$ 细胞持续减少。由于 $CD4^+T$ 细胞数量减少通常是在不知不觉缓慢发生的，在 $CD4^+T$ 细胞的数量减少尚不严重时，多数感染者可以有一段时间无临床表现（可长达 10 年），称为临床潜伏期。但由于病毒血症是持续存在的，故不存在微生物学意义上的潜伏期。

6. HIV 疾病晚期　如不经治疗，HIV 感染者当其外周血 $CD4^+T$ 细胞数量减少至危险水平（$<200/mm^3$）时，由于其免疫功能缺陷开始出现全身症状或各种机会性感染，所以 CDC 的 AIDS 病例定义中包括了所有 $CD4^+T$ 细胞$<200/mm^3$ 的感染者。如果不开始 ART，感染者的免疫缺陷日益严重，最终死于机会感染或恶性肿瘤。

7. 长期存活者和长期不进展者　虽然典型的 HIV 感染者，如不经治疗，从原发感染到进展至 AIDS 期平均经过 10 年，但也有少数感染者的临床进展缓慢。

长期存活者指原发感染后存活>20 年者，这多见于疾病进展缓慢、进展至一定水平后稳定、接受 ART 或预防性治疗有效的感染者。

长期不进展者是指 HIV 感染>10 年，未经 ART 其 CD4$^+$T 细胞计数保持正常并稳定的 HIV 感染者。通常长期不进展者体内可以检测到病毒，但其 HIV 特异性细胞和体液免疫反应强。有研究提示和 HIV 的 Nef 基因缺陷及在 LTR 的 Nef 基因和 U3 区存在重叠有关。

但近来长期不进展者有了更严格的定义，指那些 HIV 感染>20 年、未经 ART、CD4$^+$T 细胞数量正常、血浆 HIV RNA<50 拷贝/毫升的 HIV 感染者，也称为精英不进展者。其机制尚不明，研究提示主要和宿主因素有关，其中等位基因 HLA B * 5701、HLA B * 2705 和长期不进展的相关性强，提示这些分子和机体的特异性免疫反应有关。

8. 细胞激活和 HIV 发病机制  机体的免疫系统正常情况下处于相对静止的平衡状态，而在遇到外来抗原刺激时出现免疫激活，诱导有效的免疫反应，在外来抗原清除后重新回到稳态。但在 HIV 感染中，免疫系统处在慢性激活状态，前面提到处于激活状态的 CD4$^+$T 细胞是 HIV 感染最有效的靶细胞，这样就在 HIV 慢性复制过程中给其提供了源源不断的易感细胞。因此异常的免疫激活是 HIV 感染的特征，也是 HIV 疾病重要的发病机制。

免疫系统的激活状态表现包括 B 细胞过度激活导致高 γ 球蛋白血症、单核细胞激活、CD4$^+$ 和 CD8$^+$T 细胞表达激活标记、激活相关的细胞凋亡增多，尤其是在病程早期的淋巴结增生、促炎症细胞因子分泌增多以及新蝶呤、β$_2$ 微球蛋白、对酸不稳定的干扰素和可溶性 IL-2 受体水平增高。

此外，外源性因素，如微生物，可增强细胞激活促进 HIV 复制，因此参与 AIDS 发病机制。体内、体外研究表明许多其他病毒共感染也可以上调 HIV 表达，如 HSV-1、2 型、巨细胞病毒（CMV）、人类疱疹病毒（HHV）、EB 病毒（EBV）、乙型肝炎病毒（HBV）、腺病毒和 HTLV-I。结核杆菌、疟原虫感染也可通过增加免疫激活导致 HIV 载量增高。

持续的免疫激活引发的后果是多方面的。在病毒方面，尽管处于静止状态的 CD4$^+$T 细胞可以被 HIV 感染，但在激活细胞中 HIV 反转录、整合和病毒扩散的速度则显著提高。并且细胞激活诱导了潜伏感染细胞中 HIV 复制。在免疫方面，免疫系统长期暴露于特定抗原刺激后最终将导致免疫耗竭和病毒特异性 T 细胞凋亡。

9. 其他可能的靶细胞  虽然 CD4$^+$T 淋巴细胞和 CD4$^+$ 单核/巨噬细胞系是 HIV 的主要靶细胞，实质上任何表达 CD4 分子和辅助受体分子的细胞（如循环中的树突细胞、表皮朗格罕氏细胞）均可被 HIV 感染。在 HIV 疾病晚期，骨髓中 CD34$^+$ 单核细胞前体细胞可被 HIV 感染。

## （二）HIV 感染的病理改变

艾滋病是累及全身多器官系统的疾病。HIV 感染引起的多系统机会性感染（包括原虫、病毒、细菌、真菌感染等）、恶性肿瘤（包括卡波西肉瘤、恶性淋巴瘤、子宫颈癌等）和免疫系统病变构成了 AIDS 复杂的临床病理变化。

1. 耶氏肺孢菌病  两肺弥漫性受累、实变、重量增加，含气量显著减少。肺泡上皮细胞增生为立方状上皮细胞。耶氏肺孢菌包囊在肺泡腔内渗出液中，呈聚集分布。印片中，运用 Gram 或 Giemsa 染色时，滋养体可以清楚显示。运用 Giemsa 染色可清楚显示耶氏肺孢菌包囊。

2. 弓形虫病  虽然播散性弓形虫病也可累及眼、肺、心和胃肠道。弓形体脑病的病变可以呈局限性或弥漫性，脓肿可发生在大脑基底节和小脑皮质，并可进入蛛网膜下隙。局部脑组织发生凝固性出血性坏死，坏死区内有少量弓形体。坏死区周围有淤血和血管内皮增生带，增生带内重度炎症浸润，并含有多量的弓形体分散的速殖子和含有缓殖子的假包囊。HE 染色即可清楚观察到 2~3μm 半月形速殖子和 50μm 包囊或假包囊。

3. 念珠菌病　口腔念珠菌病患者的舌表面由于渗出物覆盖，呈弥漫白色斑块，甚至形成厚厚的黑棕色覆盖物。胃肠道的任何部位都可以受累。食管是胃肠道白色念珠菌病最常累及的部位，在食管的黏膜表面可见灰色假膜，并有不规则形的溃疡。假膜由纤维素和坏死组织构成，其内可见网状的假菌丝。组织学检查，念珠菌呈现出由酵母样孢子或芽生孢子（直径约 3~4μm，呈圆形或卵圆形）与假菌丝（由串状的孢子构成）。

4. 分枝杆菌病　艾滋病患者常发生分枝杆菌病，包括结核病、MAC 及其他分枝杆菌病。显微镜下检查，艾滋病患者的干酪样坏死显著，结核肉芽肿不典型，上皮样细胞和巨细胞较少，可见广泛坏死和多量的抗酸结核杆菌。

MAC 感染多见于 AIDS 病程晚期，常引起播散性分枝杆菌病，此时 CD4$^+$T 淋巴细胞数通常 <100/mm$^3$。在脾、肝、淋巴结、心脏和肾的切面上有时可见粟粒样肉芽肿。抗酸染色显示巨噬细胞肿胀，充满大量的分枝杆菌。

5. CMV 病　AIDS 患者 CMV 感染可引起胃肠道溃疡、间质性肺炎、肾小球肾炎、视网膜炎等。显微镜下检查，可见一些大细胞，核内与胞质内有明显的、边界清的包涵体。在所有人类病毒中，CMV 包涵体是最大的，在感染细胞的胞核与胞质内均可出现。

6. 卡波西肉瘤　卡波西肉瘤是艾滋病患者最常见的恶性肿瘤，表现为血管来源的梭状细胞的过度增生，其梭形细胞具有血管内皮细胞和平滑肌细胞的共同特点，能够形成血管裂隙，其内可见红细胞。

## 三、临床表现

HIV 疾病是从原发感染开始后一系列、历经各个临床阶段的连续发展过程。HIV 感染的临床表现多种多样，可以是从原发感染相关的急性感染综合征、无症状临床长潜伏期到晚期疾病的表现。绝大多数感染者中，病毒活跃复制和持续进展的免疫损害贯穿 HIV 疾病的始终。除罕见的真正意义上的长期不进展者外，HIV 感染者不经 ART 治疗最终均会进展至艾滋病期。而 ART 对于延缓疾病进展、延长存活期具有非常显著的意义。

### （一）急性 HIV 综合征

HIV 原发感染后的 3~6 周，伴随着病毒血症的出现，约 50%~70% 的感染者出现程度不同的急性临床综合征，临床上呈典型的急性病毒感染综合征或类似传染性单核细胞增多症样临床综合征。主要表现可以是全身症状、神经系统症状和皮疹。持续 1 至数周后，随着 HIV 特异性机体免疫反应的形成、血浆病毒血症水平回落而逐渐缓解。

急性 HIV 综合征伴随一系列免疫异常，淋巴细胞总数、CD4$^+$ 和 CD8$^+$T 细胞数量减少，随后 CD8$^+$T 细胞数量增加，CD4$^+$/CD8$^+$T 细胞比率出现倒置。尽管 CD8$^+$T 细胞可以短期内增高或正常，CD4$^+$T 细胞数量通常减少，随后虽然回升，但常不能回到正常。10% 的原发感染者病情进展迅猛，虽然急性期症状可以消失但严重的免疫缺陷和临床恶化快速出现。

多数感染者不论是否出现急性感染综合征，均进入一段数年的临床潜伏期阶段。

### （二）无症状期-临床潜伏期

尽管从最初感染至出现临床疾病这段临床潜伏期的长短可以不同，在不经治疗的情况下一般为 6~8 年，但期间 HIV 疾病中病毒复制和疾病进展是持续存在的。疾病的进展和慢性感染期的 HIV 病毒血症水平直接相关。感染者的 $CD4^+T$ 细胞常以平均 $50/mm^3$ 的速度持续减少，但临床无症状。直至 $CD4^+T$ 细胞减少至危险水平（$<200/mm^3$），并发机会性感染和机会性肿瘤进展至临床疾病期的风险增大。

### （三）临床疾病期

HIV 疾病的症状可以出现在 HIV 感染的任何阶段。通常随着 $CD4^+T$ 细胞计数逐渐减少，免疫缺陷程度加重，易患的临床疾病谱呈现不同。HIV 感染继发的危及生命严重并发症常发生在 $CD4^+T$ 细胞 $<200/mm^3$ 时。一旦 HIV 感染者的 $CD4^+T$ 细胞 $<200/mm^3$ 或出现任一提示其细胞免疫严重损害的 HIV 相关疾病（表 12-1，临床分类 C 期疾病），即诊断为 AIDS。

1. HIV 相关症状　主要表现为持续 1 个月以上的发热、盗汗、腹泻；体重减轻常超过 10%。部分患者表现为神经精神症状，如记忆力减退、精神淡漠、性格改变、头痛、癫痫及痴呆等。另外还可出现 PGL，其特点为：①除腹股沟以外，≥2 个部位的淋巴结肿大。②淋巴结直径≥1cm，无压痛，无粘连。③持续时间 3 个月以上。

2. HIV 感染者各系统常见的疾病情况

（1）呼吸系统疾病：急性支气管炎、鼻窦炎、复发性细菌性肺炎、耶氏肺孢菌肺炎、肺结核、不典型分枝杆菌感染（MAC 最常见）、马红球菌肺炎、其他真菌性肺炎、侵犯肺的卡波西肉瘤、淋巴瘤等。

（2）心血管系统疾病：可由 HIV 感染直接引起或 ART 治疗导致的脂肪代谢障碍引起。包括充血性心力衰竭相关的扩张性心肌病（也称为 HIV 相关心肌病）、心包积液、急性心肌梗死发生率增加。

（3）中枢神经系统：隐球菌脑膜炎、结核性脑膜炎、弓形虫脑病、各种病毒性脑膜脑炎。

（4）口腔和胃肠道系统：是 HIV 感染最常累及的系统，多为继发感染，也可以是卡波氏肉瘤、淋巴瘤。口腔疾病包括：鹅口疮、舌毛状白斑、复发性口腔溃疡、牙龈炎。胃肠道系统疾病包括：念珠菌性食管炎、CMV 食管炎、HSV 食管炎、胃酸缺乏症、胃肠道感染、AIDS 肠病、HSV 活动引起的肛门直肠溃疡。

（5）肝胆道疾病：HBV 共感染、HCV 共感染、肉芽肿性肝炎（可由分枝杆菌、真菌引起）等。此外，在接受 ART 的患者中可出现药物相关性肝炎、胰腺炎。

（6）肾脏和泌尿生殖道系统：HIV 感染者肾脏受累的病因有 HIV 感染的直接作用（HIV 相关性肾病）、机会性感染和机会性肿瘤、药物毒性相关反应。

（7）内分泌系统及代谢性疾病：33%~75%的接受强效联合高效抗反转录病毒药物治疗（HAART）的患者发生脂肪代谢障碍。10%~15%的 HIV 感染者可出现因免疫重建或继发机会性感染所引起的甲状腺功能异常。

（8）风湿性疾病：由 HIV 感染所致的免疫缺陷和免疫抑制引起的免疫异常常见，从超敏反应、反应性关节炎发生率增高到弥漫性浸润性淋巴细胞增多。可出现药物过敏反应、多种自身抗体阳性，如抗心磷脂抗体、性病研究实验室（VDRL）抗体、狼疮样抗凝物、抗核抗体。

（9）免疫重建炎症综合征：在开始有效 ART 后，10%~50%的 HIV 感染者存在的既往未经治疗或部分治疗的机会性感染的临床表现反而矛盾性加剧。尤其多见于 ART 开始前 $CD4^+T$ 细胞<50/mm³、ART 治疗后 HIV RNA 下降速度快的患者。常出现在 HAART 开始后的 2 周至 2 年内，表现为局部淋巴结炎、长期发热、肺部浸润影、颅内压增高、眼葡萄膜炎和 Graves 氏病。机制类似Ⅳ型变态反应，和 HIV RNA 下降后 HIV 感染导致的免疫抑制作用得到控制后的免疫功能的迅速改善有关。

（10）造血系统：包括淋巴结炎、贫血、白细胞减少、血小板减少。可由 HIV 之间作用、继发感染和肿瘤和治疗副反应所导致。4% 的 HIV 感染者发生静脉血栓或肺栓塞。

（11）皮肤疾病：发生率为 90%。包括脂溢性皮炎、毛囊炎、机会性感染、肺外肺孢菌病引起的坏死性血管炎、带状疱疹、HSV 感染、传染性软疣、尖锐湿疣、真菌性皮炎、甲癣、卡波西肉瘤。

（12）神经性疾病：中枢神经系统（CNS）最常见的机会感染是弓形虫病、隐球菌病、PML、和原发性 CNS 淋巴瘤，其次为分枝杆菌感染、梅毒、CMV/HTLV-1 等感染、HIV 相关性神经认知功能障碍（HNCI）、CMV 感染引起的脊髓病和多发性神经根炎、外周神经病、肌病。

（13）眼部疾病：CMV 视网膜炎、HSV 和带状疱疹病毒引起的急性坏死性视网膜坏死综合征、耶氏肺孢菌引起的脉络膜病变、弓形体性脉络膜视网膜炎。

（14）其他播散性感染和消耗综合征：巴尔通体感染（导致的杆菌性血管瘤病、猫抓病、战壕热）、组织胞浆菌病、马尼菲青霉菌病、内脏利什曼病。全身消耗性综合征是 AIDS 指征性疾病，指除 HIV 感染外无其他原因的、持续>30 天的间断性或持续性发热、慢性腹泻或疲劳，同时非自愿性的体重下降>10%。

（15）肿瘤：卡波氏肉瘤和非霍奇金氏淋巴瘤是 HIV 感染者中发病最高的肿瘤性疾病。其他肿瘤在 HIV 感染者中的发病率也增高，如：霍奇金氏病、多发性骨髓瘤、白血病、黑色素瘤、多中心性 Castleman 病和宫颈、脑、睾丸、口腔、肺及直肠癌。

需要注意的是，艾滋病期的临床表现呈多样化，并发症也不尽相同，所发疾病与当地流行现患率密切相关。

## 四、诊断和鉴别诊断

### （一）HIV 感染的诊断

HIV 检测是发现 HIV 感染者并为其提供预防、治疗的关键和前提。

HIV 感染的诊断依据 HIV 抗体检测阳性和/或直接检测发现 HIV 或其成分。其中循环中抗体的检出通常在感染后 2~12 周。

HIV 抗体检查包括筛查试验（含初筛和复测）和确认试验。

HIV 感染的标准血液筛查检测方法是 ELISA 法，也称为 EIA。尽管 EIA 检测非常敏感，但其特异性不是 100%，可受到Ⅱ类抗原抗体、自身抗体、肝病、近期流感疫苗接种及急性病毒感染的影响，尤其是在用于低风险人群监测时。因此所有 EIA 抗体检测结果阳性或不好判断而怀疑感染 HIV 者需经过特异性更好的检测以确认，如免疫印迹法。

免疫印迹法是最常用的 HIV 感染确认试验。可以检测 HIV 所有 3 种基因（gag、pol 和 env）产物。如果免疫印迹法显示 3 种 HIV 蛋白中（p24、gp41 和 gp120/160）2 个蛋白条带阳性，可以明确 HIV 感染的诊断。

但随着自愿咨询检测工作的开展，也可采用快速抗体检测。

筛查试验呈阴性反应可出具 HIV-1（或 HIV-2）抗体阴性报告。筛查试验呈阳性反应，不能出具阳性报告，只能报告"HIV 抗体待复查"。经确认试验 HIV-1（或 HIV-2）抗体阳性者，出具 HIV-1（或 HIV-2）抗体阳性确认报告，并按规定做好咨询、保密和法定传染病的报告工作。

## （二）HIV 感染者的实验室监测

HIV 感染者血浆 HIV RNA 病毒定量和外周血 CD4$^+$T 细胞计数对 HIV 感染者评估疾病的进展、治疗反应都至关重要。

1. CD4$^+$T 淋巴细胞计数　CD4$^+$T 淋巴细胞是 HIV 感染最主要的靶细胞，HIV 感染人体后，CD4$^+$T 淋巴细胞进行性减少。CD4$^+$T 淋巴细胞计数的临床意义是：了解机体的免疫状态和病程进展，确定疾病分期和治疗时机，判断治疗效果和 HIV 感染者的临床并发症。

目前常用的 CD4$^+$T 淋巴细胞亚群检测方法为流式细胞术，可以直接获得 CD4$^+$T 淋巴细胞数绝对值，或通过白细胞分类计数后换算为 CD4$^+$T 淋巴细胞绝对数。如无条件用流式细胞仪测定 CD4$^+$T 淋巴细胞，可用淋巴细胞绝对数作为间接参考。

2. HIV 病毒载量　HIV RNA 水平代表着病毒复制及清除的情况，和疾病进展、免疫系统激活、病毒耐药发生等密切相关。最常用的两种方法是 RT-PCR 和 bDNA。标准的检测方法可以检出血中低至 40~50copies/mm$^3$ 的 HIV RNA，而超敏感的为研究目的设计的方法可以检出 1copies/mm$^3$ 的 HIV RNA。

通常应在确诊 HIV 感染时及以后每 3~6 月检测一次。多数情况下，在有效治疗开始后 6 月内，血浆中 HIV RNA 水平应 <50copies/mm$^3$，判定治疗有效。

3. HIV 耐药检测　HIV 耐药可以通过检测基因型或表型这两种方法进行。值得注意的是，患者治疗失败需要检测 HIV 耐药时，应在其原方案尚未更改时进行，因为一旦停药或更改用药方案去除了药物选择的压力，HIV 的准种库很快会向野生型病毒变化，影响耐药检测的准确性。在耐药率高的地区，如果条件允许最好在启动 ART 前行耐药检测，以指导和优化 ART 方案的选择。

4. HIV 辅助受体嗜性测定　作为 CC 趋化因子受体 CCR 的拮抗剂，马拉维若被批准上市后，有必要对 HIV 感染者进行辅助受体嗜性测定，只有患者感染了 HIV 的 R5 株才可能对马拉维若有效。

## （三）机会性感染和肿瘤的诊断和鉴别诊断

1. 耶氏肺孢菌肺炎　起病隐匿或亚急性，临床表现为干咳、气短和活动后加重，可有发热、发绀，严重者可发生呼吸窘迫；肺部阳性体征少；胸部 X 线检查可见双肺从肺门开始的弥漫性网状结节样间质浸润，或呈磨玻璃状阴影；血气分析显示低氧血症；确诊依靠病原学检查，如诱导咳痰的痰液、支气管肺泡灌洗、经支气管肺组织活检等发现肺孢子虫的包囊或滋养体。

2. 结核病　AIDS 并发结核病的诊断需要结合临床表现、辅助检查、病理学检查以及影像学检查结果来进行综合判断。

3. 非结核分枝杆菌感染　非结核分枝杆菌感染的临床症状与活动性结核病相似，但全身播散性病变更为常见。确诊：血培养、痰培养、支气管肺组织活检、痰支气管冲洗物培养检出非结核分枝杆菌。

4. CMV 视网膜脉络膜炎　临床常见的表现为快速视力下降，眼底镜检查可确诊。

5. 弓形虫脑病　临床表现为局灶或弥漫性中枢神经系统损害。颅脑 CT 呈单个或多个低密度病灶，增强扫描呈环状或结节样增强，周围一般有水肿带。确诊依赖脑活检。

6. 真菌感染　临床上常见的是念珠菌感染和新生隐球菌感染。诊断依靠临床表现或感染部位发现病原体。血或脑脊液隐球菌乳胶凝胶实验可辅助诊断新生隐球菌感染。

# 五、治疗和预防

HIV 感染确诊后的相应临床处理包括：①对感染者给予心理辅导和咨询，以保证感染者的情绪稳定、提高依从性、了解如何防止将 HIV 传播给他人。②进行一系列临床评估，确定其 HIV 感染临床分期、可能并发的机会性感染，以便给予最适合的治疗。③机会性感染的治疗和预防。④HAART。

通常其临床评估包括：完整的病史和体格检查；血常规检查、血液生化检查、血脂、血糖、CD4$^+$T 细胞计数、血浆 HIV RNA 水平、（如有条件）HIV 耐药检测、RPR、PPD、病毒性肝炎筛查（如果甲、乙型病毒肝炎抗体阴性建议给予相应的疫苗接种）等。

## （一）常见机会性感染的治疗和预防

1. 耶氏肺孢菌肺炎

（1）对症、支持治疗：中重度患者（PaO$_2$ < 70mmHg 或肺泡 - 动脉血氧分压差 > 35mmHg）可同时采用泼尼松治疗，口服剂量为第 1~5 天每次 40mg，每日 2 次，第 6~10 天每次 20mg，每日 2 次，之后每次 20mg，每日 1 次至第 21 天；如果静脉用甲基泼尼松龙，用量为上述泼尼松的 75%。

（2）病原治疗：首选 TMP/SMX，剂量为 TMP 每日 15mg/kg 和 SMX 每日 80mg/kg，但 TMP/SMX 总量一天一般不超过 12 片，分 3~4 次口服，疗程 2~3 周。

（3）预防：对于 CD4$^+$T 淋巴细胞计数<200/mm$^3$ 的成人和青少年，包括孕妇及接受 HAART 者均应给予预防。首选 TMP/SMX，体重≥60kg 者，每日 2 片，体重<60kg 者，每日 1 片。

2. 结核病

（1）应用常规抗结核治疗方法，但疗程应适当延长。抗结核药物使用时应注意与抗病毒药物之间存在相互作用及配伍禁忌。主要的抗结核药物剂量、用法及主要毒副反应见表 12-2。

表 12-2　抗结核药物的剂量、用法及主要不良反应

| 药物 | 药物剂量 | | | 主要不良反应 |
| --- | --- | --- | --- | --- |
| | 成人<50kg | 成人≥50kg | 儿童 [mg/（kg·d）] | |
| 异烟肼 | 0.3 | 0.3 | 10~15 | 肝毒性、末梢神经炎 |
| 链霉素 | 0.75 | 0.75 | 20~30 | 听力障碍、肾动能障碍、过敏反应 |
| 利福平 | 0.45 | 0.6 | 10~20 | 肝毒性、胃肠反应、过敏反应 |
| 乙胺丁醇 | 0.75 | 1.0 | – | 视力障碍、视野缩小 |
| 对氨基水杨酸钠 | 8.0 | 8.0 | 150~250 | 肝毒性、胃肠反应、过敏反应 |
| 吡嗪酰胺 | 1.5 | 1.5 | 30~40 | 肝毒性、胃肠反应、痛风 |
| 利福布汀 | 0.3 | 0.3 | 10~15 | 皮疹、胃肠反应、中性粒细胞减少 |

注：-，不适用。

（2）如果结核分枝杆菌对一线抗结核药物敏感，则使用异烟肼+利福平（或利福布汀）+乙胺丁醇+吡嗪酰胺进行 2 个月的强化期治疗，然后使用异烟肼+利福平（或利福布汀）进行 4 个月的巩固期治疗。对抗结核治疗的反应延迟（即在抗结核治疗 2 个月后仍有结核病相关临床表现或者结核分枝杆菌培养仍为阳性）或 X 线片上出现空洞的结核病患者，抗结核治疗疗程应延长至 9 个月。

（3）预防：患者结核潜伏感染相关检测结果为阳性，可采用异烟肼 300mg 口服，1 次／日，共 9 个月进行干预。

3. 非结核分枝杆菌感染

（1）首次治疗：克拉霉素 500 毫克／次，2 次／天或阿奇霉素 600mg/d+乙胺丁醇 15mg/（kg·d），分次服。重症患者可联合应用利福布汀 300～600mg/d 或阿奇卡星 10mg/kg，肌内注射，1 次／天，疗程 9～12 月。替代治疗为利福布汀 300～600mg/d+阿奇卡星 10mg/kg，肌内注射，1 次／天+环丙沙星 750 毫克／次，2 次／天。疗程 9～12 个月。其他分枝杆菌感染的治疗同结核病的治疗或根据具体鉴定的菌种采取相应的治疗措施。

（2）预防：$CD4^+T$ 淋巴细胞$<50/mm^3$ 的 AIDS 患者给予预防性治疗。选用克拉霉素 500 毫克／次，2 次／天；或阿奇霉素，1 200 毫克／周。如果患者不能耐受克拉霉素和阿奇霉素。可选择利福布汀，常规剂量为 300mg，1 次／天。如患者经 HAART 后 $CD4^+T$ 淋巴细胞$>100/mm^3$并持续$≥3$ 个月时，可停止预防用药。一旦患者 $CD4^+T$ 淋巴细胞$<50/mm^3$，就应再次给予预防性治疗。

（3）播散性 MAC 感染者在完成治疗（$>12$ 个月）后。需要进行长期维持治疗（治疗方案与初始治疗方案一致）直至患者 $CD4^+T$ 淋巴细胞$>100/mm^3$，并持续$>6$ 个月。

4. CMV 视网膜脉络膜炎　更昔洛韦 10～15mg/（kg·d），分 2 次静脉滴注，2～3 周后改为 5mg/（kg·d），每日 1 次静脉滴注，或 20mg/（kg·d）（分 3 次口服），或膦甲酸钠 180mg/（kg·d），分 2～3 次用（静脉应用需水化），2～3 周后改为 90mg/（kg·d）静脉滴注，每日 1 次。病情危重或单一药物治疗无效时可二者联用。CMV 视网膜炎可球后注射更昔洛韦。CMV 感染不主张一级预防治疗。对于 $CD4^+T$ 淋巴细胞计数$<200/mm^3$ 的 AIDS 患者应定期检查眼底。一旦出现 CMV 感染眼底病变，应积极治疗，在疾病控制之后需终身服药以预防复发。

5. 弓形虫脑病

（1）对症治疗：采取降颅压、抗惊厥、抗癫痫等。

（2）病原治疗：首选乙胺嘧啶（负荷量 100mg，此后每日 50～75mg，每日 1 次维持）+磺胺嘧啶（每次 1.0～1.5g，每日 4 次），疗程一般为 3 周，重症患者和临床、影像学改善不满意者疗程可延长至 6 周以上。替代治疗可选 TMP/SMX 3 片，每日 3 次口服，联合克林霉素 600 毫克／次。静脉给药，每 6 小时给药 1 次或阿奇霉素 0.5g，每日 1 次静脉给药。疗程至少 6 周。

（3）预防：无弓形虫脑病病史但 $CD4^+T$ 细胞计数$<100/mm^3$ 且弓形虫抗体 IgG 阳性的患者应常规用 TMP/SMX（每日 2 片）预防，经 HAART 治疗使 $CD4^+T$ 细胞增加到$>200/mm^3$并持续$>3$ 个月时可停止预防用药。

6. 新型隐球菌脑膜炎治疗

（1）病原治疗：分为诱导期、巩固期和维持期三个阶段，诱导期治疗经典方案为两性霉素 B 联合 5- 氟胞嘧啶。两性霉素 B 从每天 0.02 ~ 0.1mg/kg 开始，逐渐增加至 0.5 ~ 0.75mg/kg，最高剂量不超过 50mg/d。诱导治疗期至少 2 周。在脑脊液培养转阴后改为氟康唑 400mg/d 进行巩固期治疗，巩固治疗期至少 8 周。而后改为氟康唑 200mg/d 进行维持治疗，维持期至少 1 年。

（2）降颅压：必要时药物效果欠佳者可采用腰椎穿刺术帮助降低颅压，必要时可行侧脑室引流或脑脊液脑室腹腔分流术。

## （二）高效联合抗反转录病毒治疗（HAART）

1. 治疗目标　最大限度地抑制病毒复制，保存和恢复免疫功能，降低病死率和 HIV 相关性疾病的发病率，提高患者的生活质量，减少艾滋病的传播。

2. 开始 HAART 的指征和时机　发达国家推荐对于所有 HIV 感染者在能够保证良好的依从性且无治疗禁忌证均应开始 HAART，从而最大限度地抑制病毒复制，保存和恢复免疫功能，降低病死率和 HIV 相关性疾病的发病率，提高患者的生活质量，减少艾滋病的传播。

我国对于 HIV 感染者实行国家免费治疗，根据我国中华医学会感染病学分会艾滋病学组制定的艾滋病诊疗指南、和目前施行的 2012 年版的国家免费艾滋病抗病毒药物治疗手册，我国成人及青少年 HIV/AIDS 患者开始 HAART 的指征和时机见表 12-3。

表 12-3　成人及青少年 HIV/AIDS 患者开始 HAART 的指征和时机

| 临床分期 | CD4$^+$T 淋巴细胞计数 | 推荐意见 |
| --- | --- | --- |
| 急性期 | 无论多少 | 考虑治疗 |
| 无症状期 | >350 | 如下情况时治疗：慢性活动性乙型肝炎或肝硬化需要用核苷类药物抗乙肝病毒治疗时；孕妇；单阳家庭中 HIV 阳性一方；并发 HIV 相关肾病；有治疗意愿并能保证良好的依从性 |
| | ≤350 | 治疗 |
| 艾滋病期 | 无论多少 | 治疗 |

如果无法检测 CD4$^+$T 细胞计数并且出现临床症状的时候，外周血淋巴细胞总数 ≤ 1 200/mm$^3$ 时可以开始 HAART。

在开始进行 HAART 前，如果患者存在严重的机会性感染，应控制感染后再开始治疗。

3. ARV 药物　目前国际上有 5 类药物，分为核苷类反转录酶抑制剂（NRTIs）、非核苷类反转录酶抑制剂（NNRTIs）、蛋白酶抑制剂（PIs）、整合酶抑制剂（IIs）和融合抑制剂（FIs）。目前国内有前 4 类 ARV 药物。

（1）成人及青少年 HIV/AIDS 患者的 HAART 推荐方案：3TC+TDF（或 AZT）+EFV（或 NVP、LPV/r、RAV、ETV）。对于并发 HCV 感染、CD4$^+$T 细胞>250/mm$^3$ 应避免使用含 NVP 的方案。

（2）儿童 HIV/AIDS 患者的 HAART：需要参考相关指南并咨询有经验的专科医师。

（3）妊娠期 HIV/AIDS 患者的 HAART：推荐 AZT+3TC+NVP 作为妊娠期患者的一线方案。对妊娠前已开始 HAART 者不建议停止治疗；如果原方案中无 AZT，在可能的情况下应加入 AZT；对未开始 HAART 者在妊娠的前 3 个月一般不推荐治疗。

（4）并发结核病的 HIV/AIDS 患者的 HAART：对于艾滋病晚期患者，推迟 HAART

可能会影响患者生存，故建议对 CD4$^+$T 淋巴细胞计数<50/mm$^3$ 的患者一旦抗结核治疗有效、病情有好转即开始 HAART；对 CD4$^+$T 细胞计数在 50~200/mm$^3$ 的患者在抗结核治疗强化阶段结束后开始 HAART。

如果需要同时服用抗结核药物和 ARV 药物，首选药物包括 AZT/3TC 或 d4T/3TC 加 1 种 NNRTI 或 ABC。如果服用 NNRTI 类药物，则首选 EFV，因为它对肝脏的毒性作用要小于 NVP。

4. HAART 疗效的评估　治疗有效与否主要通过病毒学指标、免疫学指标和临床症状三个方面进行评估，其中最重要的是病毒学指标的改变。

（1）病毒学指标：治疗有效的患者血浆中病毒载量的水平 4 周内应下降 1 个 1g copies/mL 以上，3~6 个月内应达到检测不出的水平。

（2）免疫学指标：治疗 3 个月后 CD4$^+$T 淋巴细胞计数与治疗前相比增加 30%，或治疗 1 年后 CD4$^+$T 淋巴细胞计数增长 100/mm$^3$，提示治疗有效。

（3）临床症状：治疗有效时临床症状能够缓解，机会性感染的发生率降低。

5. 换药的指征与原则　治疗失败和出现严重药物不良反应时需要调整 ART 方案。

治疗失败的换药原则：①根据耐药试验结果进行分析后，对出现耐药的药物进行更换。②无法进行耐药试验，在可能的条件下应更换所有的治疗药物。

ARV 药物主要的严重不良反应：如骨髓抑制、胰腺炎、重症皮疹、高脂血症、严重的肝功能异常等。因药物不良反应换药的原则和方案（以我国现有物为基础）见表 12-4。

**表 12-4　HAART 中因药物不良反应换药的原则和方案**

| 治疗药物 | 主要的不良反应（换药的原因） | 可更换的药物 |
| --- | --- | --- |
| AZT | 骨髓抑制作用、严重的胃肠道反应 | d4T |
| d4T | 外周神经炎、胰腺炎 | AZ |
| | 脂肪丢失或脂肪重新分布 | ABC |
| NVP | 严重的肝损害 | EFV |
| | 重症皮疹（非致命性的） | EFV |
| | 致命性的皮疹（高敏反应） | IDV |
| EFV | 神经系统毒性 | NVP |

### （三）HIV 感染的母婴垂直传播处理

阻断 HIV 母婴垂直传播的有效措施为产科干预+ARV 药物干预+人工喂养。应用此综合措施，可使母婴垂直传播率降低至<2%。自愿咨询检测是预防母婴垂直传播的先决条件，也是最重要的内容之一。

1. 产科干预

（1）终止妊娠：根据其个人意愿而定，并应进行产前咨询。

（2）分娩方式：应选择剖宫产分娩为宜。一般择期剖宫产的时机选择在妊娠 38 周。

2. ARV 药物干预常用方案　①AZT+NVP 方案。②AZT+3TC 方案。③NVP 方案。具体方案的实施需要咨询有相关经验的专科医师。

3. 产后阻断主要指喂养方式的咨询与选择　人工喂养可以完全杜绝 HIV 通过母乳传播

给新生儿的可能，是最安全的喂养方式。

### （四）职业暴露后的处理

HIV 的职业暴露是指卫生保健人员在职业工作中与 HIV 感染者的血液、组织或其他体液等接触而具有感染 HIV 的危险。

在发生职业暴露后，医疗卫生相关机构应提供对暴露者的随访和咨询，包括心理咨询。在发生职业暴露后即刻、4 周、8 周、12 周和 6 个月检测 HIV 抗体，有条件时可作 HIV P24 抗原和 HIV RNA 测定。

职业暴露后的处理原则包括局部处理和预防性 ART。

其中局部处理原则为：①用肥皂液和流动的清水清洗被污染局部。②污染眼部等黏膜时，应用大量生理盐水反复冲洗黏膜。③存在伤口时，应轻柔挤压伤处，尽可能挤出损伤处的血液，再用肥皂液和流动的清水冲洗伤口。④用 75% 乙醇或 0.5% 碘附对伤口局部进行消毒。

预防性 ART 的原则是：仅可能在发生职业暴露后最短的时间内（2 小时内）进行预防性用药，最好不超过 24 小时；治疗方案见表 12-5；疗程均为 28 天。

**表 12-5 HIV 职业暴露后的预防性 ART 方案**

| 治疗方案 | 常用药物组合 |
| --- | --- |
| 基本用药方案 | AZT+3TC（首选组合） |
| | ddI+d4T |
| | d4T+3TC |
| 强化用药方案 | AZT+3TC+IDV（首选组合） |
| | 基本用药方案+EFV（耐 PI） |
| | 基本用药方案+ABC |

### （五）其他人群的预防

目前尚无预防艾滋病的有效疫苗，因此应加强艾滋病防治知识的宣传教育。高危人群使用安全套，规范治疗性病。严格筛查献血员及血液制品。加强医疗器械消毒、使用一次性注射器。不共用牙具、剃须刀等个人用品。

（邓寒冰）

## 第二节 淋病

淋病是淋病奈瑟菌（淋球菌）感染黏膜表面引起的炎症。我国目前流行的各种性传播疾病以淋病占首位。

## 一、病因

淋球菌是一种革兰染色阴性双球菌，无鞭毛，不形成芽孢。急性期多在白细胞内，慢性期则在白细胞外。本菌不耐干热和寒冷，干燥环境 1~2 小时死亡，在 55℃下 5 分钟即死亡，附着衣裤和被褥上则能生存 18~24 小时，一般消毒剂易将其杀死。此菌具有高度自溶特性，离开人体环境即迅速死亡。

## 二、诊断

### (一) 流行病学

常有不洁性交史。新生儿淋球菌感染常经母体产道而传染。青壮年好发。潜伏期 2~19 天，平均3~5 天。

### (二) 临床表现

1. 男性淋病

(1) 泌尿道感染：①尿道脓性分泌物。②尿痛、尿频、尿急。③尿道口红肿，包皮龟头炎，痛性勃起，腹股沟淋巴结红肿、疼痛甚至化脓。④急性症状 1 周后减轻，1 个月后可基本消失。尿道口尚可有黏液。⑤少数 (<5%) 男性尿道淋病患者无症状。

(2) 肛门直肠感染：由同性恋行为导致。①肛门黏液脓性分泌物。②肛门瘙痒、疼痛、流血和里急后重感。③可并发肛周和坐骨直肠脓肿、肛瘘。④直肠镜检可见直肠或肛门黏膜弥漫性红肿。⑤2/3 无感染症状。⑥需排除溃疡性结肠炎，节段性回肠炎，缺血性、放射性或药物性结肠炎，阿米巴直肠炎，贾第鞭毛虫病和性病性淋巴肉芽肿。

(3) 口咽部感染：由口交导致。①咽痛或耳部牵涉痛。②体检见轻度咽炎和扁桃体炎，有时见扁桃体上脓性分泌物。③无症状者更常见 (约占80%)。

(4) 局部并发症：只在极少数患者发生。①系带旁腺 (tyson 腺) 炎和脓肿：少见 (<1%)，系带的一侧或两侧疼痛性肿胀，脓液通过腺管排出。②尿道旁腺炎和脓肿：少见，尿道的一侧或两侧疼痛性肿胀，脓液通过腺管排出。③尿道周围蜂窝织炎和脓肿：罕见，脓肿侧疼痛、肿胀，破裂产生瘘管。体检可扪及有触痛的波动性肿块。常见于舟状窝和球部。④尿道狭窄：少见，因尿道周围蜂窝织炎、脓肿或瘘管形成而致尿道狭窄。出现尿路梗死 (排尿无力、困难、淋漓不尽) 和尿频、尿滞留等症状。⑤尿道球腺 (cowper 腺) 炎和脓肿：少见，会阴部跳痛、排便痛、急性尿潴留，直肠指检扪及有触痛的肿块。⑥附睾炎：一侧阴囊红肿，附睾增大触痛。⑦前列腺炎和精囊炎：急性淋菌性前列腺炎和精囊炎罕见。出现耻骨上部痛、血尿、急性尿潴留及全身症状。直肠指检前列腺肿大，有脓肿时触痛及肿大明显。慢性前列腺炎仅有会阴部不适等症状，前列腺按摩液含大量脓细胞。

2. 女性淋病　最常受累的部位为子宫颈内膜 (80%~90%)，其次为尿道 (80%)、直肠 (40%) 及咽部 (10%~20%)。

(1) 宫颈内膜炎：①阴道分泌物增多，或呈脓性，或有异味。②阴道异常出血；下腹痛。③体检宫颈红肿，宫颈管口有脓性分泌物。④无症状感染常见 (约50%)。

(2) 尿道炎：①尿痛，尿急，尿频，排尿困难。②体检尿道口红肿，挤压尿道口有脓性分泌物。③无症状感染常见 (约50%)。

(3) 直肠和口咽感染：症状与男性相似。女性也可由于生殖道分泌物接种于肛门直肠黏膜而致直肠感染。

(4) 局部并发症

1) 尿道旁腺炎和脓肿。

2) 前庭大腺炎：①多累及单侧。②腺管周围有红肿、脓液渗出。③腺管阻塞可引起前庭大腺脓肿。

3）盆腔炎：包括子宫内膜炎、输卵管炎、输卵管卵巢脓肿和盆腔腹膜炎。①下腹疼痛，阴道分泌物异常，性交痛，阴道异常出血。②全身症状有发热、寒战、头痛、恶心、呕吐。③体检下腹及附件触痛，反跳痛（有盆腔腹膜炎时），子宫颈举痛。④远期并发症有不育和异位妊娠。

3. 男女性播散性淋球菌感染（DGI）

（1）本病罕见（<1%），常见于女性和同性恋男性，原发感染常无症状又未经治疗。

（2）皮肤损害：包括出血性损害（紫癜）和红斑基础上的丘疱疹损害。

（3）脑膜炎、心内膜炎和心包炎。

（4）肝周炎和肝炎。

（5）脓毒性关节炎。

4. 淋菌性眼结膜炎　成人很少发生，为化脓性眼结膜炎，若不治疗，可引起角膜炎和全眼球炎而致失明。

5. 婴儿和青春期前儿童的淋病

（1）新生儿淋菌性眼炎：①生后48小时至1周内发生。②眼睑水肿、发红，有脓性分泌物。③可发生角膜炎、角膜穿孔、失明。

（2）急性外阴阴道炎：①外阴发红、水肿。②阴道黄绿色分泌物。③尿痛、尿频等。

### （三）实验室检查

1. 泌尿生殖道标本涂片，革兰染色镜检　见到脓细胞内有革兰阴性双球菌为阳性。对急性期男性患者有诊断价值，不推荐用于诊断女性淋病和口咽部淋病。

2. 淋球菌培养及药敏试验　淋球菌培养是淋病的确诊试验，药敏试验可以协助临床药物治疗，也有助于监测淋球菌耐药的流行情况。

3. 抗原检测方法　已有免疫荧光及酶联免疫技术诊断淋病，但敏感性和特异性都较差。

4. 聚合酶链反应（PCR）和连接酶链反应（LCR）　敏感性和特异性都较高，尚未广泛用于临床诊断。

## 三、治疗

### （一）一般治疗原则

1. 早期诊断，及时治疗。

2. 用药足量、规则，保证血浆及组织中的药物浓度达到有效的杀菌水平。

3. 疗后进行随访及判愈，一般是治疗结束后1周左右随访，作培养检查。

4. 须同时治疗性伴。

### （二）推荐方案

目前我国的淋病治疗推荐方案如下。

1. 无并发症肛门、生殖器感染（尿道炎、宫颈炎、直肠炎）　头孢曲松250mg，单剂肌内注射；或大观霉素2g（女性用4g），单剂肌内注射；或氧氟沙星400mg，顿服；或环丙沙星500mg，顿服；或头孢噻肟1g，单剂肌内注射。

2. 淋球菌眼炎　①成人：头孢曲松1g，肌内注射，每日1次，连续7天；或大观霉素2g，肌内注射，每日1次，连续7天。②新生儿：头孢曲松25～50mg/kg，肌内注射或静脉注射，每日1次，连续7天。③局部处理：灭菌生理盐水仔细冲洗患眼，每1小时冲洗1次，直至无分泌物，也可用0.5%红霉素眼膏或1%硝酸银眼液点眼。

3. 有并发症淋病（淋菌性输卵管炎、附睾炎）　头孢曲松250~500mg，肌内注射，每日1次，连续10天；或大观霉素2g，肌内注射，每日1次，连续10天；或氧氟沙星300mg，口服，每日2次，连续10天。

注：对输卵管炎尚需加用甲硝唑400mg，口服，每日2次，连续10天；多西环素100mg，口服，每日2次，连续10天。

4. 播散性淋球菌性感染　头孢曲松1g，肌内注射或静脉注射，每24小时1次，连续10天以上；或大观霉素2g，肌内注射，每日2次，连续10天以上。脑膜炎疗程2周。心内膜炎疗程4周。

5. 儿童淋球菌感染　头孢曲松125mg，单剂肌内注射；或大观霉素40mg/kg，单剂肌内注射，最大剂量不超过2g。

6. 妊娠期淋球菌感染　头孢曲松250mg，单剂肌内注射；或大观霉素4g，单剂肌内注射。

注：氧氟沙星、环丙沙星等喹诺酮类药物禁用于妊娠期、哺乳期及17岁以下青少年。

在药物治疗的同时，还要注意：①嘱患者在未治愈前避免性行为；禁酒，不吃辛辣食物，多饮水。②家庭中做好必要的隔离，浴巾、脸盆、浴缸、便器等分开使用，或用后消毒。③让患者的配偶和性伴到医院做检查和治疗。④告诉患者什么是安全性行为，什么是危险性行为，怎样避免危险性行为。⑤向患者宣传使用避孕套可预防性病及告诉使用方法。

### （三）有关淋病治疗中的问题

1. 淋病治疗药物

（1）青霉素类药物：在我国，淋球菌对青霉素的耐药率已达72.4%，其中产青霉素酶淋球菌（PPNG）占8.55%。已不推荐单用青霉素、氨苄西林或阿莫西林治疗淋病。氨苄西林或阿莫西林加青霉素酶抑制剂的复合制剂对PPNC感染有效。这类药物有：优立新（氨苄西林+舒巴坦）1.5g，1次肌内注射。奥格门汀（阿莫西林250mg+克拉维酸钾125mg）6片，1次口服，加丙磺舒1g，口服。

（2）头孢菌素类药物：对淋球菌高度敏感，血浆半衰期长，不良反应小。淋球菌对头孢曲松的耐药率为0.57%。头孢曲松125mg单剂量肌内注射，治疗无并发症淋病，治愈率达99.1%。头孢克肟400mg顿服，对无并发症淋病的治愈率为97.1%，后者为北美国家推荐的抗淋病用药，优点是口服方便。其他可用于淋病治疗的第三代头孢菌素类药物包括头孢呋辛（西力欣）1.5g，1次肌内注射。头孢呋辛酯（新菌灵）1g，1次口服。

（3）氟喹诺酮类药物：通过抑制DNA回旋酶而起抗菌作用。对环丙沙星耐药的淋球菌已占31.78%。尽管目前仍推荐使用环丙沙星及氧氟沙星治疗淋病，但临床治疗失败不在少数，因此，在使用这类药物时需加强对患者的随访。

（4）大观霉素：对大观霉素耐药的淋球菌只占0.46%，仍是目前较为理想的淋病治疗药物。可用于妊娠期和儿童患者。对咽部淋病无效。

（5）阿奇霉素：研究证明阿奇霉素1~2g顿服治疗无并发症淋病有效。阿奇霉素2g顿服治疗无并发症淋病，治愈率为98.9%。但此药尚未被列为淋病的推荐药物。

2. 淋病并发沙眼衣原体感染的问题　约有20%~30%的淋病患者并发沙眼衣原体感染，

然而，沙眼衣原体的检测较为困难，需要特殊试剂或较高的检测条件，漏诊漏治会继续传染他人，或发生后遗症。因此，目前推荐对所有淋病患者均常规采用抗淋球菌和抗沙眼衣原体的双重疗法。

3. 有并发症的淋球菌感染  对于出现并发症的淋球菌感染，包括男性附睾炎及女性盆腔炎，药物疗程需延长。由于这些疾病可能为多病因性，需要联合用药。对于附睾炎，除了予抗淋病治疗外，还应予抗沙眼衣原体的治疗。对于盆腔炎，则推荐抗淋病、抗沙眼衣原体和抗厌氧菌三类药物的联合治疗。

4. 对于怀疑播散性淋球菌感染和淋菌性眼炎的患者  因病情凶险，应该在明确诊断的基础上积极而及时地治疗。播散性淋球菌感染患者应住院作最初的治疗，尤其对那些可能不遵嘱治疗、诊断不明、有滑膜脓性渗出或有其他并发症者。脑膜炎的疗程应持续 2 周，心内膜炎的疗程至少 4 周。

## 四、随访

在治疗后的 2 周内，自觉症状消失，体检无异常发现，可以认为已临床痊愈。必要时可从尿道取标本作革兰染色或淋球菌培养以进一步证实。

## 五、预防

1. 避免非婚性接触。提倡在性接触时使用避孕套，能起到防止性病传染的作用。

2. 患者用过的物品应予消毒。淋球菌离开人体后非常脆弱，干燥环境中 1~2 小时死亡。煮沸、日光暴晒、市售的含漂白粉和碘附的消毒剂都有很好的杀菌作用。

3. 避免在公共场所传染。宜使用蹲式便器。如果是坐式马桶，使用前先擦干净，再垫上纸。

4. 执行新生儿硝酸银溶液或其他抗生素液滴眼的制度，防止新生儿淋菌性眼炎。

## 六、淋病迁延不愈的原因和处理

少数淋病患者经治疗后，仍有程度不等的泌尿生殖道症状，如尿道刺痛、不适，尿道口少量分泌物，或伴下腹痛、腰痛、会阴部坠胀感等。在这种情况下，应详细询问病史，包括治疗史、性行为史，作认真的体格检查，进行淋球菌培养及其他化验检查。

1. 治疗药物选择不当，淋球菌对之耐药  淋球菌除对青霉素类和四环素类药物耐药外，还有少数对大观霉素和氟喹诺酮类药物耐药，应引起注意。此时复查淋球菌仍为阳性。可换用淋球菌不常发生耐药的药物，如头孢曲松，或联合使用大观霉素 4g 加头孢呋辛 1.5g 肌内注射，加丙磺舒 1g 口服。

2. 再感染，性伴未经治疗，应同时治疗性伴。

3. 患者未按医嘱用药。

4. 非特异性尿道炎和前列腺炎也有可能发生  这些患者淋球菌检查往往阴性。部分患者尿道中可查及其他细菌，如金黄色葡萄球菌、表皮葡萄球菌及大肠杆菌等。部分患者前列腺按摩液中有脓细胞。可能是淋病使局部抵抗力下降，一些细菌乘机侵入，引起炎症。治疗宜选用对大多数细菌有效的药物，或根据药敏试验选择药物，并适当延长疗程。

5. 并发沙眼衣原体或支原体感染，可使用四环素类或呋喹诺酮类药物治疗。

6. 尿道黏膜炎症性损害如水肿、增生尚未恢复，或局部神经末梢受牵拉，而发生尿道不适，可予对症治疗，随访观察。

（邓寒冰）

# 第三节　梅毒

梅毒是由梅毒螺旋体引起的一种慢性、系统性性传播疾病，人体受感染后，螺旋体很快播散到全身，几乎可侵犯全身各组织与器官，临床表现多种多样且时显时隐，病程较长。早期主要侵犯皮肤及黏膜，晚期除侵犯皮肤黏膜外，还可侵犯心脏血管系统及中枢神经系统；另一方面，梅毒又可多年无症状呈潜伏状态。梅毒主要通过性接触传染，梅毒孕妇可通过胎盘传染胎儿，导致流产、早产、死胎或分娩先天梅毒儿；亦可因输入梅毒患者血液而受感染。

## 一、病原体

梅毒的病原体为梅毒螺旋体，是小而纤细的螺旋状微生物，有 6～12 个螺旋，轴长约 6.0～15.0μm 横断面直径 0.09～0.18μm，因其与透明液体有相似的折光力，故称苍白螺旋体。一般染色方法不易被染色，因此，普通显微镜下很难看到。常用的方法为暗视野显微镜检查，可观察到螺旋体的运动形态；其运动方式有 3 种，其有特征性：如围绕长轴旋转前进、呈螺旋圈样伸缩前进或全身弯曲如蛇形，以围绕长轴旋转前进为最常见。在电镜下，螺旋体呈粗细不等，着色不匀，宛如蛇状，前端有数根鞭毛样细纤维束伸入胞浆内，以维持螺旋体的弹性，并具有屈曲与收缩功能，原浆内含有 1～2 个球状深色颗粒。

梅毒螺旋体体外培养较困难，但可以动物接种建立动物模型。常用动物为家兔，将梅毒螺旋体接种家兔睾丸，使其发生梅毒性睾丸炎，以此保存螺旋体菌株及传代，制作梅毒血清反应抗原，进行免疫血清学试验及药物疗效判定等。

梅毒螺旋体的繁殖：据研究，梅毒螺旋体系横段分裂为首尾两段或分裂成数段而繁殖，其分裂周期为 30～33 小时。

### （一）梅毒螺旋体生活力

梅毒螺旋体在体外不易生存，煮沸、干燥、肥皂水及一般消毒剂均易将其杀死。如 0.1% 升汞液可在数秒钟内杀死，0.1% 石炭酸液 15 分钟杀死，1：20 甲醛液 5 分钟杀死；其他如 2% 盐酸、过氧化氢及酒精等均可短期内杀死。干燥环境可迅速死亡，在潮湿之器具或毛巾上可存活数小时。最适宜温度为 37℃，41℃ 可存活 2 小时，48℃ 可存活半小时，100℃ 立即死亡。对寒冷抵抗力大，0℃ 可存活 48 小时，梅毒病损的切除标本置冰箱内（冻层-20℃）1 周后仍可使家兔致病，-78℃ 低温冰箱保存数年仍维持螺旋体形态、活力及致病力。

### （二）传播途径

梅毒的传染源是梅毒患者，其传播途径有三方面。

1. 性接触传播　这是最主要的传播途径，约占 95% 以上。未经治疗的梅毒患者，在感染后的第 1～2 年内最具有传染性，因为患者的皮肤或黏膜损害内（或分泌物内）含有大量梅毒螺旋体，极易通过性接触使对方受到感染。随着病期延长，传染性越来越小，感染2年以上，一般传染性较小。

2. 胎传 梅毒孕妇，在妊娠期内梅毒螺旋体可通过胎盘及脐静脉进入胎儿体内，引起胎儿在宫内感染，多发生在妊娠4个月以后，导致流产、早产、死胎或分娩先天梅毒儿。一般认为，孕16周前，胎儿营养由绒毛膜供给，绒毛膜有两层细胞，即合体细胞及细胞滋养细胞，梅毒螺旋体不易穿越此层，所以孕16周前胎儿受感染较少；孕16周后，细胞滋养细胞减少并逐渐萎缩，至24周后完全退化，梅毒螺旋体则可顺利通过胎盘进入胎儿体内。但近年国外资料表明，孕7周时，梅毒螺旋体即可通过绒毛，由于胎儿免疫系统尚未成熟，所以对感染不发生反应。此外，未经治疗的梅毒妇女，病期2年以上者，通过性接触传染性已甚少，但妊娠时仍可传染胎儿。

3. 其他 少数可通过性接触以外途径导致传染，如接吻、哺乳等；其次为间接接触传染，如接触被患者分泌物污染的衣裤、被褥、毛巾、食具、牙刷、口琴、剃刀、烟嘴、便桶及未严格消毒的器械等，均可作为传染媒介引起传染，但机会极少。输入梅毒患者血液亦可被传染。

### （三）免疫性

人类对梅毒无先天免疫性，尚无疫苗接种进行人工免疫，仅能在感染后产生感染性免疫，一期梅毒发生后即产生免疫性，二期梅毒时免疫性最高，此时梅毒血清反应常为强阳性，说明抗体量高，以后逐渐减低，但抗体量的高低不反映机体对梅毒螺旋体抵抗力的程度，因为已完全治愈的早期梅毒患者仍可以再感染。

在体液免疫方面，感染梅毒后，首先产生阳性抗梅毒螺旋体特异性抗体，感染2周后即可测出，感染第4周产生阴性抗梅毒螺旋体特异性抗体。早期梅毒抗梅治疗3~9个月后或晚期梅毒治疗2年后，大部分患者IgM型抗体可转阴性，再感染时又出现阳性，故IgM型抗体的存在是活动性梅毒的表现。IgG型抗体，即使经足量抗梅治疗仍持续存在，梅毒血清反应可长期保持阳性。另外，IgG型抗体可通过胎盘进入胎儿体内，而IgM型抗体，由于分子量较大，不能通过胎盘，故梅毒孕妇所生婴儿，在血清中测出IgM型抗体，则是诊断先天梅毒的有力证据。

另一种具有抗体性质的物质即反应素，梅毒螺旋体侵入人体组织过程中，在体内释放出一种抗原性心磷脂，能刺激机体产生反应素，该反应素与从牛心中提取的心磷脂在体外可发生抗原-抗体反应。反应素一般在受感染后5~7周（或下疳出现后2~3周）产生，正规治疗后可逐渐消失。

## 二、临床表现

梅毒是多系统受侵犯的疾病，症状多种多样。由于梅毒螺旋体的活性及人体抵抗力间的相互关系，表现为显发症状与潜伏状态交替出现，病程可持续很长，症状的轻重、发病时间的早晚亦不完全相同，甚至可以自然痊愈。根据其发展经过一般分为三期，当梅毒螺旋体进入人体后，经过2~4周潜伏期，在侵入部位首先发生的损害称一期梅毒（即硬下疳）；由于机体的抗御能力，一部分螺旋体被消灭，损害逐渐消退成为潜伏梅毒。与此同时，另一部分螺旋体则进入淋巴系统，当患者机体抵抗力减退，少数存活的螺旋体又增多。经过3~4周，螺旋体由淋巴系统进入血循环，在皮肤、黏膜又发生损害，各脏器如肝、脾、骨骼与神经系统等形成梅毒性病灶，称二期梅毒；如不经治疗又可自行消退，再次进入潜伏期，以后可能有皮损复发，再次消退，又进入潜伏期，如此反复交替发生可达 1~2 年或 3~4 年，每次复发后的潜伏期越来越长，而皮损数目则越来越少。一期及二期梅毒，皮肤、黏膜、骨骼等损害内含有梅毒螺旋体，传染性大，又称早期梅毒。感染 2 年以上或更长时期，在皮肤、黏膜、骨骼等再次出现损害，数目少、局限性、破坏性大，不易查到螺旋体，称三期梅毒（晚期梅毒）；不经治疗也可自行消退，但遗留疤痕。此后可潜伏多年，甚至终生无客观症状，少数可出现神经系统或心脏血管系统梅毒，影响脏器功能，甚至危及生命。

梅毒的三个分期是未经治疗的患者典型病程模式，这种典型病程不是每个患者都能见到，由于个体差异与治疗情况不同，每个患者的病变过程不尽相同，因此在临床上常可见到各种各样的非典型病程。根据传染途径不同，分为获得性梅毒与胎传梅毒。

## （一）后天梅毒（获得性梅毒）

1. 一期梅毒

（1）病史：有非婚性接触史或配偶感染史。潜伏期 2~4 周。

（2）临床表现：主要为硬下疳。直径 1~2cm 大小，圆形或椭圆形，境界清楚，边缘稍隆起，中心呈肉红色糜烂面或浅在性溃疡，疮面清洁，少量浆性分泌物，内含大量梅毒螺旋体；周围及基底浸润，触诊具有软骨样硬度。无自觉症状及压痛（无继发感染时）。一般单发，亦可多发。主要发生于外生殖器或其邻近部位，也可见于肛门、宫颈、口唇舌、咽、手指或乳房等部位。伴有腹股沟或患部近卫淋巴结无痛性肿大，常为数个，大小不等，质硬，不粘连，不破溃。

（3）暗视野显微镜检查：皮肤黏膜损害或淋巴结穿刺液可查见梅毒螺旋体。

（4）梅毒血清尝试验：梅毒血清学试验一般为阳性；如感染不足 2~3 周，非梅毒螺旋体抗原试验（如 RPR 试验等）可为阴性，应于感染 4 周后复查，阳性率明显提高。

2. 二期梅毒

（1）病史：有非婚性接触史或配偶感染史。可有一期梅毒史，一般发生在感染后 6 周至 6 个月或硬下疳出现后 6~8 周。

（2）皮肤损害：有多种类型，包括斑疹、斑丘疹、丘疹、鳞屑性丘疹、毛囊疹及脓疱疹等。常为泛发、对称性分布，手掌、足跖可见暗红色环状脱屑性斑丘疹。口腔可发生黏膜斑。外生殖器及肛周可发生湿丘疹及扁平湿疣。上述损害无疼痛，可有轻度瘙痒。头部可发生虫蚀样脱发，多发于颞、顶及枕部。

（3）神经梅毒：可表现为无症状神经梅毒（无神经系统临床症状及体征，脑脊液检查异常：白细胞$>10\times10^6$/L，蛋白量$>500$mg/L，VDRL 试验或 FTA-ABS 试验阳性），梅毒性脑膜炎、脑血管梅毒及脑膜血管梅毒等。

（4）其他：表现如骨关节损害（可发生骨膜、骨炎、骨髓炎，好发长骨，以胫骨最多。另为关节炎、滑囊炎及腱鞘炎，好发四肢大关节。共同症状为晚间及休息时疼痛加重，白天及活动时疼痛减轻），眼梅毒（可发生虹膜炎、虹膜睫状体炎、脉络膜炎及视网膜炎等）、肝脏或肾脏梅毒等。

（5）二期损害：发生前，约半数患者可出现轻重不等前驱症状，如发热、头痛、骨关节酸痛、食欲不振、全身浅表淋巴结肿大等。一般 3~5 日好转。

（6）二期复发梅毒：发生于感染后 6 个月~2 年。复发损害以皮肤黏膜为主，皮损形态与二期梅毒疹大体相似，但皮损局限，数目少，可形成环形、弧形、匐行形或花瓣形，分布不对称。

（7）暗视野显微镜检查：扁平湿疣、湿丘疹及黏膜斑的渗出液内可查见梅毒螺旋体。

（8）梅毒血清学试验：梅毒血清学试验如 RPR 试验、TPHA 试验或 FTA-ABS 试验均为强阳性。

3. 三期梅毒（晚期梅毒）

（1）病史：有非婚性接触史或配偶感染史。可有一期或二期梅毒史，病期 2 年以上。

（2）皮肤黏膜损害：常见为结节性梅毒疹、树胶样肿及近关节结节。

（3）心脏血管梅毒：以单纯性主动脉炎、主动脉瓣闭锁不全、主动脉瘤及冠状动脉病变多见。

（4）神经梅毒：以脑膜血管梅毒、脑膜树胶样肿、脊髓痨及麻痹性痴呆多见。脑脊液检查可有异常。

（5）其他表现：如骨骼梅毒，主要为骨膜炎、骨髓炎、骨树胶样肿等；眼梅毒，主要为虹膜睫状体炎、视网膜炎及间质性角膜炎等。

（6）梅毒血清学试验：非梅毒螺旋体抗原试验（如 RPR 试验等）大多数阳性，也可出现阴性；梅毒螺旋体抗原试验（如 FTA-ABS 及 TPHA 试验等）为阳性。

4. 潜伏梅毒（隐性梅毒）

（1）有非婚性接触史或配偶感染史。

（2）为一期、二期或三期梅毒皮疹消退后的静止期，此时无临床症状及体征（包括皮肤、黏膜、骨关节、心血管及神经系统等）。

（3）梅毒血清学试验阳性，又无其他可引起假阳性的疾病。脑脊液检查正常。

（4）感染 2 年以内者称早期潜伏梅毒，因为尚有 20% 左右患者有发生二期复发性梅毒的可能性，偶可发现传染给性伴侣，妊娠妇女还可将梅毒传给胎儿，故应视为仍有传染性。感染 2 年以上者称晚期潜伏梅毒，此期传染性伴侣的危险性降低，但妊娠时仍可传染胎儿，并对自身的危害增大，15%~20% 可发生心血管或神经梅毒，15% 左右可发生晚期皮肤、黏膜或骨骼梅毒。

5. 妊娠梅毒　孕期发生或发现的活动性梅毒或潜伏梅毒统称为妊娠梅毒。

梅毒对妊娠的影响：由于梅毒螺旋体自母体血液经胎盘及脐静脉侵入胎儿体内，引起胎儿在宫内发生梅毒性损害。另一方面，胎盘被螺旋体侵入后，其小动脉发生内膜炎，形成多处梗死，胎盘组织坏死，胎儿不能获得营养。上述原因常造成晚期流产（4 个月后）、早产、死胎或分娩先天梅毒儿，仅有 1/6 机会分娩健康婴儿。

根据我国当前情况，凡早孕妇女，在产前检查时应作梅毒血清学筛查（如 RPR 试验）。无论产前是否作过 RPR 试验，在妊娠 20 周后娩出死胎的孕妇，均应再次进行 RPR 试验及 HIV 检查。

## （二）先天梅毒（胎传梅毒）

1. 早期先天梅毒　生后 2 岁以内发病者。

生母为梅毒患者。由于胎儿在宫内通过血源性感染而发生相似后天梅毒的二期皮肤黏膜损害，因此，不发生一期梅毒损害。

（1）全身症状：发育不良、瘦小、皮肤松弛、苍白、有皱纹如老人貌，哭声低弱嘶哑，常伴有低热、贫血、肝脾肿大、淋巴结肿大及脱发等。

（2）皮肤黏膜损害：梅毒性鼻炎为最常见的早期症状，可因流涕、鼻塞致哺乳困难。常于出生后3周左右发生多种形态皮肤损害，如斑疹、斑丘疹、丘疹、水疱、大疱、脓疱等，好发于手掌、足跖；腔洞周围，如口角、鼻孔、肛周可发生线状皲裂性损害，愈合后成为特征性放射状瘢痕；在间擦部位，如外阴及肛周发生湿丘疹或扁平湿疣；口腔黏膜可见黏膜斑。

（3）其他：如甲沟炎及甲床炎；骨部损害多为骨软骨炎、骨膜炎及骨髓炎等。

（4）暗视野显微镜检查：皮肤及黏膜损害中可查到梅毒螺旋体。

（5）梅毒血清学试验阳性：尤其19S-IgM-FTA-ABS试验阳性是诊断早期先天梅毒的有力证据。

2. 晚期先天梅毒 2岁以后发病者。

生母为梅毒患者。其损害性质与后天梅毒的二期损害相似。

（1）活动性损害：如间质性角膜炎，神经性耳聋，视神经萎缩；双侧膝关节积液，胫骨骨膜炎，骨树胶样肿；鼻部和上腭树胶样肿导致鼻中隔穿孔或马鞍鼻等。

（2）标记性损害：为早期病变遗留的痕迹，已无活动性，但具有特征性。如马鞍鼻、口周围皮肤放射状裂纹、前额圆凸、胸锁骨关节骨质增厚、胫骨骨膜肥厚形似佩刀胫，恒齿病变为郝秦生齿及桑葚状齿等。

（3）梅毒血清学试验阳性。

3. 先天潜伏梅毒 除感染来源于母体外，其余同获得性潜伏梅毒。

## 三、实验室检查

### （一）暗视野显微镜检查

暗视野显微镜检查是诊断梅毒螺旋体感染的快速、直接方法，为诊断早期梅毒所必需，尤其对已出现硬下疳而梅毒血清反应呈阴性者，意义更大。一期、二期及早期先天梅毒的皮肤、黏膜损害及淋巴结穿刺液可查见梅毒螺旋体；在暗视野下，黑色背景内可见折光力强活动的梅毒螺旋体，呈弹簧状螺旋，排列均匀规则，并可观察其运动形态，根据其特殊运动形态可与其他螺旋体相鉴别。一般情况下，每视野可观察到数条至数十条螺旋体。

### （二）梅毒血清学试验

诊断梅毒常须依靠血清学检查，潜伏梅毒血清学的诊断尤为重要。人体感染梅毒螺旋体后，可以产生特异性抗梅毒螺旋体IgM及IgG抗体，也可以产生反应素，因此用不同的抗原来检测体内是否存在抗梅毒螺旋体抗体或反应素用以诊断梅毒。

1. 非梅毒螺旋体抗原试验 该试验系检测血清中反应素。所用抗原为心磷脂、卵磷脂和胆固醇的乙醇溶液。目前常用的试验为快速血浆反应素环状卡片试验（RPR试验）。

由于非梅毒螺旋体抗原试验敏感性较高，尚可在某些传染病及胶原病时出现假阳性反应，因此对阳性反应须结合临床进行鉴别。

本试验适用于一期梅毒（阳性率75%~85%）及二期梅毒（阳性率100%）的诊断。正规治疗后，RPR滴度可逐渐降低并转为阴性，故适用于疗效观察，判定复发及再感染的监测。由于操作简便，出结果快，亦适用于普查、婚前检查、产前检查及其他健康检查等进行筛查。

2. 梅毒螺旋体抗原试验　所用抗原为活的或死的梅毒螺旋体或其成分，检测血清中抗梅毒螺旋体抗体，其敏感性及特异性均较高。常用试验为荧光螺旋体抗体吸收试验（简称FTA-ABS试验），该试验系用间接免疫荧光法检测血清中抗梅毒螺旋体抗体。另一试验为梅毒螺旋体血球凝集试验（简称TPHA），系用被动血凝法检测血清中抗梅毒螺旋体抗体。

本试验适用于一期梅毒（FTA-ABS试验阳性率86%~100%，TPHA 64%~87%）、二期梅毒（阳性率99%~100%）、三期梅毒（晚期梅毒，阳性率95%~99%）及各期潜伏梅毒（阳性率96%~99%）的诊断，并适用于作为证实试验。由于该试验系检测抗梅毒螺旋体IgG型抗体，即使患者经足量抗梅治疗，血清反应仍长期保持阳性，因此，不能用于观察疗效、判定复发及再感染等。但在一期梅毒阶段接受正规治疗者，约15%~25%可在2~3年后转为阴性。

3. 梅毒血清学试验　对于先天梅毒，不推荐用脐带血作梅毒血清试验，因母亲血液中的反应素及梅毒螺旋体IgG抗体可经胎盘及脐静脉传递给胎儿，而出现假阳性反应；也不能用婴儿血清作梅毒螺旋体抗原试验（如TPHA、FTA-ABS试验），由母亲传递给胎儿的梅毒螺旋体IgG抗体，可在婴儿体内存留至生后15个月左右。应该用婴儿血清作RPR试验，RPR滴度高于母亲4倍以上有意义。

### （三）梅毒的组织病理

梅毒的基本病理变化：血管特别是小动脉内皮细胞肿胀与增生。血管周围大量淋巴细胞和浆细胞浸润。二期梅毒晚期和三期梅毒常见上皮样细胞和多核巨细胞等组成的肉芽肿性浸润。

1. 一期梅毒　典型硬下疳：损害边缘表皮棘层肥厚，近中央表皮逐渐变薄，出现水肿及炎症细胞浸润。病损中央可出现表皮缺损。真皮血管特别是小动脉内皮细胞肿胀与增生，形成闭塞性动脉内膜炎，周围有多量浆细胞与淋巴细胞浸润。银染色在真皮血管周围和表皮中可见梅毒螺旋体。

2. 二期梅毒　真皮血管扩张，管壁增厚，内皮细胞肿胀，血管周围炎细胞浸润，以浆细胞为主，病程越久，浆细胞越多。由于血管内皮细胞显著肿胀，与周围的炎细胞浸润相配合形成袖口状。银染色约三分之一病例可见梅毒螺旋体。

3. 三期梅毒　真皮由上皮样细胞、淋巴细胞及浆细胞等构成的肉芽肿性浸润，其中含血管较多，并常有多核巨细胞存在。

结节型：浸润限于真皮，肉芽肿较小，干酪样坏死不广泛或缺如。

树胶肿型：浸润侵及真皮和皮下组织，有大量浆细胞、淋巴细胞、上皮样细胞和多核巨细胞，病损中央有大块凝固性坏死。病变处弹性纤维被破坏，炎症越重破坏亦越重。

4. 内脏梅毒　病理变化为树胶肿性及弥漫性间质性炎症。

5. 先天梅毒　无一期梅毒硬下疳的局部病变，其余皮肤病变与获得性各期梅毒相同。其不同者为早期先天性梅毒，可有水疱、大疱病变。

（1）疱疹顶部为1~2层疏松幼稚表皮细胞。

（2）疱液内含多少不等单核及多形核白细胞及脱落表皮细胞。

（3）真皮呈弥漫性急性炎症浸润，浸润细胞为多形核白细胞及淋巴细胞，无浆细胞。

（4）银染色，在疏松的组织间隙中及疱液内可发现大量梅毒螺旋体。

## 四、诊断和鉴别诊断

### （一）诊断

梅毒诊断必须根据病史、临床症状、体格检查及实验室检查等进行综合分析，慎重做出诊断。

1. 病史  应询问有无非婚性接触史，配偶、性伴有无梅毒史，已婚妇女应询问妊娠史、生育史等。怀疑先天梅毒应了解生母梅毒病史。

2. 体检  应作全面体格检查，包括全身皮肤、黏膜、骨骼（怀疑先天梅毒应作长骨 X 线摄片）、口腔、外阴、肛门及表浅淋巴结等部位，必要时进行心脏血管系统、神经系统及其他系统检查和妇科检查等。

3. 实验室检查  硬下疳、梅毒疹及扁平湿疣等，有条件可作暗视野显微镜检查。梅毒血清学试验应作为诊断梅毒的常规检查，如临床怀疑梅毒而血清学试验阴性，应于 2~3 周后重复检查。必要时进行组织病理及脑脊液检查。

### （二）鉴别诊断

1. 一期梅毒  应与软性下疳、生殖器疱疹、阴部溃疡、糜烂性龟头炎、固定性药疹等鉴别。

2. 二期梅毒  应与银屑病、玫瑰糠疹、多形性红斑、药疹、扁平苔藓、汗斑等相鉴别。扁平湿疣应与尖锐湿疣、疥疮结节等鉴别。

3. 三期皮肤梅毒  应与寻常性狼疮、慢性下腿溃疡等鉴别。

## 五、治疗

### （一）治疗原则

梅毒诊断必须明确，治疗越早效果越好。药物剂量必须足够，疗程必须规则，治疗后要追踪观察，对传染源及性接触者应同时检查和治疗。

治疗药物主要为青霉素，首选苄星青霉素，次选普鲁卡因青霉素；目前还未发现有耐药的梅毒螺旋体株。对青霉素过敏者用盐酸四环素（妊娠梅毒用红霉素）；妊娠梅毒应于妊娠初期 3 个月内及妊娠末期 3 个月各治疗 1 疗程。

### （二）治疗方案

参考美国 CDC《性传播疾病治疗指南》，结合我国情况制订《梅毒诊断标准及处理原则》经全国卫生标准技术委员会通过，由国家技术监督局与卫健委于 1996 年 1 月联合发布，兹介绍如下。

1. 早期梅毒 （包括一期、二期梅毒及早期潜伏梅毒）

（1）苄星青霉素 G（长效西林）：240 万 U，分两侧臀部肌内注射，1 次/周，共 2~3 次。

（2）普鲁卡因青霉素 G：80 万 U/d，肌内注射，连续 10~15 天，总量 800 万~1 200 万 U。

对青霉素过敏者，选用下列方案之一，但疗效不如青霉素。

（1）盐酸四环素：500mg，4 次/天，连服 15 天。

（2）多西环素：100mg，2 次/天，连服 15 天。

（3）红霉素：用法同四环素。

2. 晚期梅毒（包括三期皮肤、黏膜、骨骼梅毒、晚期潜伏梅毒）及二期复发梅毒青霉素疗法

（1）苄星青霉素 G：240 万 U，1 次/周，肌内注射，共 3 次。

（2）普鲁卡因青霉素 G：80 万 U/d，肌内注射，连续 20 天。根据病情，必要时进行第二疗程。

对青霉素过敏者：

（1）盐酸四环素：500mg，4 次/天，连服 30 天。

（2）多西环素：100mg，2 次/天，连服 30 天。

（3）红霉素：用法同四环素。

3. 血管梅毒　应住院治疗，如有心力衰竭，待心功能代偿后开始治疗。为避免吉海反应，从小剂量开始注射青霉素，如水剂青霉素 G，首日 10 万 U，1 次/天，次日 10 万 U，2 次/天，第 3 日 20 万 U，2 次/天，肌内注射。并在青霉注射前一天口服泼尼松每次 10mg，2 次/天，连服 3 天。自第 4 日起按如下方案治疗。

普鲁卡因青霉素 G80 万 U/d，肌内注射，连续 15 天为 1 疗程，共 2 疗程，疗程间休药 2 周。

青霉素过敏者：

（1）盐酸四环素：500mg，4 次/天，连服 30 天。

（2）多西环素：100mg，2 次/天，连服 30 天。

（3）红霉素：用法同四环素。

4. 神经梅毒　应住院治疗，为避免治疗中产生吉海反应，在注射青霉素前一天口服泼尼松，每次 10mg，2 次/天，连服 3 天。

（1）水剂青霉素 G，每天 1 800 万 U，静脉滴注（每 4 小时 300 万 U），连续 10~14 天。

（2）普鲁卡因青霉素 G，每天 240 万 U，肌内注射；同时口服丙磺舒每次 0.5g，每天 4 次，共 10~14 天。

由于以上疗程均短于晚期梅毒的治疗，放在上述疗程完成后加用苄星青霉素 G 240 万 U，肌内注射，1 次/周，共 3 次。

青霉素过敏者：

（1）盐酸四环素：500mg，4 次/天，连服 30 天。

（2）多西环素：100mg，2 次/天，连服 30 天。

（3）红霉素：用法同四环素。

5. 妊娠期梅毒

（1）普鲁卡因青霉素 G：80 万 U/d，肌内注射，早期梅毒连续 10~15 天，二期复发及晚期梅毒连续 20 天。妊娠初 3 个月内与妊娠末 3 个月各注射 1 疗程。

（2）青霉素过敏者：红霉素 500mg，4 次/天，早期梅毒连服 15 天，二期复发及晚期梅毒连服 30 天。妊娠初 3 个月内与妊娠末 3 个月各进行 1 个疗程（禁用四环素及多西环素），但所生婴儿应用青霉素补治。

6. 先天梅毒（胎传梅毒）

（1）早期先天梅毒（2 岁以内）

A. 脑脊液异常者：①水剂青霉素 G，每日 10 万~15 万 U/kg 体重，静脉滴注，出生 7

日内的新生儿，每次 5 万 U/kg 体重，12 小时 1 次；出生 7 日后者，每 8 小时 1 次，共 10~14 日。②普鲁卡因青霉素 G，每日 5 万 U/kg 体重，肌内注射，共 10~14 天。

B. 未查脑脊液者，可按脑脊液异常者治疗。

（2）晚期先天梅毒（2 岁以上）

A. 水剂青霉素 G：每日 20 万~30 万 U/kg 体重，静脉滴注或肌内注射，每次 5 万 U/kg 体重，每 4~6 小时 1 次，共 10~14 日。

B. 普鲁卡因青霉素 G：每日 5 万 U/kg 体重，肌内注射，连续 10~14 天为 1 疗程，总量不超过成人剂量。

青霉素过敏者可用红霉素，每日 7.5~12.5mg/kg 体重，分 4 次服，连服 30 天，8 岁以下儿童禁用四环素。

（3）母亲有下列情况之一，所生婴儿应作为疑似先天梅毒予以治疗

A. 妊娠期直至分娩前所患梅毒未经治疗。

B. 分娩前 1 个月才治疗梅毒。

C. 妊娠期用红霉素或其他非青霉素方案治疗。

D. 妊娠期已用青霉素方案治疗早期梅毒，但 RPR 滴度未下降 4 倍或反升高。

E. 妊娠前已进行梅毒治疗，但未作血清学随访。

（4）母亲确诊梅毒，婴儿下列检查均正常者，可予苄星青霉素 5 万 U/kg 体重，一次肌内注射

A. 脑脊液检查正常。

B. 无先天梅毒的临床症状和体征（包括皮肤、黏膜、肝脾肿大、鼻炎、假性肢体麻痹等）。

C. 婴儿血清 RPR 滴度与母亲 RPR 滴度相似或低于母亲滴度。

D. 长骨 X 线拍片无异常。

E. 鼻腔分泌物暗视野检查未发现梅毒螺旋体。

F. 肝功及血常规（包括血小板）正常。

吉海反应：梅毒患者在初次注射青霉素或其他高效抗梅毒药后 4 小时内，部分患者出现程度不同的发热、寒战、头痛、乏力等流感样症状，并伴有梅毒症状和体征的加剧，这种现象称为吉海反应。该反应约在 8 小时达高峰，24 小时内发热等症状可不治而退，加重的皮损也可好转。当再次注射这种抗梅药物时，症状不会再现。一期梅毒约 50%、二期梅毒约 75% 以及早期先天梅毒均可出现此种反应。晚期梅毒吉海反应少见，但一旦出现，可引起严重的继发性反应，如心血管梅毒可出现冠状动脉阻塞；神经梅毒可出现癫痫发作及假性脑膜炎，有视神经炎患者视力可急剧减弱。妊娠梅毒可致早产和胎儿窘迫。

吉海反应的发生机制尚无确切解释。由于此反应的临床表现与内毒素血症者相似，故有人认为注射高效抗梅毒药后，大量梅毒螺旋体被消灭，释放出大量异型蛋白及内毒素，经吸收后所致。为预防吉海反应的发生，既往多用铋剂进行准备治疗，对心血管梅毒患者尤其重要。目前采用青霉素治疗前 1 天或同时，加用泼尼松可减少吉海反应的严重程度。抗组织胺药对吉海反应无效。

## （三）治愈标准

1. 临床治愈　正规治疗后，一期梅毒（硬下疳）、期梅毒及三期梅毒（包括皮肤、黏

膜、骨骼、眼、鼻等）损害愈合或消退，症状消失，可判为临床治愈。但遗留的功能障碍、瘢痕或组织缺损（如鞍鼻、牙齿发育不良等）及梅毒血清学反应（如 RPR 试验）仍阳性（但滴度较治疗前下降 4 倍），不影响临床治愈的判断。

2. 血清治愈　正规治疗后，非梅毒螺旋体抗原试验（如 RPR 试验等）由阳性转变为阴性，脑脊液检查阴性，可判为血清治愈。

## 六、疗后观察

梅毒患者经足量规则治疗后还应定期观察，包括全身体检及非梅毒螺旋体抗原试验（如 RPR 试验），以了解是否治愈或复发。

### （一）早期梅毒

疗后第一年每 3 个月复查 1 次，以后每半年复查 1 次，连续 2~3 年。如 RPR 试验由阴性转为阳性或滴定度升高 4 倍（如由 1：2 升为 1：8）属于血清复发，或有症状复发，均应复治。超过 2 年，RPR 试验仍低滴度阳性者属于血清固定，如无临床症状复发，是否再治疗，根据具体病情而定；无论再治疗与否，应作神经系统检查及脑脊液检查，以便早期发现无症状神经梅毒。必要时作 HIV 检查。一期或二期梅毒治疗后 6 个月，RPR 试验滴度未有 4 倍下降，可能为治疗失败，应复治 1 疗程，必要时作脑脊液检查及 HIV 检查。

### （二）晚期梅毒

治疗后复查同早期梅毒，但应连续观察 3 年。RPR 试验固定阳性者，应作神经系统检查及脑脊液检查，必要时作 HIV 检查。

### （三）妊娠梅毒

治疗后、分娩前每月复查 RPR 试验，分娩后观察同其他梅毒，但所生婴儿要观察到 RPR 试验阴性为止，如发现滴度升高或有症状发生，应立即进行治疗。

## 七、预防

### （一）消除传染源

梅毒患者是梅毒的主要传染源。早期发现并治愈患者是消除传染源的根本办法，治疗期间应避免性生活。在婚前、产前、输血、就业、参军、升学等各种健康检查及高危人群普查中进行 RPR 筛查，以便早期发现患者，早期治疗。对在 3 个月内接触过传染性梅毒的配偶或性伴侣应追踪检查和治疗，以预防梅毒传播蔓延。

### （二）切断传染途径

梅毒主要通过性接触传染，因此应有良好的性道德观，注意个人卫生，洁身自爱等。推广使用避孕套。

### （三）保护健康人群，保护第二代

目前尚无疫苗进行人工免疫，故应加强宣传教育，提高人群防范性病的认识，加强婚前及围生期保健工作。根据《中华人民共和国母婴保健法》，患梅毒未治愈前应暂缓登记结婚。妊娠后患了梅毒，应在妊娠早期积极治疗，防止胎儿受感染。

（邓寒冰）

# 第四节　尖锐湿疣

## 一、概述

尖锐湿疣（CA）是由人类乳头瘤病毒（HPV）引起的性传播疾病。好发于青壮年，主要通过性接触传播，也可通过非性接触传播。引起肛周生殖器部位尖锐湿疣常见的 HPV 有30 多种型，90% 以上的尖锐湿疣是由 HPV6 型及 HPV11 型引起的。HPV 侵入肛周生殖器部位破损的皮肤和黏膜后，在入侵部位引起增生性病变，早期表现为小丘疹，以后呈乳头状、菜花状、花冠状损害。本病尚无特效疗法，有复发趋势，与癌症有一定关系。

## 二、临床表现

1. 潜伏期 1~8 个月，平均 3 个月。

2. 男性好发于龟头、冠状沟、系带、阴茎、尿道口、肛周和阴囊等，女性为大小阴唇、尿道口、阴道口、会阴、肛周、阴道壁、宫颈等，被动肛交者可发生于肛周、肛管和直肠，口交者可出现在口腔。

3. 皮损初期表现为局部出现多个丘疹，逐渐发展为乳头状、鸡冠状、菜花状或团块状的赘生物。可为单发或多发，常为 5~15 个皮损，直径 1~10mm。色泽可从粉红色至深红色（非角化性皮损）、灰白色（严重角化性皮损），乃至棕黑色（色素沉着性皮损）。少数患者因免疫功能低下或妊娠而发生大体积疣，可累及整个外阴、肛周以及臀沟。

4. 患者可自觉瘙痒、异物感、压迫感或灼痛感，常因皮损脆性增加而出血或继发感染。女性可有阴道分泌物增多。但约 70% 的患者无任何自觉症状。

5. 临床类型

（1）典型尖锐湿疣：皮损为柔软、粉红色、菜花状或乳头状赘生物，大小不等，表面呈花椰菜样凹凸不平。常见于潮湿且部分角化的上皮部位，如包皮内侧、尿道口、小阴唇、阴道口、阴道、宫颈、肛门，但也可见于腹股沟、会阴等部位。

（2）丘疹状疣：皮损为圆形或半圆形丘疹状突起，非菜花状，直径 1~4mm，见于完全角化的上皮部位。

（3）扁平状疣：皮损稍高出皮面，或呈斑丘疹状，表面可呈玛瑙纹蜡样光泽，有时可见微刺。可见于生殖器任何部位，易被忽视。

（4）亚临床感染：暴露于 HPV 后，亚临床感染或潜伏感染可能是最常见的后果。亚临床感染的皮肤黏膜表面外观正常，如涂布 5% 醋酸（醋酸白试验），可出现境界明确的发白区域。

## 三、诊断要点

1. 流行病学史　有多性伴，不安全性行为，或性伴感染史，或有与尖锐湿疣患者密切的接触史，或新生儿的母亲为 HPV 感染者。

2. 临床表现　符合尖锐湿疣的临床症状和体征。

3. 醋酸白试验　用 3%~5% 醋酸溶液湿敷或涂布于待检的皮损处以及周围皮肤黏膜，在3~5 分钟内，如见到均匀一致的变白区域为阳性反应。该试验并非 HPV 感染的特异性试验，其敏感性和特异性尚不清楚。局部有炎症、表皮增厚或外伤等时可出现假阳性。醋酸试验阴性也不能排除 HPV 感染。临床上较典型尖锐湿疣及 HPV 检查阳性的损害中有 7%~9% 为醋酸白试验阴性。

4. 阴道镜检查　可发现点状血管、血管祥，以及结合醋酸白试验发现微小、纤细尖锐湿疣疣体。

5. 实验室检查

（1）显微镜检查：通过 Pap 涂片发现宫颈鳞状上皮内的损害。

（2）病理学检查：符合尖锐湿疣的病理学征象，表现为表皮角化过度及角化不全，棘层肥厚，棘层上部及颗粒层可见空泡细胞。

（3）抗原检测：免疫组织化学法检测 HPV 抗原阳性。

（4）核酸检测：聚合酶链反应法等检测 HPV 核酸阳性。核酸检测应在通过相关机构认定的实验室开展。

## 四、诊断分类

1. 临床诊断病例　符合临床表现，有或无流行病学史。

2. 确诊病例　同时符合临床诊断病例的要求和实验室检查中（除显微镜检查外）的任 1 项。

## 五、鉴别诊断

1. 阴茎珍珠状丘疹　多见于青壮年，沿龟头后缘近冠状沟处，为针尖大小表面光滑的乳白色或淡红色小丘疹，圆顶或呈毛刷样，规则地排列成串珠状。皮损互不融合，醋酸白试验阴性。

2. 阴茎系带旁丘疹　好发于阴茎系带两旁的陷窝中，为直径 0.5~1.5mm 的光泽的实质性粟粒状丘疹，醋酸白试验阴性。

3. 绒毛状小阴唇　对称分布于小阴唇内侧，呈绒毛状或鱼子状外观，为淡红色或灰黑色丘疹，表面光滑，醋白试验阴性。

4. 皮脂腺异位症　呈片状淡黄色针尖大小丘疹，多见于唇和包皮，境界清楚。

5. 扁平湿疣　系二期梅毒，皮损呈扁平或分叶状的疣状损害，分泌物中有大量梅毒螺旋体，梅毒血清反应强阳性。

6. 鲍恩样丘疹病　皮损为斑疹，苔藓样或色素性丘疹、疣状，组织学类似鲍恩病。

7. 生殖器鳞状细胞癌　多见于中年后，呈浸润性生长、质软，常形成溃疡，病理组织检查可确诊。

## 六、治疗

1. 治疗原则　以去除疣体为目的，尽可能地消除疣体周围的亚临床感染以减少或预防复发，包括新发皮损在内，本病的复发率为 20%~30%。同时也应对其性伴进行检查及治疗。患者治疗和随访期间应避免性行为。任何治疗方法都可发生皮肤黏膜反应包括瘙痒、灼热、糜烂以及疼痛。

2. 治疗方案

（1）患者自己用药：男女外生殖器部位可见的中等大小以下的疣体（单个疣体直径

<5mm，疣体团块直径<10mm，疣体数目<15 个），可由患者自己外用药物治疗。

A. 推荐方案：0.5% 足叶草毒素酊（或 0.15% 足叶草毒素霜），每日外用 2 次，连续 3 天，随后，停药 4 天，7 天为一疗程。脱落处产生糜烂面时需立即停药。如需要，可重复治疗达 4 个疗程。

该法适用于治疗直径 ≤10mm 的生殖器疣，临床治愈率约 90%。疣体总面积不应超过 10cm²，日用药总量不应超过 0.5mL。用药后应待局部药物自然干燥。不良反应以局部刺激作用为主，可有瘙痒、灼痛、红肿、糜烂及坏死。该药有致畸作用，孕妇忌用。

B. 替代方案：5% 咪喹莫特霜涂于疣体上，隔天 1 次晚间用药，1 周 3 次，用药 10 小时后，以肥皂和水清洗用药部位，最长可用至 16 周。

该法的疣体清除率平均为 56%，优点为复发率低，约为 13%。出现红斑非停药指征，出现糜烂或破损则需停药并复诊，由医生处理创面及决定是否继续用药。不良反应以局部刺激作用为主，可有瘙痒、灼痛、红斑、糜烂。妊娠期咪喹莫特的安全性尚未明确，孕妇忌用。

（2）医院内应用

A. 推荐方案：CO₂ 激光；或高频电治疗；或液氮冷冻。

CO₂ 激光和高频电治疗：适用于不同大小及各部位疣体的治疗，液氮冷冻可适用于较多的体表部位，但禁用于腔道内疣，以免发生阴道直肠瘘等。缺点是复发率高，疼痛明显，皮下组织疏松部位治疗后可致明显水肿。

B. 替代方案：80%~90% 三氯醋酸或二氯醋酸，涂少量药液于疣体上，待其干燥，此时见表面形成一层白霜。在治疗时应注意保护周围的正常皮肤和黏膜，如果外用药液量过剩，可敷上滑石粉，或碳酸氢钠（苏打粉）或液体皂以中和过量的、未反应的酸液。如有必要，隔 1~2 周重复 1 次，最多 6 次。

复方硝酸溶液用涂药棒将药液涂于疣体的表面及根部，至疣体变成灰白色或淡黄色为止，如未愈，3~5 天后可再次治疗。

80%~90% 三氯醋酸或二氯醋酸和复方硝酸溶液（硝酸、醋酸、草酸、乳酸与硝酸铜的复合制剂）不能用于角化过度、多发性以及面积较大的疣体。不良反应为局部刺激、红肿、糜烂等。

外科手术切除：外科手术切除适用于大体积尖锐湿疣的治疗，对药物或 CO₂ 激光的治疗表现较为顽固且短期内反复发作的疣体也应考虑外科手术切除。

既往在临床使用的 10%~25% 足叶草脂安息香酊，药物吸收可发生系统性不良反应，长期应用有潜在致癌性。目前已不推荐该药在临床使用。干扰素具有广谱抗病毒和免疫调节作用。因对其疗效尚缺乏确切的评价，且治疗费用较高，一般不推荐常规应用。有报告干扰素用于疣体基底部注射，每周 3 次，共 4~12 周有一定疗效。

3. 治疗方法选择

（1）男女外生殖器部位可见的中等大小以下的疣体（单个疣体直径<0.5cm，疣体团块直径<1cm，疣体数目<15 个），一般外用药物治疗。

（2）男性的尿道内和肛周，女性的前庭、尿道口、阴道壁和宫颈口的疣体；或男女患者的疣体大小和数量均超过上述标准者，建议用物理方法治疗。

（3）物理疗法治疗后，体表尚有少量疣体残存时，可再用外用药物治疗。

（4）无论是药物治疗或物理治疗，必须作醋酸白试验，尽量清除包括亚临床感染在内的损害，以减少复发。

4. 亚临床感染的处理

（1）对无症状的亚临床感染尚无有效的处理方法，一般也不推荐治疗，因尚无有效方法将 HPV 清除出感染细胞，且过度治疗反而引起潜在不良后果。

（2）处理以密切随访及预防传染他人为主。

（3）对醋酸白试验阳性的可疑感染部位，可视具体情况给予相应治疗（如激光、冷冻）。

## 七、随访

1. 尖锐湿疣治疗后的最初 3 个月，应嘱患者每 2 周复诊 1 次，如有特殊情况（如发现有新发皮损或创面出血等）应随时复诊，以便及时得到恰当的临床处理。

2. 同时应告知患者注意皮损好发部位，仔细观察有无复发，复发多在治疗后的 3 个月。

3. 3 个月后，可根据患者具体情况，适当延长随访间隔期，直至末次治疗后 6 个月。

## 八、判愈和预后

尖锐湿疣的判愈标准为治疗后疣体消失，目前多数学者认为，治疗后 6 个月无复发者，则复发机会减少。尖锐湿疣的预后一般良好，虽然治疗后复发率较高，但通过正确处理最终可达临床治愈。

## 九、性伴的处理

1. 患者的所有性伴都应接受检查和随访，同时提供有效的咨询服务。

2. 男性尖锐湿疣患者的女性性伴可作宫颈细胞学筛查。

## 十、特殊情况的处理

1. 妊娠

（1）妊娠期忌用咪喹莫特、足叶草脂和足叶草毒素。

（2）由于妊娠期疣体易于增生，脆性增加，孕妇的尖锐湿疣在妊娠早期应尽早采用物理或手术治疗。

（3）虽然需要告知患尖锐湿疣的孕妇，HPV6 和 HPV11 可引起婴幼儿的呼吸道乳头瘤病，患尖锐湿疣的妇女所生新生儿有发生该病的危险，如无其他原因，不建议患尖锐湿疣的孕妇终止妊娠，人工流产可增加患盆腔炎性疾病和 HPV 上行感染的危险。

（4）患尖锐湿疣的孕妇，在胎儿和胎盘完全成熟后，在羊膜未破前可考虑行剖宫产，产后的新生儿避免与 HPV 感染者接触。

（5）在临近分娩仍有皮损者，如阻塞产道，或阴道分娩会导致严重出血，最好在羊膜未破前行剖宫产。

2. 并发 HIV 感染的处理　由于 HIV 感染或其他原因致免疫功能抑制的患者，常用疗法的疗效不如免疫功能正常者，疗后易复发。

（邓寒冰）

# 第十三章

## 医院感染管理

## 第一节  概述

### 一、医院感染定义和概念

#### （一）医院感染的定义

1. 医院感染定义

（1）广义定义：任何人员在医院活动期间遭受病原体侵袭而引起的任何诊断明确的感染或疾病，均称为医院感染。

（2）狭义定义：凡是住院患者在入院时不存在、也非已处于潜伏期的，而在住院期间遭受病原体侵袭而新引起的任何诊断明确的感染或疾病，不论受感染者在医院期间或是出院以后出现症状，均称为医院感染。

2. 医院感染定义的内涵

（1）医院感染的对象：从广义上讲，应当是指在医院范围内所获得的任何感染和疾病，其对象涵盖医院这一特定范围内和在医院时这一特定时间内的所有人员，包括住院患者、门诊患者、探视者、陪护家属、医院各类工作人员，等等。但是，由于门诊患者、探视者、陪护家属及其他流动人员，在医院内停留时间短暂，院外感染因素较多，其感染常常难于确定来自医院。因此医院感染的对象主要指住院患者和医院工作人员。实际上，医院工作人员与医院外的接触也较为频繁，很难除外医院外感染，因此通常在医院感染统计时，对象往往只限于住院患者。而且，住院患者也只限于有临床和亚临床症状的感染类型，至于病原携带状态和感染后遗症均不包括在医院感染中。目前，由于管理和技术等方面的原因，在应用广义定义时尚不能做到统计全面，因此在实际操作时，只使用狭义定义，即只针对住院患者进行医院感染发生率的统计。

（2）医院感染的时间界限：医院感染的"感染"是指患者在住院期间和出院后不久发生的感染，不包括患者在入院前已开始或在入院时已处于潜伏期的感染。虽然规定了"不论受感染者在医院期间或是出院以后出现症状"，均为医院感染，而实际上当患者出院后（48小时内）才发病的医院感染，在统计时一般都没有计入。对潜伏期不明的感染，凡发生于入院后皆可列为医院感染。若患者这次住院前和入院后的感染是在前次住院期间所得，亦列为医院感染。

3. 几种不同的医院感染定义

（1）名词演变："医院感染"这个名词，在国外先后有各种表述，hospital associated infection，hospital acquired infection，hospital infection，nosocomial infection 等，目前常用的是后二者；国内称之为"医源性感染""医院获得性感染""医院内感染"（亦简称"院内感染"），近年来逐渐统一称为"医院感染"，体现出其准确性和简洁性。

（2）几种不同的医院感染定义。①世界卫生组织在 1987 年哥本哈根会议上的医院感染定义：凡住院患者、陪护或医院工作人员因医疗、护理工作而被感染所引起的任何临床显示症状的微生物性疾病，不管受害对象在医院期间是否出现症状，均视为医院感染。②《流行病学词典》（Last J. M.，1983）中的医院感染定义：在医疗机构中获得的感染，如某患者进入某个医院或其他卫生保健机构时未患某病也不处于该病的潜伏期，但却在该院或机构中新感染了这种疾病，即为医源性感染。医院感染既包括在医院内获得的但出院后才显示的感染，也包括医务人员中的这种感染。③美国疾病控制中心（CDC）1980 年的医院感染定义：医院感染是指住院患者发生的感染，而在其入院时尚未发生此感染也未处于此感染的潜伏期。对潜伏期不明的感染，凡发生于入院后皆可列为医院感染。若患者入院时已发生的感染直接与上次住院有关，亦列为医院感染。④我国卫健委 2000 年的定义：医院感染是指住院患者在医院内获得的感染，包括在住院期间发生的感染和在医院内获得出院后发生的感染；但不包括入院前已开始或入院时已处于潜伏期的感染。医院工作人员在医院内获得的感染也属医院感染。⑤近年来，对医院感染的定义又从另一个侧面有了新的诠释，如 2007 年美国医疗机构评审国际联合委员会编著的《医院评审标准（第 3 版）》将"医疗相关的"替换了"院内的"，引入了"医疗相关感染"：指个人在医疗机构接受治疗或服务时获得的任何感染。常见的医疗相关感染有泌尿系感染、手术伤口感染、肺炎和血液感染。包括一切与医院或医疗活动相关的感染，不局限于医院内感染，也包括社区感染，不再强调"医院获得"。又如"医疗护理相关感染"除医院外，还包括各种提供医疗护理服务的机构，如老年护理院、救护车等。

4. 医院感染与医源性感染 医院感染是指住院患者在医院内获得的感染，包括在住院期间发生的感染和在医院内获得出院后发生的感染，但不包括入院前已开始或者入院时已处于潜伏期的感染。医院工作人员在医院内获得的感染也属医院感染。广义地讲，医院感染的对象包括住院患者、医院工作人员、门急诊就诊患者、探视者和患者家属等，这些人在医院的区域里获得感染性疾病均可以称为医院感染，但由于就诊患者、探视者和患者家属在医院的时间短暂，获得感染的因素多而复杂，常难以确定感染是否来自医院，故实际上医院感染的对象主要是住院患者和医院工作人员。

医源性感染是指在医学服务中，因病原体传播引起的感染。

医院感染和医源性感染既有相同点，也有不同点，前者强调的是在医院这个场所发生的感染，后者所强调的是患者接受医疗服务过程中由病原体所致的感染。在医院感染中，感染发生的场所局限于有住院患者的医院，而在医源性感染中，场所包括了所有从事医学诊疗活动的医疗机构，如：门诊部（所）、社区卫生服务机构等等。在对医院感染管理内涵的界定中，已包含了医院感染和医源性感染。

## （二）医院感染学的概念

随着对医院感染这种特殊感染形式研究的深入，医院感染学成为一门新兴的交叉学科，并首先由中国的有关专家提出学科概念。医院感染学是研究在医院发生的一切感染的发生、发展和控制管理的一门学科。其专业范围是,研究医院感染病原体特征、研究医院感染流行病学特征、研究和评价医院感染各种控制措施、研究医院感染的临床特点和诊断方法、研究建立医院感染管理制度等。其相关学科包括基础医学、临床医学、预防医学、流行病学等。

### (三) 医院感染管理的概念

医院感染管理就是针对在医疗、护理活动过程中不断出现的感染情况,运用有关的理论和方法,总结医院感染发生规律,并为减少医院感染而进行的有组织、有计划地控制活动。医院感染管理是医院管理中的重要组成部分。

## 二、医院感染管理发展简史

作为一种相对特殊状态的感染和疾病发生形式,医院感染是伴随着医院的产生和发展而产生和发展的。而从科学的角度来全面认识医院感染、认识预防医院感染重要性、对医院感染进行监控、管理以及进行与之相关的研究实践活动,则是随着医学科学的发展逐步开展起来的。以抗生素的发现和应用为标志,可将其分为抗生素前时代和抗生素(现代医学)时代。

### (一) 抗生素前时代

最初作为医疗场所的医院出现时,条件很差,传染病在其间暴发、流行,医院感染非常严重。在我国,对传染性疾病可以相互传染很早就有论述。《本草纲目》中有对患者穿过的衣服进行消毒的记载,但只是根据实践经验。近代医院开始于"文艺复兴"之后,医院成为社会医疗的主要形式,在医院发展的过程中,医院感染问题逐渐被认识。当时,交叉感染在医院里横行肆虐,患者遭受着巨大痛苦,造成了大量的死亡,而医务工作者最多只能看到一些现象,却不知所措。

19世纪早期英国成立了"发热患者专科医院"(即传染病院),对发热患者进行隔离治疗,效果很明显。对于医院感染的研究开始于产褥热。霍尔慕士根据大量观察,采取了一些预防措施降低了产褥热的发生率,并于1843年在英国首先提出了自己的看法。之后,奥地利的IF Semmelweiss(1818—1865)对产褥热进行了系统研究,为控制产褥热作出了很大贡献。1847年他提出一项规定:所有做完尸检的医生或医学生,要在漂白粉溶液中刷洗手,直到手上的尸体味消失为止。这项措施收到了显著效果。Semmelweiss的研究成果《产褥热的病原学观点和预防》于1861年发表。但尚未认识到疾病的发生是由于微生物在患者之间传播的结果。

在预防外科术后感染方面,Lister作出了划时代的贡献。Lister在寻找防止术后感染方法的探索中,指出术后切口化脓是微生物作用的结果,杀死微生物,感染可以得到控制和预防。其著名的外科无菌操作制度的论文于1867年发表。Halstead首先在手术中使用了橡胶手套。外科无菌操作制度和橡胶手套一直沿用至今。之后,无菌术和消毒开始在医院中大量应用,卓有成效地降低了术后感染的发生率。

近代护理学创始人英国的南丁格尔(Florence Nightingale,1820—1910)强调医院卫生条件在减少患者死亡中的作用,建立了医院管理制度,加强护理,做好清洁卫生,采取隔离传染患者、病房通风等措施。她还建议建立病房护士应负责记录医院死亡病例和进行上报的制度。南丁格尔所做的工作开创了护士负责医院感染监测工作的先河。

在造成不同医院感染的各种危险因素的调查研究中，有两项工作值得一提。Simpson 证明了医院规模越大，截肢患者感染死亡率越高，医院感染发生的机会也越多。Cuthbert Dukes 提出了根据尿中白细胞数来判定尿路感染的诊断方法和标准。

## （二）抗生素时代（现代医学时代）

1928 年英国弗莱明在实验中发现了青霉素。1940 年青霉素在英国应用于第一个患者，肯定了其疗效。之后投入市场大量使用，从此开始抗生素时代。其后一系列抗菌药物的发现，为预防和治疗各种感染症提供了有力的武器，一度缓解了医院感染问题，也一度削弱了对无菌技术的重视。抗生素长期使用的结果，细菌产生了耐药性，疗效降低，用药后仍继续发生感染。在寻找和使用新的抗生素的过程中，人们发现每种抗生素，无论开始应用时多么强有力，不久总有耐药菌株产生；实际上，几乎没有一种细菌对常用的抗生素不产生耐药性。在此期间，医院感染的菌株也发生显著变化。20 世纪 40 年代前的医院感染几乎都是革兰阳性球菌；进入 50 年代，人们发现革兰阳性球菌已对许多抗生素（如青霉素、链霉素等）具有耐药性；从 60 年代起革兰阳性球菌作为医院感染的主要病原地位逐渐下降，并被革兰阴性杆菌、肠球菌及其他菌所代替。人们还从耐药问题研究中发现，细菌的耐药质粒具有传递耐药性的功能，并因此形成特殊的医院耐药性菌株。

在现代阶段，对医院感染起到很大促进作用的就是 20 世纪 50 年代在欧美首先发生的耐甲氧西林金黄色葡萄球菌（MRSA）感染。这种感染很快席卷了全球，形成世界大流行。1958 年在美国疾病控制中心（CDC）召开了关于 MRSA 感染的学术会议。这次会议从微生物学和流行病学监测、控制措施到医院感染管理都建立了雏形，从此揭开了现代医院感染管理研究的序幕。广大医务人员再次把注意力转向无菌技术和其他各种措施上来，并且和抗生素治疗相结合来解决医院感染问题。

在 MRSA 医院感染得到控制后，免疫抑制剂应用和插入性操作等危险因素在医院感染中产生的巨大影响，也引起了人们的关注。在 20 世纪 70 年代后期免疫抑制剂出现后，使器官移植有了长足进展，但同时由于机体免疫功能受到严重抑制，条件致病菌引起各种感染，成为十分棘手的问题。为诊断和治疗目的而采用的各种插入性操作，如各种插管和内镜等，损伤了机体防御系统，增加了病原体的侵入途径，也就大大增加了医院感染的机会。此外，其他各种危险因素不同程度地影响着医院感染的变化特点。

为了全面地控制医院感染的发生，世界各国，首先是在西方发达国家开始有组织地开展医院感染监测活动。美国于 1963 年召开医院感染学术会议，建议用流行病学方法建立医院感染监测系统，并强调了对医护人员教育的重要性。20 世纪 60 年代末，CDC 组织了 8 所医院参加的医院感染监测试点，雇用了专职的医院感染控制护士。取得基本经验后，于 1970 年召开了第一次医院感染国际会议，重点探讨医院感染监测的重要性。1974 年，美国疾病控制预防中心（CDC）主持开发了国家医院感染监测（NNIS）系统，以监测医院感染的发生及相关的危险因素和病原体。NNIS 系统一直致力于应用统一的医院感染病例的收集方法和感染率的计算方法，建立全国医院感染发生率的数据库，用于衡量医院内各专业科室及不同医院之间医院感染水平。2005 年，美国 CDC 将 NNIS 系统与透析监测网（DSN）、国家医务人员监测网（NaSH）3 个监测系统进行整合，形成了国家医疗安全网（NHSN），参与医院感染监测的医疗机构也从 20 世纪 70 年代的 10 余所医院增加到 2007 年的 923 所。20 世纪

90 年代，法国、英国、德国、加拿大、澳大利亚等发达国家分别在美国之后建立了各自的医院感染监测系统，在医院感染的预防与控制工作中发挥了积极、有效的作用。

为了评价医院感染监测及干预措施对医院感染控制的效果，美国 1974 年开始"医院感染控制效果的研究（SENIC）"，该研究结果证实了医院感染监测本身就是一个有效的干预过程，不仅是降低医院感染发生率的过程，也是对临床及相关工作人员医院感染知识进行持续培训的过程。

全院医院感染监测在占用大量的时间和资源的同时，却无法对所有影响因素进行危险度分层或调整，不能实现医院、区域或国家间医院感染水平的比较。鉴于此，在已经了解全国医院感染发生率和危险因素的前提下，部分专家于 20 世纪 80 年代提出了选择性地进行全院综合性医院感染监测，部分医疗机构由于自身资源限制和监测重点等问题，不再进行全院综合性医院感染监测。1999 年，NNIS 系统取消了全院医院感染监测模块，将监测的重点转移到 ICU 和抗菌药物应用与耐药性监测等目标监测上。

成立于 2000 年的 ICNet 公司组织研发的医院感染案例管理与监控软件，受到英国国民保健署（NHS）推荐，英国已有 80 多个医疗机构参与其中。该监控软件包括了患者基本信息、感染控制过程、感染病原体、疫情、感染控制医师信息、感染场所历史记录和手术切口部位监控，共 7 个模块。1995 年，德国在 NNIS 的基础上建立了第一个国家医院感染监测系统（KISS），包括 ICU、新生儿 ICU、手术患者及骨髓/造血干细胞移植患者 4 个监测内容，医疗机构自愿参与该系统。澳大利亚医院感染标准化监测（HISS）系统与医院信息系统建立了良好的连接，直接通过网络收集医院感染的资料，在实现实时监控的同时节省了大量人力资源。

近些年来，医院感染已成为全球医学界的研究课题，医院感染管理研究工作发展很快，管理研究队伍不断扩大。很多国家成立了相应的学会，如英国、日本的"医院感染学会"、美国的"医院感染工作者协会"、我国的"中国医院协会医院感染管理专业委员会"等。1958 年美国的医院感染协会就建议每所医院均应设立感染管理委员会，并提出了其职能和成员职责等要求。不少国家成立有专门的管理研究机构，国际上有"国际医院感染联合会"、美国有"疾病控制中心"及"医院评审联合委员会（JCAH）"。它们制定了分析医院感染的各项原则，还拟定了医务人员操作规范和医疗保健机构的各种管理条例，采取有效措施来监测管理医院感染。很多国家在医学院校都开设了医院感染课，美国 JCAH 在 1985 年制定了"医院感染控制标准"，并把它列为评价医院的标准之一。不少国家出版了专著及杂志，如美国的《医院感染管理》《综合医院隔离技术的应用》《美国感染控制杂志》《感染控制》，英国的《医院感染杂志》，我国的《医院感染学》《现代医院感染学》《医院感染管理学》《中华医院感染学杂志》等。世界卫生组织非常关注医院感染问题，编印了有关预防医院感染的书籍，制定了《医院感染预防和监测指南》《医院感染检验方法指南》等，还推荐美国 CDC 的《医院感染的制定和分类标准》供各国参考，举办了许多培训班。世界患者安全联盟 2005—2006 年的安全目标：清洁的医疗是更安全的医疗。其目的在于加强会员国对处理卫生保健相关感染问题的承诺。为实现这一目标，该行动在开展血液安全、注射和免疫接种安全、临床操作安全、安全饮水、卫生设施和废弃物处理行动的同时，推出新制定的《WHO 卫生保健中手部卫生准则（最新草案）》。

我国卫健委于 2001 年颁布了新的《医院感染诊断标准》和《医院感染管理规范（试

行）》。我国 2003 年突如其来的 SARS 疫情，众多医务人员在医疗活动中受到感染，甚至牺牲了生命，血的教训使人们对现代社会的传染病防治和医院感染预防与控制有了新的认识，国家加大了疾病预防与控制的投入，各级医院也增加了传染病的医疗救治力量投入，医院感染管理工作得到了应有的重视和新的发展机遇。相继出台了一系列法律、法规、规范、指南和标准，如：重新修订《中华人民共和国传染病防治法》，制定了《医疗废物管理条例》及其配套文件，发布了《内镜清洗消毒技术操作规范（2004 年版）》《抗菌药物临床应用指导原则》《公共卫生突发事件应急处理条例》《病原微生物实验室生物安全管理条例》。特别是 2006 年卫健委发布施行《医院感染管理办法》，这是我国医院感染管理的一个纲领性文件。2009 年发布实施了《医院消毒供应中心管理规范》等 3 个规范、《医院隔离技术规范》《医院感染监测规范》《医务人员手卫生规范》等 6 项卫生行业标准和《医院感染暴发报告及处置管理规范》。2010 年又发布了《医疗机构血液透析室管理规范》。卫健委还成立了医院感染管理标准委员会。各地相继成立了医院感染管理质量控制中心，在当地卫生行政部门的直接领导下，进行行业内部的管理与督导、检查工作；中国医院感染管理网站等多个网站、论坛的建立，信息技术在医院感染监测、预防、控制方面的应用，极大地提高了医院感染管理专兼职人员相互沟通和交流；卫健委"医院管理年"活动中，医院感染管理专家参与其中，提高了医院感染在医院管理中的重要地位，同时，加强对医院感染暴发事件的问责，2008 年的《医院管理评价指南》以及目前正在开展的医院等级评审内容中，医院感染管理均为其重要内容之一，促使医院管理者提高了对医院感染管理工作的重视和支持；各地根据国家法规、指南和标准等制定了本地的医院感染管理质量考核评价实施细则，给医院感染管理者及医务人员明晰的责任和检查标准，促进了医院感染管理知识的普及和防控措施的实施。我国医院感染管理事业的发展迎来了快速发展的大好时机，也使我国医院感染管理水平得到了很大的提升。

现代医学模式已由单纯生物医学模式转变为生物-心理-社会医学模式，从而使医院的医疗服务由个体扩大到群体、由生理扩大到心理、由单纯医疗服务扩大到预防、医疗、保健、康复等有机结合的综合医疗服务。医疗模式从医疗救治向预防转变，也促进了医院感染预防与控制的发展，但我们也要看到，医院感染管理具有复杂性和艰巨性，可以说有医院，就会有医院感染。在现代医学时代，在同医院感染做不懈斗争的过程中，必将能找到更新的方法，采用更有效的措施，控制医院感染，并使医院感染管理研究不断向前发展。

## 三、医院感染管理的意义

医院感染的发生可引起如下不良后果。

1. 医院感染会给患者增加痛苦　严重的医院感染常使患者原发疾病的治疗不能达到预期的疗效或完全失效，甚至产生难以治愈的后遗症或死亡，严重影响医疗质量。

2. 医院感染会延长住院时间，加重医疗护理工作的负担，影响床位周转使用，降低医疗工作效率。据解放军总医院 1994 年调查资料，医院外感染平均住院天数 22.50 天，医院内感染平均住院天数 54.42 天，后者比前者长 31.92 天。

3. 医院感染会增加个人及国家的经济负担，造成卫生资源的浪费　据解放军总医院 1994 年调查资料，全年出院人数 16 797 人。若医院感染按 10% 计算，则应有 1 680 人；每人多住院 31.92 天，则长达 53 625 天；按平均住院天数计算，全年少收 2 271 人；按每天住院收费 128 元计算，则多收费 686.4 万元。

4. 医院感染也是妨碍许多现代先进技术的应用和进一步发展的重要原因　有一个显而易见的现象是，医院感染易发生在施行多种现代先进技术检查和治疗的患者中。目前，心、肺、肝等大脏器的移植手术不能广泛应用发展，不是由于手术的技术水平不高，重要的是因为医院感染的困扰，往往因为并发医院感染而使移植手术失败。

5. 医院感染会造成医院经济损失和影响医院的社会形象和信誉　医院感染监测、控制、管理水平是衡量一个医院管理水平、技术水平和整体形象的标志，医院感染的发生，特别是医院感染暴发事件的发生会给医院带来严重的后果，影响医院在社会的形象和信誉，会造成大量患者流失，甚至造成医院领导的问责。2009 年以来，卫健委公布的医院感染暴发事件均进行了问责，发生医院感染暴发的医院领导均被撤职、处分。

6. 医院感染会使医院蒙受巨大的经济损失　美国联邦医疗保险与医疗救助服务中心 2008 年 10 月开始，拒绝支付部分医院感染造成的费用支出，即在出院的患者中，如果出现插管相关尿路感染、血管插管相关感染、手术部位感染、冠状动脉搭桥术后的纵隔炎等所造成的费用被拒绝支付。这是迄今最具有冲击力的政策改变，也是医院感染与经济效益最直接的关联事例。医院不能收回为患者感染进行治疗的费用，就意味着医院自己来支付患者这方面的费用。我国卫健委正在大力推行临床路径和单病种付费，未来我国医院也将面临患者部分感染治疗费用收不回来的问题。

因此，加强医院感染管理，提高医务人员预防医院感染的意识，在医疗实践中通过一系列制度和措施的落实和执行。降低医院感染发生率，对于提高医疗质量，减少不必要的医疗护理负担，节约卫生经费，确保医疗安全，促进医学的发展都有着极为重要的作用。

# 四、医院感染的分类

医院感染可按病原体来源、感染部位、感染的病原体种类等方法进行分类。

## （一）按病原体来源分类

医院感染按其病原体来源分类，可分为内源性医院感染和外源性医院感染两大类。

1. 内源性医院感染　内源性医院感染也称自身医院感染，是指在医院内由于各种原因，患者遭受其本身固有细菌侵袭而发生的感染。

病原体来自患者自身的体内或体表，大多数为在人体定植、寄生的正常菌群，在正常情况下对人体无感染力，并不致病；当它们与人体之间的平衡在一定条件下被打破时，就成为条件致病菌，而造成各种内源性感染。一般有下列几种情况：①寄居部位的改变，例如大肠杆菌离开肠道进入泌尿道，或手术时通过切口进入腹腔、血流等。②宿主的局部或全身免疫功能下降，局部者如行扁桃体摘除术后，寄居的甲型链球菌可经血流使原有心瓣膜畸形者引起亚急性细菌性心内膜炎。全身者如应用大量肾上腺皮质激素、抗肿瘤药物、放射治疗等，可造成全身性免疫功能降低，一些正常菌群可引起自身感染而出现各种疾病，有的甚至导致败血症而死亡。③菌群失调，是机体某个部位正常菌群中各菌种间的比例发生较大幅度变化超出正常范围的现象。由此导致的一系列临床表现，称为菌群失调症或菌群交替症。④二重感染，即在抗菌药物治疗原有感染性疾病过程中产生的一种新感染。长期应用广谱抗生素后，体内正常菌群因受到不同抑菌作用而发生平衡上的变化，未被抑制者或外来耐药菌乘机大量繁殖而致病。引起二重感染的细菌以金黄色葡萄球菌、革兰阴性杆菌和白色念珠菌等为多见。临床表现为消化道感染（鹅口疮、肠炎等）、肺炎、尿路感染或败血症等。若发生二重感染，除停用原来抗生素外，对检材培养过程中过多繁殖的菌类须进行药敏试验，以选用合适药物。同时要采取扶植正常菌群措施。

2. 外源性医院感染　外源性医院感染也称交叉感染，是指患者遭受医院内非本人自身存在的各种病原体侵袭而发生的感染。

这种感染包括从患者到患者、从患者到医院职工和从医院职工到患者的直接感染，或通过物品对人体的间接感染。病原体来自患者身体以外的地方，如其他患者、外环境等。因此，所谓医院内的环境感染，亦应属于外源性感染。①患者：大部分感染是通过人与人之间的传播。患者在疾病的潜伏期一直到病后一段恢复期内，都有可能将病原体传播给周围他人。若能对患者及早作出诊断并采取治疗措施，是控制和消灭传染源的一项根本措施。②带菌者：有些健康人可携带某病原菌但不产生临床症状，也有些传染病患者恢复后，在一定时间内仍可继续排菌。这些健康带菌者和恢复期带菌者是很重要的传染源，因其不出现临床症状，不易被人们察觉，故危害性有时甚于患者。脑膜炎球菌、白喉杆菌等可有健康带菌者，伤寒杆菌、痢疾杆菌等可有恢复期带菌者。

### （二）按感染部位分类

根据医院感染发生的部位，可分为以下各类：呼吸系统感染、心血管系统感染、血液系统感染、腹部和消化系统感染、中枢神经系统感染、泌尿系统感染、手术部位感染、皮肤和软组织感染、骨、关节感染、生殖道感染、口腔感染、其他部位感染。

### （三）按感染的病原体种类分类

病原体包括细菌（革兰阴性杆菌、革兰阳性球菌等）、真菌、病毒、支原体、衣原体、立克次体、放线菌、螺旋体等8类医学微生物，还包括寄生虫、藻类等。根据感染的病原体不同，而将医院感染分为不同的类别。

## 五、医院感染的诊断和防治

### （一）医院感染诊断

1. 医院感染诊断步骤

（1）由医护人员依靠临床资料、实验室检查结果及各种专业诊断指标来判断为感染：临床资料包括直接观察感染部位及患者的体征和症状或通过检查病案而得出结论；实验室检查包括病原体的直接检查、分离培养及抗原抗体的检测；其他还包括X线、B超、CT扫描、MRI、内镜、组织活检和针刺抽吸物检查等。

（2）按医院感染的诊断标准判定是否属于医院感染。

2. 诊断原则　医院感染按临床诊断报告，力求作出病原学诊断。下列情况属于医院感染。

（1）无明确潜伏期的感染，规定入院48小时后发生的感染为医院感染；有明确潜伏期的感染，自入院时起超过平均潜伏期后发生的感染为医院感染。

（2）本次感染直接与上次住院有关。

（3）在原有感染基础上出现其他部位新的感染（除外脓毒血症迁徙灶），或在原感染已知病原体基础上又分离出新的病原体（排除污染和原来的混合感染）的感染。

（4）新生儿在分娩过程中和产后获得的感染。

（5）由于诊疗措施激活的潜在性感染，如疱疹病毒、结核杆菌等的感染。

（6）医务人员在医院工作期间获得的感染。

注：在免疫力低下的患者中可先后发生多部位或多系统的医院感染，在计算感染次数时，应分别计算。例如：肺部感染或尿路感染同时或先后发生时，应算作两次。

下列情况不属于医院感染：

（1）皮肤黏膜开放性伤口只有细菌定植而无炎症表现。

（2）由于创伤或非生物性因子刺激而产生的炎症表现。

（3）新生儿经胎盘获得（出生后 48 小时内发病）的感染，如单纯疱疹、弓形虫病、水痘等。

（4）患者原有的慢性感染在医院内急性发作。

## （二）引起医院感染的因素

经过大量临床调查与分析证实，引起医院感染的主要因素有三个方面，即：易感人群自身因素、病原体因素和媒介因素。三方面的因素相互作用，而使医院感染呈现出不同的情况。

1. 易感人群因素　包括年龄、基础疾病、皮肤黏膜防御功能破坏、免疫功能低下、正常菌群防御功能破坏等因素。

2. 病原体因素　包括病原体种类（细菌、真菌、病毒、支原体、衣原体、立克次体、放线菌、螺旋体等）、病原体耐药性、特殊致病因子等。

3. 媒介因素　包括介入性器械污染程度、无菌操作制度执行情况、清洗消毒灭菌质量控制程度、抗菌药物使用情况等。

## （三）医院感染的防治系统

1. 医院感染的预防系统　医院感染的预防系统主要有三个子系统：医院感染监测、管理、控制子系统。三者互相联系，互相制约，缺一不可。通过对医院感染诸环节的监测，了解掌握情况；只有情况清楚，才能做出正确的决策，制定有效的管理措施；决策正确，控制才会有的放矢，收到成效。控制措施实行后，其效果又通过监测来进行评价，为管理提供依据，以便采取有效的控制，持续改进。如此循环，组成一个封闭的回路，形成自律性的规律，从而使感染监控工作水平逐步提高。

医院感染监测、管理、控制三个子系统又有其要素和环节。这些要素和环节已有其所依据的理论基础和技术手段，并有不同实施方法。

2. 医院感染治疗系统　医院感染治疗系统包括病原微生物、抗感染药物和机体三个子系统，治疗过程中这三者及其各环节的相关性要全面考虑。病原微生物是引起医院感染的根本因素，不同种类微生物对人体的致病性和对抗感染药物敏感性不同；机体抵抗力不同对不同病原微生物防御性和对抗感染药物耐受性不同；抗感染药物的种类、用药剂量等的不同，对病原微生物和机体均有不同作用。在治疗医院感染过程中，三者形成一个封闭的系统，并形成自律性的规律，使感染治疗水平不断提高。

## 六、医院感染管理组织和工作内容

### (一) 医院感染管理体系的建立与运行

1. 医院感染管理体系的建立  医院感染管理不仅贯穿于医疗、护理活动的全过程，而且涉及医院管理的诸多方面，并且与全体医护人员、科研技术及后勤人员密切相关，也涉及临床医学、微生物学、流行病学、卫生学、护理学、建筑学等多学科，任务十分艰巨，因此建立健全完整的医院感染管理体系是做好医院感染管理工作首要的组织措施。

2. 医院感染管理体系的运行  借鉴管理学的理论和医院质量管理的实践经验，将医院感染管理纳入医院管理大体系之中，其体系运行必然也符合质量管理的过程，采取相似的流程和方法，工作流程也必须在 PDCA 循环中进行。医院感染管理职能同样体现在计划、组织与协调、控制、指导和教育、学习和提高等方面。①进行全院医院感染管理的规划，明确组织机构与领导作用、制定详细的管理计划。②利用各种手段，加大预防医院感染宣传力度，努力做到人人皆知，全员参与。③各负其责，分工合作。医院感染管理工作涉及全院各个部门，要求各部门明确职责，针对存在问题，要在调查研究的基础上，相关部门共同研究，避免关键环节的推诿现象。④建立完善的监测系统，必须有专职人员负责定期的监测工作，对存在问题提出改进意见，并进行信息反馈。⑤医院应根据实际情况，每年有计划的解决 1~2 项关键性的医院感染问题，专业人员应发挥骨干作用。⑥实施奖惩制度。

### (二) 医院感染管理委员会

1. 住院床位总数  住院床位总数在 100 张以上的医院应当设立医院感染管理委员会和独立的医院感染管理部门。住院床位总数在 100 张以下的医院应当指定分管医院感染管理工作的部门。

医院感染管理委员会由医院感染管理部门、医务部门、护理部门、临床科室、消毒供应室、手术室、临床检验部门、药事管理部门、设备管理部门、后勤管理部门及其他有关部门的主要负责人组成，主任委员由医院院长或者主管医疗工作的副院长担任。

2. 医院感染管理委员会的职责是

(1) 认真贯彻医院感染管理方面的法律法规及技术规范、标准，制定本医院预防和控制医院感染的规章制度、医院感染诊断标准并监督实施。

(2) 根据预防医院感染和卫生学要求，对本医院的建筑设计、重点科室建设的基本标准、基本设施和工作流程进行审查并提出意见。

(3) 研究并确定本医院的医院感染管理工作计划，并对计划的实施进行考核和评价。

(4) 研究并确定本医院的医院感染重点部门、重点环节、重点流程、危险因素以及采取的干预措施，明确各有关部门、人员在预防和控制医院感染工作中的责任。

(5) 研究并制定本医院发生医院感染暴发及出现不明原因传染性疾病或者特殊病原体感染病例等事件时的控制预案。

(6) 建立会议制度，定期研究、协调和解决有关医院感染管理方面的问题。

(7) 根据本医院病原体特点和耐药现状，配合药事管理委员会提出合理使用抗菌药物的指导意见。

(8) 其他有关医院感染管理的重要事宜。

### （三）医院感染管理科

1. 医院感染管理科及专职人员的设置 医院感染管理部门、分管部门及医院感染管理专（兼）职人员具体负责医院感染预防与控制方面的管理和业务工作。医院感染管理科在医院领导或医务部（处）领导下开展工作，是具有管理和业务的职能科室，承担全院医院感染控制的技术指导、管理与监督工作。医院应按每200~250张实际使用病床，配备1名医院感染管理专职人员。

2. 医院感染管理部门的主要职责

（1）对有关预防和控制医院感染管理规章制度的落实情况进行检查和指导。

（2）对医院感染及其相关危险因素进行监测、分析和反馈，针对问题提出控制措施并指导实施。

（3）对医院感染发生状况进行调查、统计分析，并向医院感染管理委员会或者医疗机构负责人报告。

（4）对医院的清洁、消毒灭菌与隔离、无菌操作技术、医疗废物管理等工作提供指导。

（5）对传染病的医院感染控制工作提供指导。

（6）对医务人员有关预防医院感染的职业卫生安全防护工作提供指导。

（7）对医院感染暴发事件进行报告和调查分析，提出控制措施并协调、组织有关部门进行处理。

（8）对医务人员进行预防和控制医院感染的培训工作。

（9）参与抗菌药物临床应用的管理工作。

（10）对消毒器械和一次性使用医疗器械、器具的相关证明进行审核。

（11）组织开展医院感染预防与控制方面的科研工作。

（12）完成医院感染管理委员会或者医疗机构负责人交办的其他工作。

### （四）科室医院感染管理小组

1. 科室医院感染管理小组的组成 由科室主任、护士长及兼职监控医师（或有关科室的药师、技师）和护士组成。

2. 科室医院感染管理小组的工作内容

（1）根据医院感染管理规章制度，制定本科室相关的医院感染管理措施，并组织实施。

（2）对医院感染病例和法定传染病按有关要求登记、报告；发现医院感染流行、暴发趋势时应立即向医院感染管理科报告。

（3）按要求对疑似或确诊医院感染病例留取临床标本，及时送病原学检查和药敏试验。

（4）制定本科室抗感染药物使用方案，组织开展个体化治疗，监督检查本科室抗感染药物使用情况。

（5）组织和参加预防医院感染知识的培训。

（6）严格监督执行无菌操作技术、消毒隔离制度。

（7）开展预防医院感染健康教育，做好对卫生员、配膳员、患者、陪住、探视者的管理工作。

### （五）医院各部门医院感染管理工作内容

1. 医务部门的工作内容

（1）协助组织医师和医技部门的人员进行预防医院感染知识的培训。

（2）贯彻医院感染管理制度，督促医师和有关人员严格执行无菌技术操作规程、抗感染药物应用的管理制度等。

（3）发生医院感染流行或暴发趋势时，负责协调各科的关系，组织和处理有关问题。

2. 护理部门的工作内容

（1）协助组织对全院护理人员进行预防医院感染知识的培训。

（2）贯彻执行医院感染管理的有关规章制度，监督检查有关人员对无菌操作、消毒、灭菌、隔离、一次性使用无菌医疗用品管理等制度的执行情况。

（3）发生医院感染流行或暴发趋势时，协助医院感染管理科调查和整顿。

3. 药剂部门的工作内容

（1）贯彻和督促医师和有关人员严格执行抗感染药物应用的管理制度和应用原则。

（2）对本院抗感染药物的应用定期总结、分析和通报。

（3）及时为临床医师提供抗感染药物信息。

4. 检验部门的工作内容

（1）负责医院感染控制的病原体检验工作。

（2）开展医院感染病原微生物耐药性监测，定期总结、分析有关情况，并向有关部门通报。

（3）发生医院感染流行或暴发时，承担相关检测工作。

（4）发现特殊病原体感染，或同一医疗护理单元某种病原体感染突然增多，应及时向医院感染管理科报告。

5. 医务人员在医院感染管理中的工作内容

（1）严格执行无菌技术操作规程等各项医院感染管理规章制度。

（2）掌握抗感染药物临床合理应用原则，合理应用抗感染药物。

（3）掌握医院感染诊断标准，熟练处理本专科医院感染性疾病。

（4）发现医院感染病例，及时送病原学检验及药敏试验，并向科室医院感染管理小组报告；发生医院感染流行趋势时，及时报告感染管理科，并协助调查和处理。

（5）参加预防医院感染知识的培训。

（6）掌握自我防护知识，正确进行各项技术操作，工作中预防锐器刺伤。

（7）对患者进行医院感染知识教育和指导。

## 七、医院感染管理的教育培训

随着现代医学科学的发展，引起医院感染发生的因素越来越多。首先，抗生素的滥用造成了大量的耐药菌株，直接导致了感染的发生。其次，近年来大量新技术、新疗法引进医院，各种监护仪、导管、插管、内镜等侵入性操作大大增加了患者感染的机会。再次，器官移植、免疫失衡性疾病治疗、肿瘤的化疗放疗等，都使患者机体抵抗微生物的能力减弱，使感染的发生率大大增加。最后，也是最主要的原因，就是医院管理者、医院各级各类医务工作者，对医院感染的认识水平、知识能力不能适应控制和降低医院感染的要求。因此，加强医院感染管理知识和技术的培训，特别是医院感染专业人员的培训，显得尤为重要，更是搞好医院感染管理的重要前提和保证。

## （一）基本要求

医院感染专业教育培训应作为医学教育和继续医学教育工作的内容，制定切实可行的培训目标和计划，健全制度，完善考核措施，建立培训档案。采用举办各类学习班、讲座、知识问答、医院感染管理简讯等不同形式，对各类人员采取有针对性地培训，及时总结经验和方法，做到全员培训与骨干培训相结合。不断强化全体工作人员对预防医院感染的认识与相关知识的学习，把医院感染的预防和控制工作始终贯穿于医疗活动中，从而提高全体工作人员对医院感染的防范意识，增强责任心，共同参与，减少医院感染的发生，提高医疗护理质量。

医务部、护理部和医院感染管理科应组织本单位各类人员（包括医务人员、新参加工作的人员、实习、进修人员、工勤及相关人员）的在职培训。每年医院感染专业培训率应达到95%。医院感染专业知识考试合格率应达到90%。

## （二）培训时间

各级各类人员医院感染专业知识培训时间分别如下。

1. 院、部（处）领导等行政管理人员每年在职培训至少 3 学时。

2. 医院感染管理专职人员每年在职培训至少 15 学时。

3. 各类医务人员（特别是科室主任、高级技术职称人员）每年在职培训至少 6 学时。

4. 新上岗工作人员及进修生、实习生岗前培训时间至少 3 学时，经考试合格后方能上岗。

5. 后勤及相关人员岗前培训时间至少 2 学时，经考试合格后方能上岗。

## （三）培训内容

1. 医院各类人员的共同培训内容

（1）国家有关医院感染管理的法律、法规、规范、制度和标准等，职业道德规范。

（2）预防和控制医院感染的目的、意义。

（3）手部卫生，环境卫生学，医院废弃物管理，锐器伤及其所致血液、体液传播疾病的预防，职业暴露与防护要求。

2. 各类人员的培训基本内容　根据人员知识结构和工作职责，管理人员、医师、护士、检验人员应有所侧重。

（1）行政管理人员的培训基本内容：①国家有关医院感染管理的法律、法规、规章、制度和标准等；手部卫生、消毒隔离防护的基本知识。②医院感染管理工作的新方法和新理论。③本院、本管辖范围的医院感染管理程序、要点，相关管理知识与方法。

（2）医院感染管理专职人员的教育与培训：医院感染专业人员是医院内预防与控制医院感染的决策和实施主体。他们负责制定本医院感染管理工作计划；负责制定本医院各项有关医院感染管理的规章制度，并检查指导落实情况；进行业务指导、提供技术咨询等。医院感染专业人员应当具备良好的职业道德，扎实的专业知识，较强的管理能力，敏锐观察问题、发现问题的能力，以及科学地解决问题的能力。医院管理专业人员素质的高低，直接关系到医院感染管理工作开展的好坏。因此，开展医院感染专业人员的教育，提高医院感染专业人员的素质，是确保医疗安全和医疗质量的基础，对发展医院感染管理这门学科具有不可忽视的作用。

医院应当建立医院感染专业人员岗位规范化培训，上岗前接受医院感染专业课程培训并取得相应的学分，经考核合格后方可从事医院感染管理工作；并加强继续教育，提高医院感染专业人员的业务技术水平和管理水平，制订长远的医院感染专业知识和管理知识教育目标和计划，按照医院感染专业人员岗位职责分期分批地进行培训。通过建立规范化培训课程与教材使医院感染的教育达到制度化、规范化。同时，医学院校应逐步开设医院感染方面的课程的教育，为医院感染培训一流的专业人才。在加强培训的基础上，定期对专业人员进行医院感染知识的考核尤为重要，要建立专业人员医院感染知识考试和考核档案，将医院感染理论知识和实际操作技能的考试和考核纳入专业人员的岗位资格和晋升考评之中，以加强考核力度，促进专职人员医院感染知识的提高。随着我国医院感染工作的深入开展，医院感染培训必须向更高层次方向发展，使专业人员掌握医院感染的发生基础、发病规律和临床特点，不断更新知识，能够科学有效地进行医院感染的监测、控制、管理，成为医院感染管理的主导者和专家，充分调动大家的积极性，将医院感染管理的意识贯穿到临床工作的每一个环节中。

基本内容：①国家与医院感染相关的标准与法律、法规。②医院感染管理的新进展、医院管理学知识和方法。③医院感染的发病机制、临床表现、诊断与鉴别诊断方法、治疗与预防措施，了解医院感染的发生、发展及转归，掌握对医院感染性疾病的正确评估，并能对在治疗中发生的医院感染性疾病患者的预后进行综合性评价。④医院各科室和部门医院感染的特点、管理要点及控制措施。⑤掌握手卫生知识、无菌操作技术方法和消毒隔离防护知识和技能。⑥医院感染暴发、流行的预防与控制，医院感染监测方法。⑦抗感染药物学与感染病学的主要内容，医学微生物学、分子生物学、临床疾病学、流行病学、统计学、传染病学、药学（抗菌药物）的有关内容。⑧医院感染管理的科研设计与方法。⑨医院建筑卫生学的有关内容。

（3）医师医院感染知识的教育培训：预防和控制医院感染知识是一个合格的临床医师所必须掌握的基础知识，是一个高素质的临床医护人员必须具备的基本要素。医院应当组织进行对医师（本院医师、进修医师、实习生等）预防和控制医院感染知识的培训，达到相应学时，合格后方能上岗，培训记录可作为职称晋升参考。通过培训，医务人员能够重点掌握无菌技术操作规程、医院感染诊断标准、抗菌药物合理应用与耐药菌的防治、消毒药械正确使用、医院感染的流行病学、医院感染的预防与控制方法和综合防控措施、手部卫生和职业卫生安全防护等知识，以及医院和科室的医院感染防控特点、变化趋势和防控措施。能够在工作中落实医院感染管理规章制度、工作规范和技术要求，并能在预防和控制医院感染中发挥积极作用。

（4）护士医院感染知识的教育培训：对护士定期进行预防和控制医院感染知识的教育培训极为重要，尤其是对新上岗的护士应将预防和控制医院感染知识教育作为岗前教育的一项重要内容。开展继续教育除加强基础知识学习外，还应增加医院感染新知识、新技术以及医院感染监测等知识。护士培训的主要内容有医院感染诊断标准、医院感染的流行病学、医院感染与护理管理、职业卫生安全防护、医务人员手卫生、医院感染的隔离技术、消毒与灭菌技术，重点科室的医院感染预防与管理，各种消毒、灭菌剂的正确应用，医院环境微生物学监测标准、空气、物体表面、手的采样方法，标本的采集、运送，侵入性操作相关医院感染的预防，一次性使用无菌医疗用品的管理，抗感染药物的合理给药与不良反应和本专科常见医院感染的预防与控制措施等。

（5）医技人员的培训：①本科室医院感染的特点与控制。②消毒隔离防护基本原理和技能，手部卫生知识。③本科室仪器设备、器械用品的消毒、灭菌方法及操作防护。④侵入性操作相关医院感染的预防。⑤检验科临床微生物人员还应学习临床微生物学（包括细菌培养、药敏试验和相应药物选择）与医院感染管理相关知识。⑥药剂科人员还应学习抗感染药物的管理与合理应用、作用机制与不良反应。

（6）后勤人员的培训：①各后勤部门人员都应掌握的内容，消毒隔离防护基本知识，消毒剂的选用，洗手知识；医院各类物体表面的消毒方法；医院废弃物的分类、运输、储存与处理。②污水站人员应掌握的内容，医院污水消毒处理的规定。③垃圾站工作人员应掌握的内容，医院污物消毒处理的规定和职业防护知识，医疗废物处理程序和应急处理方案。④太平间工作人员应掌握的内容，太平间消毒的规定。⑤食堂工作人员应掌握的内容，餐具和卫生洁具的消毒、餐饮人员个人卫生等有关规定。⑥洗衣房工作人员应掌握的内容，洗衣房消毒的规定。⑦卫生（保洁）员应掌握的内容，消毒隔离基本知识，相关消毒药械的正确使用，卫生清洁程序和方法，医疗废物的分类管理等。

（7）患者、陪住、探视家属的培训：采用宣传栏、科普书、张贴画、知识卡和入院须知等形式对他们进行预防和控制医院感染的宣传教育，增强清洁、卫生观念，配合落实医院消毒隔离制度、探视及陪住制度，规范他们在医院的行为，监督医护人员落实医院感染预防与控制措施。

（肖　卉）

# 第二节　医院感染的监测

## 一、医院感染监测概述

### （一）医院感染监测定义

医院感染监测是指长期、系统、连续地收集、分析医院感染在一定人群中的发生、分布及其影响因素，并将监测结果报送和反馈给有关部门和科室，为医院感染的预防、控制和管理提供科学依据。

医院感染监测主要目的主要有：①降低医院感染率，减少获得医院感染的危险因素。②建立医院的医院感染发病率基线。确定各自医院的医院感染流行基线。90%～95%的医院感染都是散发的，因此监测的主要目的除及时发现流行或暴发流行的趋势外，就是降低医院感染散发率。绝大多数医院报告他们的医院感染散发基线都是来自监测。③发现暴发流行，一旦确定散发基线，可以据此判断暴发流行。5%～10%的医院感染属暴发流行。需要注意的是局部暴发流行更多是依靠临床和微生物实验室的资料，而不是常规监测。④利用调查资料说服医务人员遵守医院感染控制规范与指南，用调查事实说话，用自己医院的监测资料说话，可以使医务人员易于接受推荐的预防措施，降低医院感染率。⑤评价控制效果。只有通过持续的监测，才能判断控制措施的效果。⑥调整和修改感染控制规范。⑦防止缺乏经过证据支持的医院感染控制措施，评价干预措施在医院感染控制方面的效果。⑧进行不同医院间医院感染率和感染控制效果的比较。

医院感染监测是预防和控制医院感染的基础，是医院感染控制专职人员的"眼睛"，实施有效的监测就是全面地、立体地、动态地分析和掌握医院感染的发生、发展和结局，及时准确掌握第一手资料并随机开展前瞻性的预警预测和危险性评估，为实施有效干预提供科学的依据。"良好的监测工作虽然不是保证做出正确决定的必要条件，但可减少做出错误决定的机会"。感染监测是否有效，直接关系到医院感染的变化。

### （二）全面综合性监测和目标性监测

医院感染监测分为全面综合性监测和目标性监测，全面综合性监测是连续不断地对医院所有单位、所有患者和医务人员的所有感染部位及其有关因素进行综合性的监测，此种监测方法的费用高、劳动强度大，近年来已不提倡，而目标性监测，省时省力，目标明确，事半功倍。

目标性监测是针对高危人群、高发感染部位等开展的医院感染及其危险因素的监测，如手术部位感染的监测，成人及儿童重症监护病房（ICU）医院感染监测，新生儿病房医院感染监测，细菌耐药性监测等。也就是在综合性监测的基础上，对高危科室、高危人群、高危因素等有目的、有重点、有计划地开展相关目标监测监控和跟踪干预，逐步形成和健全目标监控管理新模式，加强临床微生物实验室与感染监控部门的密切联系，有效地控制医院感染的发生，提高医疗质量和确保医疗安全。

我国《医院感染监测规范》中规定，医院应按以下要求开展医院感染监测：①新建或未开展过医院感染监测的医院，应先开展全院综合性监测。监测时间应不少于 2 年。②已经开展 2 年以上全院综合性监测的医院应开展目标性监测。目标性监测持续时间应连续 6 个月以上。③医院感染患病率调查应每年至少开展一次。

### （三）国内外医院感染监测的特点和结果

2005 年世界卫生组织（WHO）资助了 14 个国家的 55 所医院开展现患调查，这些医院代表了 4 个 WHO 区域（欧洲、东地中海、东南亚和西太平洋），结果表明平均 8.7% 的住院患者发生了医院感染。全世界有 1 400 多万人获得医院感染并发症。据报道，医院感染发生率最高的是东地中海和东南亚区域的医院（分别为 11.8% 和 10.0%），欧洲和西太平洋区域分别为 7.7% 和 9.0%。2001 年我国 193 所医院的现患率调查报告，大多数医院的医院感染现患率在 6%~8%。2003 年医院感染监测网现患率报告：共监测 107 496 位患者，其中发现医院感染人次 5 614 人次（5.22%），6 001 例次（5.58%）。美国每年有约 200 万人发生医院感染，造成近 10 万人死亡，经济负担每年达 45~60 亿美元；英国每年至少有 10 万人发生医院感染，导致 5 000 人死亡，经济负担每年达 10 亿英镑。中国医院感染发生率 6%~8%，每年 400 多万人感染；经济损失近 200 亿元人民币。

美国自 1970 年，建立全国医院感染监测系统（NNIS 系统），包括全面监测、ICU 感染监测、手术部位感染监测、高危护理单元监测，2005 年改为 NHSN，由全面监测转为全部目标性监测，主要包括器械相关感染监测模块（呼吸机相关肺炎、插管相关血流感染、透析相关感染），药物相关感染监测模块（抗菌药物使用及耐药菌），操作相关感染监测模块（手术部位感染、手术后肺炎）。美国目前已有 50 个州 2 100 所医院加入了监测系统，并有

20 个州使用 NHSN 网络，公开医院感染数据。通过 NHSN 系统的监测，使美国医院的医院感染率有明显下降，血流感染下降 18%~66%，肺炎下降 38%~55%，尿路感染下降 17%~69%，手术部位感染下降 26%~54%。

欧洲各国结合自身实际也建立了医院感染监测网，如德国的 KISS、英格兰的 NINSS 等。我国医院感染监控系统每年监测住院患者约 140 万人，如果按每年住院患者 5 000 万人计算，约有 2.8%的住院患者处于监测状态。

### （四）医院感染的危险因素监测

随着医疗技术的不断发展，大量介入性诊断、治疗技术普遍应用于临床，放疗、化疗以及抗菌药物广泛应用，加之疾病谱的变化和人口老龄化程度的不断提高，使得导致医院感染传播的三个主要环节，即感染源、传播途径和易感人群等方面都发生了很大改变。医疗机构应通过调查与监测，发现引起医院感染的主要危险因素，并采取有针对性的措施，以提高医院感染预防与控制的效果。

1. 在病原体方面，医院感染病原体日趋复杂、多样。原已被控制的一些传染病存在死灰复燃、卷土重来的可能，新发传染病的陆续出现，医院内耐药菌和多重耐药菌的不断增加，使得医院感染的问题愈来愈突出，管理的难度逐步加大。引起各种传染病的病原体均可引起医院感染中的外源性感染，如：可致暴发的鼠伤寒、乙型肝炎病毒等血源性感染疾病、传染性非典型肺炎（SARS）、人感染高致病禽流感（$H_5N_1$）、甲型 $H_1N_1$ 流感等呼吸道传播疾病等等。但传染病病原体不是导致医院感染发生的主要病原体，医院感染的病原体 90%为条件致病菌，可以引起外源性感染或内源性感染。如：军团菌通过空调机、水塔、淋浴喷头产生的气溶胶而引起呼吸道感染；凝固酶阴性葡萄球菌产生黏质，加强了对塑料和光滑表面的黏附力，成为人工置入物感染的常见菌株；由于抗菌药物的滥用，耐甲氧西林金黄色葡萄球菌（MRSA）已占医院金葡萄球菌的 40%~60%。

2. 在易感人群方面，患者的易感性主要包括年龄、免疫功能低下、所患的基础疾病、皮肤黏膜防御功能破坏、正常菌群防御功能破坏及所应用的诊疗方法。患者对感染的抵抗力与年龄有关，婴幼儿和老年人的抵抗力明显较低；患有慢性疾病者，如：恶性肿瘤、白血病、糖尿病、肾功能衰竭等等，易于受到条件致病菌的感染；使用免疫抑制剂或者放射治疗也可以降低患者的抵抗力；人的皮肤或者黏膜发生损伤而破坏了自然屏障机制以及营养不良也是发生感染的危险因素；大量、长期使用抗菌药物可造成患者正常菌群失调，损伤正常菌群的定殖能力，削弱了抵抗感染的生物屏障作用，促进了耐药菌株的产生、繁殖和致病。

3. 在感染途径方面，大多数病原体的传播依赖于环境中媒介物的携带和传递，侵入人体的某一部位进行定植而造成感染。在医院中，外源性微生物传播给宿主的方式通常可分为接触传播、飞沫传播、空气传播、共同媒介传播、生物媒介传播等。介入诊疗技术的发展和广泛应用，如：内镜检查、活检、导管技术、机械通气以及手术等，增加了感染的危险性，污染的物品或者材料直接进入人体组织或者器官也可以引起感染。

### （五）医院感染监测指标

1. 医院感染发病率

医院感染（例次）发病率 =（同期新发医院感染病例数/观察期间危险人群人数）×100%

观察期间危险人群人数以同期出院人数代替。

日医院感染（例次）发病率=（观察期间内医院感染新发病例数/观察期间危险人群人数）×1 000‰

2. 医院感染率　医院感染率为最常用的衡量指标，是指每100名入院患者或转归患者发生医院感染的频率，通常具有地点特殊性，如血源性医院感染率。

医院感染率=（医院感染病例数/入院病例或转归病例数）×100%

3. 医院感染现患率和实查率

医院感染患病率=（同期存在的新旧医院感染数/观察期间实际调查的住院患者人数）×100%

实查率=（实际调查的新旧医院感染例数/观察期间实际调查的住院患者人数）×100%

现患率调查是为衡量所有当前的医院感染，在大的高危人群调查中很有用。

4. 手术部位感染监测指标

（1）手术部位感染发病率

手术部位感染发病率=（指定时间内某种手术患者的手术部位感染数/指定时间内某种手术患者数）×100%

（2）不同危险指数手术部位感染发病率

某危险指数手术部位感染发病率=（指定手术该危险指数患者的手术部位/指定手术某危险指数患者的手术数）×100%

（3）外科医师感染发病专率

A. 外科医师感染发病专率

某外科医师感染发病专率=（该医师在该时期的手术部位感染病例数/某医师在某时期进行的手术病例数）×100%

B. 不同危险指数等级的外科医师感染发病专率

某医师不同危险指数感染发病专率=（该医师不同危险指数等级患者的手术部位感染例数/某医师不同危险指数等级患者手术例数）×100%

C. 平均危险指数

平均危险指数=［∑（危险指数等级×手术例数）/手术例数总和］×100%

D. 医师调正感染发病专率

医师调正感染发病专率=（某医师的感染专率/某医师的平均危险指数等级）×100%

5. 医院感染漏报率　为确保医院感染监测资料的准确性，可以定期或不定期地进行漏报率调查。医院感染漏报率调查一般以一年为期，也可以日为单位，其计算公式为：

医院感染漏报率=［某医院感染漏报病例数/（已报病例数+漏报病例数）］

医院感染漏报率的高低是评价一所医院感染监测质量好坏的重要指标。一般要求漏报率不应超过20%。

6. 器械使用率及其相关感染发病率

（1）器械使用率

尿道插管使用率=（尿道插管日数/患者总住院日数）×100%

中心静脉插管使用率=（中心静脉插管日数/患者总住院日数）×100%

呼吸机使用率=（使用呼吸机日数/患者总住院日数）×100%

总器械使用率＝（总器械使用日数/患者总住院日数）×100%

（2）器械相关感染发病率

泌尿道插管相关泌尿道感染发病率＝（尿道插管患者中泌尿道感染人数/患者尿道插管总日数）×1 000‰

血管导管相关血流感染发病率＝（中心静脉插管患者中血流感染人数/患者中心静脉插管总日数）×1 000‰

呼吸机相关肺炎感染发病率＝（使用呼吸机患者中肺炎人数/患者使用呼吸机总日数）×1 000‰

7. 临床抗菌药物监测指标

（1）出院患者抗菌药物使用率

出院患者抗菌药物使用率＝（使用抗菌药物患者数/调查患者数）×100%

（2）住院患者抗菌药物使用率

住院患者抗菌药物使用率＝（使用抗菌药物患者数/调查患者数）×100%

（3）每千住院日某抗菌药物的 DDD 频数

每千住院日某抗菌药物的 DDD 频数 =（抗菌药物的 DDD 频数/累计住院日数）×1 000‰

（4）治疗使用抗菌药物构成比

治疗使用抗菌药物构成比 =（治疗使用抗菌药物患者数/总的使用抗菌药物患者数）×100%

（5）预防使用抗菌药物构成比

预防性使用抗菌药物构成比 =（预防性使用抗菌药物患者数/总的使用抗菌药物患者数）×100%

（6）门诊处方抗菌药物使用率

门诊处方抗菌药物使用率＝（使用抗菌药物处方数/调查处方数）×100%

## （六）监测的管理和要求

医院应建立有效的医院感染监测与通报制度，及时诊断医院感染病例，分析发生医院感染的危险因素，采取针对性的预防与控制措施。并应将医院感染监测控制质量纳入医疗质量管理考核体系。医院应培养医院感染控制专职人员和临床医务人员识别医院感染暴发的意识与能力。发生暴发时应分析感染源、感染途径，采取有效的控制措施。

医院应建立医院感染报告制度，发生医院感染暴发，医疗机构应报告所在地的县（区）级地方人民政府卫生行政部门。报告包括初次报告和订正报告，订正报告应在暴发终止后一周内完成。医疗机构经调查证实发生以下情形时，应于 12 小时内向所在地的县级地方人民政府卫生行政部门报告，并同时向所在地疾病预防控制机构报告：①5 例以上的医院感染暴发。②由于医院感染暴发直接导致患者死亡。③由于医院感染暴发导致 3 人以上人身损害后果。医疗机构发生以下情形时，应按照《国家突发公共卫生事件相关信息报告管理工作规范（试行）》的要求在 2 小时内进行报告：①10 例以上的医院感染暴发事件。②发生特殊病原体或者新发病原体的医院感染。③可能造成重大公共影响或者严重后果的医院感染。医疗机构发生的医院感染和医院感染暴发属于法定传染病的，还应当按照《中华人民共和国传染病防治法》和《国家突发公共卫生事件应急预案》的规定进行报告。

医院应制定切实可行的医院感染监测计划，如年计划、季度计划等。监测计划内容主要包括人员、方法、对象、时间等。

医院应按每 200~250 张实际使用病床，配备 1 名医院感染专职人员；专职人员应接受监测与感染控制知识、技能的培训并熟练掌握。医院应在医院信息系统建设中，不断完善医院感染监测系统与基础设施，保障监测设施运转正常。

## （七）医院感染监测的组织实施和信息反馈

1. 监测的组织实施 医院感染监测的组织系统由院长领导下的医院感染管理委员会、医院感染管理科、科室医院感染控制小组三级组成。其共同任务，就是对医院感染的重点科室、重点部位和区域开展定期和经常性地监测工作。

2. 监测信息的收集 宜主动收集资料。发现感染病例主要是由医院感染专职人员、医师、护士共同来完成的，可以通过医生自报、医院感染专职人员做前瞻性调查、横断面（现况）调查、回顾性调查、感染监控护士登记、相关科室信息记录等方法收集医院感染信息。收集的信息资料包括：患者感染信息的收集包括查房、病例讨论、查阅医疗与护理记录、实验室与影像学报告和其他部门的信息。病原学信息的收集包括临床微生物学、病毒学、病理学和血清学检查结果。同时收集和登记患者基本资料、医院感染信息、相关危险因素、病原体及病原菌的药物敏感试验结果和抗菌药物的使用情况。

3. 资料整理

（1）原始资料整理核实：对缺少的项目要立即补上；对诊断不确实的感染病例可再核实，对重复的病例要去除。

（2）统计指标的计算：全院及各科的医院感染病例发病率及例次发病率；医院感染现患率及各部位感染率及构成比；抗生素使用率、病原菌及其耐药性、各种危险因素情况等。

（3）结果分析：将不断监测所取得的结果进行分析研究，找出造成医院感染的各种因素，为采取针对性措施提供依据。

4. 监测信息的反馈 对监测结果根据不同情况分别采用书面报告、大交班会议、参加科室交班会、个别指导和座谈等形式进行信息交流和反馈。对发现的与医院感染有关的严重违章问题，采用《医院感染监测质控信息反馈通知单》形式指出问题，提出要求，限期改正，经有关领导签字后发给有关科室。

## （八）监测资料的利用

1. 对医院感染发展趋向预测和预报 医院感染资料是医院感染工作的信息库，是医院的宝贵资料，应充分利用。它能帮助了解全院医院感染发生发展趋向，进行预测和预报，以便提早采取预防控制措施。例如，在监测中发现某时期散发感染病例增加，明显超过了本地感染率，或者流行菌株及耐药性有变化，可以预测将有可能发生医院感染的流行或暴发。此时应立即加强调查研究，找出原因，有针对性地采取控制措施。利用监测资料及时通报全院人员，使本医院感染的信息在院内畅通，教育全院医护人员，提高对医院感染认识，使医院感染监控工作形成良性循环。

2. 探索危险因素 随着医疗技术的不断进步，很多损伤机体正常防御机制的诊断、治疗操作的增加，新的抗生素大量应用，尤其老年患者增加，慢性病发病率不断上升等，使医院感染不断出现新的危险因素，必须通过监测去探索。在监测中可以发现新的医院感染危险因素，而且必须要深入开展专题研究。

3. 防治效果的评价　通过监测工作可跟踪观察某项防治措施对医院感染发病率的动态变化的影响，凡是使用后发病率能明显降低者，可认为该项措施是有效的，反之则认为无效。

## 二、消毒灭菌效果监测

### （一）消毒、灭菌效果监测标准和方法

消毒、灭菌效果合格率必须达到100%，不合格物品不得进入临床及有关部门使用；监测方法参照《消毒技术规范（第3版）第二分册医院消毒技术规范》第20章执行。

1. 消毒后的各种内镜（如胃镜、肠镜、喉镜、气管镜等）及其他消毒物品应每季度进行检测，不得检出致病微生物。

2. 灭菌后的各种内镜（如腹腔镜、关节镜、胆管镜、膀胱镜、胸腔镜等）、活检钳、各种导管和其他已灭菌物品应每月进行检测，不得检出任何微生物。

3. 进入人体无菌组织、器官或接触破损皮肤、黏膜的医疗用品必须无菌。接触黏膜的医疗用品细菌总数不高于20CFU/g或20CFU/100cm$^2$，不得检出致病微生物。接触皮肤的医疗用品细菌总数不高于200CFU/g或20CFU/100cm$^2$，不得检出致病微生物。监测方法参照GB 15982-1995执行。

4. 血液净化系统必须每月进行检测，透析液检测样品应取自渗水输水管路的末端。细菌总数不得超过200CFU/mL，并不得检出致病微生物。内毒素检测至少每3个月1次，要求细菌总数<200CFU/mL，内毒素<2EU/mL；采样部位同透析液检测。化学污染物情况至少每年测定1次，软水硬度及游离氯检测至少每周1次。当疑有透析液污染或遇有严重感染病例时，应增加检测采样点，如原水口、软化水出口、反渗水出口、透析液配液口等；当检测结果超过规定值时，必须采取适当处理措施，复查合格后方可再使用。

### （二）消毒、灭菌方法的监测要求

1. 消毒质量的监测

（1）湿热消毒：应监测、记录每次消毒的温度与时间或$A_0$值。应每年检测清洗消毒器的主要性能参数。

（2）化学消毒：应根据消毒剂的种类特点，定期监测消毒剂的浓度、消毒时间和消毒时的温度，并记录，结果应符合该消毒剂的规定。

A. 生物监测：消毒剂每季度检测一次，其细菌含量不得超过100CFU/mL，并不得检出致病性微生物；灭菌剂每月检测一次，不得检出任何微生物。

B. 化学监测：根据化学消毒、灭菌剂的性能定期进行。含氯消毒剂、过氧乙酸等应每日检测，戊二醛每周检测至少一次。

（3）消毒效果监测：消毒后直接使用物品应每季度进行监测。每次检测3~5件有代表性的物品。

2. 灭菌质量的监测

（1）通用要求：对灭菌质量采用物理监测法、化学监测法和生物监测法进行，物理监测不合格的灭菌物品不得发放。包外化学监测不合格的灭菌物品不得发放，包内化学监测不

合格的灭菌物品不得使用。生物监测不合格时，应尽快召回上次生物监测合格以来所有尚未使用的灭菌物品，重新处理；并应分析不合格的原因，改进后，生物监测连续三次合格后方可使用。灭菌置入型器械应每批次进行生物监测，生物监测合格后，方可发放。按照灭菌装载物品的种类，可选择具有代表性的PCD进行灭菌效果的监测。

（2）压力蒸汽灭菌的监测

A. 物理监测法：每次灭菌应连续监测并记录灭菌时的温度、压力和时间等灭菌参数。温度波动范围在±3℃以内，时间满足最低灭菌时间的要求，同时应记录所有临界点的时间、温度与压力值，结果应符合灭菌的要求。

B. 化学监测法：应进行包外、包内化学指示物监测。具体要求为灭菌包包外应有化学指示物，高度危险性物品包内应放置包内化学指示物，置于最难灭菌的部位。如果透过包装材料可直接观察包内化学指示物的颜色变化，则不必放置包外化学指示物。通过观察化学指示物颜色的变化，判定是否达到灭菌合格要求。采用快速压力蒸汽灭菌程序灭菌时，应直接将一片包内化学指示物置于待灭菌物品旁边进行化学监测。

C. 生物监测法：应每周监测一次。紧急情况灭菌置入型器械时，可在生物PCD中加用5类化学指示物。5类化学指示物合格可作为提前放行的标志，生物监测的结果应及时通报使用部门。采用新的包装材料和方法进行灭菌时应进行生物监测。小型压力蒸汽灭菌器因一般无标准生物监测包，应选择灭菌器常用的、有代表性的灭菌包制作生物测试包或生物PCD，置于灭菌器最难灭菌的部位，且灭菌器应处于满载状态。生物测试包或生物PCD应侧放，体积大时可平放。采用快速压力蒸汽灭菌程序灭菌时，应直接将一支生物指示物，置于空载的灭菌器内，经一个灭菌周期后取出，规定条件下培养，观察结果。

D. B-D试验：预真空（包括脉动真空）压力蒸汽灭菌器应每日开始灭菌运行前进行B-D测试，B-D测试合格后，灭菌器方可使用。B-D测试失败，应及时查找原因进行改进，监测合格后，灭菌器方可使用。

E. 灭菌器新安装、移位和大修后的监测：应进行物理监测、化学监测和生物监测。物理监测、化学监测通过后，生物监测应空载连续监测三次，合格后灭菌器方可使用。对于小型压力蒸汽灭菌器，生物监测应满载连续监测三次，合格后灭菌器方可使用。预真空（包括脉动真空）压力蒸汽灭菌器应进行B-D测试并重复三次，连续监测合格后，灭菌器方可使用。

（3）干热灭菌的监测

A. 物理监测法：每灭菌批次应进行物理监测。监测方法为将多点温度检测仪的多个探头分别放于灭菌器各层内、中、外各点，关好柜门，引出导线，由记录仪中观察温度上升与持续时间。温度在设定时间内均达到预置温度，则物理监测合格。

B. 化学监测法：每一灭菌包外应使用包外化学指示物，每一灭菌包内应使用包内化学指示物，并置于最难灭菌的部位。对于未打包的物品，应使用一个或者多个包内化学指示物，放在待灭菌物品附近进行监测。经过一个灭菌周期后取出，据其颜色的改变判断是否达到灭菌要求。

C. 生物监测法：应每周监测一次。

新安装、移位和大修后，应进行物理监测法、化学监测法和生物监测法监测（重复三次），监测合格后，灭菌器方可使用。

（4）低温灭菌的监测：低温灭菌方法包括环氧乙烷灭菌法、过氧化氢等离子灭菌法和低温甲醛蒸汽灭菌法等。

通用要求：新安装、移位、大修、灭菌失败、包装材料或被灭菌物品改变，应对灭菌效果进行重新评价，包括采用物理监测法、化学监测法和生物监测法进行监测（重复三次），监测合格后，灭菌器方可使用。

A. 环氧乙烷灭菌的监测

物理监测法：每次灭菌应连续监测并记录灭菌时的温度、压力和时间等灭菌参数。

化学监测法：每个灭菌物品包外应使用包外化学指示物，作为灭菌过程的标志；每包内最难灭菌位置放置包内化学指示物，通过观察其颜色变化，判定其是否达到灭菌合格要求。

生物监测法：每灭菌批次应进行生物监测。

B. 过氧化氢等离子灭菌的监测

物理监测法：每次灭菌应连续监测并记录每个灭菌周期的临界参数，如舱内压、温度、过氧化氢的浓度、电源输入和灭菌时间等灭菌参数。灭菌参数符合灭菌器的使用说明或操作手册的要求。

化学监测法：每个灭菌物品包外应使用包外化学指示物作为灭菌过程的标志；每包内最难灭菌位置放置包内化学指示物，通过观察其颜色变化，判定其是否达到灭菌合格要求。

生物监测法：应每天至少进行一次灭菌循环的生物监测，监测方法应符合国家的有关规定。

C. 低温甲醛蒸汽灭菌的监测

物理监测法：每灭菌批次应进行物理监测。详细记录灭菌过程的参数，包括灭菌温度、湿度、压力与时间。

化学监测法：每个灭菌物品包外应使用包外化学指示物作为灭菌过程的标志；每包内最难灭菌位置放置包内化学指示物，通过观察其颜色变化，判定其是否达到灭菌合格要求。

生物监测法：应每周监测一次。

3. 紫外线消毒应进行日常监测、紫外线灯管照射强度监测和生物监测

（1）日常监测：包括灯管应用时间、照射累计时间和使用者签名。

（2）紫外线灯管照射强度监测：使用中的紫外线灯管照射强度监测应每半年进行一次，灯管照射强度低于 $70\mu W/cm^2$ 应当更换；新灯管的照射强度，普通 30W 直管型紫外线灯不得低于 $90\mu W/cm^2$，30W 高强度紫外线灯不得低于 $180\mu W/cm^2$。

（3）生物监测：必要时进行。经照射消毒后的物品或空气中的自然菌减少率应在90.00%以上；人工染菌的杀灭率应达到 99.90%。

# 三、环境卫生学监测

环境卫生学监测包括对空气、物体表面和医护人员手的卫生学监测。

## （一）环境卫生学监测

医院应每月对手术室、重症监护病房（ICU）、产房、母婴室、新生儿病房、骨髓移植病房、血液病房、血液净化室、供应室无菌区、治疗室、换药室等重点部门进行环境卫生学监测。当有医院感染流行，怀疑与医院环境卫生学因素有关时，应及时进行监测。

监测方法参照 GB 15982-1995 执行。卫生学标准应符合 GB 15982-1995 4.1 "各类环境空气、物体表面、医护人员手卫生标准"的规定，如下文所示。

1. 细菌菌落总数 允许检出值见表 13-1。

表 13-1 各类环境空气、物体表面、医护人员手细菌菌落总数卫生标准

| 环境类别 | 范围 | 空气（CFU/m³） | 物体表面（CFU/cm²） | 医护人员手（CFU/cm²） |
|---|---|---|---|---|
| I | 层流洁净手术室、层流洁净病房 | ≤10 | ≤5 | ≤5 |
| II | 普通手术室、产房、婴儿室、早产儿室、普通保护性隔离室、供应室无菌区、烧伤病房、重症监护病房 | ≤200 | ≤5 | ≤5 |
| III | 儿科病房、妇产科检查室、注射室、换药室、治疗室、供应室清洁区、急诊室、化验室、各类普通病房和房间 | ≤500 | ≤10 | ≤10 |
| IV | 传染病科及病房 | — | ≤15 | ≤15 |

2. 致病性微生物 不得检出乙型溶血性链球菌、金黄色葡萄球菌及其他致病性微生物。在可疑污染情况下进行相应指标的检测。母婴同室、早产儿室、婴儿室、新生儿及儿科病房的物体表面和医护人员手上，不得检出沙门菌。

### （二）手卫生效果的监测

1. 监测要求 医疗机构应每季度对手术室、产房、导管室、层流洁净病房、骨髓移植病房、器官移植病房、重症监护病房、新生儿室、母婴室、血液透析病房、烧伤病房、感染疾病科、口腔科等部门工作的医务人员手进行消毒效果的监测；当怀疑医院感染暴发与医务人员手卫生有关时，应及时进行监测，并进行相应致病性微生物的检测。

2. 监测方法

（1）采样时间：在接触患者、进行诊疗活动前采样。

（2）采样方法：被检者五指并拢，用浸有含相应中和剂的无菌洗脱液浸湿的棉拭子在双手指腹面从指跟到指端往返涂擦 2 次，一只手涂擦面积约 30cm²，涂擦过程中同时转动棉拭子；将棉拭子接触操作者的部分剪去，投入 10mL 含相应中和剂的无菌洗脱液试管内，及时送检。

（3）检测方法：将采样管在混匀器上振荡 20 秒或用力振荡 80 次，用无菌吸管吸取 1.0mL 待检样品接种于灭菌平皿，每一样本接种 2 个平皿，平皿内加入已溶化的 45~48℃ 的营养琼脂 15~18mL，边倾注边摇匀，待琼脂凝固，置 36℃±1℃ 温箱培养 48 小时，计数菌落数。细菌菌落总数计算方法：

细菌菌落总数（CFU/cm²）＝平板上菌落数×稀释倍数/采样面积（cm²）。

（4）手卫生合格的判断标准：细菌菌落总数符合如下要求。①卫生手消毒：监测的细菌菌落总数应≤10CFU/cm²。②外科手消毒：监测的细菌菌落总数应≤5CFU/cm²。

（肖 卉）

# 第三节　医院感染的预防和控制

## 一、概述

预防与控制医院感染，降低医院感染发病率，保证医疗质量，保障患者和医务人员安全，是医院感染管理的最终目的。医院感染预防、控制体系是个复杂管理系统，涉及医院的管理、医疗活动的组织、护理工作模式、药事管理，以及临床检验、消毒供应、手术室、设备管理、后勤部门等有较密切的关系。具有涉及多环节、多领域、多学科的特点。医院感染的预防与控制是医疗机构及其所有工作人员共同的责任，医疗机构的各个部门和全体工作人员都必须为降低患者以及自身发生感染的危险性而通力合作。因此，医疗机构必须加强管理，有目标、有组织、有计划地针对导致医院感染的危险因素，科学实施控制活动，以达到减少医院感染和降低医院感染危险性的目的。

虽然医院感染不能够被消灭，但是通过控制感染源、切断传播途径、保护易感人群等措施，可以大大降低发生医院感染的危险性，有效预防和控制医院感染。美国医院感染控制效果研究（SENIC）结果表明，通过预防与控制措施的实施，1/3 的医院感染是可以预防的。例如：在医院最为常见的泌尿道感染、手术部位感染、呼吸机相关肺炎、血管内导管相关性感染等医院感染，都与侵入性医疗器械或者侵入性操作有关，通过规范地实施无菌操作技术、保证侵入性医疗器械的灭菌以及限制插管留置时间等措施，可以有效地降低发生感染的风险。

医院感染管理应当以预防为主，不仅要对发生的感染及时予以诊断、控制，更要针对相关风险因素进行甄别和干预。例如：世界卫生组织将不同的患者群体对感染的易感性分为三个级别的危险层。侵入性诊疗操作及所使用的诊疗器具，暴露于体液、血液、分泌物等具有潜在感染危险的物质，患者的免疫力水平等都是发生医院感染的危险因素。由此看出，医院内具备危险因素的重点部门，如：重症监护病房、血液透析室、手术室等部门，是医院感染预防与控制的重点部门。关于医院感染的有效预防方面，世界卫生组织于 1986 年向全球推荐的五类措施包括：消毒、隔离、无菌操作、合理使用抗菌药物、监测并通过监测进行感染控制的效果评价。

## 二、医院感染预防和控制的主要内容

近年来卫健委发布了一系列有关医院感染管理的法规性文件和技术规范，其中起到宏观指导作用的是《医院感染管理办法》和《医院管理评价指南（2008 年版）》，医院应据此加强医院感染的预防与控制工作。

### （一）《医院感染管理办法》中的要求

《医院感染管理办法》于 2006 年 9 月 1 日开始施行，其中第三章"预防与控制"进行了全面的规定。具体内容如下。

1. 医疗机构应当按照有关医院感染管理的规章制度和技术规范，加强医院感染的预防与控制工作。

2. 医疗机构应当按照《消毒管理办法》，严格执行医疗器械、器具的消毒工作技术规范，并达到以下要求　①进入人体组织、无菌器官的医疗器械、器具和物品必须达到灭菌水平。②接触皮肤、黏膜的医疗器械、器具和物品必须达到消毒水平。③各种用于注射、穿刺、采血等有创操作的医疗器具必须一用一灭菌。另外，医疗机构使用的消毒药械、一次性医疗器械和器具应当符合国家有关规定。一次性使用的医疗器械、器具不得重复使用。

3. 医疗机构应当制定具体措施，保证医务人员的手卫生、诊疗环境条件、无菌操作技术和职业卫生防护工作符合规定要求，对医院感染的危险因素进行控制。

4. 医疗机构应当严格执行隔离技术规范，根据病原体传播途径，采取相应的隔离措施。

5. 医疗机构应当制定医务人员职业卫生防护工作的具体措施，提供必要的防护物品，保障医务人员的职业健康。

6. 医疗机构应当严格按照《抗菌药物临床应用指导原则》，加强抗菌药物临床使用和耐药菌监测管理。

7. 医疗机构应当按照医院感染诊断标准及时诊断医院感染病例，建立有效的医院感染监测制度，分析医院感染的危险因素，并针对导致医院感染的危险因素，实施预防与控制措施。医疗机构应当及时发现医院感染病例和医院感染的暴发，分析感染源、感染途径，采取有效的处理和控制措施，积极救治患者。

8. 医疗机构经调查证实发生以下情形时，应当于 12 小时内向所在地的县级地方人民政府卫生行政部门报告，并同时向所在地疾病预防控制机构报告。所在地的县级地方人民政府卫生行政部门确认后，应当于 24 小时内逐级上报至省级人民政府卫生行政部门。省级人民政府卫生行政部门审核后，应当在 24 小时内上报至卫健委：①5 例以上医院感染暴发。②由于医院感染暴发直接导致患者死亡。③由于医院感染暴发导致 3 人以上人身损害后果。

9. 医疗机构发生以下情形时，应当按照《国家突发公共卫生事件相关信息报告管理工作规范（试行）》的要求进行报告　①10 例以上的医院感染暴发事件。②发生特殊病原体或者新发病原体的医院感染。③可能造成重大公共影响或者严重后果的医院感染。

10. 医疗机构发生的医院感染属于法定传染病的，应当按照《中华人民共和国传染病防治法》和《国家突发公共卫生事件应急预案》的规定进行报告和处理。

11. 医疗机构发生医院感染暴发时，所在地的疾病预防控制机构应当及时进行流行病学调查，查找感染源、感染途径、感染因素，采取控制措施，防止感染源的传播和感染范围的扩大。

12. 卫生行政部门接到报告，应当根据情况指导医疗机构进行医院感染的调查和控制工作，并可以组织提供相应的技术支持。

## （二）《医院管理评价指南（2008 年版）》中的要求

卫健委发布的《医院管理评价指南（2008 年版）》中，"医院感染管理与持续改进"一节要求如下。

1. 根据国家有关的法律、法规，按照《医院感染管理办法》要求，制定并落实医院感染管理的各项规章制度。

2. 根据《医院感染管理办法》要求和医院功能任务，建立完善的医院感染管理组织体系。

3. 医院感染管理部门实行目标管理责任制，职责明确。

4. 医院的建筑布局、设施和工作流程符合医院感染控制要求。

5. 落实医院感染的病例监测、消毒灭菌监测、必要的环境卫生学监测和医院感染报告制度。

6. 加强对医院感染控制重点部门的管理，包括感染性疾病科、口腔科、手术室、重症监护室、新生儿病房、产房、内镜室、血液透析室、导管室、临床检验部门和消毒供应室等。

7. 加强对医院感染控制重点项目的管理，包括呼吸机相关性肺炎、血管内导管所致血行感染、留置导尿管所致尿路感染、手术部位感染、透析相关感染等。

8. 医务人员严格执行无菌技术操作、消毒隔离工作制度、手卫生规范、职业暴露防护制度。

9. 对消毒器械和一次性使用医疗器械、器具相关证明进行审核，按规定可以重复使用的医疗器械，实施严格的清洗、消毒或者灭菌，并进行效果监测。

10. 开展耐药菌株监测，指导合理选用抗菌药物。协助抗菌药物临床应用监测与管理。

11. 加强卫生安全防护工作，保障职工安全。

## 三、医院感染预防与控制的实施

医疗机构应当建立医院感染管理责任制，制定并落实医院感染管理的规章制度和工作规范、有关技术操作规范和工作标准，有效预防和控制医院感染。

### （一）建立医院感染管理责任制

所有医疗机构均应建立预防和控制医院感染的责任制。我国从开始医院感染管理工作至今，大部分医疗机构均成立了医院感染管理组织，医院感染管理专业人员队伍也已形成，但由于各地区的差异、医疗机构级别的差异、管理者的水平差异，人们对此项工作的认识也存在较大差异。不少地方的工作仅靠少数医院感染管理专职人员，因此工作开展不深入，严重的医院感染事件屡有发生。

医院感染的预防与控制是个系统工程，需要全院统一协调的管理，领导重视是做好医院感染管理工作的前提，各职能部门的配合支持关系到医院感染控制系统是否能正常运转，专职人员的水平决定着医院感染管理工作的成效。为此，建立医院感染管理责任制就成为医疗机构在预防医院感染管理工作中组织管理的第一要素。在医院管理系统中，各级行政领导应各有分工，院长及主管副院长应当在管理中承担领导责任，医院感染管理委员会、医院感染管理部门及专兼职人员、其他部门也应各负其责。

《医院感染管理办法》规定，医院感染管理委员会由医院感染管理部门、医务部门、护理部门、临床科室、消毒供应室、手术室、临床检验部门、药事管理部门、设备管理部门、后勤管理部门及其他有关部门的主要负责人组成，主任委员由医院院长或者主管医疗工作的副院长担任。医院感染管理部门、分管部门及医院感染管理专（兼）职人员具体负责医院感染预防与控制方面的管理和业务工作。

### （二）制定并落实医院感染管理的规章制度

制度是管理的基础与保证，医院感染管理工作更是如此。近年来，随着医院感染管理工作的深入开展，各地区在医院感染的预防与控制工作中均积累了丰富的经验，特别是在建章立制方面做了很多工作，各地区的医院感染管理规章与制度也在陆续完善，不少医院将医院感染管理制度装订成册，便于使用和查阅。但是，由于医院感染管理工作在我国开始时间不长，可借鉴的经验也有限，有些医院存在互相抄袭制度，只注重形式不注重内容的现象，也有些医院的医院感染管理制度与实际情况脱节，使制度表面化、形式化。为此，加强医院感染管理的制度建设是有效开展工作的保证。一般地，医院感染的管理规章制度应包括以下几个方面。

1. 医院感染管理制度　是根据国家相关的法规及规范，结合医院的具体情况，在医院感染管理方面建立制度。如：医院感染管理委员会的例会制度、医院感染管理相关部门及人员职责、医院感染管理质量考核制度、医院感染管理三级网络制度、医院感染管理监控制度等。

2. 医院感染防控工作制度　是根据医院感染管理制度结合各临床科室的具体情况就工作内容制定的制度。常用的制度包括医院感染知识培训制度、医院感染监测制度、医院感染暴发报告及处置管理制度、重点部门医院感染管理制度（ICU、感染疾病科病房、母婴室、新生儿病房、手术室、产房、消毒供应中心、内镜室、口腔科、输血科、血液透析室、检验科与实验室）、医院环境卫生制度、消毒灭菌与隔离制度、医务人员手卫生制度、消毒药械和一次性使用医疗用品管理制度、抗菌药物临床应用管理制度、医务人员职业卫生防护制度、医疗废物管理制度、传染病和突发公卫事件应急预案等。

### （三）编写医院感染防控的标准操作规程并加强执行

1. 标准操作规程简介　标准操作规程（SOP）是企业界常用的一种作业方法，近年来被借鉴到其他广泛领域，在医院感染防控工作中也逐步得到应用。SOP 精髓是将细节进行量化，也就是对某一程序中的关键控制点和要求进行细化、量化和优化。SOP 是对一个过程进行描述的程序，是流程下面某个程序中关于控制点如何来规范的程序。SOP 是一种标准的作业程序，是操作层面的程序。如果结合 ISO 9000 体系的标准，SOP 是属于三级文件，即作业性文件。所谓标准，在这里有最优化的概念，即不是随便写出来的操作程序都可以称作 SOP，而一定是经过不断实践总结出来的在当前条件下可以实现的最优化的操作程序设计。就是尽可能地将相关操作步骤进行细化、量化和优化，细化、量化和优化的度就是在正常条件下大家都能理解又不会产生歧义。同时，从宏观层次上讲，SOP 也是一个体系；尤其从管理角度来看，SOP 不可能只是单个的，必然是一个整体和体系。

SOP 的优点在于，一是按规程执行可以避免操作人员的主观随意性，减少不必要的无效劳动，实现规范管理；二是将工作过程以流程的形式分解为一系列具体的步骤，使整个工作流程透明化，实现有效监督；三是流程可以把个体的智慧以流程的形式记录下来，写出具体的步骤，在其他人员学习和执行的过程中，使个体智慧变为集体智慧；四是流程使复杂的问题简单化，变得容易执行，可操作性强，从而提高工作人员的执行力。

2. 与医院感染预防与控制相关的标准操作规程　具体到医院感染预防与控制，应根据国家发布的与医院感染管理相关的法律、法规、规范、标准、指南，依据预防与控制医院感染的原则和医院感染管理制度，结合具体的工作过程，制定相应的标准操作规程。

与医院感染预防与控制相关的标准操作规程包括以下方面：医院感染预防与控制基本方法的标准操作规程、重点部位医院感染预防与控制的标准操作规程、重点部门医院感染预防与控制的标准操作规程、医院感染病例监测的标准操作规程、医院感染暴发与处置的标准操作规程、职业防护与生物安全的标准操作规程、临床微生物检验标本采集与运送的标准操作规程、抗菌药物临床应用管理的标准操作规程、耐药菌监测与防控的标准操作规程、消毒药械和一次性使用医疗器械器具管理的标准操作规程、医院环境清洁消毒与监测的标准操作规程、医疗废物与污水管理的标准操作规程等。

## （四）持续质量改进

持续质量改进是基于全面质量管理，强调"保证高质量服务过程的管理过程"和"质量改进程序或过程"的现代管理的先进方法。医院感染是医学发展的必然产物，只要有医疗活动，医院感染就不可能完全避免，医院感染管理就是要将人为因素或者医源性因素降低到可以接受的水平或是最大限度地控制它的发生。为此，需要我们通过有效的监测，不断寻找易感因素、易感环节、易感染部位，采取有效的干预措施，这就是持续质量改进的过程。

1. 医院管理持续质量改进（CQI）的基本原理

（1）CQI 的含义：是以系统论为理论基础，要求在全面质量管理基础上，以患者需求为动力，对医疗服务系统进行持续的针对具体过程问题的资料收集、系统检测和质量评估方法进行 CQI，从而提高质量。更注重过程管理和提高服务环节质量，强调人人参与质量控制活动、顾客价值以及管理模式的改变，以提高医疗服务质量，降低医疗成本。

（2）CQI 基本观点：①过程管理及改进使医疗服务得以满足消费者的需要。②质量改进必然会导致减少医疗资源浪费，以达到降低医疗成本的最终目的。③质量改进则是一种持续性的研究，探索更有效的方法，使质量达到更优、更高标准。

（3）CQI 基本原则：满足顾客需求，并超过他们的期望；通过消除错误及浪费达到产品的持续改进；通过加强培训，促使每个员工参加到 CQI 过程中来；对各种操作过程的测评必须对照最佳效益来掌握如何改进，在什么环节上改进；每一道程序从最开始以及任何时间都要保持高质量；在 CQI 中必须紧密地与服务供应者及消费者密切配合；组建各类人员参与的 CQI 小组来引入上述观点到质量改进活动中去。

（4）CQI 顾客概念：在医疗服务领域，医院管理者和医护人员为内部顾客，而传统的顾客（患者）则为外部顾客。质量提高的内在动力就在于正确地理解顾客概念并满足其需要。顾客需要是相同的，即高质量的产品和服务、快捷的服务程序以及合理的价格。

（5）完成 CQI 的 10 个步骤。明确任务，设计方案，选定提高和评估的重点；划定范围和提出解决步骤；明确感染控制 CQI 的重要方面；确定指标；建立评价标准，选择标准评价模式；明确推荐指标的来源和资料收集方式，并收集整理资料；确定评价时机、重点反馈信息、评估重点，进行评价；CQI 小组提出建议或（和）采取行动；评定效果和保证质量提高的连续性：A. 评价质量是否得到提高。B. 假如没有，采取新的行动方案，重复 A 和 B，直到提高得以实现和维持，持续监测，周期性评价监测重点；质量改进措施、结果的汇报、交流、传播及信息反馈。

（6）CQI 的特点：①目的性。以患者为中心，满足患者一切必要的、合理的需求。②持续性。CQI 要求不断进取、创新，才能不断满足患者的需求。③主动性。CQI 要在工作中找问题，而不是让问题等改进。④全过程性。CQI 注重过程管理、环节质量控制，要全过程满足患者的需求。⑤竞争性。改进就是竞争。只有不断改进，才能保持竞争优势。⑥创新性。改进不等于创新，是创新的基础。CQI 是从渐进的日常持续改进，直至战略突破性项目的改进（创新）。⑦效益性。CQI 的最终衡量标准是看效益，是否实现高质量、高患者满意率、高经济效益。

（7）CQI 的意义：①对质量提出的新要求是质量改进的最直接动力之一。来自患者、社会公众、国家政府、医疗保险部门和医院自身的高质量需求都要求医院必须持续不断地进行 CQI。它是适应日益激烈市场竞争的有力武器，是达到未来超严质量要求的重要手段。CQI 帮助我们不断寻求过程中的不良因素，不断关注顾客（内部、外部）需要，通过过程的、持续的、预防性的管理和改进，持续不断提高医院质量。②医院未来发展的重要举措。在日益激烈的国内外医疗市场竞争环境中，医院竞争就说到底是质量的竞争，进行医院 CQI，探索更有效的方法，使医院质量达到更优、更高标准，是新时期医院质量管理发展的重点，也将成为未来医院发展的重要举措。CQI 已成为现代质量管理的精髓和核心，不管是全面质量管理（TQM），还是 ISO 9000 标准都把 CQI 作为永恒的目标。③医院管理评价的需要。《医院管理评价指南（试行）》要求在进行医院管理评价时，坚持"以患者为中心"，把持续改进医疗质量和保障医疗安全作为医院管理的核心内容，并对医院感染管理的 CQI 做了明确的规定。国际上公认医院评审制度能推动医院 CQI。医院在申请评审前先要进行自我评估，能自我发现问题及时改进。评审能促进医院员工参与质量保证，评审是 CQI 的推动力。

2. 医院感染管理质量持续改进的实施

（1）成立医院感染管理科的 CQI 小组，根据医院感染管理方面的法律、法规、规章及技术规范、标准，负责制定医院感染管理质量改进的方案和制度，并负责方案和规章制度的执行、监督、检查、指导和评价。通过不断评价措施效果并及时提出新的方案，使系统质量循环上升。

（2）针对感染监控每一个过程，要求人人参与，包括医院管理者、医务工作者、患者、患者家属乃至社会，使之全面了解感染监控系统的计划、任务、目标和进程，使每个成员都以一种高度负责的态度，关注操作过程中的每一环节、及时有效地去发现影响感染管理质量的问题，并积极参与解决问题，确保感染管理的 CQI。医院感染管理的目的不仅是防止患者间的交叉感染，同时也要防止工作人员的职业暴露。只有患者的积极配合与医务人员积极参与感染控制过程的能动性充分发挥，才能实现医院感染管理质量的不断提高。

（3）CQI 方法的选择依据：实施医院感染 CQI 方案需要有科学方法指导，需要采取统一的标准以区别应该处理问题以及处理顺序，才能有助于抓住医院感染问题根源，找到解决问题的最佳途径；也有助于保持医院感染制度的长期贯彻。持续的资料收集和质量评估是 CQI 基本措施，也是医院感染管理 CQI 的关键。

A. 资料收集与使用：信息是质量改进的基础和源泉。必须要明确推荐指标的来源和资料收集方式和途径，从对医院感染病例、医院卫生学、消毒、灭菌效果、微生物耐药性等医院感染相关危险因素进行监测的结果；医院感染管理质量监督、检查、考核、评审的结果；患者满意度调查、感染暴发事件、患者的抱怨中获得信息。综合分析找出感染管理中的重点问题、急需改进的问题，为感染管理 CQI 提出课题，并寻求最佳解决方案，制定改正措施和组织实施。经过一段时间的改进后，再次评估，对照、分析存在问题是否得到有益改进，有无出现新的问题等。如此循环往复，扎扎实实地提高医院感染的管理水平。

在实际操作中，应注意解决与医院感染持续质量改进相关信息处理的关键问题。①医院感染管理要素提取：根据 CQI 基本原理，将医院感染按管理功能分类，选择质量控制点，细化控制要素，进行数据采集。②医院感染危险因素回顾性及前瞻性研究：对医院历史资料进行回顾性统计分析，进行医院感染的危险因素多变量分析、医院感染诊断专家判断试验和医院感染预测分析，在医院内外科分别选择几个临床科室作为研究现场，按照研究建立的医院感染管理流程进行前瞻性队列调查研究，并以其他未实施试验科室的结果作为对照进行相应的统计分析，证实医院感染的管理要素。③建立医院感染预测、报警数学模型：采用logistic回归分析、判别分析建立数学模型，用统计学中的诊断试验评价方法对模型进行优化和评估，并拟合计算程序的数学模型。④医院感染管理信息系统软件设计与编程：建立医院信息系统（HIS）与本系统数学模型所需要数据源格式要求的数据软件接口，性能指标达到系统的要求。所建立数学模型软件的实现，主要包括：批量数据导入、外部数据录入、参数调整以及结果输出等功能。采用HIS的客户/服务器模式平台，设计与系统功能符合的系统环境。

B. 质量评估：采用指标评价法确定评价指标，CQI提出了医疗服务的9项评价指标，服务水平、适宜性、持续性、有效性、效果、效率、患者满意度、安全性、及时性。《指南》中与医院感染管理相关指标：①法定传染病报告率。②无菌手术切口感染率。③医院感染率。④医院感染漏报率。⑤医疗器械消毒灭菌合格率。另外，要根据各单位的具体情况制定适合自己实际需要的各种指标，进行客观评价，并逐渐根据情况修改指标值，以达到CQI。

C. 将监督检查变成提高质量的催化剂：感染管理人员进行监督检查时，要避免成为"挑问题者"，要以服务者的心态，消除自己与医护人员之间的隔阂和对立。①让感染管理人员与医护人员一起参加有关培训，彼此更好地理解对方。②让感染管理人员成为科室质量小组的一部分，更多地了解科室情况。③提高自己的沟通技巧。

（4）过程管理：医院感染管理与其他管理一样，也是通过过程来完成的。首先要依据感染管理CQI小组制定的目标和要求识别感染管理质量控制过程，包括感染管理过程的输入和输出、感染管理过程的顺序和相互作用、过程所需的文件和资源、感染管理过程的观察和监测等，通过感染管理过程实施、观察和监测，发现问题，采取新的控制措施，实现感染管理过程的持续改进。感染管理的过程管理不仅关注每个过程的策划和实施，还必须对感染管理过程进行检查和处置即改进。

A. 流程分析与优化：找出已经觉察到的感染管理问题或潜在的问题，进行分析讨论，找出解决或优化的方法并切实地实施，不断收集反馈，进行总结，提出新方案，这样循环向前，从而减少问题，优化流程，提高效率，完善质量。具体要求：①所有相关人员的积极参与。②始终抱着"客户满意"的理念。③团队精神，紧密合作。④有科学的步骤和方法。⑤有良好的组织。

B. FADE法：实现CQI有许多方法，FADE只是其中之一，即选择重点（focus）、分析（analyses）、提出（developed）和实施（execute），从医院感染的各个环节、各类疾病、各种人群入手，围绕医院的内部结构、技术、设备、资金等因素以及医疗过程的要素，进行逐层、逐项分解，寻找医院感染的影响因素和制约因素，探讨最佳管理方法和技术手段，进行目标性的感染控制。按FADE进行医院感染管理过程的改进是CQI的重点。

C. PDCA循环：PDCA循环是全面质量管理所应遵循的科学程序。全面质量管理活动的全部过程，就是质量计划的制订和组织实现的过程，这个过程就是按照PDCA循环，不停顿地周而复始地运转的。全面质量管理活动的运转，离不开管理循环的转动，这就是说，改进与解决质量问题，赶超先进水平的各项工作，都要运用PDCA循环的科学程序。不论提高产品质量，还是减少不合格品，都要先提出目标，即质量提高到什么程度，不合格品率降低多少？就要有个计划；这个计划不仅包括目标，而且也包括实现这个目标需要采取的措施；计划制定之后，就要按照计划进行检查，看是否达实现了预期效果，有没有达到预期的目标；通过检查找出问题和原因；最后就要进行处理，将经验和教训制定成标准、形成制度。PDCA 循环作为全面质量管理体系运转的基本方法，其实施需要搜集大量数据资料，并综合运用各种管理技术和方法。医院感染管理的 CQI 也需要 PDCA 循环的过程。

D. 其他管理方法：利用职责明确法、过程管理法、顾客满意法、风险管理与缺陷管理、医疗需求与循证医学、临床路径等技术方法进行医院感染管理持续质量改进，也包括导入 ISO 9001：2000 质量管理体系进行医院感染管理。

（5）争取领导的重视和支持：CQI 思想不能仅限于管理者，但依赖管理者的支持，实现 CQI 领导重视是关键。要经常将 CQI 的过程和成效与领导汇报和沟通，以确保管理者的支持及改进工作能够继续。

（6）教育与培训：感染管理人员不仅要对医院各类人员进行预防和控制感染的知识培训，包括岗前培训和教育培训，还要根据 CQI 要求，进行全员培训，使每个医务人员树立顾客满意的思想，进行换位思维，对服务质量缺陷进行查找，以满足顾客的需求。鼓励大家要将每个人都作为自己的一个重要顾客，想方设法使其满意，感受得到满意服务的欣喜。患者的教育及参与医疗活动有助于保证医疗质量。患者不仅应了解自己的病情，而且对将采取的治疗方法有选择权。如告之医护人员应该何时洗手以避免交叉感染，请患者来监督以改进医护人员的洗手依从性。

3. 医院感染管理持续质量改进的重点方面及应注意的问题

（1）建立制度：认真贯彻医院感染管理方面的法律、法规、规章及技术规范、标准，根据相关法规，制定适合本医院实际的感染管理预防和控制的规章制度，并积极组织监督、检查和指导。

（2）合理建筑布局：医院感染管理专职人员必须履行审核医院医疗用房的职责。根据预防医院感染和卫生学要求，对医院的建筑设计、布局、重点科室建设及改扩建的基本标准、基本设施和工作流程提出改进意见。医院建筑应当符合《综合医院建筑设计规范》，严格掌握人流、物流、水流、气流的流向是否合理，医疗废物及污水处理符合有关规定。从建筑设计开始，排除易引起交叉感染的隐患。

（3）感染性疾病监测与报告：落实感染性疾病病例、暴发事件、重大疫情的监测、调查分析和报告制度，研究并制定医院发生医院感染暴发及出现传染病或特殊病原体感染病例等事件的应急监控和现场处置方案，提出控制措施并指导实施。及时追踪国内外传染病疫情和医院感染暴发事件，并提出预警方案。及时向主管领导和医院感染管理委员会上报传染病疫情和医院感染控制的动态，并向全院通报。

（4）医院感染危险因素监测：以目标监测为主，针对医院感染病例、医院卫生学、消毒、灭菌效果、耐药菌株等医院感染相关危险因素进行监测、分析和反馈，针对发现问题提出改进措施，并指导实施。做好重点部门的空气质量监测和督查（发热门诊、隔离病房、层流病房、层流手术间、负压病房等）。

（5）一次性医疗用品的监督：按照《医院感染管理办法》的规定，对购入消毒药械、一次性使用医疗、卫生用品进行审核，对其储存、使用及用后处理进行监督。

（6）职业安全防护：指导医务人员预防职业暴露，做好职业卫生安全防护，建立标准预防的观念，特别是预防呼吸道传染病，以其针对医务人员锐器伤所引起的血源性感染。制定职业暴露事件的紧急处置程序、方法、上报、记录及治疗方案，提供心理指导等，确保有效的防治措施及时应用，最大限度地保护医务人员。

（7）无菌观念：感染管理人员要对医务人员进行监督和指导，使其严格执行无菌技术操作、消毒隔离技术、手部卫生等。感染患者与非感染患者分开，特殊患者单独安置。追踪消毒隔离的新技术，及时改进技术方法。

（8）加强重点科室的监测与控制，推行精细化管理：包括感染性疾病科、急诊科、口腔科、输血科、重症监护室、新生儿病房、产房、手术室、消毒供应室、内镜室、血液透析室、导管室、临床检验部门和营养室、洗衣房等。

A. 感染性疾病科和发热门诊：①严格执行传染病防治的法律、法规、规章，并组织实施，有效预防和控制传染病的传播和医源性感染。②有专人负责传染病疫情网络直报工作。③感染性疾病科或传染病科和发热门诊建设布局合理，气体流向合理、三区两带分区明确，定期进行消毒隔离防护督查，发现问题及时处理。④定期对工作人员进行传染病防治知识和技能的培训。

B. 手术室：手术感染的因素很多，主要是指术中的接触传播和空气浮游菌通过各种途径降落于手术创面而引起的感染。手术室的合理布局及功能区域的划分，保证手术设备、医疗器具、术者穿戴用具、接送患者车辆、室内空气的洁净度，以及做好无菌操作、皮肤消毒、麻醉处理和正确使用抗生素。手术室与中心供应室工作流程合理，符合预防和控制医院感染的要求。

C. 消毒供应室：除布局合理等因素外，按规定可以重复使用的医疗器械，应当进行严格的消毒或者灭菌，要使重复使用的医疗器械消毒或灭菌成功，消毒前的清洁非常重要。为了保证清洗质量，采取多酶清洗正逐渐开展，特别强调复杂医疗器械的手工清洗，供应室操作质量全过程监控与追溯系统应广泛采用。

D. 重症监护室：ICU 的特殊环境、收治的特殊对象和经常采用的特殊诊疗操作，构成医院感染的众多危险因素。其中只有环境因素和诊疗操作中易于导致污染和感染的环节可以干预。①环境因素：墙壁质地、洗手设施、通风与净化、布局分区合理、病床足够的空间等。②诊疗操作：工作流程合理、严格无菌操作、清洁与污染物处理、各种治疗器械定期消毒、环境的终末消毒等。定期研究感染情况，及时制定各种预防措施，并定期检查执行情况。工作人员的洗手非常重要。③建立监测制度：发病情况、微生物监测、污染源调查、抗生素使用监测等到目标监测，密切关注下呼吸道感染、泌尿道感染、腹部感染、伤口感染和血源性感染，特别是呼吸机相关性肺炎、血管留置导管相关性菌血症等。

E. 新生儿病房和产房：新生儿免疫功能低下，生存环境的巨变，新生儿医院感染的危机与婴儿出生体重不足呈线性关系。母亲的许多疾病也可对新生儿造成威胁。国内主要是金黄色葡萄球菌感染。婴儿室的科学设计和合理布局对控制医院感染至关重要，并保证洁净的空气、充足的阳光和安静的环境。建立新生儿重症监护病房（NICU）。严格感染控制措施，限制人员流动等。

F. 内镜室：严格落实《内镜清洗消毒操作技术规范》，注重内镜使用后的擦拭、水洗、多酶洗液浸泡清洗、漂洗、消毒和冲洗各环节的监测、记录和过程管理，注意人为因素对内镜清洗消毒质量的影响。

G. 血液透析室：应设置在清洁、安静区域，定期对血液透析机进行消毒和监测，设置传染病患者隔离血液净化间，固定床位、专机透析。

H. 临床检验科及实验室：落实《病原微生物实验室生物安全管理条例》规定，严格分区布局，符合医院感染控制和生物安全要求，加强流程管理，对所有临床标本视为具有传染性物质，加强感染预防和无害化处理。

## （五）医院感染暴发的控制

医院感染暴发是指在医疗机构或其科室的患者中，短时间内发生3例以上同种同源感染病例的现象。《医院感染管理办法》第二十一条规定：医疗机构发生医院感染暴发时，所在地的疾病预防控制机构应当及时进行流行病学调查，查找感染源、感染途径、感染因素，采取控制措施，防止感染源的传播和感染范围的扩大。

流行病学调查指对医院感染病例在人群中的分布及其感染因素进行调查研究并提出预防控制措施对策。即通过查明感染源、感染途径、感染因素来采取相应的预防控制措施，防止疫情的进一步蔓延。疾病预防控制机构接到当地医疗机构医院感染暴发的报告后，应当及时进行流行病学调查。

疾控机构人员到达现场后，应尽快确定流行病学调查计划并按照计划开展调查。对医院感染暴发在人群中的发病情况、分布特点进行调查分析，分析暴发的原因，及时采取有效的处理措施，并向当地卫生行政部门和上级疾病预防控制机构通报情况。具体的步骤如下。

1. 证实医院感染暴发的发生　对怀疑患有同类感染的病例进行确诊，建立可行的诊断标准。注意避免因诊断标准失误将会夸大疫情或遗漏病例。病例可分为"确诊""假定""可疑"等不同等级，"原发"和"二代"等不同水平。计算其罹患率，若罹患率显著高于该科室或病房历年医院感染一般发病率水平，则证实有暴发。

2. 分析调查资料　计算各种罹患率，对病例的科室分布、人群分布和时间分布进行描述；通过实验室资料分析，初步确定病原类型，计算人群感染率、隐性感染和显性感染所占的比重，评价危险人群的免疫水平。

3. 查找感染源　对患者、接触者、可疑传染源、环境、物品、医务人员及陪护人员等进行病原学检查。视医院感染疾病的特点，可选择患者、接触者、医务人员和陪护人员的各种分泌物、血液、体液、排泄物和组织为标本，同时还应对有关环境和物品等采样。有时病原体的分离有很大的困难，可以通过PCR、生物芯片技术和血清学检查方法查找感染源。病原体的分离、鉴定对于确定暴发原因具有重要意义，有助于找到针对性的防治和控制措施。通过各种病原学、血清学检查仍然不能确定感染源时可以采用通过综合性分析初步确定几个可能的感染源。

4. 分析引起感染因素　对感染患者及相关人群进行详细流行病学调查。调查感染患者及周围人群发病情况、分布特点并进行分析，根据疾病的特点分析可能的感染途径，对感染患者、疑似患者、病原携带者及其密切接触者进行追踪调查，确定感染途径。

5. 采取控制措施　控制措施包括：①对患者和疑似患者应积极进行治疗，必要时进行隔离。②控制感染途径。在确定感染暴发的感染途径如空气传播、经水或食物传播、经接触传播、生物媒介传播、血液及血制品传播、输液制品传播、药品及药液传播、诊疗器械传播和一次性使用无菌医疗用品传播后采取相应的控制措施。对感染源污染的环境必须采取有效的措施，进行正确的消毒处理，去除和杀灭病原体。肠道感染病通过粪便等污染环境，因此应加强被污染物品和周围环境的消毒；呼吸道感染病通过痰和呼出的空气污染环境，通风和空气消毒至关重要；而杀虫是防止虫媒传染病传播的有效途径。③必要时对易感患者隔离治疗，甚至暂停接收新患者。有条件时可以考虑对易感患者采取必要的个人防护技术。

6. 在调查处理结束后，应及时总结经验教训，制定该医院今后的防范措施，必要时疾病控制机构要考虑其他医院有无类似情况，全面采取控制措施。调查结束后应尽快将调查处理过程整理成书面材料，记录暴发经过，调查步骤和所采取的控制措施及其效果，并分析此次调查的得失。

应当注意，流行病学调查和医院感染暴发的控制自始至终是同步进行的。随着调查不断获得新的发现，及时调整控制措施。最终通过管理感染源，切断感染途径，保护易感人群达到控制医院感染暴发的目的。对于一些无法及时明确感染源、感染途径和感染因素的医院感染，也应根据暴发的特征当机立断采取可靠的控制措施。

## 四、医院感染预防和控制的效果评估

医院感染管理的制度是否落实、管理措施是否有效，必须对预防和控制的效果进行评价。因此，各级医院感染管理部门应当能够定期对所制定的医院感染管理制度、所采取的控制措施、开展的监测方法、医院感染知识培训等工作，进行效果评估，以便于及时改进工作，避免无效工作。近年来，国家和地方各级卫生行政部门以及各级各类医疗机构都对医院感染管理质量加大了考核评价力度。

### （一）医院感染管理质量控制的机构和组织

1. 县级以上地方人民政府卫生行政部门　《医院感染管理办法》第五章"监督管理"规定：县级以上地方人民政府卫生行政部门应当按照有关法律法规和本办法的规定，对所辖区域的医疗机构进行监督检查。对医疗机构监督检查的主要内容是：

（1）医院感染管理的规章制度及落实情况。

（2）针对医院感染危险因素的各项工作和控制措施。

（3）消毒灭菌与隔离、医疗废物管理及医务人员职业卫生防护工作状况。

（4）医院感染病例和医院感染暴发的监测工作情况。

（5）现场检查。

2. 医院感染管理质量控制中心　国内大部分省份（如北京、上海、天津、重庆、福建、浙江、辽宁等）在 2002 年前后，相继成立了"医院感染管理质量控制中心"，其隶属于各省市卫生厅、局医政处，进行行业内的质量控制。几年来的实践证明；质量控制中心成为卫生行政部门的有力"抓手"和得力"助手"。在应对医院感染应急事件、落实卫健委检查要求、保障医患安全提高医疗质量、促进医院感染管理事业进步等方面起到了非常大的作用。卫健委组织的历次医院管理检查中，负责医院感染管理方面检查的专家均来自各省质量控制中心。全军医院感染管理质量控制中心也于 2010 年成立。

医院感染管理质量控制中心主要职能和工作如下（摘自湖南省医院感染管理质量控制中心文件并作调整）：

（1）在卫生厅医政处的直接领导下，结合本省实际情况，进行医院感染管理的策略研究，提供咨询意见。

（2）根据国家有关医院感染管理的政策法规和规章制度，制定全省医院感染管理质量控制的指标体系、控制标准和评价方法。

（3）对全省医院感染管理情况进行督促检查和考核评价。

（4）对全省医院感染的质量管理情况组织交流，接受各医院的咨询，帮助指导全省各级医院的质量管理工作。

（5）协助对本省发生的医院感染事件进行调查、分析，提出处理建议；制订突发医院感染暴发流行处理预案，担负应急处理任务。

（6）对本省医院感染管理的相关课题进行研究；对将引入的新技术、新方法进行医院感染质量控制的论证，提出引入标准。

（7）对全省医院感染专职人员和相关人员进行必要的专业技术培训。

（8）建设健全本省医院感染监控网络，收集分析资料，为制定措施提供依据。

（9）完成省卫生厅医政处交给的其他相关任务。

3. 医院范围内的医院感染管理质量控制组织 《医院感染管理办法》规定医院感染管理委员会的职责之一是研究并确定本医院的医院感染管理工作计划，并对计划的实施进行考核和评价；规定医院感染管理部门对有关预防和控制医院感染管理规章制度的落实情况进行检查和指导。实际实施过程中以后者为主。

### （二）医院感染管理质量考核评价标准

根据国家发布的与医院感染管理相关的法律、法规、规范、标准、指南，借鉴国际成功的经验，卫健委于2006年组织相关专家编写了《医院感染控制质量管理评价标准（征求意见稿）》，各级卫生行政部门、各省医院感染管理质量控制中心和医院编写了不同层面的《医院感染管理质量考核评价标准》，逐步形成了医院感染管理质量控制体系。考评标准一般包括质控项目（即考评内容，含标准值）、考评方法、评分方法（包括分值与扣分值、统计分析）等。

《医院管理评价指南（2008年版）》中规定了与医院感染防控相关的三级综合医院评价指标参考值：①法定传染病报告率100%。②清洁手术切口甲级愈合率≥97%。③清洁手术切口感染率≤1.5%。④医院感染现患率≤10%。⑤医院感染现患调查实查率≥96%。⑥医疗器械消毒灭菌合格率100%。

### （三）医院感染管理质量考核评价的实施

1. 现场检查 由医院感染管理专业人员组成检查组，制作统一的现场考评表，经过集中培训后到现场进行检查、考评。包括实地查看（文件资料、设施设备、布局流程、演练操作等）、询问相关人员（防控知识、技术方法等）。可携带考评表，检查的同时即时评分，再统一汇总、分析。此方法的优点是结果客观，真实可靠，能够实现边检查边督导，易于实现质量改进；缺点是耗费人力和时间。

2. 问卷调查与远程上报 属于被动考评方法。根据医院感染管理质量考核评价标准，设计科学合理的问卷（或考卷）、制作方便实用的调查软件，对相关医院或科室进行定向发放，回收后进行统计、分析，也可得到相应的考评结果。相对现场检查，此方法的优点是节省人力和时间，缺点是主观影响因素较大，结果欠客观，无法实现及时督导、及时改进。

（肖　卉）

# 第十四章

## 门诊与急诊的医院感染管理

### 第一节 门诊的医院感染管理

医院门诊是医院的窗口和缩影，是医院工作的重要组成部分，直接承担着来院就医者的诊断、治疗、预防和保健任务。在医疗工作中，除一小部分病情较重或复杂者需住院治疗外，绝大多数患者均在门诊进行诊治，因此与住院患者相比，门诊医疗具有患者流量大、随机性强、层次不一、病情各异、病种复杂的特点，各类急慢性感染性疾病，流行病甚至烈性传染患者均在一般患者中间，同时候诊就医，所以患者之间、患者与健康人员之间的交叉感染机会始终存在。因此加强医院感染的预防控制是医院门诊管理工作的一项重要任务。

#### 一、门诊就诊流程和人员流动特点

门诊患者就诊一般要经过一个共同的流程，即分诊挂号、候诊、就诊、划价、收费和取药，并排相应次数队伍。如患者需要作有关的医技科室检查或治疗，则排队次数更多。其中挂号手续比较简单，但在时间和人流方面都比较集中；候诊和就诊一般多采用分科设置，分散到各科室；而划价收费取药则等候时间较长，人员流动也较集中，尤其二三级综合医院实行中西药房分开设置，即中西药分开划价，从而又增加了患者的排队次数和等候时间。因此从患者就诊而言分开取药划价、收费和取药是门诊人流组织上的重点。

来医院门诊就医的人员结构也比较复杂，除老、弱、残、儿外，就诊者所患的基础病不同，体质不同，年龄不同，就诊目的不同，有的患感染性疾患，有的患传染性疾病，有的是预防接种的，有的是询医问药的，也有的是健康查体的。由于在医院这个特殊的社会环境中，病原体相对集中，如何组织好就诊者的流动，缩短在医院停留时间，减少交叉感染的环节是十分重要的。

#### 二、门诊医院感染的预防和对策

##### （一）门诊的布局合理

1. 门诊的类型　按医疗分工的级别划分，可分为一级医院门诊、二级医院门诊、三级医院门诊；按医院科室设置划分，可分为综合医院门诊和专科医院门诊；按就诊人的情况划分，可分为一般门诊、急诊和保健门诊。

2. 门诊的规模及组成　门诊的规模一般以日门诊人次为指标，同时参考医院的病床设

置数量，一级医院的门诊一般设置内科、外科、妇产科、儿科和五官科并配有化验室、胸透室、药房；二、三级综合医院往往依据学科建设分系统设置亚科门诊，如心内科、呼吸内科、泌尿外科等。同时也相应配置影像医学科、检验科、理疗科、药剂科等。

3. 门诊的布局原则　门诊各科诊室的布局应从便于患者诊治，便于患者的疏散，尽量缩短就诊流程，减少往返途中感染机会的原则出发。

门诊大厅的挂号、取药、划价、收费、咨询等窗口的位置一定要适宜。候诊与主要干线要分清，避免出入交通与等候人流集散混杂相互干扰。厅内光线及通风要达到医疗及卫生学要求。

各科室布局最好为尽端形式，防止患者在各科室间穿行，减少交叉感染机会，内、外、妇、产科等门诊量较大的科室不宜靠得太近，避免患者过于集中。对有特殊要求的儿科、产科、外科、急诊等科室，应尽量布置在低层。

针对儿童抵抗力差的特点，儿科应设在门诊的盲端，除了单独预诊、候诊、取药、注射、化验外，还应单独设立出入口，以减少与成年人相互感染的机会。

产科诊室也应与妇科分开，因为产科门诊主要对健康产妇进行产前、产后的检查或人流手术，所以应尽量减少孕妇与其他患者聚集的机会，分开候诊和就诊是减少交叉感染的重要措施之一。

在内科就诊区，消化科、呼吸科的患者应在相对独立的区域内就诊，尽可能与其他内科患者分开，因为消化科常有各型肝炎患者，呼吸科常有结核患者，采取分开候诊和就诊的措施，对控制医院感染是非常必要的。

医技科室的布局以方便患者，有利于为患者服务的原则，避免交通上的干扰，减少患者与患者、患者与医务人员之间的交叉感染。

## （二）加强门诊人员流动的组织

根据门诊医疗人流量大、运输频繁，洁污交互出入的特点。因此在建筑设计和医疗活动组织上，一切从方便患者，方便医疗出发，使患者能够在最短时间，最短距离，最快速度顺利地到达就诊或治疗科室，避免往返迂回。有资料显示：在大型综合医院的患者看病时间为16分钟左右，而因在挂号、咨询、候诊、划价、交费、化验、取药的时间远远大于就诊时间。在这个过程中人流密度高，空气中的微粒、灰尘、气溶胶、人表皮细胞等可通过谈话、咳嗽、喷嚏、皮屑脱落向周围空气大量散发，因此门诊人流的组织在控制医院感染中有特别重要的意义。

1. 合理安排出入口位置　二、三级综合医院应设一般出入口；急诊出入口；儿科出入口；产科出入口；肠道、肝炎等传染病出入口，避免各类人员混杂在一起，增加感染机会而且对于肠道、肝炎等传染性疾病，除要单独设科外，还要单独设挂号、化验、收费、取药和厕所等设施，避免长途送检和人流穿行造成流动感染。一级医院可只设一个出入口或设急诊出入口、儿科出入口，便于管理。

2. 简化就诊流程　开展计算机信息管理，实行处方内部传递，划价、收费、取药一次性办理，最大限度地减少患者在院内的流动和等候时间。日本学者三藤宽以每名门诊患者初诊占用诊疗时间为15分钟，复诊超过7分钟，编制门诊诊疗时间表，并提出每名患者的等候时间应限制在30分钟之内。

3. 分散人流　开展预约挂号，有计划地分散来院就诊人流；实行分科就诊，防止患者在各临床科室间穿行，以减少交叉感染机会。

4. 建立预诊室或预诊台　预诊制度的建立可使传染患者控制在挂号前或候诊、就诊前。儿科门诊要设立预诊室和隔离室，其他临床科室应设立预诊台。患者就诊时首先有分诊护士接诊，并根据患者病情分诊至不同诊室。如发现传染病要及时与医师联系并立即转诊或指定地点隔离治疗，杜绝与其他患者接触。凡疑诊或确诊为传染病的诊室及患者所用过的物品均要做终末消毒；对确诊传染病的患者要做好登记并及时填写传染病卡片，报区卫生防疫站及卫生行政管理部门。

预诊台应定期擦拭消毒，并设有消毒盆和泡手的消毒液及消毒毛巾，预诊护士接触患者的物品或化验单等，应及时进行手部消毒以避免病原菌的传播。

### （三）加强重点科室的管理

1. 门诊采血室、注射室　门诊采血室、注射室是患者诊断、治疗疾病的前沿，采血室是待诊患者集中的地方，注射室多是感染性患者集中的地方。同时这部分患者在此停留过程中均要接受介入性操作，因此门诊取血室、注射室预防和控制医院感染是非常重要的。

（1）采血室和注射室的设置，要有足够的空间和面积。避免高峰期人员密集导致空气品质超标，影响操作质量。

（2）保持门诊采血室、注射室的整洁，每日工作前半小时，除进行开窗通风或进行常规空气消毒外，还应进行室内地面、桌面的清洁工作。

（3）工作人员一律穿工作服，戴好口罩、帽子和手套，操作护士禁止带戒指。

（4）操作前各项物品应按一人、一布、一带、一针、一消毒预先备齐，并放在固定位置上，将浸泡注射器、止血带的消毒液按有效浓度配制好备用。一次性注射器、输液器的小包装应随用随开，严禁预先开包，取血后及时将针筒、针栓分开浸泡于准备好的消毒液中，给前一患者操作完，应及时用消毒毛巾擦拭双手后再进行下一次操作。

对于止血带的处理，罗书萍做过调查，高压灭菌后与清洁干燥后的细菌污染率均为零，且止血带为低度危险物品，只接触正常皮肤，目前尚无使用止血带引起医院感染的报道，因此可以认为止血带一般使用需清洁、干燥，感染患者用后应消毒处理。这样不仅减少浪费，还可延长止血带的使用寿命。

（5）护士在操作中一定要思想集中，严格执行无菌技术规范和各项操作规程。

（6）工作完毕后要及时清理工作台，分别处理初步消毒后的注射器、输血器、止血带及其他医疗废弃物。采血室的操作台应用高效消毒剂擦拭，开窗通风半小时或用紫外线照射一小时。

2. 门诊化验室　主要负责门诊患者的血、尿、便三大常规，在每日就诊患者中约有15%的患者需要陆续集中在门诊化验室取耳血、指血或等候尿便常规化验，因此加强门诊化验室的管理也是预防医院感染的重要环节。

（1）室内除了保持干燥整洁外，每日工作前要常规进行空气消毒，工作台面应按常规用高效消毒剂擦拭。

（2）门诊化验室的工作人员，工作服、帽子、口罩必须穿、戴整齐。为了防止血、尿、便标本污染自身，还应配带塑胶套袖和一次性胶皮手套。

（3）必须使用有卫生许可证的一次性采血针，采血针的外包装必须随用随打，用后的采血针应浸泡在高效消毒剂中进行无害化的初步处理，或放入防刺、防漏单项入口的容器内，最后统一焚烧。

（4）化验后的血、尿、便标本，一律应放入对乙型肝炎病毒有效的高效消毒剂中进行无害化处理。

（5）化验单也应尽可能地进行消毒，如使用紫外线票证消毒器、臭氧消毒器或甲醛熏蒸，以避免病原菌污染化验单，再经工作人员及患者的手造成疾病的传播。

3. 门诊手术室　目前二、三级综合医院均开展不同范围门诊手术，既方便了部分患者就医（尤其是小儿患者），同时又降低了医疗费用。门诊手术是指在局部麻醉下完成的手术，术后患者即可回家。在美国，50%手术在门诊进行，除开展一些在局部麻醉或阻滞麻醉下完成的小手术外，像一些腹腔镜下胆囊摘除术、白内障手术、关节镜手术、结肠镜手术等一些新技术的开展也在门诊进行。据国外统计，现在门诊手术例数每年以5%的比例递增，预计到2000年，门诊手术的比例将达到80%。我国现每年门诊手术例数也在增加，但手术范围主要在眼科、耳鼻喉科、口腔科、妇产科、手和足部位以及包皮环切、淋巴结活检等方面。随着门诊手术的增加，术后感染控制问题变得尤为重要，尤其是切口部位的感染。虽有因术后细菌污染切口引起，但多数感染还是因术中细菌进入伤口所致。Mayhall指出，有许多高危因素导致切口感染。现在住院患者的手术感染率为2%～5%，改为门诊手术，感染率也应该近似。因此，门诊手术室医院感染控制工作同样重要。

（1）门诊手术室的环境管理：门诊手术室的无菌环境要求不亚于住院手术室，因此医院感染控制人员必须保证门诊手术室的无菌条件和安全使用。

A. 手术室应严格区分洁净区、清洁区和污染区，凡进入手术室的人和物不允许直接从污染区未经净化就进入洁净区。流程要合理，避免人、物逆流造成交叉感染。

B. 门诊手术室的设置至少两间，即清洁手术间和污染手术间，清洁手术间只安排无菌手术。对于有菌手术、感染性手术均应安排在污染手术间进行，术中用过的各种敷料，各种废弃物必须进行无害化后装入塑料袋内封闭送至指定地点焚烧。

C. 凡参加手术的医务人员必须更换手术室专用的鞋、帽、口罩、衣服等，严格遵守更衣制度。手术人员还应严格遵守外科刷手及其他无菌制度。

D. 手术患者应嘱其术前沐浴，进入手术室前必须更换清洁的鞋、帽及衣裤。

E. 定期进行室内空气和物体表面的清洁卫生和消毒。

（2）工作人员的健康管理：医护人员在照顾患者时，面临自身健康受到威胁，美国每年有8 700名医护人员在进行医护工作时患上乙型肝炎，200人因乙肝死亡。医护人员患病后又可以传染给患者，因此维护医护人员的健康是十分重要的。新来的医护人员进行体检；对长期工作的医护人员进行查体和注射乙肝疫苗；对于患有各类传染性疾病、呼吸道感染或患有外伤的医护人员，应暂时调离手术室；在工作中避免医护人员被带病毒的患者血液污染。

（3）医院感染发病情况的报告：医院感染控制人员应定期监测门诊手术患者的医院感染和传染病的发病情况，及时向上级有关部门报告。为各基层医院提供高质量的监测资料。感染控制人员还应报告个别的或一批可能危及公共健康的病例。

（4）手术伤口的观察：门诊手术的感染控制中最困难的问题可能是伤口感染资料的收集。1992年，Holtz和Wenzel分析有关术后伤口感染的12篇文章，其术后伤口感染率差别很大，最低为2.5%，高的达22.3%。他们认为如果不把出院后的感染数计算在内，统计出的感染率比实际的低 50%。尽管分析门诊手术的感染率困难重重，但不能因此而放弃这一努力。

4. 口腔科 门诊口腔科具有每日就诊人多，使用器械复杂，各种操作均在口腔中进行的特点，在口腔科诊治的患者中，除了口腔疾病外，同时有可能患有其他传染性疾病，或口腔疾患是某些传染性疾病在口腔的表现，如艾滋病和血液病等。此外在口腔科的诊疗过程中，患者的口腔分泌物、血液和病原微生物等可直接污染使用的医疗器械、敷料和工作人员的手，尤其是牙钻，在使用过程中可使口腔的液体、固体物质形成微小飞沫和气溶胶溅出，污染空气和外环境。所以口腔科是受污染最严重的场所，是造成医院感染的高危区域，因此必须加强口腔科消毒隔离及无菌技术操作的管理，以保障患者和工作人员的安全。

（1）室内环境与卫生：保持室内清洁，每日工作前后各通风半小时或用紫外线照射一小时，保持室内空气新鲜。

窗台、桌面、地面、操作台工作前用清水擦拭；工作后用消毒剂擦拭，保持漱口池清洁，每治疗一患者后均要水枪进行冲洗，每日结束工作前，用消毒剂处理。

（2）工作人员的卫生与防护：工作人员上班时穿工作服，戴工作帽，操作时戴口罩、手套、防护镜，必要时戴面罩。

每治疗一名患者前后必须用肥皂和流动水认真洗手后用消毒毛巾擦干。戴手套者以同样的方法清洗双手。

如果怀疑双手被感染性或传染性病原微生物污染，应用对乙型肝炎病毒有效的含氯消毒剂（有效氯 1 000ppm）浸泡。

（3）口腔科器械的消毒：所有口腔科的器械属于中度危险的医疗器械，但因口腔科的特殊性，凡接触过患者的器械均应视为有感染性。器械处理均应经双消法后达到灭菌。

患者用的口杯、治疗盘应一人一份，口腔科的其他诊疗器械能高压灭菌处理原则上均应高压灭菌处理，无条件的医院可采用一次性的，但用后必须毁形。由指定人员统一回收。

牙钻消毒建议采用高速手机消毒锅，如无此设备可用"二步擦拭法"用两个饱和对乙肝病毒有效的消毒剂的棉球，分别连续擦拭机头 30 秒，作用 2.5 分钟后用高压水冲洗约 30秒后即可使用（如综合治疗台不具备高压水枪，也可用 75% 酒精棉球或 0.9% 生理盐水棉球一个，代替水枪擦拭）。

5. 内窥镜室 应用内窥镜技术开展诊断治疗，是近年来医学发展的一项重要成果，然而内窥镜技术是一种介入性操作，它损害人体的正常防御功能，增加了医院感染的潜在危险性，因此内窥镜室的感染控制措施是十分重要的。

（1）室内环境与卫生：室内保持空气清洁干燥，每日工作前后均应开窗通风半小时或用紫外线照射一小时，桌面，窗台，操作台面及地面每天用清水擦拭干净，每月定期做空气培养。

（2）工作人员的卫生与防护：工作人员应定期做体检。工作人员应穿专用工作服，操作前后应认真洗手，工作前戴口罩、帽子、一次性胶皮手套。有条件的医院可配备塑胶围裙和套袖以防止患者的体内液体污染工作服。

（3）内窥镜及其他器械的消毒：每例内窥镜检查者均需做肝功及 HBsAg 检查。肝炎患者及患其他消化道传染病的患者使用专镜。内窥镜每次使用后可做如下步骤消毒：①先用对乙肝病毒有效的消毒液浸泡 3 分钟。②用流动水冲洗并用 40% 肥皂水刷洗，同时刷洗活检孔去除黏液及消化液共一分钟。③将洗净的内窥镜、活检钳、活检孔置于事先配好的对乙肝病毒有效的消毒液内，并吸药液于活检孔内浸泡 3 分钟。④放清水，将消毒后的内窥镜、活检孔刷放入第三流动水中冲洗并吸引到活检孔，冲净药液备用。⑤每日检查完毕后按上述步骤进行消毒洗刷后吹干，垂直悬挂干柜内存放。⑥吸引器内放对病毒有效的消毒液，对吸出的液体进行消毒后倒弃。

牙垫、开口器、插管、弯盘等必须一人、一用、一消毒，用对乙型肝炎有效的含氯消毒剂处理。

6. 导管室　导管室的环境卫生与工作人员的要求与手术室一样，具体措施参照手术室管理执行。

凡接受导管诊疗的患者均需做肝功及 HBsAg 的检查。肝炎患者必须使用一次性的导管。其他患者用后的导管，应先用对乙肝有效的含氯消毒剂浸泡半小时后用清水充分冲洗，洗刷干净，用 2 层塑料封装再用环氧乙烷灭菌，标明消毒日期待用。无环氧乙烷的医院可将洗净的导管放入甲醛熏箱内熏蒸 12~24 小时后标明消毒日期与时间待用。

其他医疗器械按常规消毒方法处理。

## （四）常用诊疗器械的消毒

门诊常用的诊疗器械如听诊器、血压计袖套、诊锤等具有使用频繁、持续使用的特点，但其消毒往往不能引起应有的重视，这些诊疗器械使用后如果消毒不彻底，对患者和医务人员都是一个造成感染的潜在危险因素。

对于门诊常用的诊疗器械的消毒处理程序应根据所能造成感染的危险性加以分类，即高度危险性的物品（与破损的皮肤或黏膜密切接触，或插入体内无菌部位的物品），中度危险性物品（与健康皮肤或黏膜密切接触的器械）和低度危险性的物品（与患者接触不密切的物品）。

高度危险的物品包括所有的外科器械、针头、注射器、动静脉和尿道插管，也包括进入体内无菌组织的各种窥镜如关节镜、腹腔镜、膀胱镜等。这些物品均应灭菌处理，首选压力蒸汽灭菌，如果物品不耐高压、高温，可用环氧乙烷或甲醛熏蒸。

中度危险的物品包括：①直接或间接与健康黏膜接触的物品（呼吸器、麻醉机、胃镜、支气管纤维镜、压舌板和口腔科器械等）；这类物品因消毒不规范，或患者自身免疫能力低下，所引起的感染现象正在引起重视。②直接或间接接触正常皮肤的物品（体温计、血压计袖带、听诊器等），这类物品与前类物品相比造成感染的机会相对少些，但美国 Sternlicht 就听诊器袖套上的细菌污染情况曾做过调查。从不同医院的 ICU、手术室、麻醉后监护室的 80 名患者使用的血压计袖套表面取样，其结果表明菌落阳性率为 98%，其中整形医院取样 17 例，100% 有细菌生长，致病菌占 71%；肿瘤医院取样 23 例，100% 有细菌生长，致病菌占 80%；对于反复交叉使用的套袖取样，92% 有致病菌，由于常用诊疗器械在控制医院感染上是值得重视的一个传染源。不同患者反复使用同一诊疗器械，可明显地引起细菌的移植，给血压计袖套喷洒有效的消毒剂，可使菌数明显减少，一般血压计袖套应保持清洁干燥即可，如果感染患者用后需要消毒处理。

低度危险性物品是一些与患者不直接接触的物品，工作台地板、墙壁、家具等，危险性很低。因此，只按常规清洁即可。

### （五）门诊医疗废弃物

医疗废弃物的定义和对象广泛，作为医疗业务范围的废弃物总称为医疗废弃物；其中有感染危险性的废弃物称为感染性废弃物。

随着医学科学的发展，高科技诊疗仪器的临床应用及一次性医疗用品的普及，医疗废弃物不断增加，医疗废弃物所引起的医院感染也相继出现。1989 年，日本的三重县医院职工及清洁工人发生被患者污染过的针头刺伤而感染乙型肝炎的事故。1991 年，日本发生肝炎的患者中，医务人员占 10%～30%，均是在拔针头时被刺伤所致。门诊患者的有关化验检查结果一般需数日后才能出来，因而凡附有患者血液、体液等物品均视为有感染危险性，应按感染性医疗废弃物处理。门诊感染性废弃物主要来源于：注射室的一次性注射器、棉棒；化验室的采血针、试管、培养皿、尿杯、脱脂棉球；治疗室的纱布、胶布、脱脂棉、手套以及被患者血液、体液所污染的敷料；传染科及肠道门诊患者用过的物品。

（1）对于有固定回收渠道的一次性医疗用品，如一次性注射器、输液器、导尿管等，应先在治疗单元内进行无害化，用对乙型肝炎病毒有效的高效消毒剂处理后由专人统一回收。

（2）对无固定回收渠道的一次性医疗用品，如一次性口腔治疗盒、一次性内窥器等，先无害化后，一定要毁形处理。

（3）对可焚烧的医疗废弃物，如棉棒、采血针、各种标本、脏敷料等，一定要单独包装，送到指定地点焚烧。

（4）一旦发生被感染性废弃物刺伤时要立即用流水充分冲洗，其次检查污染源（被检查的患者），HBsAg 阳性时，被刺伤者应立即注射乙肝免疫球蛋白及干扰素，以后每半年复查一次血液。

### （六）加强家庭医疗的管理

半个世纪前，由公共卫生的护士首先开展家庭护理工作，其工作之一是控制感染，即通过疾病的检查来限制疾病的蔓延，目前的家庭护理已发展到对急、慢性患者提供各种服务的家庭医疗。随着医学模式的转变，家庭医疗已成为门诊医疗的一部分。家庭医疗主要包括生命体征的检查、疾病情况的一般检查、简单的医嘱、静脉补液、肌内注射、更换敷料、各种伤口的护理等。尤其静脉补液、静脉输注抗生素、止痛、抗癌化疗等药物，随着医疗操作的大量开展，感染并发症不断出现。其原因：①家庭医疗的卫生学要求不够严格。②家庭医疗的工作均由医务人员和患者家属共同完成，一些医疗操作不够规范。③医疗废弃物处理不当。针对感染造成的原因，加强感染控制方面的宣传教育是十分重要的，只有让患者、家属及社区保健医师都充分认识到感染的危险，他们才能将感染控制的措施贯穿于家庭医疗始终。但有关患者在家中进行治疗发生感染的资料很少，Barbara 等对加利福尼亚地区的家庭治疗患者进行调查，发现 20%患者发生感染，因此他认为由于家庭医疗存在着感染的可能，还必须进行监控并建立相关法规进行管理。

### （七）加强肠道门诊的管理

根据卫生部的规定，城市综合医院都需设立肠道门诊，以便及时控制痢疾、霍乱、伤寒等肠道传染病。尤其夏季霍乱病。一旦发现要严格控制以防蔓延。由于肠道病的季节性较强，所以肠道门诊设立的时间为每年的 5～11 月份。肠道门诊要有单独的挂号、诊室、观察室、抢救室、化验室、收费、取药、治疗室、污洗室、厕所、医师更浴室等设施，患者就诊后直接离院，避免到其他科室串行。

### （八）开展医院感染知识宣教

各医院的医院感染管理委员会除定期或不定期的举办医师、护士、技术员、医学生、后勤人员和卫生员参加的有关医院感染知识培训外，还要通过录像、录音、宣传手册、宣传板报等多种形式向门诊患者及家属开展医院感染知识的宣教活动，使更多的人了解医院感染的预防和控制，增加患者的防病意识，以便更好地配合医院所开展的各项预防和控制医院感染的措施。

（解维星）

# 第二节 急诊科（室）的医院感染管理

医院急诊科是全院急诊医疗体系的一个重要组成部分。凡是急性病（无论是传染病或非传染病）、慢性病急性发作、急性外伤、急性中毒等都首先到急诊科就医。急诊科每日接诊的患者轻如一般的上呼吸道感染、胃肠炎、鼻出血、皮肤擦伤，重至急性心力衰竭、急性心肌梗死、各类休克、昏迷乃至心脏骤停等，所有患者都需在急诊室内紧急抢救及治疗。有资料报道，某大型综合性教学医院的急诊内科，在1995年3月至6月中全部留观的198名患者中，病程记录完整、留观时间为3日以上的患者有63名，其中医院感染发病率为14.2%，比该院同期内科医院感染发病率高6.2%。也有人报道某医科大学附属医院，从急诊科收入病房的患者医院感染发病率高达35.28%。这说明，急诊科是全院患者病情最为危重，医疗救治任务最重、诊疗环境相对较差的科室，存在着各种发生医院感染的隐患，是预防和控制医院感染的重点科室。

## 一、急诊科的布局要求

急诊科的位置应出入方便，出入路线短捷，标志明显。二、三级医院的急诊科应为独立的临床科室，其位置应与检验科、放射科、B超检查以及药房等联系方便。急诊诊察室和抢救室应靠入口的门厅处，便于急诊患者就诊和危重患者的抢救。此外还应有观察室、治疗室、手术室、化验室以及挂号、收费、取药等设施。一级医院一般是在门诊内设一间急诊室，遇危重、急症及疑难患者立即进行抢救或办理转院手续。儿科急诊需单独设立出入口，不能与成人混合收治。

## 二、急诊患者就诊流程

成人急诊的就诊流程因病情而异，一般程序如下（表14-1）。

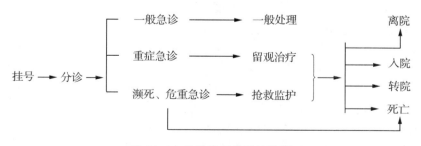

表14-1 急诊患者的就诊流程

# 三、急诊医院感染的预防

## （一）急诊患者的人流组织

医疗体制的改革，人们生活水平及就医需求的不断提高，致使患者流向城市二、三级综合医院，尤其急诊科，人满为患。为确保医疗质量，满足不同患者的抢救及治疗需求，保证就医环境，减少医院交叉感染的发生，正确疏导来诊的急诊人流尤为重要。二、三级综合医院的急诊科要根据来诊患者的日均诊量、疾病构成，设置相应的科室及诊室数，并配备相应数量的医护人员。对于急诊内科患者，应按一般急诊、重症急诊、危重和濒死，将患者分别安置至一般内科诊室、重症内科诊室和抢救室救治，避免一般急诊与重症和危重患者在同一诊室就诊，以提高医疗质量，降低患者间的交叉感染机会。

## （二）急诊科的感染控制措施

1. 所有上岗人员应衣、帽、裤整齐，不戴饰物，常规执行上班后和下班前及接触患者前后认真洗手的原则。抢救室、观察室、缝合室、治疗室应常规置消毒洗手盆，便于随时消毒用。

2. 急诊科的工作人员应定期进行感染控制基础知识培训，在抢救中除了能掌握各种急救技能和仪器的操作，还要求能熟练掌握各种医疗器械的消毒保养方法、隔离措施和无菌操作技术。

3. 急诊科要保持室内空气清洁，定期进行室内空气和物体表面的清洁、消毒。地面有污染物，应随时清理。

4. 患者之间不能交叉使用医疗仪器，凡患者使用过的医疗器械，均应先用对乙肝病毒有效的消毒液浸泡，无害化后再清洗，消毒灭菌。

5. 所有医疗废弃物应分类装袋封口，送指定地点处理，一次性医疗用品用后，须及时消毒处理后，统一回收。

## （三）急诊重症监护室（ICU）

ICU 是危重患者集中监护和治疗的场所。其环境的特点是：①医务人员多、监护仪器与医疗装备多、操作多、人员走动多。②患者的病情危重，患者多有不同程度的器官功能衰竭，免疫力低下，各种并发症，且多需接受介入性操作，如心肺功能监测、置鼻胃管、气管插管等。③ICU 的患者多接受各种监测护理，患者与医护人员接触多，医护人员皮肤及口咽部的菌株移植机会多。④急诊科 ICU 的空气净化和通气不足，杂菌所致的空气污染十分严重。因此医院感染已成为 ICU 患者常见的并发症之一。加强 ICU 的消毒管理，改善 ICU 的内外环境，严格执行无菌操作技术，最大限度的降低医院感染率，提高医疗质量，已引起各级卫生行政部门及医院感染管理人员的高度重视。

1. 环境要求　ICU 应设于清洁、远离人流的区域，进入 ICU 前应有缓冲间，并备有更衣、更鞋柜、洗手设备和擦手设备。医护人员办公室门口最好有风淋设施，以去除衣物上部分附着的污染物。但目前急诊科的 ICU 多是在原有设施基础上改建而成，缺乏必要的设施，因而空气污染始终存在。所以 ICU 内病床以单人间为宜，一室内最多不超过 3 人，而且床间距需在 1 米以上，以降低尘埃粒子和飞沫感染的机会。

需配备良好的通风设施，ICU 应安装层流净化装置，使 ICU 的空气经过（十万级）的过滤器，以保证室内空气得到净化。为保证过滤器的效能，需定期检查清理过滤口，每半年需清洗或更换一次过滤网，每月做空气微生物监测，过滤口需每周清洗一次。

需配备相应的洗手设备，所有进入 ICU 病室的人员都必须严格遵守入室前和接触患者前后的洗手制度。洗手设备要足够、方便。水龙头需采用肘、脚或膝式开关。室内备消毒盆，便于随时消毒双手。

2. 室内消毒　除用层流空调净化外，每日还需用紫外线照射 60 分钟；物体表面每日用消毒剂擦拭；定期进行终末大消毒，遇有感染患者或疑似传染患者转出后应立即进行终末消毒。

3. 人员管理　严格限制人员出入；进入 ICU 工作的人员必须经过感染控制知识的培训，能熟练掌握无菌操作技能和隔离原则；谢绝患有感染性疾病的工作人员和家属进入；探视者不准带入任何物品，在室内停留时间不超过 15 分钟。

4. 消毒灭菌质量管理　ICU 诊疗设备繁多而复杂，消毒灭菌的难度大。①任何仪器设备在接触患者前都必须经过消毒或灭菌处理。②消毒或灭菌后的物品要求贴上消毒日期标签，并妥善贮存于清洁间内，过期物品必须重新消毒或灭菌。③急救复苏器材、呼吸设备、辅助循环设备的各种管道系统，用完后应撤卸，彻底消毒清洗，能耐高温高压的器械采用压力蒸汽灭菌。

（解维星）

# 第三节　门、急诊医院感染管理者的职责

根据门、急诊的工作特点，其感染管理者必须由有相关专业技能、责任心强、肯于吃苦、有一定的组织能力和管理能力的医师或护师担任。通过管理者实施管理职能，达到门、急诊的各医疗环节，医疗程序安全运转，保障医患健康的目的。

1. 负责制定检查门、急诊预防和控制医院感染的各项规章制度，并在门急诊成立医院感染控制小组，指导他们开展工作。

2. 监督检查门、急诊各医疗程序和环节有关控制医院感染的规章制度落实的情况，特别是无菌操作、消毒方法和必要的隔离等制度的执行情况。医院感染管理者有权提醒和纠正临床医师、护士违反操作程序的行为，有权对屡不改正者报请有关部门进行处罚。有权对医院感染可疑病例和可能存在的感染环节进行监控，并采取有效措施。特别要加强门、急诊的注射室、换药室、门诊手术室、急诊抢救室，急诊 ICU 等重点科室的监督和管理。

3. 及时发现门、急诊中特别是急诊 ICU 的医院感染的散发病例，并按要求上报，对爆发流行病例立即上报，对法定传染病按《传染病防治法》上报。

4. 对门、急诊所使用的一次性医疗用品和卫生用品，以及消毒药械进行定期监督监测，使用中的消毒效果和一次性医疗卫生用品的用后处理的各项指标必须符合国家有关标准。

5. 对门、急诊的各级各类人员开展预防医院感染知识的培训和教育，使他们充分认识到医院感染的危害性，并将预防医院感染变成自己的自觉行动。

（严　冬）

# 参考文献

［1］ 熊薇，赖晓全，徐敏．医院感染预防与控制指南［M］．北京：科学出版社，2017.

［2］ 戴胡赟，黎亮，宋晓丹，杨克西．公共卫生问题全球纵览［M］．上海：复旦大学出版社，2020.

［3］ 陈吉刚．传染病、皮肤病诊疗技术［M］．北京：科学出版社，2018.

［4］ 陈永平．传染病学［M］．北京：科学出版社，2017.

［5］ 贺雄．重点传染病识别与防制［M］．北京：科学出版社，2017.

［6］ 牟壮博．常见传染病诊疗［M］．北京：人民卫生出版社，2017.

［7］ 尚秀娟．现代感染病学［M］．长春：吉林科学技术出版社，2017.

［8］ 陈艳成．感染病学［M］．重庆：重庆大学出版社，2016.

［9］ 汪能平．医院感染病诊断［M］．北京：人民卫生出版社，2016.

［10］ 王劲松．公共卫生与流行病学［M］．北京：科学出版社，2020.

［11］ 洪佳冬，方强．社区卫生服务中心突发公共卫生事件应急处理［M］．北京：科学出版社，2019.

［12］ 吴丹，孙治国，姜岩．医院管理与公共卫生服务［M］．北京：中国纺织出版社，2019.

［13］ 范学工，魏来．新发感染病学［M］．北京：人民卫生出版社，2019.

［14］ 陈旭岩，许媛．清华长庚临床病例精粹——急重症暨感染病学分册［M］．北京：清华大学出版社，2019.

［15］ 张文宏，卢洪洲，张永信．重点感染性疾病的防治［M］．北京：科学出版社，2019.

［16］ 孙红妹．支原体感染实验室诊断技术［M］．北京：人民卫生出版社，2019.

［17］ 姜亦虹．医院感染相关监测实用手册［M］．北京：东南大学出版社，2019.

［18］ 颜青，夏培元，杨帆，吕晓菊．临床药物治疗学—感染性疾病［M］．北京：人民卫生出版社，2017.

［19］ 杨东亮，唐红．感染性疾病［M］．北京：人民卫生出版社，2016.

［20］ 倪语星，张祎博，糜琛蓉．医院感染防控与管理［M］．北京：科学出版社，2016.